普通高等教育医学检验技术类系列教材

丛书主编　许文荣
丛书副主编　钱　晖　邵启祥　邵世和

临床免疫检验学

CLINICAL LABORATORY IMMUNOLOGY

夏　圣　主编

科学出版社

北　京

内 容 简 介

本教材主要讲述了免疫检验技术及其在临床疾病检验中的应用,共三篇二十三章(不含绪论)。本教材的主要特点是增加了免疫学基础理论的介绍,将"免疫学理论""免验检验技术""免疫相关疾病检验"融为一体,并在相关章节(如标记免疫检验技术)对内容进行了优化、整合,方便读者系统学习临床免疫检验知识,有助于读者在理论、技术、临床应用层面上对临床免疫检验工作有较全面的了解。

本教材可供高等医药院校或综合性大学医学检验技术及相关专业本科生、临床检验诊断学及相关专业研究生使用,也可供临床医师、临床检验工作者、生物医学相关专业人员等参考使用。

图书在版编目(CIP)数据

临床免疫检验学 / 夏圣主编. —北京:科学出版社,2019.11
普通高等教育医学检验技术类系列教材
ISBN 978-7-03-062585-4

Ⅰ.①临… Ⅱ.①夏… Ⅲ.①免疫学—医学检验—高等学校—教材 Ⅳ.①R446.6

中国版本图书馆 CIP 数据核字(2019)第 224264 号

责任编辑:闵 捷 / 责任校对:谭宏宇
责任印制:黄晓鸣 / 封面设计:殷 靓

斜 学 出 版 社 出版
北京东黄城根北街 16 号
邮政编码:100717
http://www.sciencep.com
南京展望文化发展有限公司排版
广东虎彩云印刷有限公司印刷
科学出版社发行 各地新华书店经销

*

2019 年 11 月第 一 版 开本:889×1194 1/16
2024 年 2 月第六次印刷 印张:17 1/4
字数:560 000
定价:68.00 元
(如有印装质量问题,我社负责调换)

《临床免疫检验学》编委会

"普通高等教育医学检验技术类系列教材"目录

丛 书 主 编　许文荣

丛书副主编　钱　晖　邵启祥　邵世和

书 名	主 编	
临床基础检验学	胡嘉波	朱雪明
临床生化检验学	姜旭淦	鞠少卿
临床微生物检验学	邵世和	卢　春
临床免疫检验学	夏　圣	
临床血液检验学	毛　飞	许文荣
临床寄生虫检验学	陈盛霞	季旻珺
临床分子生物检验学	严永敏	张　徐

丛书序

医学检验技术专业的培养目标是培养德、智、体、美、劳全面发展，具有正确的人生观和价值观、终身学习能力、批判性思维能力、创新能力、创业意识和一定的科研发展潜能的医学检验应用型复合人才。毕业后能够胜任医学检验相关工作岗位，并能成长为技术骨干或学术带头人。为实现培养目标和达到三全育人目的，各高校全面进行理论与实验教学改革，建设精品教材和打造金课。

江苏大学是国内最早开设医学检验本科专业的五所高校之一，经过四十余年的建设与发展形成了融优质师资队伍、精品课程和特色教材为一体的多维教学体系；构建了以新生研讨一本、硕、博联动—教学法改革—国际化培养为基础，推动全局、想象、求异和批判的多元思维模式；以国家级实验教学示范中心、省级重点实验室和省优势学科一体化建设促进教学资源的共享，提升学生实践创新能力，先后荣获多项江苏省教学成果奖。

江苏大学前期在实验教学改革中，构建了通用技术、课程内验证性实验、课程内综合性实验，以及专业设计性与创新性实验四位一体的模块化体系，获批江苏省教育研究与教学改革项目，并由江苏大学出版社出版了"医学检验技术实验系列教程"（共13册）。在此基础上，2018年江苏大学联合南京医科大学、南通大学、苏州大学、扬州大学、蚌埠医学院等25所高校、疾病预防控制中心和医院的教授、专家编写了"普通高等教育医学检验技术类系列教材"。系列教材共分7册，覆盖了医学检验技术所有专业课程的理论教学内容。系列教材坚持内容简单新颖、编排合理、文字精练、图文并茂、经典实用的编写指导思想，对课程经典内容和学科最新进展进行合理的取舍，对文字叙述反复斟酌和提炼，根据实际需要安排适当数量的图表，力争达到既能包含经典理论与知识，又能全面、准确、合理反映本学科最新进展的目的，使学生能在早期较为系统地掌握医学检验专业的理论知识。

组织出版"普通高等教育医学检验技术类系列教材"是教学改革的一次初步尝试，在体例、内容安排上不一定能完全适应现代医学检验教学改革和人才培养的需求，还需要不断完善。希望各位专家、教师、检验界同行和同学在使用本系列教材的过程中多提宝贵意见，以便我们进一步提高教材的质量，为广大师生提供优质的理论教学用书，共享我们教学改革的成果。

许文荣

2019年8月于江苏大学医学院

前　言

　　临床免疫检验学是医学检验技术专业的主干课程,主要介绍医学检验中涉及的免疫学理论与技术及其在疾病预防、诊断和疗效监测等方面的临床应用。该课程不仅有理论性强、技术体系独特的特点,还是免疫学与临床医学、标记材料科学、仪器自动化分析等多学科交叉融合的课程。近年来,免疫学、材料科学、人工智能领域内的新理论、新技术不断涌现并实现临床的快速转化,使得临床免疫检验学成为当代发展迅速的临床应用学科之一。与此同时,我国医学检验本科教育也在不断变革与发展。为适应这一系列的变革,结合江苏大学及兄弟院校一线教师多年来的教学经验,江苏大学对原有的培养方案做了修改,将原来分为二阶段教学的免疫学和临床免疫检验学整合为临床免疫检验学,以期使免疫学理论与临床免疫检验结合得更为紧密、教学内容更系统。

　　本教材分为四部分、三大篇,即绪论、基础理论篇、检验技术篇和临床应用篇,共二十三章(不含绪论)。基础理论篇有八章,侧重介绍免疫学的基本概念、基本理论,如抗原和抗体,可溶性免疫分子,膜性免疫分子,固有免疫应答,T 细胞、B 细胞及其介导的免疫应答等。检验技术篇有七章,主要介绍临床免疫检验中所涉及技术的原理、方法特点等,如抗原和抗体的制备、标记免疫检测技术及临床免疫检验的质量控制等。其中,将经典的免疫检验技术(凝集、沉淀等)整合为一章,并命名为"非标记免疫检验技术";将以酶为代表的各免疫标记检测技术整合为"标记免疫检验技术";将细胞因子的检测、补体的检测和免疫球蛋白的检测整合为"可溶性免疫分子检测"。临床应用篇含有八章,侧重介绍免疫相关疾病发病的免疫机制、免疫指标检测及临床意义等。其中,结合发病机制及临床特征,将"Ⅰ型超敏反应性疾病免疫检验"列为单独一章;结合自身免疫性疾病的病理损伤机制,将Ⅱ型超敏反应、Ⅲ型超敏反应、Ⅳ型超敏反应的相关内容整合到"自身免疫性疾病免疫检验"中。结合当前免疫检验技术在临床其他疾病(生殖内分泌相关疾病和内分泌代谢性疾病、心血管疾病)实验室检测中的应用,增加了第二十三章"其他疾病免疫检验"。

　　如前所述,临床免疫检验学的理论性强、技术体系独特。本教材最大的特点也正体现了临床免疫检验"一体、二翼"的学科特点,即以"免疫学基础理论"和"免疫检验技术"为"二翼",达到解决"临床应用"这个"体"的目的。因此,本教材通过加强教材知识体系的系统性,不但有助于教师教学,而且有助于学生提高利用免疫学原理分析临床案例、提出问题,并在此基础上应用免疫检验技术解决问题的能力。

　　本教材的顺利完成是编委会全体成员合作努力的结果,在此向这些来自医学免疫学与免疫检验学教学一线的编者表示衷心感谢! 由于教材篇幅限制及学科的快速发展,本教材中如有不足之处,衷心希望广大师生、同行提出宝贵意见。

夏　圣

2019 年 5 月

目　录

丛 书 序

前　言

绪　论 —— 1 ——

第一节　临床免疫检验学简介 / 1
　　一、免疫学简介 / 1
　　二、临床免疫检验技术简介 / 2
第二节　临床免疫检验学发展简史 / 3
　　一、免疫学发展简史 / 3

二、临床免疫检验发展简史 / 4
第三节　《临床免疫检验学》主要内容与学习方法 / 5
　　一、《临床免疫检验学》的主要内容 / 5
　　二、《临床免疫检验学》的学习方法 / 7
本章小结 / 7

第一篇　基 础 理 论 篇

第一章　免疫器官和组织
—— 11 ——

第一节　中枢免疫器官 / 11
　　一、骨髓 / 11
　　二、胸腺 / 13
第二节　外周免疫器官和组织 / 14
　　一、淋巴结 / 14

二、脾 / 15
三、黏膜相关淋巴组织 / 16
第三节　淋巴细胞归巢和再循环 / 17
本章小结 / 17

第二章　抗 原 和 抗 体
—— 18 ——

第一节　抗原 / 18
　　一、抗原的基本特性与分子结构基础 / 18
　　二、影响抗原免疫原性的因素 / 19
　　三、抗原的分类 / 21
　　四、非特异性免疫细胞刺激剂 / 22

第二节　抗体 / 23
　　一、抗体与免疫球蛋白 / 23
　　二、抗体的结构与分类 / 23
　　三、抗体的免疫原性 / 30
本章小结 / 31

第三章　可溶性免疫分子
—— 32 ——

第一节　补体 / 32
　　一、补体系统的组成及理化特性 / 32
　　二、补体的活化与调节 / 33
　　三、补体的功能 / 37

第二节　细胞因子 / 38
　　一、细胞因子的共有特点 / 38
　　二、细胞因子的分类 / 38
　　三、细胞因子受体的分类 / 41

四、细胞因子的功能 / 42　　　　　　本章小结 / 43

第四章　膜性免疫分子
———— 44 ————

第一节　人类白细胞抗原 / 44
　　一、HLA 复合体的结构与功能 / 44
　　二、HLA 复合体的遗传特点 / 47
　　三、HLA 与临床医学 / 48
第二节　白细胞分化抗原和黏附分子 / 49

　　一、白细胞分化抗原 / 49
　　二、黏附分子 / 51
　　三、白细胞分化抗原和黏附分子与临床 / 52
　　本章小结 / 53

第五章　固有免疫应答
———— 54 ————

第一节　固有免疫细胞的种类与功能 / 54
　　一、吞噬细胞 / 54
　　二、固有淋巴(样)细胞 / 60
第二节　固有免疫应答 / 63

　　一、固有免疫应答的特点 / 63
　　二、固有免疫应答的作用 / 67
　　本章小结 / 68

第六章　T 细胞及其介导的免疫应答
———— 70 ————

第一节　T 细胞受体与 T 细胞发育 / 70
　　一、TCR 及其多态性 / 70
　　二、T 细胞的发育 / 72
第二节　外周抗原特异性 T 细胞的适应性
　　免疫应答 / 74

　　一、T 细胞对抗原的识别 / 74
　　二、T 细胞活化、增殖和分化 / 75
　　三、T 细胞亚群的免疫功能 / 79
　　本章小结 / 83

第七章　B 细胞及其介导的免疫应答
———— 84 ————

第一节　B 细胞受体与 B 细胞发育 / 84
　　一、BCR 复合体 / 84
　　二、B 细胞的发育 / 85
第二节　B 细胞对胸腺依赖性抗原的适应性免疫
　　应答 / 86
　　一、B 细胞的活化 / 87
　　二、B 细胞增殖与生发中心形成 / 89
　　三、浆细胞的形成与记忆 B 细胞的产生 / 92

第三节　抗体产生的一般规律与免疫效应 / 93
　　一、抗体产生的一般规律 / 93
　　二、B 细胞的功能及抗体介导的免疫
　　效应 / 94
第四节　B 细胞对 TI-Ag 的免疫应答 / 96
　　一、TI-1Ag 激活的 B 细胞应答 / 96
　　二、TI-2Ag 激活的 B 细胞应答 / 96
　　本章小结 / 97

第八章　免疫耐受与免疫调节
———— 98 ————

第一节　免疫耐受 / 98
　　一、免疫耐受现象 / 98
　　二、免疫耐受产生的机制 / 99
第二节　免疫调节 / 101

　　一、免疫细胞介导的调节 / 101
　　二、免疫分子介导的调节 / 102
　　本章小结 / 103

第二篇　检验技术篇

第九章　抗原和抗体的制备
— 107 —

第一节　抗原的制备／107
　　一、抗原的制备／107
　　二、免疫佐剂／110
第二节　抗体的制备／111
　　一、多克隆抗体制备／111

二、单克隆抗体制备／113
三、基因工程抗体／116
四、抗体在医学上的应用／117
本章小结／118

第十章　血清学反应
— 119 —

第一节　血清学反应的原理／119
　　一、抗原抗体结合力／119
　　二、抗原抗体的亲和力和亲和性　／120
　　三、免疫复合物的形成　／120

第二节　血清学反应的特点与影响因素／120
　　一、血清学反应的特点／120
　　二、影响抗原抗体结合的因素／121
本章小结／122

第十一章　非标记免疫检验技术
— 123 —

第一节　凝集反应／123
　　一、凝集反应的原理与类型／123
　　二、凝集反应的特点与影响因素／126
第二节　沉淀反应／126
　　一、沉淀反应的原理与类型／126
　　二、沉淀反应的特点与影响因素　／128
第三节　补体参与的反应／128
　　一、补体结合试验／128

二、补体依赖的细胞毒试验／128
第四节　基于浊度检测的免疫自动化检测／129
　　一、透射免疫浊度检测／129
　　二、散射免疫浊度检测／129
　　三、胶乳增强透射免疫浊度检测／131
　　四、免疫浊度检测临床应用／131
本章小结／131

第十二章　标记免疫检验技术
— 132 —

第一节　常用标记免疫检验技术的反应体系与
检测方法／132
　　一、常用标记免疫检验技术的反应
　　　体系／132
　　二、标记免疫检验技术的检测方法　／133
第二节　常用免疫标记技术／136
　　一、荧光免疫标记技术／136
　　二、酶免疫标记技术／139
　　三、化学发光免疫分析技术／142
　　四、放射性核素标记技术／145

五、胶体金免疫标记技术／145
六、其他新型标志物／146
第三节　免疫标记增敏技术／146
　　一、生物素和亲和素／146
　　二、生物素-亲和素系统的特点／147
　　三、生物素-亲和素系统的应用／147
第四节　多重免疫标记技术／148
　　一、流式细胞术／148
　　二、Luminex 液相芯片分析系统／151
第五节　基于免疫标记技术的自动化分析／152

一、基于免疫标记技术的自动化分析基本　　　　　　　　选择与应用 / 154
　　原理 / 153　　　　　　　　　　　　　　　　　本章小结 / 154
二、基于免疫标记技术自动化分析的

第十三章　免疫细胞的分离及检测
—— 156 ——

第一节　免疫细胞的表型检测 / 156　　　　　　　第三节　免疫细胞的功能检测 / 160
　　一、T 细胞及其亚群的表型检测 / 156　　　　　　　一、T 细胞的功能检测 / 161
　　二、其他免疫细胞的表型检测 / 157　　　　　　　　二、NK 细胞的功能检测 / 162
第二节　免疫细胞分离技术 / 158　　　　　　　　　　三、B 细胞的功能检测 / 162
　　一、密度梯度离心分离法 / 158　　　　　　　　　　四、吞噬细胞的功能检测 / 163
　　二、磁性微球分离法 / 159　　　　　　　本章小结 / 164
　　三、其他分离方法 / 160

第十四章　可溶性免疫分子检测
—— 165 ——

第一节　细胞因子和可溶性细胞因子受体的检测 / 165　　　二、单个补体成分的检测 / 168
　　一、细胞因子的功能检测法 / 165　　　　　　第三节　免疫球蛋白的检测 / 169
　　二、细胞因子的免疫检测法 / 166　　　　　　　　一、血液中免疫球蛋白的检测 / 169
　　三、可溶性细胞因子受体的检测 / 167　　　　　　　二、其他体液中免疫球蛋白的检测 / 170
第二节　补体的检测 / 167　　　　　　　本章小结 / 171
　　一、总补体活性的检测 / 167

第十五章　临床免疫检验的质量控制
—— 172 ——

第一节　概　述 / 172　　　　　　　　　　　　　一、检验中硬、软件条件控制 / 175
　　一、质量控制的基本概念 / 172　　　　　　　　　二、检验的室内质量控制 / 175
　　二、与统计学有关的主要概念 / 172　　　　　　第四节　检验后质量控制 / 179
第二节　检验前质量控制 / 173　　　　　　　　　　一、检验结果的审核与发放 / 179
　　一、检验项目申请的前期准备 / 173　　　　　　　二、检验后标本的保存与处理 / 179
　　二、待检人员的准备 / 173　　　　　　　　　　　三、检验结果的解释与咨询 / 180
　　三、标本准备 / 173　　　　　　　本章小结 / 180
第三节　检验中质量控制 / 175

第三篇　临 床 应 用 篇

第十六章　Ⅰ型超敏反应性疾病免疫检验
—— 183 ——

第一节　Ⅰ型超敏反应 / 183　　　　　　　　　　二、常见的Ⅰ型超敏反应疾病 / 186
　　一、Ⅰ型超敏反应的发生机制 / 183　　　　　　　三、Ⅰ型超敏反应的防治原则 / 187

第二节　Ⅰ型超敏反应疾病的免疫检验 / **188**
　　一、体内检测方法 / 188

　　二、体外检测方法 / 188

本章小结 / 189

第十七章　自身免疫性疾病免疫检验
—— 191 ——

第一节　**自身免疫性疾病概述 / 191**
　　一、自身免疫性疾病的分类 / 191
　　二、自身免疫性疾病的共性 / 191

第二节　**自身免疫性疾病发生机制 / 192**
　　一、自身免疫性疾病的发生因素 / 192
　　二、自身免疫性疾病的损伤机制 / 193
　　三、自身免疫性疾病的防治原则 / 197

第三节　**自身免疫性疾病自身抗体检测 / 198**

　　一、常见的自身抗体 / 198
　　二、自身抗体的检测方法 / 202

第四节　**自身免疫性疾病的其他免疫检验 / 203**
　　一、可溶性免疫分子检测 / 203
　　二、免疫复合物检测 / 203
　　三、淋巴细胞检测 / 204

本章小结 / 204

第十八章　免疫增殖性疾病免疫检验
—— 205 ——

第一节　**免疫增殖性疾病概述 / 205**
　　一、概念与分类 / 205
　　二、免疫损伤机制 / 207

第二节　**免疫增殖性疾病检验 / 208**

　　一、异常免疫球蛋白的分子特点 / 208
　　二、异常免疫球蛋白的检测方法 / 208

本章小结 / 211

第十九章　免疫缺陷病免疫检验
—— 212 ——

第一节　**免疫缺陷病概述 / 212**
　　一、免疫缺陷病的分类与特点 / 212
　　二、常见的免疫缺陷病 / 213
　　三、免疫缺陷病的防治原则 / 217

第二节　**常见免疫缺陷病的免疫检验 / 217**
　　一、免疫细胞检测 / 217
　　二、体液免疫分子检测 / 219

本章小结 / 220

第二十章　肿瘤免疫检验
—— 221 ——

第一节　**肿瘤抗原与肿瘤免疫应答 / 221**
　　一、肿瘤抗原 / 221
　　二、机体抗肿瘤免疫机制 / 223
　　三、肿瘤的免疫逃逸 / 225
　　四、肿瘤的免疫防治 / 227

第二节　**肿瘤的免疫检验 / 228**
　　一、肿瘤标志物检测 / 228
　　二、肿瘤患者免疫功能检测 / 231

本章小结 / 233

第二十一章　移植免疫检验
—— 234 ——

第一节　**移植免疫概述 / 234**
　　一、移植抗原 / 234
　　二、移植排斥反应类型及免疫机制 / 235

　　三、免疫抑制与免疫耐受诱导 / 237

第二节　**移植的免疫检验 / 238**
　　一、组织配型 / 238

二、免疫功能监测 / 239　　　　　　　　　　本章小结 / 241

第二十二章　感染性疾病免疫检验
———————————— 242 ————————————

第一节　感染性疾病概述 / 242
　　一、常见感染性疾病病原体 / 242
　　二、病原体免疫逃逸机制 / 245
第二节　感染性疾病的免疫检验 / 246

一、抗原、抗体检测 / 246
二、特异性免疫效应细胞检测 / 250
三、非特异性标志物检测 / 250
本章小结 / 252

第二十三章　其他疾病免疫检验
———————————— 253 ————————————

第一节　生殖内分泌相关疾病的免疫检验 / 253
　　一、生殖内分泌相关病 / 253
　　二、生殖内分泌相关标志物及免疫
　　　　检测 / 253
第二节　内分泌代谢性疾病的免疫检验 / 255
　　一、常见的内分泌代谢性疾病 / 255
　　二、代谢性疾病相关标志物及免疫

　　　　检测 / 255
第三节　心血管疾病的免疫检验 / 257
　　一、常见的心血管疾病 / 257
　　二、心血管疾病相关标志物及免疫
　　　　检测 / 258
本章小结 / 261

主要参考文献
———————————— 263 ————————————

第一节　临床免疫检验学简介

临床免疫检验学(clinical laboratory immunology)是研究免疫学理论和免疫检验技术并将其应用于临床样本的定性、定量检测,从而辅助临床对相关疾病进行诊断的一门重要检验医学学科。近年来,随着免疫检验技术的快速发展,以及其与材料科学、计算机科学、自动化分析技术等多学科的交叉融合,临床免疫检验技术向微量化、高通量、自动快速分析、现场化的方向飞速发展,并在越来越多的生物医学领域得到广泛应用。

临床免疫检验学的发展历程表明,临床免疫检验技术的进步与免疫学理论、免疫检验技术的发展密不可分。为此,本教材将通过系统讲解免疫学中的免疫理论、临床免疫检验所涉及的检验技术及其在临床疾病诊断中的应用,帮助读者较全面地掌握临床免疫检验学的内容。

一、免疫学简介

免疫学(immunology)是研究机体免疫系统组成、结构和功能的科学,是当今生物医学科学的前沿学科之一。其中,基础免疫学主要介绍免疫学基础知识,包括免疫系统中的免疫器官、免疫细胞和免疫分子的组成与生物学特性;免疫系统识别危险信号分子(如抗原)、发生免疫应答的规律与机制等。基础免疫学是免疫检验技术的源头,也是将免疫检验技术用于免疫相关疾病诊断、预防和治疗的理论基础。

(一)免疫系统的组成和基本功能

1. 免疫系统的组成　　免疫系统是由免疫器官、免疫细胞和免疫分子组成的一个完整的功能整体,其中任何一个组分的缺失或功能的改变都会对机体免疫功能造成影响(图0-1)。

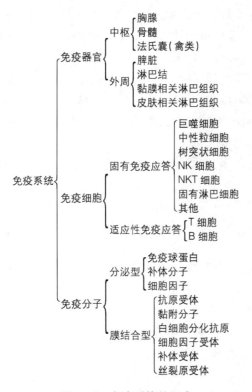

图0-1　免疫系统的组成

2. 免疫系统的基本功能 免疫系统可识别外来抗原,并激活相应的免疫机制对抗原进行有效清除;免疫系统也可对体内的衰老、死亡或发生突变的细胞进行清除。根据其所作用的对象与效应的不同,可将免疫功能归纳为三类:① 免疫防御(immune defense),指免疫系统对入侵病原体(如细菌、病毒、支原体、衣原体、立克次体及寄生虫等)及其他有害物的防御、清除。该功能低下或缺如时,机体可发生病原体的感染;但若该功能亢进或免疫应答时间过长,机体在清除有害物的同时,也可引起超敏反应(hypersensitivity),导致机体组织功能紊乱或组织损伤。② 免疫监视(immune surveillance),指免疫系统对体内因故发生突变的细胞(如肿瘤细胞、病毒感染细胞)或衰老、凋亡的细胞的识别与清除。该功能低下或缺如时,机体可发生肿瘤生长或病毒的慢性感染。③ 免疫内环境稳定(immune homeostasis),指免疫系统通过多种免疫调节机制对机体的免疫应答进行调节,以维持适度的免疫反应;或通过免疫耐受的机制避免机体免疫系统对自身组织或细胞的攻击与损伤。免疫调节机制异常或免疫耐受被打破可导致自身免疫性疾病的发生。

(二)免疫应答的类型和特点

免疫应答(immune response)指机体免疫系统对外来的"非我"物质进行识别、反应、清除的过程。这些"非我"物质可以是病原微生物,也可以是突变或衰老的自身细胞。

根据免疫应答的识别、效应机制等的不同,免疫应答可分为以下两类。

1. 固有免疫(innate immunity)应答 又称非特异性免疫应答,是由固有免疫屏障(如皮肤、黏膜)、固有免疫细胞或固有免疫分子形成的非特异性免疫防御或清除机制,是机体在长期进化中形成的抵御"非我"物质入侵的天然防线。其基本特点:① 应答迅速。② 不需要抗原识别。③ 无免疫记忆形成。

2. 适应性免疫(adaptive immunity)应答 又称特异性免疫应答或获得性免疫(acquire immunity)应答,是由 T 细胞或 B 细胞通过表面抗原受体结合"非我"物质的抗原表位后,继而诱导 T 细胞和 B 细胞活化、增殖,并分化成效应性细胞,通过细胞本身或其分泌产物实现对"非我"物质的清除过程。其基本特点:① 应答时间滞后(需4~5 d)。② 需要抗原受体特异性识别。③ 产生免疫记忆。

固有免疫应答是适应性免疫的始动者;适应性免疫应答的效应产物(如细胞因子等)可活化、增强固有免疫应答功能。二者相辅相成、协同一体,共同维持机体的免疫稳态。

二、临床免疫检验技术简介

免疫检验技术指利用免疫学原理对临床样本进行定性、定量检测,并将检测结果用于疾病诊断与治疗的学科。因此,狭义的免疫检验技术即指免疫检验技术及其在临床实验诊断中的应用。

(一)临床免疫检验技术的类型与技术特点

免疫检验技术是利用已有免疫学原理,并结合新型标记技术、新型抗体制备技术、仪器自动化分析和大数据信息处理技术等,建立起来的分析临床样本(如全血、血清、血浆、尿液等)内免疫效应物或其他物质的检测方法。免疫检验技术的方法学特点是高特异性、高灵敏性、快速、简单。同时,针对不同检测目的,该技术可实现对样本的高通量分析或床边个体化快速检测。

免疫检验技术涉及的检测方法较多,主要包括三类:① 经典的免疫检验技术,包括凝集反应、沉淀反应等。② 各类免疫标记技术,包括荧光免疫标记技术、酶免疫标记技术、化学发光免疫分析技术、生物素-亲和素标记技术等。③ 免疫细胞的标志和功能检测技术,包括不同免疫细胞亚群的检测、免疫细胞表面特定膜分子表达水平检测及不同免疫细胞的功能检测。另外,免疫检验技术还涉及抗体、抗原的制备技术及免疫细胞分离技术等。

免疫检验技术的基本原理是抗体利用其可变区特异性识别抗原表位并与之结合,并通过形成的免疫复合物或标志物量的变化而进行定性或定量分析。故而,其特点:① 反映的是抗原与抗体间特异性免疫活性,不体现生物学功能活性。② 遵循血清学反应的可逆性特点。③ 反应快速、灵敏。而免疫检验技术中涉及对细胞活性或功能等的检测时,其方法学烦琐,但是能真正体现免疫细胞的生物学功能。

(二)临床免疫检验技术的临床应用

在临床上,根据被检测物的免疫特性不同,通常可将免疫检验被测物分为两大类:① 有免疫活性的免疫效应物,包括抗体、抗原、补体组分、细胞因子、可溶性黏附分子等可溶性免疫分子和免疫活性细胞及其细胞膜上

CD 分子。此类免疫活性组分的检测常反映机体的免疫状态与功能。其检测结果可直接用于感染性疾病、过敏性疾病、自身免疫性疾病、肿瘤等免疫相关疾病的诊断。② 体液中浓度较低或微量的生物活性分子或代谢物，如激素、酶蛋白、肿瘤标志物、急性时相反应蛋白、药物或药物代谢物等。其检测可延伸至心血管疾病、代谢性疾病等的诊断及临床药物应用监测等。

第二节　临床免疫检验学发展简史

一、免疫学发展简史

人类对于免疫的认知是在与病原生物感染的抗争中逐渐丰富的。天花病毒曾是人类历史上"谈天花色变"的高病死率传染病的病原体。16~18 世纪，天花的每次肆虐均导致上百万至上千万人的死亡。历史上，中国人经验性地开创了用人痘苗(感染者的痘痂等)鼻腔内接种预防天花的方法，对人类的天花预防起重要作用。但此阶段人们仅能从日常生活经验中获得对疾病预防的初步认知。

进入 18 世纪后，随着实验微生物学的兴起，人类开始了对免疫现象的科学探索。1789 年英国医生 E. Jenner 发现被牛痘感染的挤奶女工不再感染天花的现象，由此建立了通过接种牛痘预防天花的方法，开启了人类通过主动免疫接种预防传染病的历史。通过百余年的牛痘苗主动接种，感染人类的天花于 1980 年被世界卫生组织(World Health Organization，WHO)正式宣布消灭。18~19 世纪，人们已基本建立了对免疫的正确认知，并取得了一系列的科学成就。例如：① 法国科学家 L. Pasteur 发明了多种疫苗(鸡瘟、霍乱、狂犬病疫苗等)。② 德国科学家 E. von Behring 通过疫苗接种的方法制备了白喉毒素抗血清(马源)，并将其用于白喉杆菌感染的治疗，开创了利用抗血清治疗疾病的先河。这一方法在当代医学中仍用于某些难以控制的新型传染性疾病的治疗。在 2002~2004 年中国发生 SARS 病毒(SARS－CoV)感染引起的严重急性呼吸综合征期间，抗血清疗法对该类疾病的治疗取得了较好效果。③ 建立了最初的免疫学说，即 E. Metchnikoff(俄国诺贝尔生理学或医学奖获得者)提出的细胞免疫学说和 P. Ehrlich(德国科学家)提出的体液免疫学说，分别从细胞免疫应答和体液免疫应答两个角度阐述了免疫应答的基本机制，这仍是当代免疫学中有关免疫应答的理论基础。

进入 20 世纪后，免疫学获得了快速发展，不断有新的免疫分子、免疫细胞被发现，新的免疫原理被阐述，并与临床医学各科在诊断、预防和治疗上产生了深度交叉、融合，大大促进了医学的发展。免疫学发展史上代表性的科学成就请见表 0－1。

表 0－1　免疫学发展史上部分代表性的科学成就

时间(年)	科 学 成 就	科 学 家	时间(年)	科 学 成 就	科 学 家
1789	牛痘苗预防天花	E. Jenner	1958	自身抗体与自身免疫	H. Kunkel
1879	减毒疫苗(鸡瘟/霍乱)	L. Pasteur	1959	抗体结构	R. Porter/M. Edelman
1884	细胞免疫学说	E. Metchnikoff	1959	淋巴循环	J. Gowans
1890	抗血清治疗白喉	E. von Behring	1961	胸腺与细胞免疫	J. Miller
1891	体液免疫学说	P. Ehrlich	1968	细胞活化双信号学说	P. Bretscher/M. Cohn
1894	补体系统	J. Bordet	1971	免疫球蛋白可变区	E. Kabat
1900	人血型抗原	K. Landsteiner	1974	MHC 限制性	P. Dohety/R. Zinkernigal
1901	皮肤过敏反应	M. Arthus	1975	杂交瘤技术	G. Köhler/C. Milstein
1917	半抗原	K. Landsteiner	1978	基因重排/抗体多样性	S. Tonegawa
1939	免疫球蛋白	E. Kabat	1978	树突状细胞	R. Steinman
1942	佐剂	J. Freund/K. McDermott	1979	白细胞黏附分子	E. Butcher
1948	浆(B)细胞产生抗体	A. Fagraeus	1989	感染天然免疫识别	C. Janeway

时间(年)	科 学 成 就	科 学 家	时间(年)	科 学 成 就	科 学 家
1952	抗体缺陷症	O. Bruton	1986	辅助 T 细胞亚群	T. Mossmann/B. Coffman
1953	免疫耐受	P. Medawar/M. Hasek	1989	趋化因子	E. Leonard/T. Yoshimura
1955	克隆选择学说	M. Burnet/N. Jerne	1991	共刺激分子(B7-CD28)	K. Urdahl/M. Jenkins
1957	干扰素	A. Isaacs/J. Lindemann	1996	TLR	R. Medzhitov/J. Hoffmann

MHC 为主要组织相容性复合体,TLR 为 Toll 样受体。

二、临床免疫检验发展简史

临床免疫检验的发展史是免疫学理论与技术在医学诊断上的应用史,也是免疫学技术与新材料、仪器自动化分析、计算机技术等多学科的交叉融合史。E. von Behring 于 1890 年提出抗毒素(antitoxin)的概念并将其应用于临床治疗后,人们对于抗原、抗体的概念及特性有了初步认知。而 1896 年 G. F. Widal 开创性地建立诊断伤寒的肥达试验(Widal test),开启了经典血清学反应用于临床实验室诊断的历史。此后,R. Kraus 建立了检测可溶性抗原的沉淀反应;而 J. Bordet 在发现补体系统的基础上,建立了溶血反应和补体结合反应等免疫检测方法。在此基础上,Mancini 等后续又建立了凝胶内的沉淀反应,以满足定量(如单向扩散试验)和多组分定性分析(如免疫电泳)的需求。这些检测方法因简单、反应快速的特点在临床上得到了广泛应用,常用于病原学诊断、血型鉴定等。同时,由液体内沉淀反应原理开发的免疫浊度自动化分析法(如速率法)可满足临床上大样本、高通量、快速分析的要求,已在临床上用于多种项目的快速检测。

然而,以上经典血清学反应的检测灵敏度较低,不能完全满足临床样本中低含量物质(如激素)的检测,为此,免疫标记技术应运而生。1959 年,R. Yallow 和 S. Berson 利用放射性核素作为标志物,建立了检测血浆中胰岛素含量的放射免疫测定(radioimmunoassay,RIA)。该技术开创了免疫标记分析的先河,Yallow 因该杰出贡献荣获 1977 年诺贝尔生理学或医学奖。在此之后,新的标记材料不断被开发、应用,出现了不同的免疫标记检测技术。20 世纪 60 年代末,酶作为免疫标志物被引入免疫分析中,Van Weemen 等利用酶的催化作用,建立了酶联免疫吸附试验(enzyme-linked immunosorbent assay,ELISA)。该技术因其方法学简单、方便等特性,使免疫标记检测技术在普通实验室的应用成为可能。1972 年 K. E. Rubenstein 建立了均相酶免疫检验技术,无须固液相分离,实现了酶免疫标记技术的液相快速分析。1975 年,G. Köhler 和 C. Milstein 建立了单克隆抗体的杂交瘤制备技术。高特异性、高纯度单克隆抗体的出现与应用,大大提高了免疫分析的特异性、准确性、重复性和检测灵敏度,也促进了新免疫标记技术的开发与应用。此后,以化学发光免疫分析、电化学发光免疫分析为代表的新型免疫标记技术因无放射性污染、高灵敏性、固液相可快速分离等特点,已基本替代了 RIA 法,广泛应用于临床自动化免疫分析。W. P. Faulk 和 G. M. Taylor 于 1971 年利用胶体金作为标志物首次用于免疫电镜检测,之后该技术又扩展至免疫测定,产生了胶体金免疫标记技术。该技术最显著的特点是简单、快速,可用于床边快速检测。

荧光免疫标记技术是临床免疫检验中的重要一环。1941 年 A. H. Coons 利用荧光物标记抗体,开启了荧光免疫标记技术的应用时代。与其他免疫标记方法(如酶标记)相类似,荧光免疫标记技术既可应用于荧光免疫显微技术,也可用于荧光免疫分析。但是,荧光物质的特性使得新的免疫荧光标记检测方法得以不断被开发。1982 年 O. H. Meurman 利用长效荧光素(如镧系荧光素)具有较长的荧光衰退时间的特点,建立了时间分辨荧光免疫分析(time resolved fluorescence immunoassay,TRFIA)。与此类似,荧光偏振免疫检测、荧光酶免疫分析等也广泛应用于临床免疫检验中。更重要的是,不同荧光物间的激发波长与发射波长不同,这一特性使得荧光标记可进行同一样本上的多重标记,从而实现同时对同一样本中的多参数测定。例如,利用不同荧光素标记抗体对细胞或微球进行免疫标记,结合流式细胞分析技术,可实现对单个细胞的细胞大小、表面分子、胞内分子、细胞周期等细胞特性的分析,并可实现对多参数标记特定细胞的分选、纯化。1991 年,R. P. Ekins 利用电子芯片高密度集成的原理,结合荧光标记抗体技术,建立了微阵列免疫分析技术,又称免疫芯片技术。该技术通过一次检测即可对少量样品中的多种甚至上万种指标进行高通量快速分析。进入 20 世纪末,随着材料科学的发展,液相免疫分析所用的微球技术,尤其是荧光标记微球技术得到了极大发展。在此基础上,结合流式分析技术和荧光免疫标记技术,出现了可实现一次性对样本中多种蛋白质分子进行高通量液相检测的 Luminex 液相芯片分析系统。该技术现已开始应用于激素、炎症因子等的临床免疫检验中。

在临床免疫检验中,有时会涉及免疫分子含量和免疫细胞比例、活性、功能等的检测,以反映患者的免疫功能状态。对此类检测,以往常采用生物学方法进行检测;但随着免疫分析技术,尤其是荧光免疫标记技术、流式分析技术等的发展,临床现也常采用免疫分析方法进行检测与评估(表 0-2)。

表 0-2　临床免疫检验代表性技术简表

时间(年)	技术名称	科学家	时间(年)	技术名称	科学家
1890	抗毒素(抗体)	E. von Behring/S. Kitasato	1959	放射免疫标记技术	R. Yallow/S. Berson
1896	肥达试验(凝集)	G. F. Widal	1966	酶标记免疫技术	S. Avrameas/P. Nakane
1898	沉淀反应	R. Kraus	1971	胶体金免疫标记技术	W. P. Faulk/G. M. Taylor
1899	补体及溶血反应	J. Bordet	1975	杂交瘤制备单抗技术	G. Köhler/C. Milstein
1920	标记定量沉淀反应	M. Heidelberger/F. Kendall	1976	化学发光免疫分析	H. R. Schroeder
1941	荧光标记抗体技术	A. H. Coons	1980	蛋白质免疫印迹技术	W. N. Burnette
1946	凝胶内沉淀反应	J. Qudin	1982	时间分辨荧光免疫分析	O. H. Meurman
1948	凝胶免疫双扩试验	Ö. Ouchterlony	1991	微阵列免疫分析	R. P. Ekins

第三节　《临床免疫检验学》主要内容与学习方法

一、《临床免疫检验学》的主要内容

《临床免疫检验学》主要由三篇构成,即"基础理论篇""检验技术篇""临床应用篇"。三篇间既各自成体系,又相互衔接,最终以对免疫相关疾病开展免疫检验为目标形成一个有机的知识整体。

"基础理论篇"主要介绍免疫学理论的基本概念、免疫反应原理等。此内容包括免疫系统的组成;中枢免疫器官(骨髓、胸腺)与外周免疫器官和组织[淋巴结、脾和黏膜相关淋巴组织(mucosa-associated lymphoid tissue, MALT)]的结构、组成和功能;抗原和抗体分子的基本特性、结构与分类,以及抗原与抗体间的关系;可溶性免疫分子(补体、细胞因子及其受体)和膜性免疫分子[人类白细胞抗原(human leukocyte antigen, HLA)、白细胞分化抗原和黏附分子]的组成、特性、分类和生物学功能;参与固有免疫应答的免疫细胞类型、功能,以及固有免疫应答的特点和效应;参与 T 细胞介导适应性免疫应答(又称细胞免疫应答)的 T 细胞重要表面膜分子[T 细胞受体(T cell receptor, TCR)、共刺激信号分子等]、T 细胞对抗原的识别与活化机制,以及 T 细胞各亚群的分化及其介导的免疫功能;参与 B 细胞介导的适应性免疫应答(又称体液免疫应答)的 B 细胞重要表面膜分子[B 细胞受体(B cell receptor, BCR)、共刺激信号分子等]、B 细胞对不同抗原的识别、活化与应答机制,以及抗体产生的一般规律和抗体介导的体液免疫效应;机体对自身抗原的免疫耐受机制,以及对抗原诱导免疫应答的免疫调节机制。

"检验技术篇"主要介绍免疫检验中所涉及的方法与技术,包括抗原、抗体参与的经典血清学反应及检测技术的类型与特点,如沉淀反应和凝集反应;免疫检验技术中所用抗原、抗体的制备技术;补体参与的免疫检验技术。鉴于经典血清学反应在检测灵敏度等方面的局限性,不同的免疫标志物已广泛应用于免疫检验技术中。本篇还将介绍应用不同免疫标志物建立的免疫标记技术,包括免疫标记技术中通常的免疫反应系统和检测方法、常用的免疫标志物及标记方法、应用(如荧光物标记、酶标记、化学发光物标记、放射性核素标记、胶体金标记、生物素-亲和素标记等),并在此基础上介绍基于免疫标记技术开发的免疫标记自动化分析技术及应用。这些方法的反应原理都是基于抗原与抗体间特异性免疫反应进行的。免疫检验可利用已知抗体检测未知抗原;或已知抗原检测未知抗体。因而,免疫检验的检测对象非常宽泛,可广泛应用于临床上各检验项目。在临床免疫检验中,通常还需要对患者的免疫细胞数量、比例及功能进行检测,或对体液中可溶性免疫效应分子的量或活性进行检测。这些检测往往需要结合细胞或免疫效应分子的生物学特性。因而,本篇还将介绍免疫细胞的分离方法、表型及细胞功能检测;介绍可溶性免疫效应分子[细胞因子、补体、免疫球蛋白(Ig)]的生物学活性检测法或免疫检测方法。免疫检验技术中对于检测流程中的质量控制是决定其检测结果可靠性的重要保证。本篇的最后一章将介绍免疫检验在检验前、检验中和检验后的质量控制,以帮助读者了解在临床免疫检验过程中如何对检验样本、方法及结果进行质量控制,提高临床免疫检验结果的可靠性(表0-3)。

表0-3　临床免疫检验技术及代表性方法

技 术 分 类		代 表 性 方 法
经典血清学反应	凝集反应	直接凝集反应、间接凝集反应、抗人球蛋白试验等
	沉淀反应	凝胶内免疫扩散试验、免疫电泳与免疫固定电泳、免疫比浊分析
	补体参与的反应	补体溶血反应、补体结合试验
	中和反应	抗体中和反应
免疫标记技术	放射免疫标记	^{125}I标记放射免疫分析(竞争法)、免疫放射分析等
	酶免疫标记	酶联免疫吸附试验、酶联免疫斑点试验、酶免疫组化试验等
	荧光免疫标记	经典荧光抗体标记显微技术、时间分辨免疫荧光分析、偏振免疫荧光、荧光抗体芯片技术、荧光抗体标记流式分析技术、Luminex液相芯片分析系统等
	胶体金免疫标记	胶体金斑点免疫渗滤试验、胶体金免疫层析试验
	化学发光免疫标记	酶促化学发光免疫分析、化学发光免疫分析、电化学发光免疫分析、光激化学发光免疫分析
	生物素-亲和素免疫标记	桥联生物素-亲和素法、标记亲和素-生物素法等
抗原或抗体制备技术	抗原制备	颗粒性抗原制备、可溶性抗原制备、重组蛋白质抗原、合成肽抗原
	抗体制备技术	多克隆抗体制备、杂交瘤抗体制备技术、基因工程抗体
免疫细胞分离及功能测定技术	免疫细胞的分离	密度梯度分离技术、免疫磁性微球分离及流式细胞分选技术
	免疫细胞功能检测	T细胞、B细胞的功能测定、吞噬细胞功能测定等

"临床应用篇"将在介绍免疫相关疾病发生的免疫机制基础上,确定疾病的免疫检验项目及选择相应的检验方法。此部分内容包括变态反应(Ⅰ型超敏反应)性疾病的发生机制及其相关的体内或体外检测方法;自身免疫性疾病的特点、分类及病理损伤机制,以及自身免疫性疾病中自身抗体与其他免疫效应物[细胞因子、补体、循环免疫复合物(circulating immune complex,CIC)、活化免疫细胞等]的检测。鉴于多种自身免疫性疾病的病理损伤机制中有Ⅱ型、Ⅲ型和Ⅳ型超敏反应机制的参与,自身免疫性疾病的免疫检验部分还将介绍此三类超敏反应的发生机制。免疫增殖性疾病与免疫缺陷病(immunodeficiency disease,IDD)常有免疫功能的异常;因此,此两个章节中将介绍这两类疾病的特点和免疫效应物(异常免疫球蛋白、功能缺陷性免疫细胞等)的检测。感染性疾病是临床上最常见的疾病之一。感染性病原微生物是良好的抗原成分,可诱导机体产生相应的抗体和其他免疫效应物。因此,感染性疾病的免疫检验中将介绍临床上常见感染性疾病的病原特异性抗原、特异性免疫效应物(抗体、活化T细胞等)等检验项目及检验方法。肿瘤的发生、发展与机体的免疫状态密切相关,肿瘤可通过表达肿瘤抗原活化免疫系统;肿瘤也可通过多种机制逃避免疫系统的打击,即免疫逃逸。肿瘤免疫检验部分将介绍机体的抗肿瘤免疫机制、肿瘤的免疫逃逸机制、临床上常检测的肿瘤相关或特异性抗原(又称肿瘤标志物),以及可评估患者免疫功能的指标及检验方法。组织、器官移植中若供、受者间主要组织相容性复合体抗原(MHC抗原)(又称HLA或移植抗原)不相同,则可激活受者免疫系统,导致受者的免疫系统对移植物的攻击(宿主抗移植物反应),或移植物对受者组织进行攻击(移植物抗宿主),最终导致移植物被排斥。因此,移植免疫检验中将介绍移植排斥反应发生的类型与免疫机制、移植前的组织配型项目与方法、移植后如何对机体免疫功能进行监测。近年来,其他疾病(如心血管疾病、内分泌代谢性疾病或生殖内分泌相关疾病等)中的免疫相关指标[如炎性因子、C反应蛋白(C reactive protein,CRP)、抗磷脂抗体等]检测也在临床上得到了广泛应用;另外,免疫检验方法也已替代生化检验、放射免疫等方法在临床上用于检测小分子、低浓度的激素、血液药物浓度等。

二、《临床免疫检验学》的学习方法

1. 基础免疫理论的学习　　　应侧重于对基本免疫概念、固有免疫和适应性免疫应答机制的掌握,并用这些基本知识在免疫系统层面上去理解免疫的功能与稳态。

2. 免疫检验技术的学习　　　应侧重于掌握每个技术或方法的技术原理与特点、常用的试剂或组分及该技术或方法的应用范畴。

3. 免疫检验临床应用的学习　　　应熟悉各类疾病的免疫功能特性或变化;在此基础上,结合免疫检验的方法学特点,以疾病为中心,理解并掌握针对不同疾病的免疫状态下免疫检验项目的选择与临床结果分析。

本章小结

临床免疫检验学是讲解免疫学理论和免疫检验技术,并将其应用于临床样本检测,从而辅助临床对相关疾病进行诊断的一门重要检验医学课程。免疫是机体免疫系统对于"非我"物质进行识别、反应和清除,继而维持免疫稳态的过程。根据作用对象的不同,免疫有免疫防御、免疫监视和免疫内环境稳定功能。免疫功能异常即可导致感染、肿瘤、自身免疫性疾病等。而免疫检验是利用免疫学原理和免疫技术,对临床样本(如血清)内免疫效应物或其他物质进行定性或定量分析,并将检测结果应用于对疾病预防、诊断和疗效监测等临床实践中。该技术有高特异性、高灵敏性、快速检测等特点。近年来,随着免疫技术的快速发展,及其与材料科学、自动化分析技术等多学科的交叉融合,临床免疫检验技术向微量化、高通量、自动快速分析、现场化方向飞速发展。临床免疫检验学的发展历程表明,临床免疫检验技术的进步与免疫学理论和技术的发展密不可分。为此,本教材将通过系统地讲解免疫理论和免疫检验技术及临床应用,帮助读者较全面地掌握临床免疫检验的内容。

（夏　圣）

第一篇
基础理论篇

第一章 免疫器官和组织

免疫系统(immune system)是机体执行免疫功能的组织系统和物质基础,由免疫器官(immune organ)、免疫细胞和免疫分子组成。免疫器官按其功能不同,可分为中枢免疫器官(central immune organ)和外周免疫器官,二者通过血液循环和(或)淋巴循环相互联系。免疫器官又称为淋巴器官(lymphoid organ),其主要组分为淋巴组织(lymphoid tissue)。人体的免疫器官和组织见图1-1。

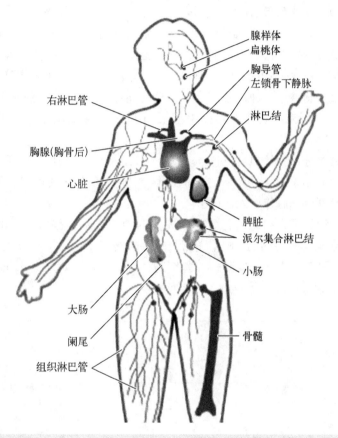

图1-1 人体的免疫器官和组织示意图

第一节 中枢免疫器官

中枢免疫器官是人和哺乳动物免疫细胞发生、发育、分化和成熟的场所,包括骨髓(bone marrow)和胸腺(thymus)。B细胞在骨髓中分化发育成熟,来源于骨髓的始祖T细胞(pro-T cell,pro-T细胞)在胸腺中继续分化发育成熟。

一、骨髓

骨髓是造血器官,可产生多能造血干细胞和各种血细胞,也是人或哺乳动物B细胞发育成熟的中枢免疫器官。

(一)骨髓的结构和细胞组成

骨髓位于骨髓腔内,分为红骨髓和黄骨髓;其中红骨髓是由骨髓基质细胞(stromal cell)、多能造血干细胞(pluripotent hematopoietic stem cell)和毛细血管网络构成的海绵状组织,具有活跃的造血功能。骨髓基质细胞包括网状细胞、成纤维细胞、血窦内皮细胞、巨噬细胞(macrophage)和脂肪细胞。由上述基质细胞及其分泌的细胞因子[白介素-3(IL-3)、白介素-6(IL-6)、白介素-7(IL-7)、干细胞因子(stem cell factor,SCF)和粒细胞-巨噬细胞集落刺激因子(GM-CSF)等]和细胞外基质(extracellular matrix,ECM)共同构成的造血细胞分化发育微环境,称为造血诱导微环境(hemopoietic inductive microenvironment,HIM)。多能造血干细胞最早产生于胚胎卵黄囊,妊娠第4周出现于胚肝,妊娠第5个月至出生后主要由骨髓产生,简称造血干细胞(hematopoietic stem cell,HSC)。造血干细胞是具有自我更新和多向分化潜能的造血前体细胞,在骨髓造血诱导微环境中可增殖分化为各种功能不同的血细胞。CD34和CD117是人类造血干细胞的重要表面标志和功能分子。

(二)骨髓的功能

1. 各类血细胞和免疫细胞发生的场所　　骨髓多能造血干细胞具有分化成不同血细胞的能力,在骨髓中首先分化为共同髓样前体(common myeloid progenitor)和共同淋巴样前体(common lymphoid progenitor)。

共同髓样前体在骨髓中可分化发育为巨核细胞和红细胞前体(megakaryocyte and erythrocyte progenitor)及粒细胞/巨噬细胞前体(granulocyte/macrophage progenitor)。巨核细胞和红细胞前体分化发育为巨核细胞和红细胞,最终成熟为血小板和红细胞后释放入血;粒细胞/巨噬细胞前体分化为中性粒细胞、嗜酸性粒细胞、嗜碱性粒细胞、单核细胞后释放入血。单核细胞进入外周组织后分化为巨噬细胞或树突状细胞(dendritic cell,DC)(图1-2)。

共同淋巴样前体在骨髓中分化为始祖B细胞(pro-B cell,pro-B细胞)、pro-T细胞、固有淋巴细胞(innate lymphoid cell,ILC)前体。其中,pro-B细胞、ILC前体在骨髓中进一步分化发育成熟后释放入血,而pro-T细胞则通过血液循环进入胸腺发育成熟后释放入血(图1-2)。

树突状细胞包括由单核细胞进入组织后衍生的未成熟髓样树突状细胞(myeloid dendritic cell,mDC)、来源于共同髓样前体的未成熟髓样树突状细胞和来源于共同淋巴样前体的未成熟浆细胞样树突状细胞(plasmacytoid dendritic cell,pDC)。上述未成熟树突状细胞(immature dendritic cell,imaDC)进入淋巴结后分化发育为成熟树突状细胞(mature dendritic cell,maDC)。

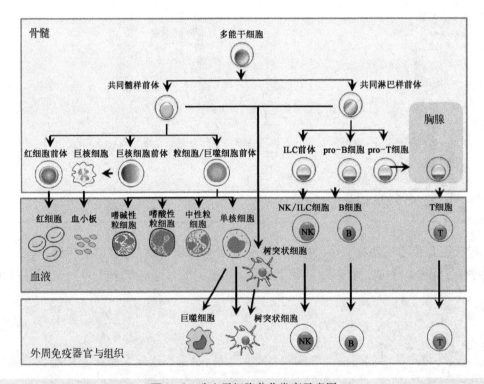

图1-2　造血干细胞分化发育示意图

2. B细胞分化成熟的场所　　人和哺乳动物的B细胞在骨髓中以抗原非依赖的方式分化发育,经历pro-B细胞、前B细胞(pre-B cell,pre-B细胞)、未成熟B细胞和成熟B细胞4个阶段。

3. 体液免疫应答发生的场所 外周免疫器官生发中心的记忆 B 细胞在特异性抗原刺激下被活化,经淋巴和血液进入骨髓,分化成熟为浆细胞,并产生大量抗体,释放至血液循环。记忆 B 细胞在骨髓中发生的再次应答,可缓慢、持久地产生大量抗体,成为血清抗体的主要来源,表明骨髓是发生再次体液免疫应答的主要部位。骨髓功能缺陷不仅会严重损害机体的造血功能,还会严重影响机体的细胞免疫和体液免疫功能。

二、胸腺

胸腺是 T 细胞分化发育成熟的场所。胸腺最早出现于胚胎第 9 周,在胚胎第 20 周发育成熟;新生期胸腺15~20 g,幼年期后迅速增大,青春期达到高峰 30~40 g;青春期后胸腺随年龄增长而逐渐萎缩退化;老年期胸腺明显萎缩并被脂肪组织取代,其功能衰退导致机体免疫功能下降。

(一)胸腺的结构和细胞组成

胸腺是由结缔组织被膜包裹的实质性器官,被膜延伸入实质形成的小梁可将胸腺分为若干小叶。胸腺小叶分为皮质和髓质,在皮质与髓质交界处富含血管,胸腺小叶内含胸腺上皮细胞(thymus epithelial cell,TEC)、树突状细胞、巨噬细胞、成纤维细胞等胸腺基质细胞(thymic stromal cell,TSC),以及分布于胸腺基质细胞中的胸腺细胞,即未成熟 T 细胞(图 1-3)。

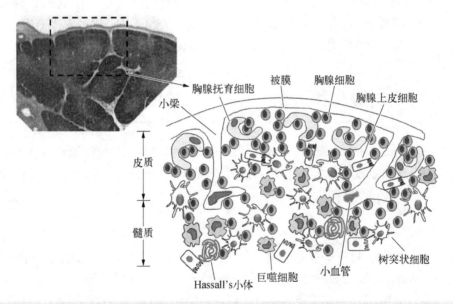

图 1-3 胸腺的结构及其细胞组成示意图

1. 皮质 分为浅皮质区(outer cortex)和深皮质区(inter cortex)。皮质内 85%~90% 的细胞为未成熟 T 细胞,并存在少量胸腺上皮细胞、巨噬细胞和树突状细胞。胸腺浅皮质区内的胸腺上皮细胞可包绕胸腺细胞,称胸腺抚育细胞(thymic nursing cell),其可产生激素、细胞因子等促进胸腺细胞的分化发育。深皮质区内主要为体积较小的胸腺细胞、淋巴细胞、树突状细胞。

2. 髓质 内含大量胸腺上皮细胞和疏散分布的较成熟胸腺细胞、巨噬细胞和树突状细胞。髓质内常见哈索尔小体(Hassall's corpuscle),也称胸腺小体,是胸腺的重要特征结构。胸腺小体由上皮细胞呈同心圆状包绕排列而成,其主要作用是通过合成分泌胸腺基质淋巴细胞生成素(thymic stromal lymphopoietin,TSLP)诱导树突状细胞成熟和参与调节性 T 细胞(T regulatory cell,Treg cell,Treg 细胞)在胸腺内的分化发育。

(二)胸腺微环境

胸腺的主要组分是胸腺细胞和胸腺基质细胞。胸腺基质细胞包括胸腺上皮细胞、巨噬细胞、树突状细胞和成纤维细胞等。胸腺微环境(thymic microenvironment)是决定 T 细胞选择性发育、分化和增殖的重要条件,主要由胸腺基质细胞、细胞外基质及局部活性物质组成。胸腺上皮细胞是胸腺微环境最重要的组分,其以两种方式参与胸腺细胞的分化发育。

1. 分泌细胞因子和胸腺激素　胸腺基质细胞产生的多种细胞因子(如 SCF、IL-7、GM-CSF 等)通过与胸腺细胞表面相应受体结合,调节胸腺细胞的发育和细胞间的相互作用。胸腺上皮细胞分泌胸腺激素包括胸腺素(thymosin)、胸腺生成素(thymopoietin,TP)、胸腺肽(thymopeptide)等,具有促进胸腺细胞的增殖、分化和发育等功能。

2. 细胞间相互接触　胸腺上皮细胞与胸腺细胞可通过细胞表面黏附分子及其配体、细胞因子及其受体、MHC-抗原肽复合物与 TCR 的相互作用等诱导和促进胸腺细胞的分化、发育和成熟。

细胞外基质也是胸腺微环境的重要组成部分,可促进胸腺基质细胞与胸腺细胞接触,并促进胸腺细胞在胸腺内移行和成熟。

(三) 胸腺的功能

1. T 细胞分化、成熟的场所　胸腺的主要功能是诱导 T 细胞分化发育,从骨髓迁入胸腺的 pro-T 细胞在胸腺微环境诱导下,经过早期发育、阳性选择、阴性选择 3 个阶段,分化发育为具有免疫活性的成熟 T 细胞,并获得自身免疫耐受和主要组织相容性复合体(MHC)限制性抗原识别能力。

2. 免疫调节　胸腺基质细胞所产生的多种细胞因子和胸腺激素,不仅能促进胸腺细胞增殖和分化为成熟 T 细胞,也具有调节外周免疫器官和免疫细胞的作用。

3. 自身免疫耐受的建立与维持　在胸腺内发育过程中,自身反应性 T 细胞被清除或被抑制,形成对自身抗原的中枢耐受。胸腺功能障碍时,由于 TCR 基因重排异常或者阴性选择过程中发生障碍,不能清除或者抑制自身反应性 T 细胞克隆,表现为自身耐受中止,可能导致自身免疫性疾病的发生。

第二节　外周免疫器官和组织

外周免疫器官(peripheral immune organ)是成熟 T 细胞、B 细胞定居和接受抗原刺激后产生免疫应答的主要场所,也是滤过清除淋巴液和血液中病原微生物等有害物质的重要免疫器官,主要包括淋巴结、脾和黏膜相关淋巴组织。

一、淋巴结

淋巴结(lymph node)广泛分布于全身非黏膜部位的淋巴通道交汇处,身体浅表部位的淋巴结通常位于颈部、腋窝、腹股沟等处,内脏淋巴结多成群聚集在器官门部附近,如肺门淋巴结等。上述部位也是易受病原微生物和其他抗原性异物侵入的部位。组织或器官的淋巴液均引流至局部淋巴结,局部淋巴结肿大或疼痛提示引流区域内组织或器官发生炎症或其他疾病。

(一) 淋巴结的结构

淋巴结表面覆盖有致密的结缔组织被膜,被膜外侧有数条输入淋巴管(afferent lymphatic vessel);输出淋巴管(efferent lymphatic vessel)则由淋巴结门部离开。淋巴结可分为皮质区和髓质区两部分,彼此通过淋巴窦相通(图 1-4)。

1. 皮质区　又分为靠近被膜下的浅皮质区和靠近髓质的深皮质区。浅皮质区是 B 细胞定居的场所,称为非胸腺依赖区(thymus-independent area),内含由未受抗原刺激的初始 B 细胞(naïve B cell)、滤泡树突状细胞(follicular dendritic cell,FDC)和少量 T 细胞聚集形成的淋巴小结,称为初级淋巴滤泡(primary lymphoid follicle);受抗原刺激后,小结内出现的生发中心(germinal center,GC)称为次级淋巴滤泡(secondary

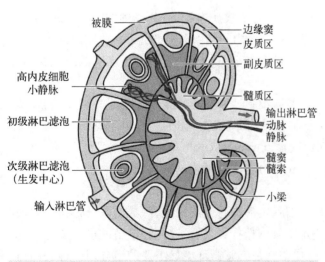

被膜　边缘窦　皮质区　副皮质区　髓质区　输出淋巴管　动脉　静脉　髓窦　髓索　小梁　高内皮细胞小静脉　初级淋巴滤泡　次级淋巴滤泡(生发中心)　输入淋巴管

图 1-4　淋巴结结构示意图

lymphoid follicle），内含大量 B 淋巴母细胞，可向内转移至淋巴结髓质的髓索，分化为浆细胞并产生抗体；另一部分则变为记忆 B 细胞，参与淋巴细胞再循环。

浅皮质区与髓质之间的深皮质区又称副皮质区（paracortex），是 T 细胞定居的场所，称为胸腺依赖区（thymus-dependent area）。副皮质区有许多由内皮细胞组成的毛细血管后微静脉（post-capillary venule，PCV），也称高内皮细胞小静脉（high endothelial venule，HEV）。血液中的 T 细胞、B 细胞可穿过此部位进入淋巴结相应区域，在淋巴细胞再循环中起主要作用。

2. 髓质区　　由髓索和髓窦组成。髓索含有大量 B 细胞、浆细胞及 T 细胞和巨噬细胞；髓窦内含 T 细胞、B 细胞，富含巨噬细胞；髓窦与输出淋巴管相连，其中 T 细胞、B 细胞可经输出淋巴管进入淋巴循环系统。

（二）淋巴结的功能

1. T 细胞和 B 细胞的定居部位　　淋巴结是成熟 T 细胞和 B 细胞的主要定居部位。其中，T 细胞约占淋巴结内淋巴细胞总数的 75%，B 细胞约占 25%。

2. 免疫应答场所　　淋巴结是淋巴细胞接受抗原刺激、发生适应性免疫应答的场所。淋巴结内富含各种免疫细胞，有利于捕捉抗原和提呈抗原信息（巨噬细胞和树突状细胞），促进 T 细胞活化、增殖，分化成致敏 T 细胞。B 细胞可识别天然抗原，并与 T 细胞相互作用，大量活化增殖形成生发中心，并分化为浆细胞，产生抗体。因此，细菌等异物侵入机体后，局部引流区的淋巴结可肿大，这与淋巴细胞受抗原刺激后大量增殖有关。

3. 过滤作用　　侵入机体的致病菌、毒素等有害异物，通常随组织淋巴液进入局部引流的淋巴结，淋巴窦中的巨噬细胞能有效地吞噬和清除细菌等异物。

4. 参与淋巴细胞再循环　　淋巴结是 T 细胞、B 细胞定居、增殖的场所，也是再循环淋巴细胞的重要来源。血液循环中的淋巴细胞穿过高内皮细胞小静脉进入淋巴结，然后经淋巴窦汇入输出淋巴管，进入胸导管，最终经左锁骨下静脉返回血液循环。淋巴结、脾及其他淋巴组织的 T 细胞、B 细胞均参与淋巴细胞再循环。

二、脾

脾（spleen）是人体最大的外周免疫器官，也是产生抗体的主要器官之一，具有储血和滤过除菌作用。

（一）脾的结构

脾为实质性器官，主要由白髓、红髓和边缘区组成（图 1-5）；其表面由结缔组织构成的被膜包裹，被膜向实质内延伸形成的脾小梁可将脾分为若干小叶；脾不与淋巴管相连，但有脾动脉入脾，其分支伴随脾小梁延伸形成小梁动脉后，继续分支深入脾实质形成中央动脉；中央动脉侧支末端位于边缘区，血管内 T 细胞、B 细胞可从该区进入白髓；静脉窦靠近边缘区，白髓内 T 细胞、B 细胞可从边缘区进入静脉窦，再经髓微静脉汇入小梁静脉后，通过脾静脉离开脾，参加淋巴细胞再循环。

1. 白髓　　由围绕中央动脉密集分布的淋巴细胞和组织构成，主要包括富含 T 细胞、少量树突状细胞和巨噬细胞的中央动脉周围淋巴鞘（periarterial lymphoid sheath，PALS）和位于 PALS 旁侧、内含大量 B 细胞及少量 FDC 和巨噬细胞的淋巴滤泡（脾小结）。抗原刺激后，上述淋巴滤泡可因 B 细胞增殖分化而形成生发中心。

2. 红髓　　分布于被膜下、小梁周围及白髓边缘区外侧的广大区域，由脾索和脾静脉窦组成。脾索为索条状组织，内含 B 细胞、浆细胞、巨噬细胞、少量树突状细胞和 T 细胞；静脉窦位于脾索之间，其内 T 细胞、B 细胞经髓微静脉注入小梁静脉后，可通过脾静脉出脾进入血液循环。

3. 边缘区　　白髓与红髓交界处狭窄区域称为边缘区（marginal zone）。中央动脉侧支末端在该处膨大形

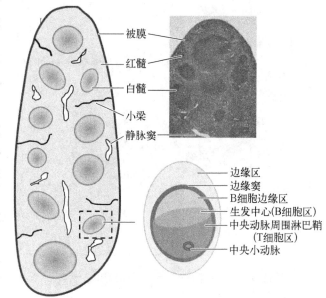

图 1-5　脾结构示意图

虚线方框示白髓结构，右下为其放大图

（图中标注）被膜　红髓　白髓　小梁　静脉窦

边缘区　边缘窦　B细胞边缘区　生发中心（B细胞区）　中央动脉周围淋巴鞘（T细胞区）　中央小动脉

成边缘窦(marginal sinus),血管内 T 细胞、B 细胞可从边缘窦进入白髓相应部位;白髓内 T 细胞、B 细胞也可从边缘区进入血窦,再经髓微静脉汇入小梁静脉后,通过脾静脉出脾,参加淋巴细胞再循环。

(二)脾的主要功能

1. **T 细胞和 B 细胞定居的场所**　脾是各种成熟淋巴细胞定居的场所。其中,B 细胞约占脾淋巴细胞总数的 60%,T 细胞约占 40%。

2. **免疫应答发生的场所**　脾是机体对血源性抗原产生免疫应答的主要场所。血液中的病原体等抗原性异物经血液循环进入脾,可刺激 T 细胞、B 细胞活化、增殖,产生效应 T 细胞和浆细胞,并分泌抗体,发挥免疫效应。

3. **合成某些生物活性物质**　脾可合成并分泌某些重要生物活性物质,如补体、干扰素(IFN)等。

4. **过滤作用**　脾内的巨噬细胞和树突状细胞均有较强的吞噬作用,可清除血液中的病原体、衰老的红细胞和白细胞、免疫复合物及其他异物,从而发挥过滤作用,使血液得到净化。

三、黏膜相关淋巴组织

黏膜相关淋巴组织是发生黏膜免疫应答的主要场所,在黏膜抗感染免疫防御中具有重要作用。黏膜相关淋巴组织又称黏膜免疫系统(mucosal immune system,MIS),主要由呼吸道、肠道、泌尿生殖道黏膜层上皮细胞及固有层中弥散淋巴组织或免疫细胞,以及含有淋巴滤泡或生发中心的淋巴聚集体(lymphoid aggregates),如扁桃体、派尔集合淋巴结(Peyer's patch)和阑尾等组成。黏膜相关淋巴组织分布广泛,可分为:① 肠相关淋巴组织(gut associated lymphoid tissue,GALT),包括派尔集合淋巴结、阑尾、孤立淋巴滤泡、上皮内淋巴细胞(intraepithelial lymphocyte,IEL)和固有层中淋巴细胞等。② 鼻相关淋巴组织(nasal associated lymphoid tissue,NALT),包括咽扁桃体、腭扁桃体、舌扁桃体及鼻后部其他淋巴组织。③ 支气管相关淋巴组织(bronchial associated lymphoid tissue,BALT),主要分布于各肺叶的支气管上皮下,其结构与派尔集合淋巴结相似,滤泡中的 B 细胞受抗原刺激后增殖,形成生发中心。

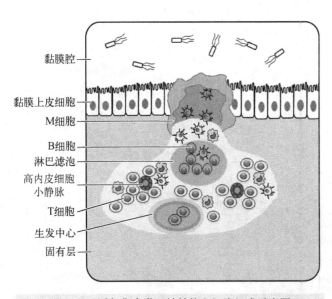

黏膜腔
黏膜上皮细胞
M细胞
B细胞
淋巴滤泡
高内皮细胞
小静脉
T细胞
生发中心
固有层

图 1-6　派尔集合淋巴结结构和细胞组成示意图

小肠派尔集合淋巴结位于肠黏膜固有层中,是一种向肠腔侧膨出的圆丘状结构,内含由大量 B 细胞组成的淋巴滤泡和位于淋巴滤泡周围的 T 细胞及少量树突状细胞与巨噬细胞;其上方为肠黏膜上皮细胞和少量散布于肠上皮细胞之间的微皱褶细胞(M 细胞),其下方与黏膜固有层中输出淋巴管相连(图 1-6)。外周淋巴细胞经高内皮细胞小静脉从血液进入派尔集合淋巴结后,可通过输出淋巴管将淋巴细胞输送到外周淋巴组织参与淋巴细胞再循环。M 细胞是一种特化的抗原转运细胞(specialized antigen transporting cell),可通过内吞或吞噬作用将小肠内病原体等抗原性物质以囊泡形式摄入胞内,继而通过转胞吞作用(transcytosis)将病原体等抗原性异物输送到 M 细胞基底膜下凹陷处后,被局部树突状细胞摄取并将抗原加工,产物以 MHC -抗原肽复合物形式表达于细胞表面,供相关 T 细胞识别启动适应性免疫应答。

黏膜相关淋巴组织在肠道、呼吸道及泌尿生殖道黏膜构成一道免疫屏障,是参与局部免疫应答的主要部位,在黏膜局部抗感染免疫防御中发挥关键作用。黏膜相关淋巴组织中的 B 细胞多为产生分泌型 IgA(sIgA)的 B 细胞,这是因为表达 sIgA 的 B 细胞可趋向定居于派尔集合淋巴结和固有层淋巴组织。另外,与淋巴结和脾相比,派尔集合淋巴结含有更多可产生大量 IL-5 的 Th2 细胞,而 IL-5 可促进 B 细胞分化并产生 sIgA。B 细胞在黏膜局部受抗原刺激后产生的大量 sIgA,经黏膜上皮细胞分泌至黏膜表面,成为黏膜局部抵御病微生物感染的主要机制。

第三节　淋巴细胞归巢和再循环

淋巴细胞归巢(lymphocyte homing)指 T 细胞、B 细胞等淋巴细胞离开中枢免疫器官后,经血液循环定向迁移到外周免疫器官或组织某些特定区域的过程。T 细胞、B 细胞归巢是通过其表面 L-选择素等归巢受体和 CCR7 等趋化因子受体,与外周免疫器官或组织中血管内皮细胞表面相应配体,即 CD34 等血管地址素及膜型/分泌型趋化因子 CCL21 结合相互作用实现的。

淋巴细胞再循环(lymphocyte recirculation)指淋巴细胞离开中枢免疫器官后,在血液、淋巴液、外周免疫器官或组织间反复循环的过程。淋巴细胞经高内皮细胞小静脉离开血液循环,进入淋巴结相应区域后,通过输出淋巴管、胸导管进入血液循环,再经高内皮细胞小静脉返回淋巴结相应区域完成一次再循环;淋巴细胞经脾动脉入脾,经白髓边缘区沿脾索进入血窦后,经脾静脉返回血液循环,再经脾动脉入脾完成一次再循环(图 1-7)。淋巴细胞经淋巴循环及血液循环运行并再分布于全身各处淋巴器官及淋巴组织中,从而使淋巴循环和血液循环互相沟通,免疫细胞得以畅流全身。

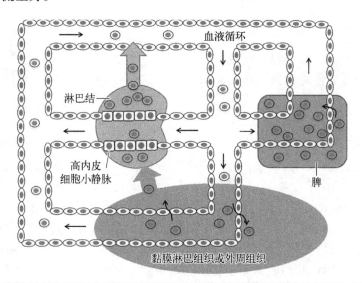

图 1-7　淋巴细胞再循环示意图

淋巴细胞再循环生物学意义:① 可使体内 T 细胞、B 细胞在外周免疫器官和组织中的分布合理有序;② 有助于上述淋巴细胞对病原体等抗原性异物的识别和免疫应答的启动;③ 可使全身免疫器官和组织形成一个有机的整体,并将免疫信息传递至全身各处的淋巴细胞和其他免疫细胞,有利于动员各种免疫细胞和效应细胞迁移至病原体、肿瘤或其他抗原性异物所在部位发挥免疫效应。

本章小结

免疫系统是机体执行免疫功能的物质基础,由免疫器官、免疫细胞和免疫分子组成,免疫器官包括中枢免疫器官和外周免疫器官。中枢免疫器官包括骨髓和胸腺,是免疫细胞发生、分化、发育和成熟的主要场所,并对外周免疫器官的发育起主导作用。骨髓既是各种血细胞和免疫细胞的来源,也是 B 细胞分化、发育、成熟的场所。胸腺是 T 细胞分化、发育、成熟的场所。外周免疫器官主要包括淋巴结、脾和黏膜相关淋巴组织,他们是成熟 T 细胞、B 细胞定居和接受抗原刺激后产生免疫应答的主要场所。淋巴细胞再循环可使体内 T 细胞、B 细胞分布合理有序,有助于上述淋巴细胞对病原体等抗原性异物的识别和相关免疫应答的启动。

(宋文刚)

第二章 抗原和抗体

机体的免疫功能对维持机体健康起重要作用。当机体遭受外源性刺激物等"非己"物质侵害时,其内环境稳态被打破,从而诱发免疫反应,使得 T 细胞、B 细胞活化、增殖、分化,并产生多种免疫效应细胞和分子,最终清除"非己"物质,以恢复机体稳态。其中,B 细胞可分化为浆细胞产生免疫效应分子——抗体(antibody,Ab)。

第一节 抗原

一、抗原的基本特性与分子结构基础

一个世纪以前,有学者将植物毒素注入实验动物体内后,在该动物血清中检测到一种与植物毒素特异性结合的球蛋白,并将其命名为抗毒素。现代免疫学认为免疫动物血清中的抗毒素实质是抗体。而与抗体特异性结合的刺激物就是抗原(antigen,Ag)。

(一)抗原的定义

抗原指能够被 TCR 和(或)BCR 特异性识别并与之结合,使细胞发生增殖、分化,进而产生免疫效应产物(如抗体),并与这些产物特异性结合的物质。简言之,抗原是一些能激活机体的免疫系统发生免疫应答的物质。

(二)基本特性

抗原通常具备两个基本特性,即免疫原性(immunogenicity)与免疫反应性(immunoreactivity)。前者指抗原诱导机体发生适应性免疫应答的能力;而后者指抗原与其诱导的适应性免疫应答产物[活化的 T 细胞和(或)B 细胞、抗体]在体内或体外特异性结合的能力,又称为抗原性(antigenicity)。兼具免疫原性和免疫反应性的抗原被称为完全抗原(complete antigen),如细菌、病毒、一些结构复杂的蛋白质分子等。某些小分子化合物如多糖、类脂、青霉烯酸(青霉素的降解产物)、芳香族化合物等不能直接有效诱导机体免疫应答,但是能够与免疫应答产物结合,即仅具备免疫反应性,被称为不完全抗原(incomplete antigen)或半抗原(hapten)。半抗原与一些物质结合或交联后也可拥有免疫原性,从而成为完全抗原。这些赋予半抗原免疫原性的物质称为载体(carrier),如非抗原性的多聚赖氨酸、大分子蛋白质等。

(三)抗原的分子结构基础——表位

T 细胞/B 细胞通过细胞膜表面的 TCR/BCR 来识别抗原,该识别具有高度的特异性。此外,抗原刺激机体引发适应性免疫应答产生的效应物与抗原的结合也具有高度特异性。决定这两种特异性的分子结构基础是抗原分子的一些特殊化学基团——表位(epitope),又称抗原决定基或抗原决定簇(antigenic determinant)。抗原表位一般由 5~15 个氨基酸残基构成,亦可由 5~7 个多糖残基或核苷酸构成。表位是抗原与抗体、TCR 和(或)BCR 特异性结合的最小结构和功能单位。一个抗原分子中能和抗体结合的表位数量称为抗原结合价(antigenic valence)。天然蛋白质分子通常含多种、多个相同和(或)不同表位,是多价抗原。抗原表位有以下几种类别。

1. 顺序表位和构象表位　　依据抗原表位氨基酸排列的空间结构特点,将抗原表位分为顺序表位(sequential epitope)和构象表位(conformational epitope)。顺序表位是由连续线性排列的氨基酸残基通过共价键构成的,亦称线性表位(linear epitope);而构象表位是由序列上不连续但在空间上通过折叠而相互毗邻形成特定构象的氨基酸残基组成,亦称非线性表位(non-linear epitope)。

2. T 细胞表位和 B 细胞表位　　依据 T 细胞、B 细胞对表位识别的差异,将抗原表位分为 T 细胞表位(T cell epitope)和 B 细胞表位(B cell epitope)。若抗原需由抗原提呈细胞(antigen-presenting cell,APC)加工处理成为多肽片段后,与 MHC 分子结合为 MHC-抗原肽复合物,并被转运至 APC 膜表面,供 T 细胞识别。上述肽段组成的表位称为 T 细胞表位,通常是顺序表位。通常,CD4$^+$T 细胞识别的表位由 13~17 个氨基酸残基组成;

CD8$^+$T 细胞识别的表位由 8~10 个氨基酸残基组成。而 B 细胞可直接识别抗原表位,抗原分子中被 BCR 或抗体所识别的表位称为 B 细胞表位。它们大多是位于抗原表面的构象表位,少数是顺序表位。T 细胞表位和 B 细胞表位特性见表 2-1。

表 2-1 T 细胞表位与 B 细胞表位特性比较

特 性	T 细胞表位	B 细胞表位
识别受体	TCR	BCR
表位性质	蛋白质降解后的多肽	蛋白多肽、多糖、核酸和脂多糖(LPS)等
表位类型	顺序表位	构象表位、顺序表位
MHC 分子	必需	不需要
表位位置	抗原分子的任意部位	一般位于抗原分子表面
表位大小	13~17 个氨基酸残基(CD4$^+$T 细胞识别的表位) 8~10 个氨基酸残基(CD8$^+$T 细胞识别的表位)	5~15 个氨基酸残基、5~7 个单糖、核苷酸等

注:TCR 为 T 细胞受体,BCR 为 B 细胞受体。

　　天然抗原分子中通常有多个抗原表位,使得不同的抗原存在相同或相似的抗原表位成为可能。这些相同或相似的抗原表位称为共同抗原表位(common epitope)。含共同表位的抗原被命名为共同抗原(common antigen)或交叉抗原(cross antigen)。其中,一种抗原刺激机体诱生的免疫效应物(如抗体)不仅能够与此抗原特异性结合,而且也可与共同抗原发生免疫反应,即交叉反应(cross-reaction)。例如,风湿性心脏病的发生与 A 族乙型溶血性链球菌感染有关,其发病机制大多倾向于交叉反应学说,即链球菌细胞壁中含有心脏瓣膜或心肌抗原的共同抗原,其刺激机体诱导的免疫效应产物可交叉攻击心脏导致心脏病变。

二、影响抗原免疫原性的因素

影响抗原激发机体产生免疫应答的因素有以下几项。

(一) 抗原的理化性质

1. 异物性　　指一种物质被机体的免疫系统视为"非己"抗原物质的特性。抗原与宿主的遗传同源程度越小,组织结构差异越大,则抗原的异物性就越强,免疫原性也越强。反之则免疫原性弱。一旦自身成分发生改变(如病毒感染);或一些胚胎期没有与免疫系统接触过的自身成分(如眼晶状体蛋白、神经髓鞘磷脂碱性蛋白、精子等)从隔离部位释出,可被免疫系统当作异物识别,致使自身免疫性疾病发生。

2. 分子量　　通常抗原的分子量越大,则免疫原性越强。一般而言,分子量>100 kDa 的抗原属于强抗原;<10 kDa 的抗原免疫原性弱。

3. 分子结构　　分子结构的复杂程度也影响免疫原性。例如,明胶的分子量高达 100 kDa,但其由直链氨基酸构成,缺少含苯环的氨基酸,故免疫原性极弱。胰岛素分子量仅为 5.7 kDa,但其结构中含复杂的芳香族氨基酸,因此仍具有免疫原性。

4. 分子构象　　抗原分子中特殊化学基团(主要是抗原表位)的空间结构称为分子构象。分子构象影响着抗原的免疫原性,如氨苯磺酸、氨苯砷酸和氨苯甲酸三者的分子结构类似,仅有一个有机酸基团不同。然而抗氨苯磺酸抗体仅与氨苯磺酸特异性结合,对氨苯砷酸和氨苯甲酸只分别引发中等、弱的免疫反应(表 2-2),即抗原分子中的化学基团性质也可影响抗原的免疫反应性。

表 2-2 化学基团的性质对抗原表位特异性的影响

半 抗 原	结 构 式	与抗氨苯磺酸的血清抗体的免疫反应强度
氨苯磺酸		+++

半　抗　原	结　构　式	与抗氨苯磺酸的血清抗体的免疫反应强度
氨苯砷酸	NH₂ AₛO₃H	+
氨苯甲酸	NH₂ COOH	+/-

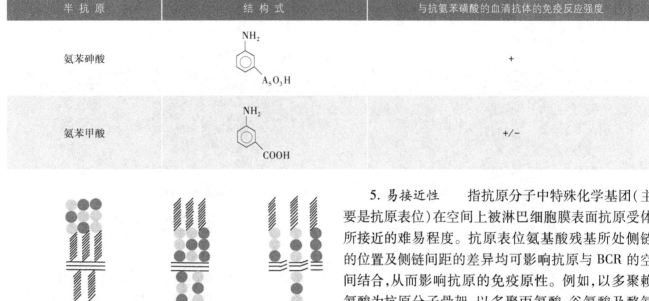

免疫原性强弱　+++　　　±　　　+++

≡多聚赖氨酸　∥多聚丙氨酸　●酪氨酸　●谷氨酸

图2-1　抗原氨基酸残基的位置、间距与抗原的免疫原性的关系

　　抗原氨基酸残基的位置和间距决定了该抗原的免疫原性。当酪氨酸和谷氨酸残基位于侧链外侧时,该抗原具有较强的免疫原性。而当酪氨酸和谷氨酸残基在侧链内侧时,免疫原性弱或无。若将各个侧链的间距加大,尽管酪氨酸和谷氨酸残基位于侧链内侧,免疫原性仍较强

　　5. 易接近性　　指抗原分子中特殊化学基团(主要是抗原表位)在空间上被淋巴细胞膜表面抗原受体所接近的难易程度。抗原表位氨基酸残基所处侧链的位置及侧链间距的差异均可影响抗原与BCR的空间结合,从而影响抗原的免疫原性。例如,以多聚赖氨酸为抗原分子骨架,以多聚丙氨酸、谷氨酸及酪氨酸组成侧链合成多聚化合物。当谷氨酸和酪氨酸残基连接于侧链外侧时,该化合物免疫原性强。而连接于侧链内侧时,其免疫原性弱或无。但是如果加大侧链间距,尽管谷氨酸和酪氨酸残基处在侧链内侧,但其免疫原性仍很强(图2-1)。

　　6. 化学性质　　天然抗原多数是蛋白质和大分子有机物,免疫原性很强。多糖和脂多糖(lipopolysaccharide,LPS)免疫原性次之。脂类没有免疫原性,不能诱导免疫应答。细胞凋亡后,其释放的核酸、组蛋白可能发生构象变化或者化学修饰而具备免疫原性,诱导机体产生自身抗体。

　　7. 物理性状　　相同化学性质的抗原分子在不同的物理状态下,免疫原性通常会有差异。一般聚合状态的抗原物质的免疫原性强于其单体;颗粒性抗原较可溶性抗原有更强的免疫原性。若将免疫原性弱的抗原吸附于颗粒物质表面或者组装成颗粒性抗原,其免疫原性明显增强。

　　(二) 宿主因素

　　1. 遗传因素　　宿主的遗传因素也影响着抗原的免疫原性。例如,多糖抗原可以诱导人或小鼠发生免疫应答,具有免疫原性,却不能诱导豚鼠发生免疫应答。由于遗传背景的差异,即使是同一种属、不同个体,对同一抗原的免疫应答强度也不同。

　　2. 年龄、性别与身体状况　　青壮年期通常较幼年期和老年期的个体对抗原的应答能力强。因此,新生儿容易发生细菌感染。雌性动物较雄性动物产生抗体的能力强。然而妊娠期雌性动物的免疫应答能力显著降低,并且易患由自身抗体所介导的自身免疫性疾病。此外,机体在处于感染期或接受免疫抑制剂治疗等情况下,对抗原的应答会受到干扰、抑制。

　　(三) 抗原免疫机体的方法

　　抗原进入机体的途径、剂量、免疫次数和频率等均可影响机体对抗原的免疫应答能力。皮内和皮下注射容易诱导机体的免疫应答,肌内注射效果次之,而腹腔与静脉注射更差,口服则易引起免疫耐受。过低和过高的抗原剂量均不能有效地诱导机体的免疫应答,适当剂量的抗原才可触发免疫应答。多次注射同一种抗原与单次注射相比,前者使抗原呈现更强的免疫原性。适当的免疫间隔(如1~2周)有助于达到良好的免疫效果,而频繁注射或免疫间隔时间过长都会降低免疫应答强度。另外,使用佐剂可提高抗原的免疫刺激性甚至改变免疫应答类型。

三、抗原的分类

按照不同的分类依据,抗原可分为很多种。

(一)胸腺依赖性抗原与胸腺非依赖性抗原

1. 胸腺依赖性抗原　　某些抗原刺激 B 细胞产生抗体时,有赖于 T 细胞的帮助,这些抗原被称为胸腺依赖性抗原(thymus dependent antigen,TD－Ag),又称 T 细胞依赖性抗原。大多数蛋白质抗原,如病毒、细菌、动物血白蛋白等均属于 TD－Ag。先天性胸腺缺陷、后天性 T 细胞功能缺陷的患者,TD－Ag 诱生其产生抗体的能力显著低下。

2. 胸腺非依赖性抗原　　有些天然抗原虽然仅含 B 细胞表位,但抗原表位数量多,免疫刺激性强,能直接激活 B 细胞产生抗体,无须 T 细胞的协助,这些抗原被称为胸腺非依赖性抗原(thymus independent antigen,TI－Ag)。按照激活 B 细胞方式的差异,TI－Ag 分为 TI－1 Ag 和 TI－2 Ag。TI－1 Ag(如细菌 LPS)既含有抗原表位,又具有丝裂原性质,能特异性或非特异性地激活多克隆 B 细胞;TI－2 Ag(如肺炎球菌荚膜多糖、沙门菌多聚鞭毛)含高度重复的抗原表位供 BCR 识别,通过广泛交联 BCR 激活成熟的 B 细胞。TD－Ag 与 TI－Ag 的异同点见表 2－3。

表 2－3　TD－Ag 与 TI－Ag 的异同点

异 同 点	TD－Ag	TI－Ag
化学组成	蛋白质及其化合物	主要为多糖类
结构特性	复杂,含有多种抗原表位	简单,含有单一抗原表位
抗原表位组成	T 细胞表位和 B 细胞表位	重复 B 细胞表位
T 细胞辅助	必需	不需要
MHC 分子参与	必需	不需要
激活的 B 细胞	B2 细胞	B1 细胞
免疫应答类型	体液免疫应答和细胞免疫应答	体液免疫应答
产生抗体类型	IgM、IgG 和 IgA 等	IgM
免疫记忆	有	无

(二)内源性抗原与外源性抗原

1. 内源性抗原　　有些抗原(如病毒感染的细胞内新合成的病毒蛋白、肿瘤细胞内合成的肿瘤抗原)是在 APC 胞内新合成的抗原,这些抗原被称为内源性抗原(endogenous antigen)。这种抗原由 APC 加工处理成抗原肽,与 MHC Ⅰ类分子结合为复合物后,表达于 APC 表面,供 CD8$^+$T 细胞的 TCR 识别。

2. 外源性抗原　　细菌、可溶性蛋白等外来抗原被 APC 通过胞吞、胞饮和受体介导的内吞作用摄入而提呈给 T 细胞,这类抗原被称为外源性抗原(exogenous antigen)。这种抗原被 APC 降解为抗原肽并与 MHC Ⅱ类分子结合成复合物后,表达于 APC 表面,供 CD4$^+$T 细胞的 TCR 识别。

(三)其他抗原分类

1. 异嗜性抗原　　存在于不同种属之间的共同抗原称为异嗜性抗原(heterophilic antigen),由 Forssman 发现,故又称 Forssman 抗原。例如,溶血性链球菌的胞壁成分与人肾小球基底膜及心肌组织存在共同抗原,因此,链球菌感染机体产生的抗体可与肾脏、心脏组织发生交叉反应,导致肾脏、心脏病变。

2. 异种抗原　　源于另一种属的抗原称为异种抗原(xenoantigen)。对人而言,常见的异种抗原有病原微生物及其产物、动物免疫血清、异种器官移植物、植物蛋白等。

3. 同种异型抗原　　源自同一种属但是存在于不同个体的抗原称为同种异型抗原(alloantigen)。人的同种异型抗原常见的有血型(红细胞)抗原和 HLA。HLA 在人群中显示高度多态性,是人体最复杂的同种异型抗原,是每个人自身独特性的遗传标志,也是决定器官移植手术成败的移植抗原。

4. 自身抗原　　机体的免疫系统通常对自身组织细胞表达的抗原物质耐受。然而外伤、手术等因素使得处于免疫隔离部位的自身组织细胞表达的抗原释放;或者在感染、电离辐射、某些药物等因素的影响下,自身组织细胞表达的抗原发生变化、化学修饰,从而诱发自身免疫应答。这些能诱导机体发生特异性自身免疫应答的抗原被称为自身抗原(autoantigen)。

按照物理性状的差异,可将抗原分为颗粒性抗原和可溶性抗原;根据化学属性的差异,抗原可分为蛋白质抗原、多糖抗原和核酸抗原等;按照抗原产生方式的不同,抗原可分为天然抗原和人工抗原;按照诱导免疫应答的作用,可将抗原分为变应原(allergen)、耐受原(tolerogen);按照抗原的来源及其与疾病的相关性,可将抗原分为移植抗原、肿瘤抗原、自身抗原等。用于人工免疫的疫苗(vaccine)就是抗原,是接种后能使机体对特定病原产生免疫保护力的生物制剂的统称。用于抗感染的疫苗大多是由病原微生物或其结构组分和毒性产物制成,失去了毒性、保留了免疫原性。

四、非特异性免疫细胞刺激剂

非特异性免疫细胞刺激剂能够非特异性地刺激 T 细胞、B 细胞,使其活化,产生强烈的免疫应答。非特异性免疫细胞刺激剂有佐剂、丝裂原和超抗原等。

(一) 佐剂

某些非特异性免疫细胞刺激剂可被预先或一起与抗原注入机体,从而增强抗原的免疫原性或改变免疫应答类型,被称为佐剂(adjuvant)。具体请参考第九章第一节抗原的制备中免疫佐剂(immunoadjuvant)的相关内容。

(二) 丝裂原

丝裂原(mitogen)因可致 T 细胞、B 细胞发生有丝分裂而得名,又称为有丝分裂原,属于非特异性的淋巴细胞多克隆刺激剂。T 细胞和 B 细胞表面有多种丝裂原受体表达,可被相应的丝裂原刺激发生极强的增殖反应(表 2 - 4)。T 细胞和(或)B 细胞受到丝裂原刺激之后,淋巴细胞发生母细胞转化,显微镜下表现为细胞体积变大、胞质丰富、发生有丝分裂等。鉴于此,丝裂原被广泛应用于体外测定淋巴细胞的活性,了解机体的免疫功能。

表 2 - 4　活化人和小鼠 T 细胞/B 细胞的丝裂原

丝 裂 原	人		小 鼠	
	T 细胞	B 细胞	T 细胞	B 细胞
刀豆蛋白 A(ConA)	+	-	+	-
植物血凝素(PHA)	+	-	+	-
美洲商陆(PWM)	+	+	+	-
脂多糖(LPS)	-	-	-	+
金黄色葡萄球菌蛋白 A(SPA)	-	+	-	-

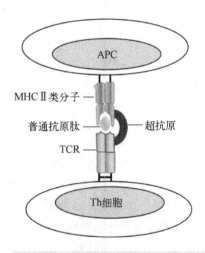

图 2 - 2　超抗原激活 T 细胞示意图

(三) 超抗原

一些非特异性免疫细胞刺激剂能以极低的浓度(1~10 ng/mL)刺激大量 T 细胞、B 细胞活化,使机体产生强烈的免疫应答,故被命名为超抗原(superantigen,sAg)。已知的超抗原主要是一些细菌或病毒的毒素性产物,如金黄色葡萄球菌肠毒素 A~E(staphylococcus enterotoxin A~E,SEA~SEE)、小鼠乳腺肿瘤病毒(mouse mammary tumor virus,MMTV)蛋白等。

超抗原活化 T 细胞的机制如图 2 - 2 所示,超抗原的一端直接与 TCR 的 β 链可变区(Vβ 功能区)外侧某些保守氨基酸序列结合,另一端则与 APC 表面表达的 MHC Ⅱ类分子抗原肽结合槽外侧非多态区保守氨基酸序列结合,以完整蛋白的形式非特异性地激活有相同 Vβ 功能区的 T 细胞。而普通蛋白质抗原必须先被 APC 降解为抗原短肽,并结合于 APC 的 MHC 分子抗原肽结合槽内,形成 MHC -抗原肽复合物后被 T 细胞的特异性 TCR 识别。因此,与普通抗原相比,超抗原被 TCR 识别和激活 T 细胞不受 MHC 分子限制。

Th 细胞表面的 TCR 通常识别与 APC MHC Ⅱ类分子结合的抗原多肽。TCR 的 CDR1 和 CDR2 结合 MHC 分子的多态区和抗原肽的两端,CDR3 结合抗原肽中央的 T 细胞抗原表位。TCR 对抗原的识别具有高度特异性和 MHC 限制性。而超抗原与 TCR 和 MHC 结合与普通抗原肽不同。超抗原的一端直接与 TCR 的 Vβ 链 CDR3 外侧区域结合,另一端交联 MHC Ⅱ类分子抗原结合槽外侧

此外,有些超抗原,如金黄色葡萄球菌蛋白 A(staphylococcus protein A,SPA)等能非特异性激活 B 细胞;热休克蛋白(heat shock protein,HSP)能激活表达 TCRγδ 的 T 细胞。

第二节　抗体

一、抗体与免疫球蛋白

抗体指机体的免疫系统受抗原刺激后,由 B 细胞活化、增殖、分化成为浆细胞所分泌产生的、可以与相应抗原特异性结合的免疫球蛋白。抗体是介导体液免疫应答的重要效应分子,主要存在于血清中,也存在于外分泌液、组织液和某些细胞膜的表面。WHO 和国际免疫学会联合会的专业委员会先后于 1968 年、1972 年将具有抗体活性或者化学结构与抗体类似的球蛋白统一命名为免疫球蛋白。

二、抗体的结构与分类

(一) 抗体的结构

1. 抗体的基本结构　　抗体是由四条肽链通过二硫键连接而成的对称性单体,包含两条完全相同的重链(heavy chain,H 链)和两条完全相同的轻链(light chain,L 链)。抗体的一端为氨基端(N 端),另一端为羧基端(C 端)。每条肽链分别由 2~5 个大小相似的球形结构组成,称为结构域(domain)。每个结构域含 100~110 个氨基酸残基,并有一定的功能,故又名功能区。结构域的二级结构是由多肽链折叠形成的两个反向平行的 β 折叠通过一个链内二硫键垂直连接,形成构象稳定的"β 桶状"结构(图 2-3)。

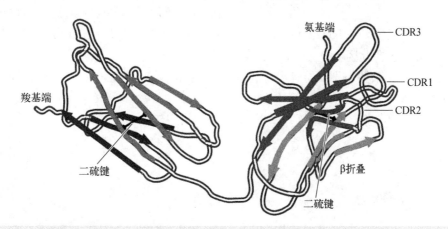

图 2-3　抗体分子二级结构示意图

抗体二级结构是由多肽链折叠而成的两个反向平行的 β 折叠;两个 β 折叠通过链内二硫键垂直连接而成"三明治"样的"β 桶状"结构

(1) 重链和轻链

1) 重链:抗体分子重链的分子量为 50~75 kDa。450~550 个氨基酸残基组成重链。重链根据氨基酸组成的不同可分为以下 5 类(class):γ 链、μ 链、α 链、δ 链和 ε 链。不同重链参与组成的完整抗体分子分别被称为 IgG、IgM、IgA、IgD 和 IgE。

2) 轻链:抗体分子轻链的分子量约为 25 kDa,由 211~217 个氨基酸残基构成。轻链根据轻链不同,分为 κ 链和 λ 链。

(2) 可变区和恒定区:抗体分子的重链和轻链近 N 端的氨基酸序列变化大,故其形成的结构域称为可变区(variable region,V 区)。V 区分别占重链和轻链的 1/4 和 1/2;重链和轻链近 C 端的氨基酸序列相对恒定的区域称为恒定区(constant region,C 区)。C 区分别占重链和轻链的 3/4 和 1/2(图 2-4)。

1) 可变区:重链的可变区(VH)和轻链的可变区(VL)中各有 3 个区域的氨基酸组成和排列顺序变化极大,这些区域被称为高变区(hypervariable region,HVR)。此区域形成与抗原表位互补的空间构象,故又被称为互补决定区(complementarity determining region,CDR),分别以 CDR1(HVR1)、CDR2(HVR2)和 CDR3(HVR3)表示(图 2-4),以 CDR3 变化最大。重链可变区和轻链可变区的各 3 个 CDR 共同组成抗体分子的抗原结合部位

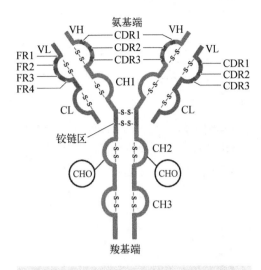

图 2-4　抗体分子的可变区与恒定区结构示意图

抗体的重链与轻链折叠形成的环形结构域。CDR 为互补决定区，FR 为骨架区，重链可变区为重链的可变区，轻链可变区为轻链的可变区，CL 为轻链的恒定区，CH 为重链的恒定区

（antigen-binding site），决定着抗体的特异性，负责识别、结合抗原。根据 Kabat 编码模式，重链可变区的 3 个 HVR 分别位于 29~31、49~58 和 95~102 位氨基酸；轻链可变区的 3 个 HVR 分别位于 28~35、49~56 和 91~98 位氨基酸。V 区 CDR 以外的区域里的氨基酸组成和排列顺序变化相对不大，称为骨架区（framework region，FR）。重链可变区、轻链可变区各有 4 个骨架区，分别以 FR1、FR2、FR3 和 FR4 表示。骨架区可稳定 CDR 的空间构型，利于抗体分子 CDR 与抗原表位的特异性结合。

2）恒定区：重链和轻链的恒定区分别缩写为 CH 和 CL。不同型（κ 型或 λ 型）抗体的 CL 长度大致相仿，但不同类抗体的 CH 的长度有所不同：IgA、IgD 和 IgG 的 CH 含 CH1、CH2 和 CH3 3 个结构域；IgE 和 IgM 的 CH 含 CH1、CH2、CH3 和 CH4 4 个结构域。同一种属个体针对不同的抗原所产生的同一类抗体，虽然其 V 区各异，但是其 C 区的氨基酸组成和排列顺序还是比较恒定的，即免疫原性相同。

3）铰链区：在 IgA、IgD 和 IgG 的 CH1 与 CH2 之间有一个由 10~30 个氨基酸残基组成的区域，称为铰链区（hinge region）。该区因富含脯氨酸，使得抗体分子"Y"形两臂易于伸缩，从而利于两臂上的 V 区以最佳位置与抗原上不同距离的抗原表位结合，或同时结合两个抗原分子相应的抗原表位。而 IgM 和 IgE 无铰链区。此外，铰链区对胃蛋白酶、木瓜蛋白酶等蛋白酶敏感。经蛋白酶作用的抗体分子多在此区域被切断，产生水解片段。

2. 抗体的辅助成分　某些类别的抗体分子除了有前述基本结构外，尚含有 J 链（joining chain）、分泌片（secretory piece，SP）（图 2-5）。

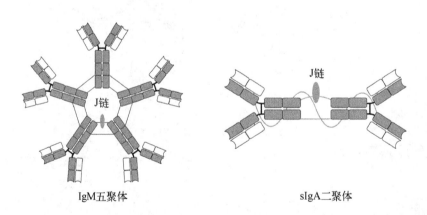

IgM 五聚体　　　　　　　　　　　sIgA二聚体

图 2-5　抗体分子的 J 链与分泌片

sIgA 二聚体和 IgM 五聚体均由 J 链将其单体抗体分子连接成为二聚体或五聚体

（1）J 链：是由浆细胞合成的、富含半胱氨酸的酸性糖蛋白。它由 124 个氨基酸残基组成，分子量约为 15 kDa。J 链有将单体抗体分子连接形成多聚体的作用。两个 IgA 单体由 J 链连接成为二聚体，5 个 IgM 单体由二硫键相互连接，再通过二硫键和 J 链连接成为五聚体。IgD、IgE 和 IgG 这 3 类抗体常为单体形式，不含有 J 链。

（2）分泌片：是由黏膜上皮细胞合成分泌的、含糖的肽链，又名分泌成分（secretory component，SC），分子量约为 75 kDa，是 sIgA 分子上的辅助成分。分泌片结合于 IgA 二聚体上，使其成为 sIgA。分泌片的主要功能是保护 sIgA 的铰链区免受蛋白酶水解；介导 sIgA 从黏膜下转运到黏膜表面。

3. 抗体分子的水解片段　抗体分子的铰链区对蛋白水解酶敏感，在一定条件下易被蛋白酶降解为各种片段(图2-6),从而为研究抗体的结构与功能、分离和纯化特定抗体的多肽片段提供了方便。胃蛋白酶(pepsin)和木瓜蛋白酶(papain)是常用的两种蛋白水解酶。

(1)木瓜蛋白酶水解片段:木瓜蛋白酶作用于铰链区近N端,可将抗体分子裂解成3个水解片段,即两个相同的抗原结合片段(fragment of antigen binding,Fab)和一个可结晶片段(fragment crystallizable,Fc)(图2-6)。每个Fab由一条完整的轻链和部分重链(重链可变区、CH1)组成。Fab只可与一个相应的抗原表位结合(单价)。Fc则由一对CH2和CH3结构域构成,是抗体与某些细胞表面Fc受体(FcR)相互作用的部位,没有结合抗原的活性。

(2)胃蛋白酶水解片段:胃蛋白酶作用于铰链区近C端处,可将抗体分子水解为一个F(ab')$_2$片段和一些pFc'小片段(图2-6)。F(ab')$_2$由两个Fab和铰链区组成,可同时与两个相应的抗原表位结合(双价)。pFc'最终被降解,无生物学功能。由于F(ab')$_2$保留了结合抗原的功能,避开了Fc段抗原性所引起的不良反应和超敏反应的可能性,因此被广泛用于生物制品。

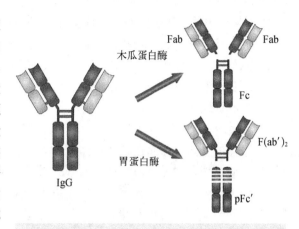

图2-6 抗体分子的水解片段示意图

木瓜蛋白酶作用于铰链区二硫键所连接的重链近N端,将Ab水解为两个完全相同的Fab段和一个Fc段;胃蛋白酶作用于铰链区二硫键所连接的重链近C端,将Ab水解为一个大片段F(ab')$_2$和多个小片段pFc'

(二)抗体的分类及特点

1. 抗体的分类 根据免疫球蛋白的结构,抗体有类和型之分。

(1)5类抗体:重链分为γ链、μ链、α链、δ链和ε链。由它们参与组成的完整抗体分子分别被称为IgG、IgM、IgA、IgD和IgE 5类。有的抗体又可分为不同的亚类。例如,人的IgG有IgG1、IgG2、IgG3和IgG4 4个亚类;IgA有IgA1和IgA2两个亚类。未发现IgD、IgE和IgM有亚类存在。

(2)两型抗体:轻链可分κ链和λ链。据此可将抗体分为两型,即κ型和λ型。一个天然抗体分子的两条轻链的型别是一致的,但在同一个体内可同时存在κ型或λ型的抗体。不同种属的生物,两型轻链在体内的比值是不同的。例如,正常人血清免疫球蛋白κ型:λ型约为2:1;小鼠该比值约为20:1。κ:λ值的异常提示免疫系统可能出现了异常。例如,人免疫球蛋白λ链偏多,提示有产生λ链的B细胞肿瘤发生的可能。此外,还可依据λ链恒定区的个别氨基酸的不同,将λ型抗体分为λ1、λ2、λ3和λ4 4个亚型(subtype)。

2. 抗体的特点 不同类别抗体分子的可变区和恒定区结构变化规律赋予其功能上的特性,从而共同构成了抗体的生物学功能(图2-7)。此外,五类抗体虽然均具有特异性结合抗原等生物学功能,但各类抗体在体内的分布、血清水平等方面都有所差别,具有各自的特性。

(1)抗体的功能

1)识别抗原:抗体最重要的功能是特异性识别并结合抗原,执行此功能的结构域是抗体分子的可变区,其中的CDR起决定性作用。

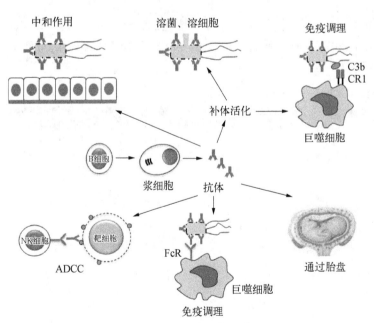

图2-7 抗体的生物学功能

抗体V区和C区的功能各异。V区主要功能是特异性结合抗原,阻断病原体入侵,发挥中和作用;C区则在V区与抗原结合后,通过激活补体及与靶细胞表面FcR结合后,发挥调理作用、产生抗体依赖性细胞介导的细胞毒作用(ADCC)效应、介导超敏反应和穿越胎盘等功能

CDR 须与相应的抗原表位的空间构象互补,且两者所带的电荷相互对应才能密切结合。在体内,抗体可变区特异性识别、结合病原微生物及其产物,发挥中和毒素、抑制病原体生长、阻断病原体入侵等免疫防御功能。在体外,抗原与抗体可发生结合反应(如凝集反应、沉淀反应),从而有利于对抗原或抗体的检测和免疫功能分析。此外,B 细胞膜表面的 IgD 和 IgM 等膜结合型免疫球蛋白(membrane immunoglobulin,mIg)组成的 BCR 能特异性地识别抗原。

　　2)激活补体:抗体(IgM、IgG1、IgG2、IgG3)与相应抗原结合后,其 CH2 和 CH3 结构域的补体结合位点暴露,通过补体经典激活途径激活补体,补体活化后发挥补体的多种生物学功能。IgA、IgE 和 IgG4 本身难以激活补体,但形成聚合物后可通过补体的旁路激活途径激活补体系统。

　　3)结合 FcR:IgA、IgE 和 IgG 的 FcR 分别称为 FcαR、FcεR 和 FcγR。IgA、IgE 和 IgG 抗体 Fc 段可与某些细胞表面 FcR 结合,介导多种生物学功能:① 调理作用(opsonization),细菌特异性 IgG 类抗体(IgG1 和 IgG3)的 Fab 段与相应的细菌抗原表位结合后,其 Fc 段与中性粒细胞或巨噬细胞表面的 FcγR 结合,在 IgG 的"桥联"作用下,可促进巨噬细胞对细菌的吞噬作用(图 2-7)。也可通过补体活化后产生的 C3b 与巨噬细胞表面的补体受体 1(CR1)结合,介导巨噬细胞的免疫调理。② 抗体依赖性细胞介导的细胞毒作用(antibody-dependent cell-mediated cytotoxicity,ADCC)效应,抗体可通过其 Fab 段与病毒感染的细胞或肿瘤细胞表面的抗原表位结合,以其 Fc 段与具有细胞毒作用的细胞(如 NK 细胞、巨噬细胞等)表面 FcR 结合,从而介导效应细胞杀伤靶细胞。③ 介导超敏反应,IgE 类抗体为亲细胞抗体,可通过 Fc 段与肥大细胞、嗜碱性粒细胞表面的高亲和力 IgE FcR(FcεRI)结合,从而使其致敏。倘若相同的变应原再次入侵机体,与致敏细胞表面的特异性 IgE 结合,即可触发这些细胞脱颗粒、合成和释放生物活性介质,引发 I 型超敏反应。IgG 和 IgM 类抗体则可介导 II 型超敏反应和 III 型超敏反应,造成机体组织损伤。

　　4)穿过胎盘和黏膜:IgG 能通过胎盘。胎盘母体一侧的滋养层细胞表达一种特异性的 IgG 输送蛋白,即新生 Fc 段受体(neonatal FcR,FcRn)。IgG 可选择性地与 FcRn 结合,从而被转移到滋养层细胞内,进入胎儿血液循环。IgG 抗体穿过胎盘的作用是一种重要的自然被动免疫机制,对新生儿抗感染和提高免疫力具有重要意义。此外,sIgA 在其辅助成分分泌片的介导下可被转运到呼吸道、消化道黏膜等黏膜上皮细胞表面,发挥黏膜局部抗感染免疫功能。

　　(2)5 类抗体的特性:体内的 IgG、IgM、IgA、IgD 和 IgE 5 类抗体具备各自的特性(表 2-5)。IgM 和 IgG 是体液免疫应答的主要免疫效应分子;sIgA 是黏膜表面的主要抗体;膜结合型 IgM(mIgM)是 BCR 复合物的重要组成成员之一;IgE 是正常人血清水平最低的免疫球蛋白。

表 2-5　人类免疫球蛋白的主要理化性质和功能

性　　　质	IgG	IgM	IgA	IgD	IgE
分子量(kDa)	150	950	160	184	190
重链	γ	μ	α	δ	ε
亚类数量	4	无	2	无	无
C 区结构域个数	3	4	3	3	4
辅助成分	无	J 链	J 链、SP	无	无
主要存在形式	单体	五聚体	单体/二聚体	单体	单体
开始合成时间	出生后 3 个月	胚胎晚期	出生后 4~6 个月	任何时间	较晚
占血清总免疫球蛋白的比例	75%~80%	5%~10%	10%~15%	0.3%	0.02%
血清含量(g/L)	9.5~12.5	0.7~1.7	1.5~2.6	0.03	0.000 3
半衰期(d)	20~23	10	6	3	2.5
抗原结合价	2	5	2 或 4	2	2
溶细菌作用	+	+	+	?	?
穿过胎盘	+	-	-	-	-
结合吞噬细胞	+	-	+	-	-

性　　质	IgG	IgM	IgA	IgD	IgE
结合肥大细胞、嗜碱性粒细胞	－	－	－	－	＋
结合 SPA	＋				
介导 ADCC	＋	－	±	－	－
补体经典激活途径	＋	＋	－	－	
补体旁路激活途径	＋(IgG4)	－	＋(IgA1)	？	
其他作用	再次应答 抗感染	初次应答 早期防御	黏膜免疫	B 细胞标志	Ⅰ 型超敏反应 抗寄生虫

1）IgG：是人血清及胞外液中含量最高的免疫球蛋白，占血清总免疫球蛋白的 75%～80%，半衰期为 20～23 d（表 2－5）。IgG 是机体再次体液免疫应答的主要抗体，是机体抗感染的"主力军"。人出生后 3 个月左右体内开始合成 IgG，3～5 岁体内 IgG 接近成人水平。人 IgG 有 4 个亚类，按照其在血清中浓度的高低分别命名为 IgG1、IgG2、IgG3 和 IgG4。其中，IgG1、IgG3 和 IgG4 可穿过胎盘，是新生儿抗感染的自然被动免疫防护机制。IgG1、IgG2 和 IgG3 可与 NK 细胞、巨噬细胞表面的 FcR 结合，发挥抗体的调理作用、ADCC。此外，IgG1、IgG2 和 IgG3 的 CH2 结构域可通过补体的经典激活途径激活补体。人的 IgG1、IgG2 和 IgG4 可通过 Fc 段和 SPA 结合，以纯化抗体，可用于免疫学诊断。某些自身抗体［如抗甲状腺球蛋白抗体、抗核抗体（antinuclear antibody, ANA）］以及引起 Ⅱ 型、Ⅲ 型超敏反应的抗体也属于 IgG。

2）IgM：有两种存在形式，即 mIgM 和血清型 IgM。mIgM 是单体，表达于 B 细胞表面，参与构成 BCR 复合物。仅表达 mIgM 是未成熟 B 细胞的标志。血清型 IgM 占血清总免疫球蛋白的 5%～10%，血清浓度约为 1 mg/mL。血清型 IgM 是五聚体，沉降系数为 19 S，是分子量最大的免疫球蛋白，又称为巨球蛋白（macroglobulin），通常不能穿过血管壁，主要存在于血液中。因其含有 10 个 Fab 和 5 个 Fc，所以具有更强的结合抗原能力和激活补体能力。天然血型抗体是 IgM。在胚胎发育晚期，胎儿体内即有 IgM 的产生，因此 IgM 是个体发育中最早合成和分泌的抗体。脐带血 IgM 水平升高提示胎儿有发生宫内感染（如感染了风疹病毒或巨细胞病毒等）的可能。此外，IgM 是初次体液免疫应答过程中最先出现的抗体，是机体抗感染的"先头部队"；血清中若检出某种病原体特异性 IgM 或是其水平升高，提示测试者近期可能发生了感染。

3）IgA：分为血清型 IgA 和 sIgA。血清型 IgA 是单体，分子量约为 160 kDa，有抗感染作用，主要存在于血清，占血清总免疫球蛋白的 10%～15%。sIgA 是二聚体，经黏膜上皮细胞分泌至机体外分泌液中。sIgA 合成及分泌的部位位于胃肠道、呼吸道、乳腺、泪腺和唾液腺，因此胃肠道和支气管分泌液、初乳、泪液和唾液中都含有 sIgA。新生儿易发生呼吸道、胃肠道感染与自身体内 sIgA 合成不足有关。提倡母乳喂养的重要原因之一就是因为婴儿可从初乳中获得 sIgA，是重要的自然被动免疫。黏膜是机体抵御病原体感染的第一道防线，sIgA 参与黏膜局部免疫，是外分泌液中主要的抗体。通过与相应的病原体（如细菌、病毒等）结合，sIgA 阻止病原体黏附至黏膜上皮，从而在局部抗感染中起着重要作用。sIgA 在黏膜表面亦具有中和毒素的作用。

4）IgD：可在机体发育的任何阶段产生。IgD 是 5 类抗体中铰链区较长的一类抗体，易被蛋白酶降解，因此其半衰期仅为 3 d。IgD 有两种类型：膜结合型 IgD（mIgD）、血清型 IgD。人血清型 IgD 血清浓度低，占血清总免疫球蛋白的 0.3%，其功能尚未明确。mIgD 是 B 细胞分化发育成熟的标志。未成熟 B 细胞仅表达 mIgM，而成熟 B 细胞可同时表达 mIgM 和 mIgD，称为初始 B 细胞。B 细胞活化后，其细胞膜表面的 mIgD 逐渐消失。

5）IgE：是正常人血清中含量最低的免疫球蛋白。但寄生虫感染患者及过敏性疾病患者具有高水平的 IgE。IgE 分子量为 190 kDa，仅存在单体形式，重链恒定区含有 4 个结构域：CH1、CH2、CH3 和 CH4。IgE 主要由黏膜下淋巴组织中的浆细胞合成分泌，是一类亲细胞抗体。其 Fc 段可与肥大细胞、嗜碱性粒细胞表面的高亲和力受体 FcεRI 结合，使机体致敏，介导 Ⅰ 型超敏反应。

（三）免疫球蛋白基因的重排与抗体的多样性

B 细胞表达以 mIg 为主的 BCR，具有"一个细胞（克隆），一种受体（抗体）"的特性。人的 B 细胞克隆总数约为 3×10^{11}，理论上至少可以表达 3×10^{11} 种的具有特异性识别抗原的抗体分子。体内成熟 B 细胞持续被新生细胞更新,而新生的 B 细胞亦具有各自的 BCR。因此,在同一个体内免疫系统产生的抗体分子是无限多样的。但是,人类基因组中仅有三万多个有效基因,那么如此多的具有不同特异性的抗体分子是如何被编码的? 由真核细胞携带的基因通常由编码蛋白质分子的不同结构域(如功能区、信号肽、跨膜区和胞内区等)的几个外显子(exon)构成。不起编码作用的内含子(intron)隔开外显子。整个基因在染色体上的长度通常小于 20 kb。此外,在基因组中抗体分子的编码基因以基因群(gene cluster)的形式存在(图 2-8)。极具特点的是,对应于 V 区结构域的外显子极其庞大而复杂,包括 30~50 个基因片段,并且各个基因片段之间以长短不一的内含子相隔。这些基因片段有 V、D[仅限于免疫球蛋白-重链基因(*IGH* 基因)]、J 3 种类别。其中 V 片段最多。B 细胞在发育过程中,免疫球蛋白基因需进行基因重排。从 V、D、J 3 种基因片段中各随机挑选一个,组合重排构成编码 V 区的外显子,然后转录、翻译、表达免疫球蛋白多肽链。因此在结构上,成熟 B 细胞的免疫球蛋白基因与 pro-B 细胞、pre-B 细胞和其他组织细胞所携带的免疫球蛋白胚系基因相比有明显的区别。这些构成了 B 细胞表达多样的抗体分子的基础。

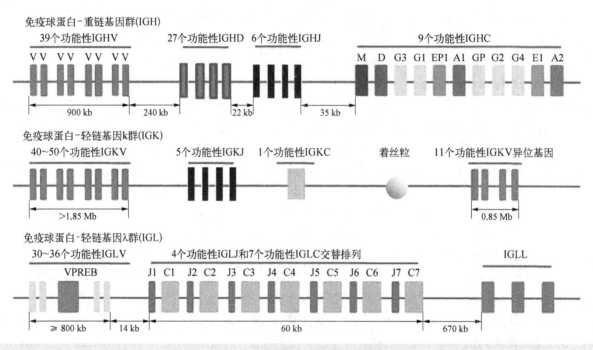

图 2-8 人的免疫球蛋白基因结构

IGH 基因群包括 39 个功能性 V 基因片段(IGHV)、27 个功能性 D 基因片段(IGHD)、6 个功能性 J 基因片段(IGHJ)及 9 个功能性 C 基因片段(IGHC)。IGK 基因群包括 40~50 个功能性 V 基因片段、5 个功能性 J 基因片段和 1 个功能性 C 基因片段。IGL 基因群包括 30~36 个功能性 V 基因片段、4 个功能性 J 基因片段和 7 个功能性 C 基因片段

1. 免疫球蛋白基因结构 按照 WHO 命名委员会关于免疫球蛋白分子多肽链及其编码基因的规则,免疫球蛋白分子由 B 细胞的 3 组编码免疫球蛋白的基因群构成:重链基因群、κ 链基因群和 λ 链基因群,分别以 IgH、Igκ 和 Igλ 来表示。这些基因群分别以大写字母 IGH、IGK 和 IGL 表示。编码人的免疫球蛋白的 H 链、κ 链和 λ 链的基因群分别位于第 14 号、第 2 号和第 22 号染色体上。其总长度为普通基因的 50 倍以上,长度为 $8 \times 10^5 \sim 2 \times 10^6$ 个碱基对(base pair,bp)。免疫球蛋白基因群里包括 4 组基因片段:V、D(限于重链基因)、J 和 C(表 2-6)。IGH 基因群中的 V 基因片段、D 基因片段、J 基因片段和 C 基因片段分别以 IGHV、IGHD、IGHJ 和 IGHC 表示。IGK 和 IGL 中的 V 基因片段、J 基因片段、C 基因片段分别以 IGKV(或 IGLV)、IGKJ(或 IGLJ)和 IGKC(或 IGLC)表示。

人的 IGH 基因群的总长约为 1.3×10^6 bp,包含先导序列基因片段、39 个 V 基因片段、27 个 D 基因片段、6 个 J 基因片段和 9 个 C 基因片段。由非编码的 DNA 将这些片段隔开(图 2-8)。重组后的 V-D-J 基因编码免疫球蛋白分子重链的 V 区。9 个 C 基因片段则依次编码 μ 链、δ 链、γ3 链、γ1 链、α1 链、γ2 链、γ4 链、ε 链、α2 链 C 区的结构域。

表 2-6 编码人类抗体分子的功能性基因片段数量

免疫球蛋白基因群	功能性基因片段数量			
	V	D	J	C
IGH	39	27	6	9
IGK	40~50	0	5	1
IGL	30~36	0	4	7

人的 IGK 基因群的总长约为 $2×10^6$ bp,包括 40~50 个功能性 V 基因片段、5 个功能性 J 基因片段和 1 个功能性 C 基因片段。人的 IGL 基因群的总长约为 880 kb,包括 30~36 个功能性 V 基因片段、4 个功能性 J 基因片段和 7 个功能性 C 基因片段。此外,重组后的 V-J 基因编码免疫球蛋白分子轻链的 V 区。7 个 C 基因片段则编码轻链的 C 区。

2. 免疫球蛋白基因的重排 指 B 细胞在发育、分化和成熟的过程中,在免疫球蛋白基因群的 V 基因片段、D 基因片段、J 基因片段中随机地各选择一个基因片段,再重组构成编码免疫球蛋白分子的 V 区结构域"外显子"的过程。免疫球蛋白基因是以基因群这样的特殊形式存在的。这种基因不是以普通基因的方式被活化、表达。在免疫球蛋白胚系基因中的 V 基因片段、D 基因片段及 J 基因片段的两端均是重组信号序列(rearrangement signal sequence,RSS)。RSS 是由一个具有回文特征的 7 核苷酸序列(CACAGTG)和一个富有腺嘌呤核苷的 9 核苷酸序列(ACAAAAACC),以及位于这两者之间的 12 bp 或是 23 bp 间隔序列共同组成。J 基因片段的上游为 23 bp 间隔序列 RSS,而 V 基因片段的下游是 12 bp 间隔序列 RSS。免疫球蛋白基因重排时按照"12-23 原则"。也就是说,带有 12 bp-RSS 的基因片段仅能与带有 23 bp-RSS 的基因片段相结合,以确保基因片段间的正确重排及连接。不同种属的基因重排信号序列均具有高度保守的特性。

IGH 基因群包含数量不等的 V 基因片段、D 基因片段及 J 基因片段。在重组活化基因(recombination activating gene,RAG)中 RAG-1 与 RAG-2 的共同作用下进行基因重排时,一个 D 基因片段与一个 J 基因片段以随机选择的方式通过 RSS 聚拢在一起。位于这两个基因片段之间的 DNA 序列在折叠成环状以后被剪除,而后两个基因片段被 DNA 连接酶进行连接,构成 D-J 基因片段。D-J 基因片段再随机地与一个 V 基因片段以同样的方式进行连接,形成可编码免疫球蛋白分子重链 V 区结构域的 V-D-J 重组基因片段。而后,此重组基因片段与下游的 Cμ 及 Cδ 一同被转录,这样产生的 mRNA 通过不同的方式进行剪切后可分别作为模板以指导免疫球蛋白分子的 μ 链及 δ 链的翻译和合成。所以,成熟的 B 细胞表达 mIgM 及 mIgD 这两种膜表面分子。

IGL 与 IGK 基因群也包含一定数量的 V 基因片段及 J 基因片段。在 RAG-1 与 RAG-2 的共同作用下进行基因重排,一个 V 基因片段和一个 J 基因片段随机组合成为可编码免疫球蛋白分子轻链 V 区的 V-J 重组基因片段。该重组基因片段与其下游的 C 基因片段连接形成 V-J-C 重组基因片段,最终转录、翻译成免疫球蛋白分子的轻链。

IGH 基因群的基因重排成功以后,一条染色体上的 IGK 基因群的基因重排开始了。若 IGK 基因群的基因重排成功,B 细胞的 BCR 将得到表达,同时促使 B 细胞继续发育、分化和成熟。否则,另一条染色体的 IGK 基因群的基因将活化并开始重排。若重排失败,则 IGL 基因群的基因重排开始进行。如果 B 细胞携带的所有免疫球蛋白轻链基因均重排失败,那么 B 细胞将发生凋亡。重链及轻链转录时,一对同源染色体上仅有一条染色体上的免疫球蛋白重链或轻链基因获得转录与表达,即发生了等位排斥。是否得以转录与表达取决于哪一个等位基因首先成功重排。此外,κ 型轻链和 λ 型轻链中也仅有一型轻链基因得以转录与表达,即发生了同型排斥现象。

RAG-1 基因与 RAG-2 基因发挥作用是免疫球蛋白和 TCR 基因重排的必要条件之一。如果把小鼠的 RAG-1 基因或 RAG-2 基因敲除后,其免疫球蛋白和 TCR 基因重排就会失败,导致 T 细胞和 B 细胞重症联合免疫缺陷(immunodeficiency)。与此相似的是,人类 RAG 基因突变也会造成免疫缺陷病的发生。

3. 抗体多样性的产生机制 免疫球蛋白基因的 V、D 和 J 3 个基因片段的基因重排具有独立性和随机性,所以各个 B 细胞克隆表达的抗体分子的可变区都是独特的。可通过计算(表 2-7)得知抗体分子多样性的理论值:免疫球蛋白重链基因 V 基因片段、D 基因片段和 J 基因片段之间至少有 6 318 种(39×27×6 = 6 318)随机组合;轻链 κ 链可变区有 250 种(50×5 = 250)基因片段组合可能性;轻链 λ 链可变区有 144 种(36×4 = 144)编码基因片段组合的可能性;轻链和重链之间的组合的可能性约为 $2.5×10^6$。此外,在 V－D、D－J 和 V－J 的基因片段重组及连接时,若发生接头处核苷酸丢失,那么重链 V－D－J 重组多样性至少增加 100 倍,而轻链 V－J 重组多样性至少增加 30 倍;若发生接头处核苷酸插入,那么重链 V－D－J 多样性又可增加 100 倍,而轻链 V－J 多样性可增加 30 倍。抗体多样性产生的另一个原因是体细胞高频突变。生发中心的 B 细胞接受抗原刺激后,在 T 细胞的辅助下,免疫球蛋白分子轻链和重链的 V 区基因突变的频率极高,约为 1/1 000 bp 突变,是一般体细胞自发突变频率的一百万倍以上。因此,上述这些特点(基因组合的多样性、连接的多样性和在完成免疫球蛋白基因重排的基础上发生的体细胞高频突变)使得 B 细胞以约 300 个基因片段来组合产生 10^{16} 种以上的多样性的抗体分子。

表 2－7　抗体的多样性的产生机制

V、D、J 基因片段的组合	IGH	IGK	IGL
V	39	50	36
D	27		
J	6	5	4
V×(D)×J	6 318	250	144
IGH/IGK (IGL)	6 318×(250+144)≈$2.5×10^6$		
不准确连接	多样性至少增加 100 倍		
核苷酸插入	多样性增加 2 000 倍		
可能的组合	$5×10^{11}$		
体细胞高频突变	突变频率是其他基因的一百万倍以上 使抗体对抗原的亲和力增加 100~1 000 倍		

三、抗体的免疫原性

抗体具有识别并特异性结合抗原的功能。然而,抗体本身就是一种大分子糖蛋白,对于异种动物或是同一种属的不同个体甚至对于同一个体来说,抗体又具有抗原的免疫原性,即抗体本身也是一种抗原,能够刺激机体发生适应性免疫应答。根据抗体引发的是异种、同种异体还是机体自身的免疫应答,可将抗体分子的抗原性分为以下 3 种:同种型(isotype)、同种异型(allotype)和独特型(idiotype,Id)。针对这些不同的抗体抗原性,机体产生的抗体被称为抗同种型抗体、抗同种异型抗体和抗独特型抗体(anti-idiotype antibody,AId 或 Ab2)。运用血清学的实验方法可以检测抗体分子的抗原表位。这些抗原表位呈现为 3 种不同的血清型,即同种型、同种异型和独特型(图 2－9)。

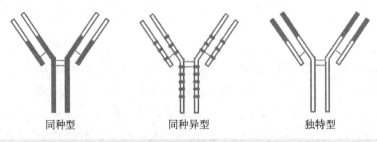

同种型　　　　　　同种异型　　　　　　独特型

图 2－9　抗体分子的血清型示意图
抗体分子存在 3 种血清型:同种型、同种异型和独特型。图中黑色填充区域代表抗体分子中 3 种血清型抗原表位所在部位

1. **同种型**　　源于不同种属的抗体分子对于异种动物来说具有免疫原性,可引发异种动物机体产生抗该抗体的免疫应答。这种存在于同种抗体分子中的抗原表位称为同种型。它是同一种属所有个体的抗体分子所共有的抗原特异性标志,是种属型标志,位于抗体的恒定区。

2. **同种异型**　　属于同一种属,但是来自不同个体的抗体分子也具有免疫原性,可刺激同一种属的不同个体发生适应性免疫应答。这种存在于同种不同个体的抗体分子中的抗原表位即为同种异型。它是同一种属不同个体间抗体分子所具有的不同抗原的特异性标志，为个体型标志。由于同一种属的各个个体都有各自不同的同种异型抗原表位，故同种异型可作为一种遗传标志。同种异型位于抗体的恒定区。

3. 独特型　　即使是源自同一种属、同一个体的抗体分子，彼此间亦具有免疫原性，可刺激异种、同种异体甚至同一个体内产生相应的抗体，即抗独特型抗体。这种存在于每个抗体分子中的独特抗原表位即为独特型。由独特型-抗独特型抗体组成的独特型网络具有免疫调节作用。独特型是各个抗体分子所特有的抗原特异性标志，其抗原表位称为独特位（idiotope）。每个抗体分子的 HVR 有 5~6 个独特位（图 2 - 10）。

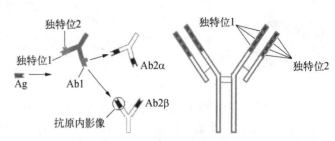

图 2 - 10　抗体分子的独特型示意图

抗体 1（Ab1）的 V 区存在 5~6 个个体特异性的氨基酸结构，称为独特位。它们可以作为抗原表位诱导抗体 2（Ab2）的产生。图中所示：独特位 1 是 Ab1 上与抗原表位结合的部位，它诱导产生的 Ab2 又称 Ab2β，为"抗原内影像"，可模拟抗原并竞争性抑制 Ab1 与抗原的结合；独特位 2 存在于 Ab1 的骨架区，它诱导产生的 Ab2 又称 Ab2α。Ag 为免疫球蛋白

本章小结

抗原是一类能够被 TCR 和（或）BCR 识别并与之结合，使得 T 细胞和（或）B 细胞增殖、分化，产生免疫效应产物，并与这些产物发生特异性结合的物质。抗原通常具备两个基本特性：免疫原性与免疫反应性。据此抗原可被分为完全抗原和半抗原。抗原表位是抗原物质的最小结构和功能单位。抗体是机体受到抗原刺激后，B 细胞活化、增殖、分化为浆细胞并由浆细胞产生的免疫效应分子。抗体的基本结构是由两条相同的重链和两条相同的轻链通过二硫键连接而成的"Y"形单体。抗体具有重要的免疫学功能：抗体的可变区可特异性识别、结合抗原。抗体的恒定区通过激活补体、结合 FcR（发挥调理作用、ADCC 等）、穿过胎盘和黏膜发挥功能。

（仇　昊）

第三章 可溶性免疫分子

可溶性免疫分子包括抗体、补体和细胞因子等,除发挥特有的生物效应外,还可调控固有免疫应答和适应性免疫应答。抗体已在第二章做了详细介绍,本章主要介绍补体分子和细胞因子。

第一节 补体

补体(complement,C)是一群广泛存在于血清、组织液和细胞膜表面,在固有免疫应答和适应性免疫应答中发挥功能的蛋白质及其水解产物。因其在免疫防御中的重要作用,补体系统在漫长的进化过程中非常保守。

19世纪80年代,J. Bordet 发现免疫血清发生溶菌时需要两种组分:一种能特异性识别抗原、对热相对稳定的组分(即抗体);另一种成分不具有抗原特异性识别、但对热不稳定组分(即补体)。如果没有后者(补体),抗体不具有清除细菌的功能。20世纪初,又发现补体能够介导过敏反应(anaphylaxis),即补体具有免疫调节功能。补体的免疫调节功能不仅需要补体蛋白成分,还需要众多补体受体(complement receptor,CR)的参与。CR特异性结合补体激活过程中产生的蛋白水解片段,发挥趋化免疫细胞、调控血管通透性、调理吞噬和激活T细胞等作用。

一、补体系统的组成及理化特性

补体系统包含30多种蛋白质,可分为以下3类。第一类(表3-1)是补体固有成分,存在于血浆和组织液中,通过抗体依赖或者非抗体依赖的方式与抗原发生反应。补体系统包括① 参与经典激活途径的组分:C1、C2、C4。② 参与旁路激活途径的组分:B因子、D因子、P因子(备解素)。③ 参与凝集素途径的组分:甘露糖结合凝集素(mannose-binding lectin,MBL)、MBL相关丝氨酸蛋白酶(MASP)等。④ 共同参与3种激活途径前端反应的组分:C3和C5。⑤ 共同参与末端通路攻膜复合物(membrane attack complex,MAC)形成的组分:C6、C7、C8和C9。第二类分子即存在于血浆或细胞膜表面的补体调节蛋白(complement regulatory protein),具有调节补体激活和效应的功能。第三类分子即存在于细胞膜表面的CR,可与补体激活过程中产生的效应片段结合,介导炎症反应和免疫应答。

表3-1 补体固有蛋白成分

蛋 白 名 称	激活后成分	功 能
C1	C1	识别抗原-抗体复合物起始经典激活途径
C2	C2a	C4b2a复合物(C3转化酶)成分
	C2b	未知功能
C3	C3a	过敏毒素;调节抗体产生
	C3b	调理素,C5转化酶的成分
	iC3b	清除免疫复合物
	C3d	增强B细胞抗原的免疫原性
C4	C4a	过敏毒素
	C4b	C4b2a复合物(C3转化酶)成分
C5	C5a	过敏毒素
	C5b	MAC成分
C6	C6	MAC成分

蛋 白 名 称	激活后成分	功 能
C7	C7	MAC 成分
C8	C8	MAC 成分
C9	C9	MAC 成分
B 因子	Ba	抑制 B 细胞的增殖
	Bb	C3bBb 复合物(C3 转化酶)的成分
D 因子	D	丝氨酸蛋白酶活性,裂解 B 因子
P 因子	P	稳定 C3bBb 复合物(C3 转化酶)

补体命名:参与补体经典激活途径的蛋白质大部分是以大写字母"C"+数字命名,如 C1(q、r、s)、C2、C3、…、C9;少部分补体蛋白以其大写字母+因子命名,如 B 因子、D 因子、P 因子等;还有部分蛋白以其功能命名,如 C1 抑制物(C1 inhibitor,C1INH)、C3 转化酶、C5 转化酶和 C4 结合蛋白(C4 binding protein,C4bP)等。补体蛋白的水解产物命名方式为其裂解的补体蛋白后面+小写字母"a"或者"b"表示,如 C3 裂解产物为 C3a 和 C3b。传统意义上,裂解产物中大片段命名以+b 表示,如 C3b,而裂解产物中小片段通常游离于液相,以+a 命名,如 C3a。但是 C2 除外,它的裂解产物 C2a 和 C2b 正好相反,大片段是 C2a,小片段是 C2b;具有酶活性的复合物或成分在其顶端加一短横"-",如 $\overline{\text{C4b2a}}$、$\overline{\text{C1s}}$。失活的补体蛋白在其名称前面+"i"表示,如 iC3b。CR 命名以其结合的补体片段+R 表示。

补体蛋白主要是由肝细胞合成,也可以由单核-巨噬细胞、内皮细胞、肠道上皮细胞和肾小球细胞等合成。血清中补体蛋白占血清蛋白总量的 5%~6%,具有热不稳定性,56℃、30 min 补体即可被灭活;室温下容易失活,在-20℃条件下补体可保存 1 年。C3 是血浆中浓度最高的补体成分,D 因子是血浆中浓度最低的补体成分。补体极不稳定,在紫外线照射、机械震荡等条件下也容易失活。

二、补体的活化与调节

在正常情况下,补体成分以非活化形式存在于体液中;而在感染或者组织损伤的情况下,补体系统通过酶促反应的方式被级联活化,补体蛋白之间通过相互作用激活,直接或间接通过免疫吞噬、促进炎症反应等机制清除抗原。现已知有 3 种补体激活途径:经典激活途径、旁路激活途径和凝集素途径。旁路激活途径和凝集素途径在进化上属于最早出现的补体激活途径,参与天然免疫。经典激活途径依赖于抗原抗体的特异性结合后激活。补体系统通过级联酶促反应被激活,产生相应的生物学效应,最终进入共同的末端通路,形成 MAC 清除抗原。

(一)经典激活途径

经典激活途径起始于抗原-抗体复合物的形成,因此属于适应性免疫应答范畴。这些抗原-抗体复合物与 C1q 结合,依次激活 C1r、C1s、C4、C2、C3,形成 C3 转化酶和 C5 转化酶。

1. 激活物 经典激活途径的激活物是与抗原结合的抗体。只有 IgM 或者部分 IgG 亚型(IgG、IgG2 和 IgG3)与抗原形成的免疫复合物能激活经典激活途径。此外,CRP、细菌 LPS、髓鞘脂和某些病毒蛋白也可激活经典激活途径。

2. 活化过程 抗原-抗体复合物的形成引起抗体上非抗原结合部分 Fc 构象的改变,继而暴露出与 C1q 结合的位点。在血浆中,C1 包含 3 种分子(图 3-1A),即 C1q、两个 C1r 分子和两个 C1s 分子,3 种分子以 Ca^{2+} 稳定复合物($C1qr_2s_2$)形式存在。C1q 分子包含 18 个多肽链,这些多肽链形成 6 个胶原样的三螺旋臂,顶端结合抗体的 CH2 结构域。每个 C1 通过 C1q 结合至少两个 Fc 片段才能形成稳定的 C1-抗体结构。C1q 与 Fc 段 CH2 结合引起了 C1r 分子构象的改变,活化丝氨酸蛋白酶的活性。具有酶活性的 $\overline{\text{C1r}}$ 分子活化另一个 C1r 分子。两个具有酶活性的 $\overline{\text{C1r}}$ 分子活化两个 C1s 分子。$\overline{\text{C1s}}$ 有两个底物:C4 和 C2。C4 首先被 $\overline{\text{C1s}}$ 裂解为 C4a 和 C4b,C4b 片段共价结合在抗原-抗体复合物的微生物或颗粒表面,这种结合使得 C2 容易被 $\overline{\text{C1s}}$ 裂解,裂解的小片段 C2b 游离在液相中,大片段 C2a 与 C4b 结合形成具有酶活性的 $\overline{\text{C4b2a}}$ 复合物,即经典激活途径的 C3 转化酶(C3

convertase)(图 3 - 1B);而裂解形成的小片段 C4a,作为一种过敏毒素,其功能后面会有详述。

　　结合在细胞膜上的 $\overline{C4b2a}$(C3 转化酶)裂解 C3 产生具有过敏毒素作用的小片段 C3a 和大片段 C3b。一个 C3 转化酶分子裂解产生 200 个 C3b 分子,在经典激活途径中有放大信号的功能。C3b 具有非常重要的作用。首先,与 C4b 相似,C3b 共价结合在微生物表面,以便吞噬细胞通过其表面的 C3b 受体结合吞噬微生物,这个过程称为调理吞噬;其次,C3b 分子结合在可溶性抗原-抗体复合物中抗体的 Fc 段,形成的 C3b -抗原-抗体复合物与吞噬细胞或者红细胞表面 C3b 受体结合,通过吞噬作用被吞噬或者转运到肝脏中被破坏;最后,一些 C3b 分子与膜表面的 $\overline{C4b2a}$ 结合形成三聚体 C5 转化酶($\overline{C4b2a3b}$)(图 3 - 1C),然后进入共同的末端通路。C5 转化酶($\overline{C4b2a3b}$)中的 C3b 片段可结合 C5,催化裂解 C5 成为 C5a 和 C5b(图 3 - 1D)。其中小片段 C5a 游离于液相,是重要的炎症介质,大片段 C5b 与 C6 和 C7 结合成稳定的 C5b67,这种复合物中的 C7 可插入细胞膜。C8 由两条肽链组成:C8β 和 C8αγ。C8β 与 C5b67 结合导致了 C8 二聚体构象发生改变,利于 C8αγ 疏水端插入细胞膜的磷脂层里面(图 3 - 1E)。再与 10~19 个 C9 结合形成 MAC(C5b6789$_n$)。插入细胞膜的 MAC(图 3 - 1F)是管状结构,孔径约11 nm,通过破坏磷脂双层或形成穿膜的亲水通道,可容许水分子、离子和可溶性小分子物质等自由通过,而蛋白质、脂类分子等大分子物质不能通过。细胞内渗透压较细胞外高,大量水分子内流,导致胞内渗透压降低,细胞肿胀破裂。

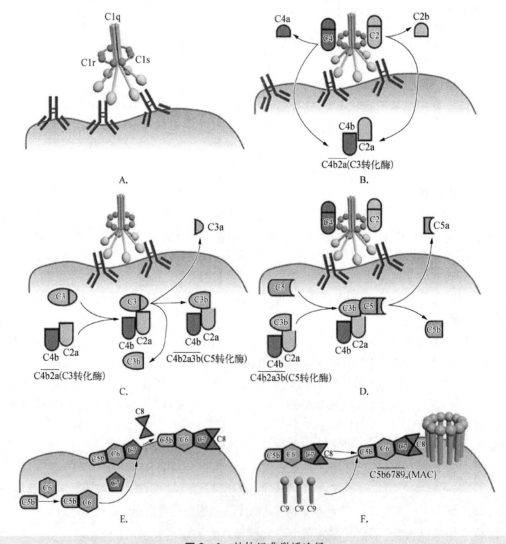

图 3 - 1　补体经典激活途径

　　A. C1q 与免疫复合物结合后被激活,依次激活 C1r 和 C1s;B. C1s 依次裂解 C4 和 C2,形成 C3 转化酶($\overline{C4b2a}$);C. C3 转化酶裂解 C3 形成 C5 转化酶($\overline{C4b2a3b}$);D. C5 转化酶裂解 C5 为 C5a 和 C5b;E. C5b 依次结合 C6 和 C7,形成 C5b67 插入细胞膜上,后结合 C8 形成 C5b678;F. C5b678 与10~19 个 C9 结合形成 MAC(C5b6789$_n$)

（二）旁路激活途径

旁路激活途径也称为替代激活途径，不依赖于抗原抗体之间的相互作用，因此属于固有免疫的范畴。旁路激活途径的激活起始于 C3，在 B 因子、D 因子和 P 因子的作用下被裂解，依次形成 C3 转化酶和 C5 转化酶。

1. **激活物**　　微生物、外源性异物如某些细菌、内毒素、酵母多糖和葡聚糖等。

2. **活化过程**　　血浆存在的高浓度 C3 可自发水解形成 $C3(H_2O)$，这种 $C3(H_2O)$ 占血浆中 C3 蛋白含量的 0.5%。在 Mg^{2+} 存在的条件下，$C3(H_2O)$ 可结合 B 因子，继而使其被 D 因子裂解成为两个片段，其中，小片段 Ba 游离于液相，大片段即活化的 Bb 结合 $C3(H_2O)$ 形成 $C3(H_2O)Bb$。这种 $C3(H_2O)Bb$ 复合物仍处于游离状态（即在血浆中未结合任何细胞），具有 C3 转化酶活性（图 3-2），可迅速裂解 C3 为 C3a 和 C3b。这种游离的 C3 转化酶在血浆中生成，在裂解部分 C3 蛋白后迅速被降解。但如果在感染等情况下，裂解产生的 C3b 能结合邻近的微生物表面。不仅如此，细胞膜表面的 C3b 也能结合 B 因子，这种结合使其容易被 D 因子裂解形成 C3bBb 复合物，此复合物存在于微生物表面，具有 C3 转化酶的活性。与游离的 $C3(H_2O)Bb$ 复合物相比，膜结合型的 C3 转化酶（C3bBb）占主导地位。

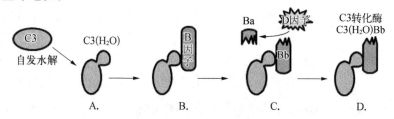

图 3-2　补体旁路激活途径（游离）
A. C3 自发水解成 $C3(H_2O)$；B. $C3(H_2O)$ 结合 B 因子形成 $C3(H_2O)B$；C. D 因子裂解 B 因子为 Ba 和 Bb；D. 形成 $C3(H_2O)Bb$，具有 C3 转化酶活性

所以，补体旁路激活途径产生两种 C3 转化酶：一种是游离状态的 $C3(H_2O)Bb$；另一种是膜结合的 C3bBb。C3bBb 极不稳定，与血浆中的 P 因子结合使其稳定。结合在细胞表面的 C3bBb（P 因子）可使大量 C3 裂解产生 C3b，后者结合更多的 B 因子，裂解产生更多的 C3bBb（P 因子）（图 3-3），继而裂解 C3 产生新的 C3b，形成补体旁路激活途径的放大效应。C3bBb（C3 转化酶）结合 C3b 产生 C3bBb3b（C5 转化酶）。与 C3bBb（C3 转化酶）相

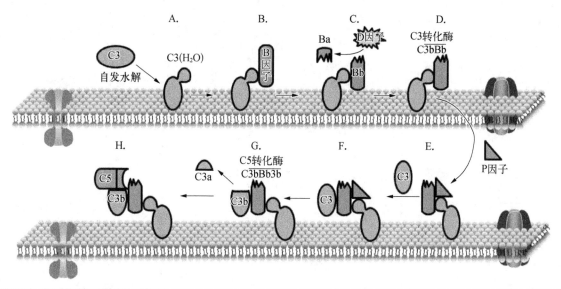

图 3-3　补体旁路激活途径的前端反应（膜结合）
膜表面的 C3b 与 B 因子结合形成 C3bB，在 D 因子的裂解作用下形成 C3 转化酶（C3bBb），P 因子能稳定此 C3 转化酶，C3bBb 裂解 C3 形成 C5 转化酶（C3bBb），然后裂解 C5 进入共同末端通路

似,P 因子结合 C3bBb3b(C5 转化酶)使其稳定。C3bBb3b(C5 转化酶)裂解 C5 为 C5a 和 C5b,而后进入与经典激活途径一样的共同末端通路,与 C6、C7、C8 和 C9 形成 MAC。

（三）凝集素途径

凝集素途径也称为 MBL 途径(mannose-binding lectin pathway,MBL pathway),与经典激活途径相似,但其不依赖于抗体对微生物的识别,而是通过凝集素识别微生物表面特殊的糖类。MBL 作为最早起始补体激活的凝集素,结合多种微生物(细菌株如沙门菌、李斯特菌和奈瑟菌等;真菌如新型隐球菌和白色念珠菌等;病毒如人类免疫缺陷病毒(human immunodeficiency virus,HIV)和呼吸道合胞体病毒表面的甘露糖残基,依次活化 MASP 等,形成与经典激活途径或旁路激活途径相同的 C3 转化酶和 C5 转化酶。

1. 激活物　　MBL 除能识别甘露糖结构外,也能识别如 N-乙酰葡萄糖胺、D-葡萄糖和 L-海藻糖结构,这些糖结构被认为是传统的模式识别受体(pattern recognition receptors,PRR)。MBL 表达在肝脏中,与 C1q 结构相似,MBL 属于胶原凝集素亚类。近来发现,纤胶凝蛋白(ficolin,FCN)也能结合微生物表面的糖类结构,活化凝集素途径。

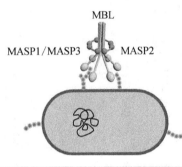

图 3-4　MBL 和 MASP 结构示意图

2. 活化过程　　以 MBL 为例介绍凝集素途径的活化过程。首先,MBL 与 MASP 蛋白(图 3-4)结合为 MBL-MASP 复合物,通过该复合物上的 MBL 能够识别病原体表面的甘露糖残基,活化该复合物上的 MASP1 和 MASP2。许多研究发现,MBL 主要与 MASP2 蛋白结合活化凝集素途径。MASP2 蛋白结构类似 C1s(图 3-4),可裂解 C2 和 C4,产生 C3 转化酶(C4b2a),接着裂解 C3,形成 C5 转化酶(C4b2a3b),最终进入补体激活的共同末端通路,此反应过程与经典激活途径相同。此外,活化的 MASP1 裂解 C3 产生的活性片段 C3b 可参与补体激活的旁路激活途径(图 3-5)。由 FCN-MASP 参与的补体激活途径与 MBL-MASP 参与的补体激活途径非常相似。

3 条通路各有不同,但最终进入相同的末端通路,形成 MAC(图 3-5)。

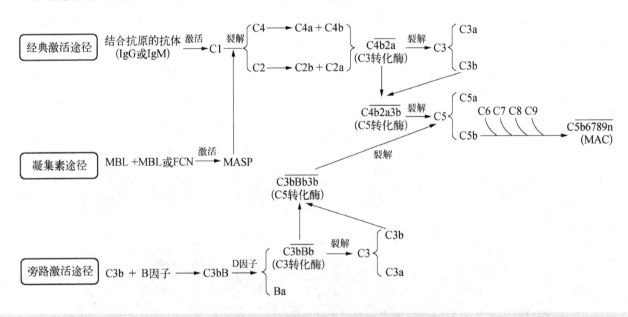

图 3-5　补体 3 条激活途径汇总

（四）补体活性的调节

1. 针对 3 条补体激活途径前端反应的调节

(1) C1 抑制物:是一种膜蛋白、丝氨酸蛋白酶抑制剂,通过与 C1 蛋白酶结合形成 $C1r_2s_2$,抑制 C1q 与免疫复合物的结合从而不能裂解 C4 和 C2(图 3-6A)。

（2）衰变加速因子（decay accelerating factor，DAF，CD55）：许多膜结合蛋白能够加速C4b2a衰变，如DAF、CR1和C4bP，这些补体调节蛋白相互协作解离C4b2a（图3-6B）。降解后的活性片段C2a游离于液相中，C4b被I因子（factor I）裂解（图3-6D）。旁路激活途径中，在DAF、CR1和H因子的共同作用下，C3bBb（C3转化酶）可被解离为C3b和Bb，从而抑制C3bBb（C3转化酶）的功能（图3-6C）。

（3）I因子、CD46（又称膜辅助蛋白，membrane cofactor protein，MCP）、CR1和H因子：I因子是一种可溶性蛋白，以持续活化状态存在，在CD46、CR1和H因子的辅助下裂解C3b；在CD46、CR1和可溶性C4bP蛋白的辅助下裂解C4b（图3-6D）。

2. 针对共同末端通路MAC形成的调节

（1）同源限制因子（homologous restriction factor，HRF）和CD59：HRF也称为C8结合蛋白（C8 binding protein，C8bp）。HRF和CD59可结合在C5b678复合物上，阻碍此复合物与C9蛋白结合，从而抑制MAC复合物的形成。

（2）S蛋白：可结合在C5b678复合物上，使该复合物结构发生改变，不能插入靶细胞膜上，从而抑制MAC复合物的形成。

（3）膜反应性溶破抑制物（membrane inhibitor of reactive lysis，MIRL）：又称CD59，可阻碍C5b67复合物与C8、C9结合，阻止MAC复合物的形成。

3. 针对补体活性片段的调节 C3a和C5a作为过敏毒素，可被羧肽酶（carboxypeptidase）催化失去其羧基末端的精氨酸，成为失活状态。

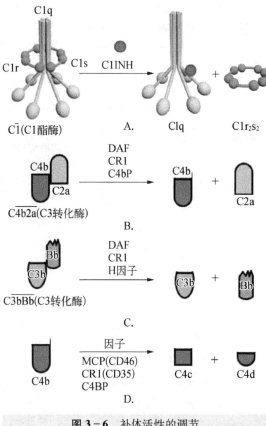

图3-6 补体活性的调节

三、补体的功能

（一）细胞毒作用

补体通过3种激活途径最终进入共同末端通路形成MAC，在细胞内外形成渗透压差，从而导致靶细胞破裂。

（二）膜表面补体活性片段的功能

1. 中和病毒 病毒颗粒激活补体后，被磷脂双分子层包裹的病毒容易被MAC清除。激活补体后，病毒也可被抗体和C3彻底包裹，从而阻碍病毒进入靶细胞中，称为中和病毒。

2. 调理功能 吞噬细胞包括中性粒细胞和单核巨噬细胞，其通过表面受体特异性识别抗体片段（Fc）、补体片段（C3b）和FCN，刺激吞噬细胞内信号传导，增强其吞噬功能。

（三）可溶性的补体活性片段功能

趋化功能和细胞活化 补体在激活过程中产生小的活性片段可发挥免疫调节功能，如C3a、C4a和C5a，其因促使肥大细胞脱颗粒，这些小的活性片段被称为过敏毒素。这些小的活性片段也可调控平滑肌收缩或舒张，在炎症部位可引起血管扩张、毛细血管通透性增加等。C5a不仅能促进单核巨噬细胞促炎性细胞因子的产生，还对中性粒细胞有很强的趋化活性。

（四）CR的功能

CR通过与补体活化裂解产生的活性片段结合来调控免疫应答。C5a受体（C5aR，也称为CD88）、CR1、CR2和CR3是典型的CR，其表达细胞与功能请见表3-2。

表 3-2 CR 表达细胞与功能

CR	结合配体	功 能	受体表达细胞
CR1(CD35)	C3b,C4b	结合抗原结合的 C3b,发挥调理吞噬功能,辅助 C3b 和 C4b 的降解	红细胞、中性粒细胞、单核细胞、巨噬细胞、FDC、B 细胞等
CR2(CD21)	iC3b,C3d,C3dg	B 细胞共受体的成分	B 细胞、FDC 等
CR3(CD11b/CD18)	iC3b	结合抗原结合的 iC3b,发挥调理吞噬功能;结合白细胞表面的黏附分子,介导白细胞的黏附功能	单核细胞、巨噬细胞、FDC、中性粒细胞等
CR4(CD11c/CD18)	iC3b	结合抗原结合的 iC3b,发挥调理吞噬功能;结合白细胞表面的黏附分子,介导白细胞的黏附功能	同上
C3aR,C4aR	C3a,C4a	促进脱颗粒	肥大细胞、单核细胞、巨噬细胞、内皮细胞等
C5aR(CD88)	C5a	促进脱颗粒	中性粒细胞、肥大细胞、单核细胞、巨噬细胞、内皮细胞等

第二节 细胞因子

细胞因子是一类由微生物和其他抗原刺激固有免疫细胞和适应性免疫细胞分泌产生,也可由非免疫细胞分泌产生,能够介导和调控免疫应答和炎症反应的蛋白质。在适应性免疫应答的活化阶段,细胞因子刺激淋巴细胞的增殖和分化;在固有免疫和适应性免疫应答的效应阶段,细胞因子激活不同的效应细胞,从而清除微生物和其他抗原;细胞因子还能刺激造血干细胞的分化发育;在临床医学中,细胞因子可作为治疗性药物和一些特殊拮抗剂的治疗靶点。

一、细胞因子的共有特点

(1)细胞因子是可溶性蛋白质,具有高效性,即在极低的浓度下发挥生物学活性。

(2)细胞因子的分泌是一个短暂、可自我调控的过程。细胞受到刺激后,可迅速合成分泌细胞因子,发挥作用;一旦刺激消失,细胞因子不会被合成分泌。

(3)作用的多效性和重叠性,多效性即一种细胞因子可以在不同细胞间发挥其生物学功能;重叠性指多种细胞因子具有相同或相似的生物学功能(图 3-7)。

(4)效应的拮抗性和协同性,一种细胞因子可抑制另一种细胞因子的功能(拮抗性);也可对另一种细胞因子功能起增强作用或协同作用(协同性)(图 3-7)。

(5)细胞因子以自分泌(autocrine)、旁分泌(paracrine)和内分泌(endocrine)的方式发挥作用。细胞受到刺激后产生的细胞因子作用于自身细胞称为自分泌方式;若作用于近旁细胞称为旁分泌方式;如果分泌的大量细胞因子通过循环系统作用于远处细胞而发挥功能,称为内分泌方式(图 3-8)。

(6)细胞因子通过与靶细胞表面特异性受体结合发挥功能。

二、细胞因子的分类

细胞因子种类众多,按照其结构和功能可分为六大类。

(一) 白介素

最早研究发现,白细胞受到刺激合成分泌的并在白细胞间发挥生物学功能的一类细胞因子,称为白细胞介素介素(interleukin,IL),简称白介素。其命名为在 IL 后面加上数字,如 IL-1、IL-2 等。后来发现不仅白细胞能合成分泌 IL,非白细胞也能合成并分泌 IL。IL 不仅作用于白细胞,也能在其他的细胞(非白细胞)中发挥生物学作用。目前已发现 30 多种 IL,部分 IL 的产生细胞和功能见表 3-3。

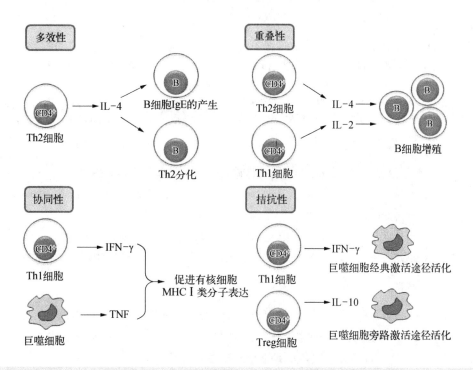

图 3-7　细胞因子的多效性、重叠性、协同性和拮抗性

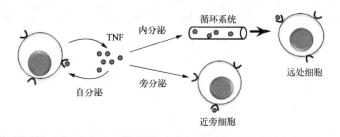

图 3-8　细胞因子的作用方式

表 3-3　部分 IL 的产生细胞和功能

细胞因子	主要产生细胞	主　要　功　能
IL-1	单核巨噬细胞、树突状细胞、上皮细胞	促进 T 细胞、B 细胞活化、增殖和分化；刺激造血细胞增殖分化；介导炎症反应
IL-2	活化的 T 细胞	诱导 T 细胞的活化、增殖和分化；促进 B 细胞增殖、分化产生抗体；活化单核巨噬细胞，诱导多种杀伤性细胞如 NK 细胞的分化和活化
IL-3	活化的 T 细胞	刺激造血干细胞、肥大细胞和嗜碱性粒细胞等的增殖分化
IL-4	活化的 Th2 细胞、肥大细胞等	促进 B 细胞增殖分化产生 IgE 抗体；抑制 Th1 细胞的分化，促进 Th2 细胞的分化；刺激肥大细胞增殖；促进巨噬细胞抗原提呈和杀伤肿瘤细胞的功能
IL-6	活化 T 细胞、成纤维细胞、内皮细胞、单核巨噬细胞	促进 B 细胞增殖分泌抗体；刺激 CTL 活化；促进血细胞发育；参与炎症反应
IL-8	巨噬细胞、上皮细胞等	趋化并激活中性粒细胞；趋化嗜碱性粒细胞
IL-10	Th2 细胞、单核巨噬细胞、Treg 细胞等	促进 B 细胞增殖、分化产生抗体；抑制单核巨噬细胞的抗原提呈功能；抑制 Th1 细胞应答
IL-12	APC、B 细胞	促进 Th0 细胞分化为 Th1 细胞；诱导 CTL 和 NK 细胞的细胞毒性
IL-17	Th17 细胞	诱导上皮细胞、内皮细胞、成纤维细胞合成分泌 IL-6、IL-8、G-CSF 等细胞因子，介导炎症反应
IL-23	单核巨噬细胞、树突状细胞	促进 Th17 细胞的增殖，并在其分化中发挥重要作用

注：CTL 为细胞毒性 T 细胞，G-CSF 为粒细胞集落刺激因子，Treg 细胞为调节性 T 细胞。

（二）集落刺激因子

集落刺激因子（colony-stimulating factor, CSF）是一类能够诱导造血干细胞生长和分化的细胞因子。CSF 种类众多，每种 CSF 在分化的不同阶段和不同细胞谱系中发挥功能。部分 CSF 的产生细胞和功能见表 3－4。

表 3－4　部分 CSF 的产生细胞和功能

细胞因子	主要产生细胞	主　要　功　能
GM－CSF	活化的 T 细胞、巨噬细胞、内皮细胞、成纤维细胞	促进骨髓细胞向树突状细胞和单核细胞的分化成熟
M－CSF	由巨噬细胞、内皮细胞、成纤维细胞	促进祖细胞分化为单核细胞
G－CSF	由巨噬细胞、内皮细胞、成纤维细胞	刺激骨髓造血祖细胞分化成粒细胞种系，主要刺激中性粒细胞的成熟
EPO	内皮细胞、肾间质细胞	主要功能是促进成熟红细胞的产生
TPO	肝细胞、肾细胞	调控血小板的生成，刺激巨核细胞的产生和分化
SCF	骨髓基质细胞	刺激干细胞分化成不同谱系的血细胞；刺激肥大细胞增殖分化

（三）干扰素

最初在体外培养细胞时发现有一种细胞因子能够抵抗病毒的感染，因此命名其为干扰素（interferon, IFN）。IFN 根据来源和理化性质的不同可分为两大类：Ⅰ 型 IFN 和 Ⅱ 型 IFN。Ⅰ 型 IFN 包括 IFN－α 和 IFN－β，Ⅱ 型 IFN 也称为 IFN－γ（表 3－5）。近年来，不断有新型 IFN 被发现和定义。

表 3－5　IFN 的产生细胞和功能

细胞因子	主要产生细胞	主　要　功　能
IFN－α	单核巨噬细胞、淋巴细胞、pDC	抗病毒，抗肿瘤，免疫调节，促进抗原提呈功能
IFN－β	成纤维细胞	抗病毒，抗细胞增殖，免疫调节，促进抗原提呈功能
IFN－γ	活化 T 细胞、NK 细胞	抗病毒，活化单核巨噬细胞，促进抗原提呈功能，诱导 Th1 细胞分化，抑制 Th2 细胞的分化

（四）肿瘤坏死因子

肿瘤坏死因子（tumor necrosis factor, TNF）家族最初被发现有造成肿瘤细胞坏死的功能。TNF 含有两个家族成员：TNF－α 和 TNF－β。TNF－β 还有一个众所周知的名字为淋巴毒素－α（lymphotoxin－α, LT－α）。TNF－α 是一种促炎症的细胞因子，在感染、炎症和环境压力下，由活化的巨噬细胞、淋巴细胞、成纤维细胞等分泌。TNF－α 通过结合其受体 TNF－R1 或 TNF－R2 发挥其生物学功能。TNF－β 由活化的淋巴细胞分泌，结合其受体可引起 MHC 复合物和黏附分子水平的升高。

（五）生长因子

生长因子（growth factor, GF）是一类能够促进组织细胞生长和分化的细胞因子。生长因子种类众多，包括表皮生长因子（EGF）、血小板衍生生长因子（PDGF）、成纤维细胞生长因子（FGF）、肝细胞生长因子（HGF）、神经生长因子（NGF）、转化生长因子－α（TGF－α）、血管内皮细胞生长因子（vascular endothelial growth factor, VEGF）等。

（六）趋化因子

趋化因子（chemokine）是一类结构上相似、具有趋化和活化免疫细胞功能的小分子量蛋白质。其在肿瘤的发生发展和迁移、移植排斥等病理过程方面也发挥作用。一些趋化因子在炎症刺激下分泌产生，募集白细胞到达炎症部位，其他一些趋化因子即使在没有炎症刺激下也可在组织中持续性分泌，募集白细胞（主要是淋巴细胞）到达组织。

按照半胱氨酸残基位置不同，趋化因子可分为 6 个亚类（表 3－6）。不同趋化因子特定位置的氨基酸序列含有 2 个、4 个或者 6 个保守的、二硫键连接的半胱氨酸残基；半胱氨酸残基的数目和链内二硫键的位置决定了趋化因子的亚类。趋化因子最初是以其功能来命名的；近年来，其命名标准为其亚家族名称后面+L（ligand）+数字表示，如单核细胞趋化蛋白－1（MCP－1）是 CC 亚家族的成员，命名为 CCL2。CCL2 对单核细胞、T 细胞、嗜碱性粒细胞和树突状细胞有趋化和激活的作用;IL-8 属于 CXC 亚家族的成员,命名为 CXCL8。CXCL8 可趋化中性粒细胞到达炎症部位。

表 3-6 趋化因子的种类和结构特点

趋化因子种类	结 构 特 点	名 称
CX3C	NH₂……CXXXC………C…….C……COOH	CX3CL1
Non-ELR CXC	NH₂……….CX _ C………C………C……COOH	CXCL
ELR CXC	NH₂ ELR……CX _ C………C………C……COOH	CXCL
4C CC	NH₂……….C _ C………C……C…….COOH	CCL
6C CC	NH₂………C _ C….C…C… …C…C…COOH	CCL
C	NH₂…………….C……….C COOH	XCL

CX3C:该家族的氨基端 2 个 C 被 3 个氨基酸残基(X)隔开;CXC:该家族的氨基端 2 个 C 被 1 个氨基酸残基(X)隔开;CC:该家族氨基端 2 个 C 相邻;C:该家族氨基端只有 1 个 C。

三、细胞因子受体的分类

细胞因子受体是一种跨膜蛋白质,其结构是由胞外区、跨膜区和胞内区组成的,细胞因子通过与其相应受体结合启动细胞内信号转导途径发挥其功能。细胞因子受体的命名通常是在细胞因子名称后缀以 R(receptor)表示,如趋化因子受体(IL-8 受体,IL-8R)、肿瘤坏死因子受体(TNF 受体,TNFR)等。细胞因子受体根据其结构特点被分为五大家族(图 3-9)。

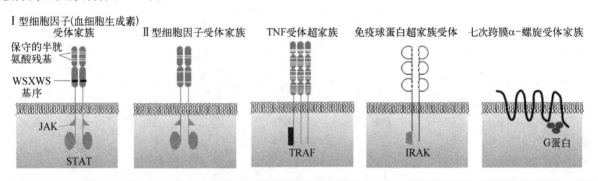

图 3-9 细胞因子受体家族
TNF 为肿瘤坏死因子;TRAF 为 TNF 受体相关因子;WSXWS 基序为 Trp-Ser-X-Trp-Ser 基序

1. **I 型细胞因子受体家族(class I cytokine receptor family)** 也称为血细胞生成素受体家族(hematopoietin receptor family),包含一个或多个重复序列:两对保守的半胱氨酸残基+Trp-Ser-X-Trp-Ser(WSXWS)基序,X 代表任意氨基酸,包括 IL-2、IL-3、IL-4、IL-5、IL-6、IL-7、IL-9、IL-11、IL-12、IL-13、IL-15。IL-21、粒细胞集落刺激因子(G-CSF)、GM-CSF 等细胞因子受体结合的细胞因子能折叠成 4 个 α-螺旋链,都参与 JAK-STAT 信号转导途径,介导新基因的转录。

2. **II 型细胞因子受体家族(class II cytokine receptor family)** 与 I 型细胞因子受体相似,有两个胞外区结构域含有保守的半胱氨酸残基,但是没有 WSXWS 基序,包括 IFN-α、IFN-β、IFN-γ、IL-10 家族细胞因子的受体。这类受体包含一个结合多肽链的配体和一个信号转导链。所有的 II 型细胞因子受体也参与 JAK-STAT 信号转导途径。

3. **TNF 受体超家族(tumor necrosis factor receptor superfamily,TNFRSF)** 此类受体属于一个蛋白大家族的一部分(这个家族有部分成员不是细胞因子受体),具有保守的三聚体结构,胞外区结构域富含半胱氨酸,具有共同的细胞内信号转导区域,介导凋亡或刺激基因表达。其包含 TNF-α、白三烯(leukotriene,LT)、FasL、CD40L 等细胞因子受体。

4. **免疫球蛋白超家族受体(Ig superfamily receptor,IgSFR)** 此类受体在结构上与免疫球蛋白结构相似,

IL-1、IL-18 和 IL-33 等因子的受体均为此超家族受体成员。

5. 趋化因子受体家族(chemokine receptor family)　也称为七次跨膜 α-螺旋受体家族、G 蛋白偶联受体超家族。免疫系统中,此受体家族成员对趋化因子和许多不同的炎症介质产生快速而短暂的应答。

四、细胞因子的功能

细胞因子种类众多,在免疫细胞的分化发育、免疫应答和免疫调节中起着非常重要的作用。

（一）调控免疫细胞的发育、分化和功能

骨髓和胸腺微环境中产生的细胞因子对造血细胞和免疫细胞的增殖和分化起着非常重要的作用(图 3-10)。体外细胞培养中发现 CSF 可刺激骨髓干、祖细胞的分化和增殖。在不同 CSF 的刺激下,这些细胞克隆获得不同细胞谱系的特征(如粒细胞、单核巨噬细胞或者淋巴细胞)。IL-7 由组织中基质细胞分泌产生,可刺激未成熟前体细胞的生长和增殖等。细胞因子不仅调控免疫细胞在中枢免疫器官的发育和分化,也能调控免疫细胞在外周免疫器官的分化和功能。IL-4、IL-5、IL-6 和 IL-13 等可促进 B 细胞的活化、增殖和分化为浆细胞;IL-4 可诱导分泌 IgE 浆细胞的产生;IL-12 和 IFN-γ 可诱导 Th0 细胞分化为 Th1 细胞;IL-4 可诱导 Th0 细胞分化为 Th2 细胞;TGF-β 可诱导 Th0 细胞向 Treg 细胞的分化;TGF-β 和 IL-6 可诱导 Th0 细胞向 IL-17 细胞的分化;IL-23 可促进 IL-17 细胞的增殖并维持其功能;IL-15 刺激 NK 细胞增殖。

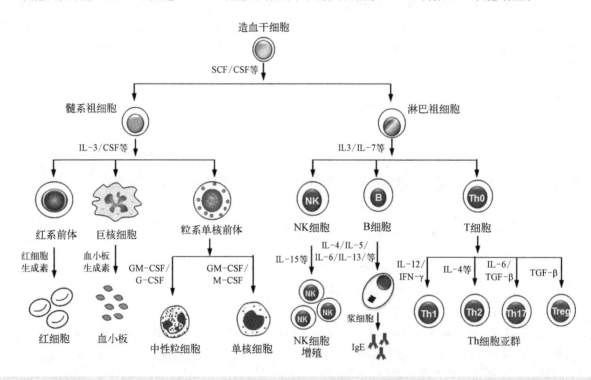

图 3-10　细胞因子在造血干细胞分化中发挥作用

（二）调控固有免疫反应

针对化脓性细菌感染,LPS 刺激巨噬细胞产生 TNF、IL-1 和趋化因子等。在炎症部位,TNF 和 IL-1 刺激血管内皮细胞表达黏附分子,促进血液中性粒细胞和单核细胞黏附在血管内皮上;而巨噬细胞和内皮细胞产生的趋化因子趋化白细胞到达炎症部位,通过固有免疫来清除病原微生物。针对胞内菌的固有免疫应答,IL-12 和 IFN-γ 是发挥重要功能的细胞因子。巨噬细胞和树突状细胞受胞内菌等刺激后,通过产生 IL-12 诱导 NK 细胞和 T 细胞分泌 IFN-γ,继而激活巨噬细胞清除病原微生物。树突状细胞和巨噬细胞分泌的 I 型 IFN 能够抑制细胞内病毒的复制。

（三）调控适应性免疫反应

细胞因子介导适应性免疫应答中淋巴细胞对抗原的识别、增殖和分化。细胞因子的产生是 T 细胞识别抗原后的主要效应之一,如主要由 CD4+T 细胞分泌的 IL-2 能够调控抗原特异性 T 细胞的生长和分化。IL-2 可通过自分泌的方式作用于 T 细胞自身,也可以旁分泌的方式作用于邻近的细胞;IL-2 对于 Treg 细胞的生存也是必需的,可通过作用于 Treg 细胞抑制免疫应答。IL-12 能促进 CD4+Th0 细胞向 Th1 细胞的分化;IL-4 能促进 B 细胞分化为产生 IgE 的浆细胞,促进 CD4+Th0 细胞分化为 Th2 细胞;IL-5 的主要功能是激活成熟的嗜酸性粒细胞,并刺激其生长和分化;IL-13 的结构和功能与 IL-4 相似,在抗寄生虫感染和过敏性疾病中发挥重要的作用;IFN-γ 是激活巨噬细胞的主要细胞因子,在抗原提呈过程中上调 MHC I 和 MHC II 类分子的表达,促进树突状细胞的抗原提呈功能,启动适应性免疫应答;TGF-β 抑制 T 细胞的增殖,调控功能性 T 细胞亚群的分化,诱导 B 细胞分化产生 IgA 的浆细胞,并能调控组织修复等。

此外,细胞因子还具有促进组织创伤修复、刺激造血、促进血管生成等功能。

本章小结

补体系统是机体识别"自我"和"非我"物质的重要机制,可直接被病原体或者间接被与病原体结合的抗体激活,从而发生一系列的级联酶促反应。补体系统有 3 种激活途径:由模式识别受体(PRR)MBL 和 FCN 激活的凝集素途径;被抗原结合的抗体激活的经典激活途径;利用微生物表面自发产生的 C3 活化的旁路激活途径。旁路激活途径可放大其他两种途径效应。3 种激活途径激活的前端都包括级联酶促裂解反应,裂解产生的大片段共价结合病原体表面进一步激活下一个补体成分,最终形成 MAC 裂解细胞。膜结合补体调节蛋白可调控宿主内补体活化反应,防止活化的补体片段与宿主细胞表面相应受体过度结合造成的组织损伤。许多病原体产生的可溶性蛋白和膜结合蛋白可抑制补体的活化,参与微生物对感染免疫的逃逸。细胞因子是一群能调控固有免疫和适应性免疫应答的可溶性蛋白质,在免疫细胞的分化发育、免疫应答和免疫调节中发挥重要作用。六大类细胞因子具有相同的共性,也具有其各自的特性。多种细胞因子在机体内互相促进、互相制约,形成十分复杂的细胞因子网络,发挥抗感染、抗肿瘤、诱导凋亡等功能,并参与调节多种疾病的发生发展。

(张苗苗)

第四章 膜性免疫分子

免疫应答过程有赖于免疫细胞之间的相互作用,主要包括细胞间的直接接触和通过分泌细胞因子或其他活性分子所介导的作用。膜性免疫分子是免疫细胞膜表面的功能性蛋白质,是免疫细胞之间相互识别和相互作用的重要物质基础,包括白细胞抗原、白细胞分化抗原、黏附分子、细胞因子受体、FcR、CR、丝裂原受体和其他分子如 TCR、BCR 等。本章主要介绍人类白细胞抗原、白细胞分化抗原和黏附分子,其余内容将在其他章节介绍。膜性免疫分子被激活后可进行跨膜信号传递,引起免疫细胞的分化、发育、活化、增殖或介导免疫细胞的功能。此外,有些细胞膜表面功能分子还可作为细胞表面标记,用于分离、纯化和鉴定多种免疫细胞及其亚群,也可用于评估这些免疫细胞的功能或状态。因此,膜性免疫分子在基础医学和临床医学中的应用十分广泛,对疾病的预防、诊断和治疗有重要意义。

第一节 人类白细胞抗原

主要组织相容性复合体(major histocompatibility complex,MHC)为一组紧密连锁的高度多态性基因所组成的染色体区域,其编码分子在移植过程中可迅速引起排斥反应,并在细胞间的相互识别、调节免疫应答中发挥作用。组成 MHC 的各类基因包括经典 MHC I 类分子和经典 MHC II 类分子,以及免疫功能相关基因(包括传统的 III 类基因和新近确认的多种基因)。除了人和哺乳动物之外,很多脊椎动物和两栖动物均具有各自独特的 MHC,其基因结构、产物及功能也有相似之处。在哺乳动物中,除了小鼠的 MHC 称为 H-2 以外,其他种属大多以白细胞抗原(leukocyte antigen,LA)来命名。例如,人的 MHC 是 HLA,恒河猴是 RhLA,家兔为 RLA,豚鼠为 GPLA,狗为 DLA 等。习惯上,MHC(或 HLA 复合体)一般指基因,MHC 分子(或 HLA 分子)则指编码产物。本小节主要介绍 HLA 复合体及其编码产物 HLA 分子。

一、HLA 复合体的结构与功能

(一) HLA 复合体的基因组成

HLA 复合体位于第 6 号染色体短臂 6p21.31,长度为 3 600 kb。1999 年 10 月出版的 *Nature* 刊登了 HLA 基因组全部序列。但是,对于人群而言,HLA 每个基因座都存在着数量不等的等位基因,HLA 的多态性正是由于人群中众多复等位基因的存在。HLA 复合体的特点之一是多基因性,目前已鉴定出 224 个基因座,其中 128 个为有功能基因,可表达蛋白分子,另外 96 个为假基因。诸多 HLA 基因座按其定位和特点,可分为 3 类,具体见图 4-1。

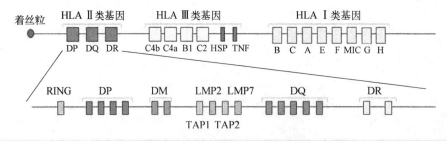

图 4-1 人第 6 号染色体短臂的 *HLA* 基因结构示意图

1. 经典的 HLA I 类基因　　集中在远离着丝粒的一端,基因座包括 A、B、C 区,编码产物为 HLA I 类分子异二聚体中的重链;而轻链则由第 15 号染色体上的基因编码,称为 β2 微球蛋白(β2 microglobulin,β2-m)。

2. 经典的 HLA II 类基因　　在靠近着丝粒的一端,基因座包括 D 区的 DR、DQ、DP 3 个亚区,分别编码 HLA II 类分子的 α 链和 β 链。

3.免疫功能相关基因　　分布于 HLA Ⅰ 类、HLA Ⅱ 类和 HLA Ⅲ 类基因区部分,其代表性基因及编码产物列举如下。

（1）血清补体成分编码基因：位于 HLA Ⅲ 类基因区,表达产物为 C2、C4a、C4b 等补体组分。

（2）抗原加工提呈相关基因：位于 HLA Ⅱ 类基因区。其包括：① 蛋白酶体 β 亚单位（proteasome subunit beta type,*PSMB*）基因 *PSMB8* 和 *PSMB9*（又称为 LMP2 和 LMP7）,编码胞质溶胶中 PSMB 成分;② 抗原加工相关转运物（transporters associated with antigen processing,*TAP*）基因;③ *HLA – DM* 基因含有 DMA 和 DMB 两个座位,其编码产物参与 APC 对外源性抗原的加工提呈过程;④ *HLA – DQ* 基因含有 DQA 和 DQB 两个座位,分别编码 DQ 分子的 α 链和 β 链,DQ 蛋白能够负向调节 HLA – DM 分子的功能;⑤ TAP 相关蛋白基因,其编码产物称 TAP 相关蛋白（TAP – associated protein,tapasin）,能够参与 HLA Ⅰ 类分子在内质网中的装配和内源性抗原的加工提呈过程。

（3）非经典 HLA Ⅰ 类基因：又称 HLA Ⅰ b,即 b 型 HLA Ⅰ 类基因（经典的 HLA Ⅰ 类基因也可称为 a 型 HLA Ⅰ 类基因,简称 HLA Ⅰ a）,包括 HLA – E、HLA – F、HLA – G 等。其中,HLA – E 的产物由重链（α 链）和 β2 – m 组成,其抗原结合槽能结合来自 HLA – Ⅰ a 和一些 HLA – G 分子中由 9 个氨基酸残基组成的信号肽,从而形成复合物。HLA – E 分子可表达于各种组织细胞,尤其在羊膜和滋养层细胞表面高表达,并且是表达于 NK 细胞 C 型凝集素受体家族（CD94/NKG2）的专一性配体。HLA – E/信号肽复合物与抑制性受体（CD94/NKG2A）结合的亲和力明显高于与激活性受体（CD94/NKG2C）结合的亲和力,因此在生理条件下 NK 细胞处于抑制状态,此机制在病毒逃避免疫监视和母胎耐受形成中发挥功能;HLA – G 的结构与经典性 *HLA – A2* 基因高度同源,由重链和 β2 – m 组成,HLA – G 分子主要分布于母胎界面绒毛膜外滋养层细胞,在母胎耐受中发挥重要作用,杀伤细胞抑制性受体家族中某些成员是其专一性受体。

（4）炎症相关基因：① 位于 HLA Ⅲ 类基因区靠 Ⅰ 类基因一侧,包括 INF 基因家族,含有 TNF、脂磷壁酸（lipoteichoic acid,LTA）和淋巴毒素 β（lymphotoxin β,LTB）3 个座位;② 转录调节基因或类转录因子基因家族,包括可调节转录因子核因子 κB（nuclear factor κB,NF – κB）活性的类 *I – κB* 基因、*B144* 基因和锌指基因 *ZNF* 等;③ MHC Ⅰ 类相关基因（MHC class Ⅰ chain-related,MIC）家族,包括 *MICA* 基因和 *MICB* 基因,其编码分子是 NK 细胞激活性受体 NKG2D 的配体;④ *HSP* 基因家族,包括 *HSP70* 基因,其产物参与炎症和应激反应,并作为分子伴侣参与内源性抗原的加工提呈。

（二）HLA 分子的分布与结构

1.HLA Ⅰ 类分子的分布与结构　　HLA Ⅰ 类分子主要分布于人体所有有核细胞表面,此外还分布于血小板和网织红细胞上。HLA Ⅰ 类分子的分布密度在淋巴细胞表面最大,其次为肝、肾及心脏,密度最低的为神经组织和肌肉,初乳、血清及尿液中也存在可溶性的 HLA Ⅰ 类分子,但其意义未明。

HLA Ⅰ 类分子是由 1 条 HLA Ⅰ 类分子基因编码的重链（α 链）和 1 条非 HLA 分子基因编码的 β2 – m 通过非共价键形成的异源二聚体（图 4 – 2）。HLA Ⅰ 类分子 α 链由 HLA Ⅰ 类基因编码,为一条多态性跨膜糖蛋白,可分为 3 个区域,依次为胞外区、跨膜区及胞内区。胞外区内含有 3 个功能区（α1、α2、α3）;其中,α1 和 α2 结构域远离细胞膜位于分子的顶部,肽链长度各为 90 个氨基酸残基,其氨基酸组成变化较大,是 HLA Ⅰ 类分子多态性的分子基础;α1 和 α2 对称排列,形成沟槽样结构,是抗原肽结合的部位,也是 TCR 识别的部位;α2 和 α3 各有一个链内二硫键,折叠为一个约含 60 个氨基酸的肽环;α3 结构域靠近细胞膜,约含 90 个氨基酸残基,与免疫球蛋白的恒定区具有同源性,呈免疫球蛋白样结构,氨基酸组成十分保守,是 MHC Ⅰ 类分子重链的非多态部分（non-polymorphic part）,是 T 细胞表面的 CD8 的

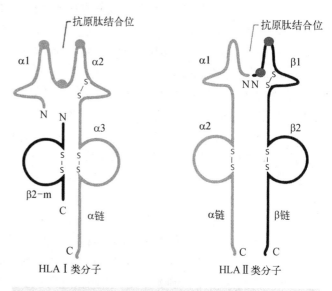

图 4 – 2　人类 HLA 分子的结构示意图

识别部位;HLA Ⅰ类分子的 β2-m 是 HLA Ⅰ类抗原的轻链部分,含 99 个氨基酸残基,分子量为 12 kDa,其基因位于第 15 号染色体上,通过非共价键附着于 α 链,对 HLA Ⅰ类分子的稳定性具有重要的作用,是 HLA Ⅰ类分子重链在细胞表面的表达及执行其正常生理功能所必需的。

2. **HLA Ⅱ类分子的分布与结构**　　HLA Ⅱ类分子仅表达于专职 APC(树突状细胞、巨噬细胞、B 细胞),以及活化的 T 细胞和胸腺上皮细胞等细胞的表面。HLA Ⅱ类分子由两条多肽链(α 链和 β 链)非共价结合组成。α 链及 β 链的结构相似,均由 HLA Ⅱ类基因编码,分为 α1、α2、β1、β2 功能区(图 4-2)。其中,α1、β1 是与抗原的肽段结合的区域,α2、β2 具有免疫球蛋白样结构,β2 是 T 细胞表面 CD4 的识别部位。

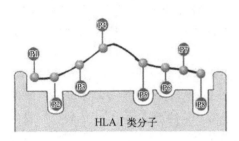
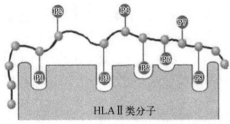

图 4-3 抗原肽和 HLA Ⅰ、HLA Ⅱ类分子结合的锚定位

以 HLA Ⅰ、HLA Ⅱ类分子接纳两种不同的 8 肽抗原为例,HLA Ⅰ类分子接纳抗原的锚定位在 p2、p3、p5、p6、p8,HLA Ⅱ类分子接纳抗原的锚定位在 p1、p3、p5、p6、p8

3. **抗原肽和 HLA 分子相互作用的分子基础和特点**　　HLA Ⅰ、HLA Ⅱ类分子可接纳抗原肽的结构,位于 HLA 分子远膜端的抗原结合槽。HLA Ⅰ类分子凹槽两端封闭,接纳的抗原肽长度有限,可容纳含 8~10 个氨基酸残基(或稍长)的多肽片段。HLA Ⅱ类分子凹槽两端开放,进入槽内的抗原肽长度变化较大,故可结合较长(13~17 个氨基酸残基)肽段(图 4-3)。分析从 HLA 分子抗原结合槽中洗脱下来的各种天然抗原肽的一级结构,发现都带有两个或两个以上与 HLA 分子凹槽相结合的特定部位,称为锚定位。该位置的氨基酸残基称为锚定残基(anchor residue)。抗原肽借助锚定残基与 HLA 分子抗原结合槽结合。能够与同一型 HLA 分子结合的抗原肽的锚着位和锚着残基往往相同或相似。而不同 HLA 等位基因产物的抗原结合槽中关键位点的氨基酸残基不同,从而导致抗原结合槽精细结构、电荷分布各异,从而决定其选择性结合不同的抗原肽,形成了 HLA 分子的多态性。

抗原肽和 HLA 分子相互作用具有以下特点:① 相对专一性,特定的 HLA 分子凭借所需要的共同锚着残基选择性结合抗原肽,使两者的结合具有一定程度的专一性。如果个体所具有的 HLA 分子抗原结合槽与某种抗原的锚定残基不匹配,那么对这种抗原不发生或仅发生低水平的免疫应答。② 包容性(flexibility),由于 HLA 分子对抗原肽的识别并非呈现严格的一对一关系,而是一类 HLA 分子可识别并结合含有共同基序的一群抗原肽,因此构成了 HLA 分子与抗原肽相互作用的包容性。这一包容性可表现为共同基序中以"x"表示的氨基酸,其顺序和结构可以改变;同一 HLA 分子(特别是 Ⅱ 类分子)所要求被提呈肽段的锚定残基往往不止一种氨基酸,造成一种 HLA 分子有可能结合多种符合某一共同基序的抗原肽,活化多个抗原特异性 T 细胞克隆;不同 HLA 分子识别和提呈的抗原肽,也可以拥有相同的共用基序,即能够被某一 HLA 分子识别和提呈的抗原肽,也可被该家族其他分子所提呈,从而为应用 T 细胞疫苗或多肽疫苗进行免疫防治提供了便利。

(三) HLA 分子的功能

HLA 分子在免疫应答的启动和免疫调节中发挥重要作用。在 HLA 分子的诸多生物学功能中,最重要的是参与抗原加工与提呈和 T 细胞在胸腺的发育。

1. **参与抗原的加工与提呈**　　抗原分为内源性抗原与外源性抗原,内源性(或外源性)抗原被加工成为肽段,嵌入 HLA Ⅰ(或Ⅱ)类分子抗原结合槽中。HLA Ⅰ类分子参与内源性抗原的加工和提呈,形成 HLA Ⅰ-抗原肽复合物,供 CD8+ TCR 识别。HLA Ⅱ类分子参与外源性抗原提呈,形成 HLA Ⅱ-抗原肽复合物,供 CD4+ TCR 识别。

2. **参与 T 细胞限制性识别**　　TCR 在识别 APC 或者靶细胞上的 MHC 分子所提呈的抗原肽时,还需识别与抗原肽结合的 MHC 分子的多态性部分,只有当相互作用的细胞双方 MHC 分子一致时,免疫应答才能发生,称为 MHC 限制(MHC restriction)。若 MHC 不同或抗原肽不同,则 TCR 都不能识别。效应 T 细胞与靶细胞之间、T 细胞与 APC 之间的相互作用都涉及 T 细胞对自身 MHC 分子的识别。MHC Ⅰ类分子是 CD8+ 细胞毒性 T 细胞(cytotoxic T lymphocyte,CTL 或 cytotoxic T cell,Tc 细胞)识别靶细胞的标志之一。CTL 在识别抗原肽的同时,必须识别 MHC Ⅰ类分子,才能杀伤靶细胞,此为 MHC Ⅰ类限制性;CD4⁺T 细胞在识别抗原肽的同时,必须识别MHC Ⅱ类分子,才能发生与 APC 的相互作用,此为 MHC Ⅱ类限制性。

3. **参与 T 细胞在胸腺的发育**　　T 细胞在胸腺中必须经过阳性选择和阴性选择才能获得正常的抗原反应性,胸腺细胞表达的 HLA Ⅰ、HLA Ⅱ类分子可参与胸腺细胞的阳性选择和阴性选择,使胸腺细胞发育成为既能识别自身 HLA 分子,又不和自身抗原发生高亲和力结合的成熟 T 细胞。胸腺只有 1%~3% 的 T 细胞能通过选择过程,从而在发育成熟后进入外周淋巴器官和血液中(参见本教材第六章 T 细胞及其介导的免疫应答相关内容)。

4. **诱导同种移植排斥反应**　　MHC 的发现来源于对移植排斥反应中组织相容性的认识。长期的临床实践证明,HLA 所编码的 Ⅰ类和 Ⅱ类分子是引起同种异体移植排斥反应的关键分子,供、受者间 HLA 不匹配可导致移植排斥反应(参见本教材第二十一章移植免疫检验第一节移植免疫概述相关内容)。

5. **参与免疫应答的遗传控制**　　HLA 是目前所知人类最复杂的遗传多态性系统,也是决定人类不同个体间免疫应答差异的关键调控因素。不同型别 HLA 分子结合同一抗原肽时,其锚定位和所对应的锚定残基有所不同,因此二者结合的亲和力存在差异,从而决定携带不同型别 HLA 分子的个体对特定抗原是否产生应答及其应答的强度。由此可见,不同个体对疾病易患性的差异在很大程度上是由 HLA 的遗传多态性决定的。

6. **作为调节分子参与固有免疫应答**　　HLA 中的免疫功能相关基因参与对固有免疫应答的调控。例如:① 经典的 HLA Ⅲ类基因编码某些补体成分,可参与炎症反应和对病原体的杀伤。② 非经典 HLA Ⅰ类基因和主要组织相容性复合物 Ⅰ链相关基因 A(major histocompatibility complex class Ⅰ chain related gene A,*MICA*)的产物可作为 NK 细胞激活性和抑制性受体的配体,调节 NK 细胞和部分杀伤细胞的活性。③ 位于 HLA Ⅲ类基因区的炎症相关基因可在炎症和应激反应中发挥启动和调控的作用。

二、HLA 复合体的遗传特点

(一) 高度多态性

多态性(polymorphism)指在群体中,一个基因座上存在多个等位基因,为一群体概念,即对整个人群而言,同一基因位点可存在两种以上的基因产物。多基因性和多态性是两个不同的概念,是从不同水平对 MHC 的多样性进行描述:多基因性侧重于同一个体中 MHC 基因座的变化;而多态性指群体中各基因座等位基因的变化,每个基因座都有多个等位基因。HLA 多态性是人体在长期进化过程中通过自然选择而形成的,其发生机制主要是 HLA 基因座存在复等位基因(multiple allele)及其共显性(co-dominant)表达:① 复等位基因指同一等位基因在群体中具有多个基因结构。HLA 复合体的多数基因座均有复等位基因。截至 2013 年 12 月的相关资料显示,HLA 复合体中已发现共有 10 103 个等位基因,这是形成 *HLA* 基因多态性最根本的原因。② 共显性表达指两条染色体同一基因座每一等位基因均为显性基因,均可编码特异性抗原。共显性表达极大地增加了人群中 HLA 抗原系统的复杂性和编码产物的高度多态性,使之成为人体多态性最丰富的基因系统。

(二) 单体型遗传和连锁不平衡

HLA 的单体型遗传(haplotype genetics)指同一染色体上 HLA 复合体各个位点紧密连锁组合,形成一个单位遗传至下一代,不发生(或很少发生)同源染色体交换。HLA 复合体的各基因位点排列在同一染色体上,两条染色体分别来自父亲和母亲。每个人都从父亲和母亲各获得一个单倍型,所以子代和亲代总有一个单倍型是相同的,其中一个与父亲相同,另一个与母亲相同。而同胞之间 *HLA* 基因完全相同或完全不同的概率各为 1/4,半相同的概率则为 1/2。

在人群中 HLA 不同等位基因座的各等位基因是以一定频率出现的。例如,在北方汉族人中 *DRB1* ∗ 0901和 *DQB1* ∗ 0701 出现的概率分别是 0.156 和 0.219,那么按照随机的规律,这两个等位基因同时出现在一条染色体上的概率应该是两个频率的乘积;为 0.156×0.219≈0.034。但实际上二者同时出现的概率是 0.113,约是理论值的 3 倍。这一现象称为连锁不平衡(linkage disequilibrium),指分属两个或两个以上基因座的等位基因,同时出现在同一条染色体的概率,高于随机出现的频率。也就是说,某些基因经常在一起出现,而某些基因很少在一起出现,这在临床上可能与某些疾病的发生有关。

三、HLA 与临床医学

（一）HLA 与器官移植

由于 HLA 能够反映接受器官移植的受者和供者之间的组织相容性程度，因此 HLA 等位基因的匹配程度直接影响器官移植的成败。HLA 分子相同的同卵双生子之间进行移植，受者可长期存活；亲子之间有一条单元型相同，存活率也较高；无关人群之间进行器官移植，存活率就较低。目前，已知与器官移植排斥反应关系最为密切的主要是 HLA Ⅰ 类抗原的 A、B 位点和 HLA Ⅱ 类抗原的 DR 位点；每个位点均有两个抗原表达，在进行移植手术前，需对受者和供者外周血中淋巴细胞膜上的 A、B、DR 3 个位点的 6 个抗原进行检测，随后根据检测结果选择 HLA 最匹配的供受者进行移植手术。

（二）HLA 与疾病的关联

不同个体对疾病易感性的差异在很大程度上是由遗传因素所决定，HLA 是第一个被发现与疾病有明确联系的遗传系统。迄今已发现 500 余种疾病与 HLA 有关联，即携带某型 HLA 的个体要比不携带此型别的个体易患（或不易患）某种特定疾病（表 4 - 1）。某一疾病好发于某种特定 HLA 型别的个体，称为阳性关联，而某种 HLA 表型的人群对该疾病有较强的抵抗力，则称为阴性关联。这些疾病多属于病因或发病机制未知、与免疫异常有关，或有家族倾向及环境诱发因素的自身免疫性疾病、肿瘤或传染性疾病。例如，强直性脊柱炎与 HLA - B27 呈阳性有关，患者人群中 HLA - B27 抗原阳性率高达 58%~97%，而健康人群的阳性率仅为 1%~8%。研究 HLA 与疾病关联有助于诊断疾病，了解 HLA 在发病机制中的作用，最终可能在 HLA 复合体中发现某些疾病的易感基因或保护基因，从而阐明疾病发病机制并制订新的防治措施。

表 4 - 1 与 HLA 强相关的多种自身免疫性疾病

HLA 抗原	相 关 疾 病	相对风险率（%）
HLA - DR2	多发性硬化症	4.8
HLA - DR3	突眼性甲状腺肿	3.7
HLA - DR3	系统性红斑狼疮	5.8
HLA - DR4	1 型糖尿病	25.0
HLA - DR5	淋巴瘤性甲状腺肿	3.2
HLA - B27	强直性脊柱炎	55~376
HLA - B27	急性前葡萄膜炎	10.0

（三）HLA 表达异常与疾病的关系

恶变细胞表达 HLA Ⅰ 类分子下调甚至缺如，使 T 细胞不能识别，造成肿瘤逃避免疫监督作用而继续生长。实验发现，各种组织类型的肿瘤中 HLA Ⅰ 类分子表达减少或缺乏，可造成肿瘤在机体内持续性生长、转移性增强和预后不良。因此 HLA Ⅰ 类分子的表达状态可以作为细胞发生恶变的某种警示。目前的研究发现，增强肿瘤细胞 HLA Ⅰ 类分子表达可促进 CTL 杀瘤效应，从而有效遏制肿瘤生长和转移；用抗 HLA Ⅰ 类分子单克隆抗体则可阻断 CTL 对肿瘤细胞的攻击。此外，在自身免疫性疾病中，原先不表达 HLA Ⅱ 类分子的组织细胞可被诱导表达 HLA Ⅱ 类分子，从而导致免疫应答的异常激活和自身免疫性病理作用。

（四）HLA 与亲子鉴定

法医学通过 HLA 基因型或表型的检测可进行个体识别以"验明正身"。同时，其因单倍型遗传特征，也是亲子鉴定非常重要的手段。HLA 具有极为复杂的多基因性和多态性，且 HLA 复合体中所有基因均为共显性表达并以单倍型形式遗传，从而奠定了其应用于法医学实践的理论基础：① 两个无亲缘关系的个体，在所有 HLA 基因座上的等位基因完全相同的概率几乎为零；② HLA 等位基因型别是伴随每个个体终身的遗传标志，其特定等位基因及其共显性形式表达的产物可以成为"个体性"（individuality）的遗传标志。因此，HLA 分型技术已成功地应用于法医学领域的亲子鉴定与个体识别。

HLA 的配型技术可分为 HLA 表型检测和 HLA 基因型检测两大类。HLA 表型检测可用血清学方法（微量淋巴细胞毒试验）对 HLA - A、HLA - B、HLA - C 抗原表型进行鉴定检测；采用微量淋巴细胞毒试验检测 HLA -

DR 抗原和 HLA - DQ 抗原。DNA 序列的分型方法已经取代了传统的血清学及细胞学分型方法,如多聚合酶链反应-限制性片段长度多态性(polymerase chain reaction-restriction fragment length polymorphism, PCR - RFLP)、多聚合酶链反应-序列特异性寡核苷酸反应(polymerase chain reaction-sequence specific oligonucleotide probe hybridization, PCR - SSO)、多聚合酶链反应-序列特异性引物(polymerase chain reaction-sequence specific primer, PCR - SSR)和多聚合酶链反应-直接测序分型(polymerase chain reaction-sequence specific primer, PCR - SBT)。其中 PCR - SBT 测序方法即直接对 *HLA* 基因进行测序,是目前最可靠、最彻底的基因分型方法,也是 WHO 推荐的 HLA 分型方法的金标准。其检验方法及应用可参见本教材第二十一章移植免疫检验第二节移植免疫检验相关内容。

第二节 白细胞分化抗原和黏附分子

白细胞分化抗原(leukocyte differentiation antigen, LDA)和黏附分子(adhesion molecule, AM)是两类重要的免疫细胞表面功能分子,其中黏附分子属于白细胞分化抗原。白细胞分化抗原及其相应的单克隆抗体在基础和临床免疫学研究中已得到广泛的应用,黏附分子主要参与免疫应答、炎症发生、淋巴细胞归巢等生理和病理过程。

一、白细胞分化抗原

(一)白细胞分化抗原和分化群的概念

白细胞分化抗原指不同谱系的白细胞在正常分化成熟的不同阶段及活化过程中,出现或消失的细胞表面分子。在 20 世纪 80 年代,白细胞分化抗原研究初期主要是研究髓样细胞和淋巴细胞等白细胞表面分子,故命名为“白细胞分化抗原”。其后发现,白细胞分化抗原不仅表达在白细胞中,还可广泛分布于多种有核及无核细胞表面,包括其他血细胞谱系如红细胞、血小板等以及非造血细胞如血管内皮细胞、上皮细胞、成纤维细胞、神经内分泌细胞等。

白细胞分化抗原的鉴定有赖于单克隆抗体,而 1975 年创立的淋巴细胞杂交瘤和单克隆抗体技术极大地推动了白细胞分化抗原领域的研究。但是,早期对分化抗原的研究大多是通过其与特异性抗体的反应来进行的,而不同实验室应用不同的单克隆抗体,将同一分子进行不同命名,十分混乱。因此,国际专门命名机构采用以单克隆抗体鉴定为主的聚类分析法,将来自不同实验室的单克隆抗体所识别的同一分化抗原归为同一个分化群(cluster of differentiation,CD)。因此,CD 分子指细胞表面的、可被一群单克隆抗体所识别而作为细胞表面标志的、代表特定细胞亚群或细胞发育特定阶段的、已经明确一级结构的蛋白质,并用序号进行区分。目前人的 CD 编号已从 CD1 命名至 CD363,并大致可分为 14 个组。

(二)白细胞分化抗原的结构

白细胞分化抗原大都为跨膜糖蛋白,分为膜外区、跨膜区、胞质区 3 部分。有些白细胞分化抗原是通过糖基磷脂酰肌醇(glycosylphosphatidyl inositol,GPI)结构锚定在细胞膜上,少数白细胞分化抗原则是碳水化合物。白细胞分化抗原膜外区含有不同的结构域,主要介导与相应配体或受体的结合。一般把具有同源性结构域及序列、进化上相关的、功能相似的蛋白质归为同一个家族或超家族。根据膜外区结构特点,白细胞分化抗原也可被分为不同的家族或超家族,包括免疫球蛋白超家族、整合素家族、选择素家族、细胞因子受体家族、C 型凝集素超家族、TNF 超家族和 TNF 受体超家族等。白细胞分化抗原多为单次跨膜分子,也包括多次跨膜分子,如 CD36 是 2 次跨膜分子、CD81 是 4 次跨膜分子、CD133 是 5 次跨膜分子。不同的白细胞分化抗原因功能不同而在结构上存在差异。有些白细胞分化抗原作为受体,胞外段较长,胞质区很短,与细胞骨架蛋白相连,无信号转导功能;有些白细胞分化抗原主要参与信号转导,则胞内段较长而胞外段很短,其信号转导结构域包括蛋白酪氨酸磷酸酶(protein tyrosine phosphatase,PTP)结构域、蛋白酪氨酸激酶(protein tyrosine kinase,PTK)结构域、免疫受体酪氨酸激活模体(immunoreceptor tyrosine-based activation motif,ITAM)、免疫受体酪氨酸抑制模体(immunoreceptor tyrosine-based inhibitory motif,ITIM)和死亡结构域(death domain,DD)等。

（三）白细胞分化抗原的功能

白细胞分化抗原可作为表面标志应用于细胞的鉴定和分离,还广泛参与免疫细胞的分化和发育、免疫细胞的识别和活化、免疫细胞的效应等过程。另外,白细胞分化抗原的改变还与某些病理状态的发生与发展有关,因此具有重要的生物学意义。

1. 参与免疫细胞的分化和发育　　免疫细胞在从骨髓多能造血干细胞发育到不同阶段的过程中可依次表达多种 CD 分子,CD 分子可作为鉴定不同发育阶段细胞的表面标志,并能参与调控细胞分化、发育过程。例如,B 细胞在骨髓中的发育历经了 pro - B 细胞、pre - B 细胞、未成熟 B 细胞和成熟 B 细胞等阶段的过程,在此过程中膜 CD 分子发生一系列的变化,先后出现 CD19、CD21 和 CD40,它们成为不同细胞发育阶段的标志。T 细胞在胸腺上皮微环境下不断分化和发育,从皮质外层进入皮质深层,进一步发育成 $CD4^-CD8^-$ 双阴性细胞,但其 $TCR\alpha\beta - CD3$ 复合物可表达于细胞表面,与基质细胞配体结合后,可诱导 CD4/CD8 分子表达,从而使 T 细胞进入双阳性($CD4^+CD8^+$)细胞阶段,进入髓质,成为 $CD4^+CD8^-$ 或 $CD4^-CD8^+$ 的单阳性 T 细胞。

2. 参与免疫细胞的识别和活化　　白细胞分化抗原在固有免疫应答和适应性免疫应答中发挥着重要的识别和活化作用。固有免疫细胞通过 PRR 识别病原体上的病原体相关分子模式。第 8 届人类白细胞分化抗原专题委员会将人 Toll 样受体(Toll like receptor,TLR)1~11 命名为 CD281~CD291;中性粒细胞借助于表达 CD11b/CD18 参与机体的炎症反应,在冠状动脉粥样硬化病理的发生发展中起着重要的作用。白细胞分化抗原是 APC 与 T 细胞、T 细胞与 B 细胞相互作用的重要膜分子。在 APC 与 T 细胞之间,多种 CD 分子形成的免疫突触传递 T 细胞活化的抗原特异性信号(CD3、CD4 和 CD8)和共刺激信号(CD28、CD40L/CD40、CD158 和 CD80、CD86、ICOS、ICOSL、CFA - 1、LFA - 3、CO_2、ICAM - 1 等)(图 4 - 4)。一些 CD 分子也是 T 细胞活化信号的转导分子。例如,CD3 是 T 细胞的特征性膜分子,由 3 对经二硫键连接的跨膜分子组成($\gamma\varepsilon$、$\delta\varepsilon$ 和 $\zeta\zeta$,少数为 $\gamma\varepsilon$、$\delta\varepsilon$ 和 $\zeta\eta$),可作为 TCR 复合物的信号传递分子,与 TCR 复合物的装配和表达有关。当 TCR 识别或结合由 MHC 分子提呈的抗原肽后,CD3 参与将信号传递到胞质内,作为诱导 T 细胞活化的第一信号。白细胞分化抗原也在 T 细胞与 B 细胞相互作用中提供 B 细胞活化的抗原特异性信号和共刺激信号的膜分子(如 CD19、CD79、CD40 和 CD40L 等)。

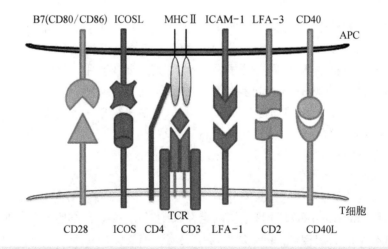

图 4 - 4　参与 APC 与 T 细胞相互作用的主要免疫细胞膜分子

ICOS 为可诱导共刺激分子;ICOSL 为可诱导共刺激分子配体;ICAM - 1 为细胞间黏附分子 - 1;LFA 为淋巴细胞功能相关抗原

3. 参与免疫细胞的效应　　参与固有免疫的效应分子主要包括构成免疫球蛋白 FcR 的 CD 分子、CR、细胞因子受体及 CD95 和 CD178 等。例如,体内多种细胞表面能表达不同类或亚类免疫球蛋白的 FcR,免疫球蛋白通过其 Fc 段与 FcR 结合,可发挥不同的生理功能或介导有关的病理过程。属于 CD 分子的 FcR 包括 $Fc\gamma R$、$Fc\alpha R$ 和 $Fc\varepsilon R$。其中 $Fc\gamma R$ 分为 $Fc\gamma R\,I$、$Fc\gamma R\,II$ 和 $Fc\gamma R\,III$ 3 类,CD16 为 $Fc\gamma R\,III$,分布于 NK 细胞、肥大细胞、中性粒细胞、巨噬细胞。CD16 是低亲和力 IgG FcR,主要与人 IgG1、IgG3 的 Fc 段结合,可促进吞噬和介导 ADCC。参与适应性免疫效应分子,如细胞凋亡相关的 CD95(Fas)是一类极为重要的死亡受体。Fas 配体(FasL,CD178)

或抗 Fas 抗体与靶细胞表面 Fas 结合,可诱导 Fas 阳性细胞凋亡;可介导 T 细胞通过诱导凋亡杀伤靶细胞在淋巴细胞分化、发育、增殖、细胞毒效应、免疫调节中起重要作用;同时还参与自身免疫性疾病、移植排斥、肿瘤等免疫病理过程。

二、黏附分子

黏附分子是一类介导细胞与细胞间或细胞与细胞外基质间相互接触和结合的分子,大多为跨膜糖蛋白,广泛分布于几乎所有细胞表面,某些情况下也可从细胞表面脱落至体液中,成为可溶性黏附分子(soluble adhesion molecule)。黏附分子与白细胞分化抗原分子是根据不同角度命名的膜分子,黏附分子属于白细胞分化抗原,大部分黏附分子已有 CD 编号;但也有部分黏附分子尚无 CD 编号。黏附分子以受体-配体结合的形式发挥作用,参与细胞识别、信号转导活化、增殖分化与伸展移动等,是介导免疫应答、参与调节胚胎发育、凝血、炎症、创伤修复、肿瘤转移及移植排斥反应等一系列重要生理与病理过程的免疫分子。

(一)黏附分子的分类和特点

黏附分子根据其结构特点主要可分为 5 个家族,即整合素家族、免疫球蛋白超家族、选择素家族、黏蛋白样家族及钙黏素家族,此外还有一些尚未归类的黏附分子。

1. 整合素家族　　是因其主要介导细胞与细胞外基质的黏附,可使细胞得以附着形成整体而得名。整合素家族的成员是均由 α 和 β 两条链(或亚单位)组成的异源二聚体。目前,已知整合素家族中至少有 14 种 α 链亚单位和 8 种 β 链亚单位。按 β 链亚单位的不同可将整合素家族分为 β1~β8 共 8 个组,同一组成员的 β 链相同,但 α 链不同,共形成 24 种整合素分子。

整合素分子分布广泛,一种整合素分子可表达于多种组织细胞,而同一细胞可同时表达多种不同的整合素分子。某些整合素分子的表达具有明显的细胞类型特异性。例如,gp Ⅱ b、gp Ⅲ a 主要分布于血小板、内皮细胞和巨核细胞,白细胞黏附受体组(β₂组)主要分布于淋巴细胞和髓样细胞。整合素家族分子的表达水平可随细胞活化和生长状态的变化而发生改变。

整合素家族分子的配体主要是细胞外基质蛋白(如纤连蛋白、血纤蛋白原、层连蛋白、玻连蛋白等)。整合素家族通过与细胞外基质蛋白的相互结合,可介导细胞与细胞外基质的黏附,在细胞活化、增殖、分化、吞噬、定居、迁移与炎症形成等过程中发挥重要作用。

2. 免疫球蛋白超家族　　是钙离子非依赖性跨膜糖蛋白,是一类具有类似于 IgV 区或 C 区结构域、氨基酸组成也与免疫球蛋白有一定同源性的分子。免疫球蛋白家族成员在免疫细胞膜分子中数量最为庞大,种类繁多,分布广泛,功能多样。我们在很多章节提到了免疫球蛋白家族,如 MHC Ⅰ α 链、MHC Ⅱ α 链和 MHC Ⅱ β 链、CD4、CD8、CD2、CD79a/CD79b、CD28、CD40L 及 CD64、CD16、CD32 等。该家族成员的胞外区均含有 1 个以上免疫球蛋白样结构域,其识别的配体多为免疫球蛋白家族分子或整合素家族分子,主要介导细胞间的黏附并传递细胞内信号,与淋巴细胞的抗原识别、细胞分化、炎症反应、免疫应答和淋巴细胞再循环等密切相关。

3. 选择素家族　　是一类表达于白细胞、内皮细胞和血小板表面的黏附分子,包括 L-selectin(CD62L)、E-selectin(CD62E)和 P-selectin(CD62P)3 个成员。选择素家族成员均为跨膜分子,胞膜外区结构相似,由 C 型凝集素样(CL)结构域、表皮生长因子样结构域和数目不等的补体调节蛋白结构域组成。选择素的配体主要是表达在白细胞、血管内皮细胞及某些肿瘤细胞表面的一些寡糖基团,多为唾液酸化的路易斯寡糖(sLe^x 又称为 CD15s)。选择素通过与配体的结合参与细胞的定居、迁移、分布和炎症反应的发生。

4. 黏蛋白样家族　　是一组富含丝氨酸和苏氨酸并有大量糖基的糖蛋白,其胞膜外区含有唾液酸化的寡糖基团,主要是选择素家族的配体。该家族包括 CD34、糖酰化依赖的细胞黏附分子-1(glycosylation-dependent cell adhesion molecule-1,GlyCAM-1)和 P-选择素糖蛋白配体(P-selectin glycoprotein ligand-1,PSGL-1)3 个成员。CD34、GlyCAM-1 主要分布于造血干细胞和内皮细胞表面,是 L-选择素的配体,调节造血及淋巴细胞归巢;PSGL-1 主要分布在中性粒细胞、单核细胞及淋巴细胞表面,是 E-选择素和 P-选择素的配体,介导这些细胞的炎性迁移。

5. 钙黏素家族　　是一组钙离子依赖的细胞黏附分子家族。钙黏素分子集中分布于细胞与细胞的连接处,因独特的组织学分布可将其分为3种：E－cadherin、N－cadherin、P－cadherin(E、N和P分别代表上皮组织、神经和肌肉组织、胎盘和发育阶段的各种组织)。钙黏素为同源二聚体,胞膜外区一般含有1～3个Ca^{2+}结合结构域,N端区域能够结合配体;配体是与自身相同的钙黏素分子,称为同型黏附。钙黏素介导同型细胞间的结合,对器官组织的形态发育和维持组织结构的完整性及肿瘤细胞浸润转移有重要作用。

(二)黏附分子的生物学功能

1. **参与淋巴细胞归巢**　　淋巴细胞归巢指淋巴细胞借助黏附分子从血液回归至淋巴组织的定向迁移。淋巴细胞上介导淋巴细胞归巢的黏附分子称为淋巴细胞归巢受体(lymphocyte homing receptor, LHR),包括L－选择素、淋巴细胞功能相关抗原-1(lymphocyte function associated antigen 1, LFA－1)、CD44等。淋巴细胞归巢受体的配体主要表达于血管(尤其是淋巴结高内皮细胞小静脉)内皮细胞表面,称为血管地址素(vascular addressin),如外周淋巴结地址素(PNAd)、黏膜地址素细胞黏附分子(MadCAM－1)、细胞间黏附分子－1(intercellular adhesion molecule, ICAM－1)、ICAM－2等。血管地址素包括CD34、GlyCAM－1、MAdCAM－1及ICAM－1、ICAM－2等黏附分子。淋巴细胞归巢现象的分子基础是淋巴细胞表面的归巢受体与内皮细胞表面的血管地址素(如LFA－1/ICAM－1、L－选择素/PNAd、CD44/MadCAM－1等),两者相互作用介导淋巴细胞再循环,即淋巴细胞可经淋巴管、胸导管进入血液,并在血液、淋巴液、淋巴器官或组织间进行反复循环。

2. **参与免疫细胞的相互作用**　　免疫应答中免疫细胞的相互作用及效应细胞杀伤靶细胞的全过程,除需特异性识别抗原外,还有赖于黏附分子的相互作用。例如,APC与T细胞的相互作用中,T细胞活化不仅取决于其TCR特异性识别APC表面的MHC－抗原肽复合物,还需通过CD28/B7、CD2/淋巴细胞功能相关抗原－3(lymphocyte function associated antigen 3, LFA－3)、LFA－1/ICAM－1、CD4/MHCⅡ类分子或CD8/MHCⅠ类分子等黏附分子对的相互作用。黏附分子作为识别抗原的共受体并提供T细胞活化必需的共刺激信号,以提高T细胞对抗原刺激的敏感性,促进T细胞活化。活化T细胞也可借助CD40/CD40L、LFA－1/ICAM－1、CD2/LFA－3等黏附分子对与B细胞紧密结合,并向B细胞传递活化信号。CTL杀伤靶细胞时,CD8/MHCⅠ类分子、LFA－1/ICAM－1、CD2/LFA－3等黏附分子对的相互作用导致效靶细胞紧密接触,促使CTL分泌的效应分子有效地发挥杀伤作用。

3. **参与炎症反应**　　炎症过程的重要特征之一是白细胞与血管内皮细胞的黏附、穿过血管内皮细胞并向炎症部位渗出。白细胞与血管内皮细胞间黏附分子的相互作用是介导炎症过程不同阶段的重要分子基础,不同白细胞的渗出过程或在渗出的不同阶段,其所涉及的黏附分子不尽相同。例如,炎症发生初期,中性粒细胞表面sLe^x(CD15s)可与血管内皮细胞表面E－选择素结合而黏附于管壁;随后,在血管内皮细胞表达的膜结合型IL－8诱导下,已黏附的中性粒细胞上调表达LFA－1和Mac－1等整合素分子,使其与内皮细胞表面由促炎因子诱生的ICAM－1相互结合,从而介导中性粒细胞与内皮细胞紧密黏附和穿过血管壁到炎症部位(图4－5)。

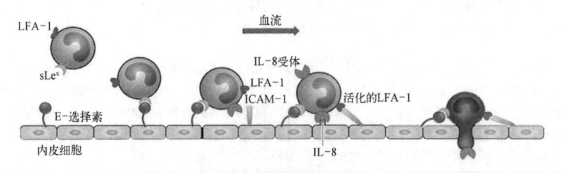

图4－5　中性粒细胞参与炎症与黏附分子相互作用的关系

三、白细胞分化抗原和黏附分子与临床

白细胞分化抗原和黏附分子已在临床疾病的发病机制、诊断、预防和治疗中得到广泛应用。在某些疾病中,黏附分子的表达变化可有助于阐明发病机制。监测组织或血浆中黏附分子的表达变化和可溶性黏附分子的水平可辅助临床诊断和预后。

（一）阐明发病机制

CD18 是主要分布于髓样细胞表面的一种跨膜糖蛋白，属于 β2 组整合素，是介导细胞与细胞外基质黏附的重要分子。*CD18* 基因突变或转录缺陷导致白细胞黏附分子 LFA - 1（CD11a/CD18）表达异常，使白细胞不能黏附和穿过血管内皮细胞以聚集到炎症部位，由此引起白细胞黏附缺陷症（leukocyte adhesion deficiency，LAD）。血小板功能不全症是 β3 组整合素表达缺陷的一种常染色体隐性遗传病，患者血小板功能不全，易出血。CD4 是 HIV 的主要受体，HIV 感染 CD4$^+$T 细胞后，可选择性地使 CD4$^+$T 细胞数量锐减和功能减低。此外，黏附分子以不同的方式参与肿瘤的发生、发展和转移，免疫效应细胞或肿瘤细胞黏附分子表达异常，包括表达水平和种类的变化，均可使肿瘤细胞逃避免疫效应细胞的杀伤，促进肿瘤的发生，可减弱细胞间的附着，使其从原发肿瘤分离引发转移。

（二）辅助疾病诊断

应用荧光标记的特异性单克隆抗体来识别淋巴细胞表面的特异性 CD 标志，用于区分细胞亚群和细胞的分化阶段，对多种疾病诊断具有参考意义。例如，使用抗人 CD3 单克隆抗体检测外周血 T 细胞总数；使用抗人 CD4 单克隆抗体和抗人 CD8 单克隆抗体检测 T 细胞亚群的数量变化；使用抗人 CD25 单克隆抗体检测活化的 T 细胞；当发生病毒性肝炎和酒精性肝炎时，可观察到患者体内肝细胞 ICAM - 1 表达增加；在类风湿关节炎（rheumatoid arthritis，RA）的急性发作期，单核细胞、淋巴细胞高表达 LFA - 1、CD2、CD44 等，从而增强炎性细胞浸润，加重局部功能性损害；抗 CD 单克隆抗体在白血病患者的疾病分期、治疗效果、预后判断等方面有指导作用，也为淋巴瘤的免疫分型提供了精确手段。

（三）用于疾病防治

抗 CD3、CD25、LFA - 1、ICAM - 1 等单克隆抗体可在临床上应用于预防及治疗移植物抗宿主病、自身免疫性疾病等，疗效显著。此外，以 B 细胞表面标记 CD20 为靶点的单克隆抗体和化疗药物的联用成为治疗某些特定类型的非霍奇金淋巴瘤（non - Hodgkin's lymphoma，NHL）的标准方案，有较好的疗效。

本章小结

MHC 抗原和白细胞分化抗原是免疫细胞膜表面的功能性蛋白质，它们作为重要的免疫细胞膜分子具有广泛参与免疫细胞的分化和发育、识别和活化及效应等功能，对疾病的预防、诊断和治疗具有重要意义。HLA 位于人第 6 号染色体，HLA Ⅰ类基因座分布于 A、B 和 C 区，HLA Ⅱ类基因座分布于 DP、DQ 和 DR 区，免疫功能相关基因分布于 HLA Ⅰ、HLA Ⅱ和 HLA Ⅲ类基因区。MHC 在抗原提呈过程中存在 MHC 限制性，HLA Ⅰ类分子主要提呈内源性抗原肽给 CD8$^+$T 细胞，HLA Ⅱ类分子主要提呈外源性抗原肽给 CD4$^+$T 细胞。HLA 与器官移植成败及免疫相关性疾病的易患性有密切关系。白细胞分化抗原是不同谱系白细胞在分化、成熟的不同阶段及活化过程中出现或消失的细胞表面标志，许多白细胞分化抗原以单克隆抗体鉴定和命名为 CD。其中黏附分子属于白细胞分化抗原，分为整合素家族、免疫球蛋白超家族、选择素家族、黏蛋白家族、钙黏素家族。黏附分子在免疫应答、炎症发生、淋巴细胞归巢和肿瘤等生理和病理过程中发挥重要作用。

（钱　程）

第五章 固有免疫应答

生物体在长期的进化过程中发展出了一套有效针对外来病原体的防御机制,这些防御机制为机体建立起抗感染的免疫状态。倘若病原微生物进入机体内部,宿主的固有免疫分子和固有免疫细胞即刻被激活,并且发挥生物学效应,将病原体清除,这个过程就是固有免疫应答。固有免疫应答是生物体的一种天然免疫防御功能,并非针对特定抗原,因而固有免疫应答又称为天然免疫应答。在种系发生上,低等生物仅具有固有免疫应答,至脊椎动物才出现适应性免疫应答。

第一节 固有免疫细胞的种类与功能

一、吞噬细胞

吞噬细胞是固有免疫系统中吞噬清除病原体的重要效应细胞。固有免疫系统中主要的吞噬细胞类型是中性粒细胞和单核巨噬细胞。中性粒细胞存在于外周血,寿命短、更新快、数量多;单核巨噬细胞包括血液中的单核细胞和分布于不同组织中的巨噬细胞,其寿命长、形体大、富含细胞器。两类吞噬细胞对入侵体内的病原体的应答均极为快速,其中巨噬细胞的作用更为持续(感染后 1~2 d)。

(一)单核巨噬细胞

单核巨噬细胞系统(mononuclear phagocyte system,MPS)包括骨髓中的前单核细胞(pre-monocyte)、外周血中的单核细胞及组织内的巨噬细胞,是体内具有最活跃生物学功能的细胞类型之一。普通光镜照片显示单核细胞体积较大,核呈蹄状。透射电镜照片显示其高尔基体发达、线粒体丰富、胞质颗粒明显。扫描电镜显示巨噬细胞有较长的伪足。巨噬细胞于 1884 年由俄罗斯动物学家 Élie Metchnikoff 首次发现。

1. 巨噬细胞来源及组织分布 　　单核巨噬细胞系统由骨髓造血干细胞发育而来。骨髓微环境中的造血干细胞在某些细胞因子作用下,发育成前单核细胞;前单核细胞在单核细胞诱生因子作用下,发育为成熟单核细胞;单核细胞进入血流,在外周血存留数小时至数日,并可穿越血管内皮细胞至全身各组织器官,发育为成熟的巨噬细胞。

巨噬细胞几乎分布于机体各个组织中,一部分定居于组织器官中成为组织特异性的巨噬细胞,并被赋予特定名称,如肝脏中的库普弗细胞(Kupffer cell)、骨组织的破骨细胞(osteoclast)、脑组织中的小胶质细胞(microglia)等。定居于组织器官内的巨噬细胞寿命较长,能存活数天至数月,一般组织定居的巨噬细胞不再返回血液。表 5-1 列举了一些常见的巨噬细胞的名称及其存在部位。

表 5-1　巨噬细胞的名称及其存在部位

存 在 部 位	细 胞 名 称
骨髓	造血干细胞→单核母细胞→前单核细胞
骨髓和血液	单核细胞
组织间隙	巨噬细胞 结缔组织:组织细胞 神经组织:小胶质细胞 肝脏:库普弗细胞 肺:肺泡巨噬细胞 淋巴结和脾脏:游走及定居的巨噬细胞 骨髓:定居的巨噬细胞 腹腔和胸腔:腹腔和胸腔巨噬细胞 骨组织:破骨细胞

2. 巨噬细胞生物学特征 　　单核巨噬细胞(尤其是巨噬细胞)是体内功能最为活跃的细胞之一,在机体的

防御机制和免疫应答中具有重要的作用。巨噬细胞具有很强的抗原摄取能力,因此,其表面标志也与其功能发挥密切相关。

（1）表面标志：单核巨噬细胞（尤其是巨噬细胞）表达多种表面标志,并借此发挥各种生物学功能,如 MHC 分子、黏附分子、共刺激分子、CR、FcR、细胞因子受体、LPS/LBP 复合物受体、CD14 等。这些表面标志不仅参与细胞黏附及对颗粒性抗原的摄取和提呈,也介导相应配体触发的跨膜信号转导,促使细胞活化和游走,并影响细胞分化和发育等。

（2）产生多种生物活性物质：巨噬细胞（尤其是活化的巨噬细胞）还能产生和分泌近百种生物活性物质,如各种溶酶体酶、溶菌酶、髓过氧化物酶（myeloperoxidase,MPO）等,可销毁吞入细胞内的异物。其中,溶菌酶能溶解革兰氏阳性菌。

3. 单核巨噬细胞的生物学作用　　单核巨噬细胞是参与固有免疫和适应性免疫的重要细胞,其功能可以总结为以下几点：

（1）吞噬消化作用：巨噬细胞具有强大的吞噬功能,可将病原体等大颗粒性抗原异物摄入胞内,形成吞噬体,再与溶酶体融合形成吞噬溶酶体,在多种酶的作用下,杀灭和消化病原体等异物。除抵御侵入体内的病原体外,巨噬细胞还能吞噬清除体内代谢过程中不断产生的衰老、死亡细胞,从而维持机体内环境稳定。巨噬细胞还具有与吞噬作用相反的胞吐作用,即将一些降解产物由浆膜包裹后与细胞膜融合吐出胞外的过程。

（2）加工和提呈抗原：巨噬细胞是一类重要的专职 APC,可经吞噬、胞饮或受体介导的胞吞作用摄取抗原。进入巨噬细胞胞内的抗原被加工处理,所形成的免疫原性多肽与 MHC Ⅱ类分子结合成 MHC Ⅱ-抗原肽复合物并表达于细胞表面,提呈给 CD4$^+$T 细胞,激发免疫应答。人的巨噬细胞功能失调会引起严重的疾病,如会导致频繁感染的慢性肉芽肿。

（3）调节免疫应答：巨噬细胞可通过分泌多种活性分子,发挥免疫调节作用。例如,巨噬细胞分泌 IL-1、IL-12、TNF-α 等,介导 T 细胞、B 细胞活化、增殖,促进适应性免疫应答；巨噬细胞也能分泌前列腺素（prostaglandin,PG）和 TGF-β 等抑制免疫应答。

（4）促进或抑制炎症反应：巨噬细胞在不同的环境因素诱导下可以分化为不同亚群,分别是 Ⅰ 型巨噬细胞（M1 细胞）和 Ⅱ 型巨噬细胞（M2 细胞）。M1 细胞通过经典激活途径被激活（激活物包括 IFN-γ、TNF-α 及微生物代谢产物等）,从而杀灭微生物及发挥促炎作用。而那些减少炎症并促进组织修复的巨噬细胞被称为 M2 细胞,由 IL-4、IL-13、IL-10 等激活。M1 细胞和 M2 细胞在一定的条件下可以相互转化。

（二）树突状细胞

树突状细胞是重要的 APC,参与对抗原的加工与提呈。抗原加工指 APC 首先在感染或炎症局部摄取抗原,然后在细胞内降解抗原并将其加工成抗原多肽片段,再以 MHC-抗原肽复合物的形式表达于细胞表面。抗原提呈指 APC 与 T 细胞接触时,APC 细胞膜表面 MHC-抗原肽复合物被 T 细胞的 TCR 识别,从而将抗原信息传递给 T 细胞,诱导 T 细胞活化增殖。这里不仅介绍树突状细胞特性,还结合树突状细胞功能阐述 APC 对抗原的加工与提呈过程。

1. 树突状细胞　　有长长的树突样或伪足样突起。相比于其他免疫细胞,树突状细胞发现比较晚,由美国科学家 Ralph M. Steinman 于 1973 年发现,Steinman 也因此获得了 2011 年的诺贝尔生理学或医学奖,以表彰他发现树突状细胞及其在获得性免疫中的作用。树突状细胞是目前发现的最强的 APC,能刺激初始 T 细胞进行活化增殖,而巨噬细胞、B 细胞仅能刺激已活化 T 细胞或记忆 T 细胞。因此,树突状细胞是机体适应性免疫应答的启动者,在免疫应答诱导中具有独特地位。

（1）树突状细胞的来源、分化发育和迁移、鉴定

1）树突状细胞的来源：所有的树突状细胞都来源于体内的多能造血干细胞,主要由骨髓中的髓样干细胞分化而来,与单核巨噬细胞、粒细胞有共同的前体细胞,这些髓系来源的树突状细胞称为髓样树突状细胞。部分树突状细胞由淋巴样干细胞分化而来,与淋巴细胞有共同的前体细胞,此类淋巴系来源的树突状细胞称为淋巴树突状细胞（lymphoid dendritic cell,LDC）,如胸腺内的树突状细胞、小鼠脾脏和淋巴结内的某些树突状细胞亚群。上述两类树突状细胞各有不同的组织分布、表面标志和功能特点。多数骨髓来源的树突状细胞由骨髓进入

外周血,再分布至全身各组织。

目前将存在于淋巴组织、血液和其他非淋巴组织的树突状细胞统称为经典树突状细胞(conventional dendritic cell,cDC),也就是通常所说的树突状细胞,包括髓样树突状细胞和淋巴树突状细胞;而能够分泌大量Ⅰ型IFN的树突状细胞称为浆细胞样树突状细胞(plasmacytoid dendritic cell,pDC),它们具有不同的表型和功能(图5-1)。cDC的主要功能是诱导针对入侵抗原的适应性免疫应答,并维持自身耐受;而pDC的主要功能则是针对微生物特别是病毒,微生物特别是病毒感染后pDC产生大量的Ⅰ型IFN,激发相应的T细胞应答。

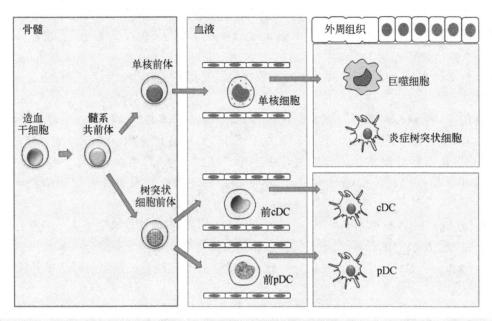

图5-1 树突状细胞的分化示意图

2)树突状细胞的分化发育和迁移:目前,人们对淋巴树突状细胞的分化发育过程知之甚少,而对髓样树突状细胞的分化发育过程已逐渐清楚,其大致分为几个阶段,分别是树突状细胞前体、未成熟树突状细胞、成熟树突状细胞。其中未成熟树突状细胞和成熟树突状细胞是人们研究的主要对象。树突状细胞前体随血流或者淋巴循环进入外周非淋巴组织。正常情况下绝大多数体内树突状细胞处于非成熟状态。在摄取抗原或受到刺激后分化成熟,同时发生迁移,由外周组织通过淋巴管和(或)血液循环进入外周淋巴器官(脾脏/淋巴结)。成熟树突状细胞能有效地将抗原提呈给初始T细胞并使之活化,激发T细胞免疫应答。树突状细胞成熟状态与其功能状态密切相关。未成熟树突状细胞与髓样树突状细胞二者从表型、功能等方面都存在显著差异。未成熟树突状细胞高表达用于摄取抗原的FcR、CR、甘露糖受体(mannose R)、TLR等,其可通过这些受体介导内吞作用摄取抗原,摄取和加工处理抗原能力强,未成熟树突状细胞低表达共刺激分子和黏附分子,共刺激和活化T细胞能力弱;髓样树突状细胞低表达用于摄取抗原的受体,摄取和加工处理抗原能力弱,高表达MHCⅠ类和MHCⅡ类分子、共刺激分子(B7、CD40、ICAM-1)等,激活初始型T细胞能力很强,其细胞表面标志是CD1a、CD11c及CD83。

3)树突状细胞的鉴定:树突状细胞目前尚无特异性细胞表面分子标志,主要通过其形态学、组合性细胞表面标志、在混合淋巴细胞反应(mixed lymphocyte reaction,MLR)中能刺激初始T细胞增殖等特点进行鉴定。严格地说,树突状细胞有以下几个特点:① 具有典型的树突状形态。② 膜表面高表达MHCⅡ类分子和其他共刺激分子。③ 能移行至淋巴器官刺激初始T细胞活化增殖。树突状细胞表达特异性结合病原微生物及其产物的受体(如甘露糖受体、TLR等)及FcR、CR等,这些分子主要参与抗原的摄取。树突状细胞还参与组成性表达MHCⅡ类分子、共刺激分子(CD80和CD86等)、黏附分子(CD40、CD54及β1、β2整合素家族成员等),这些分子参与抗原的提呈。树突状细胞能分泌IL-1、IL-6、IL-12、TNF-α、Ⅰ型IFN等多种细胞因子及趋化因子,参与机体的免疫调节。

(2)树突状细胞的分布与命名:树突状细胞广泛分布于全身各组织和器官(脑除外),但数量极少,人外周血树突状细胞仅占单核细胞的 1% 以下,占小鼠脾脏细胞的 0.2%~0.5%。分布在不同部位和处于不同分化阶段的树突状细胞具有不同的命名和生物学特征。我们主要介绍以下 3 种类型。

1)朗格汉斯细胞(Langerhans cell,LC):LC 位于表皮和胃肠道上皮部位,属未成熟树突状细胞,具有较强的吞噬及加工、处理抗原能力,但免疫激活功能较弱。

2)胸腺树突状细胞(thymic DC):来自淋巴树突状细胞,分布于胸腺髓质,表面高表达 MHC Ⅰ 和 Ⅱ 类分子,参与 T 细胞阴性选择过程,通过清除自身反应性幼稚 T 细胞而诱导自身耐受。

3)FDC:分布于淋巴组织滤泡生发中心。FDC 不表达 MHC Ⅱ 类分子,而高表达 FcR 和 C3bR,可与抗原-抗体复合物和(或)抗原-抗体-补体复合物结合,但不发生内吞,从而使抗原滞留在细胞表面长达数周、数月甚至数年之久。FDC 周围聚集的 B 细胞能识别和结合被 FDC 滞留、浓缩的复合物形式的抗原,从而诱导免疫应答和免疫耐受。

(3)树突状细胞的生物学功能

1)抗原提呈功能:摄取、加工并提呈抗原,激发机体产生免疫应答是树突状细胞最重要的功能。树突状细胞通过胞饮作用、吞噬作用、受体介导的内吞作用摄取抗原,并在细胞内加工抗原。通过抗原提呈,树突状细胞对 T 细胞、B 细胞具有直接或间接的激活作用。

2)免疫调节作用:树突状细胞分泌多种细胞因子及趋化因子(如 IL-1、IL-6、IL-8、IL-12、TNF-α、IFN-α 及 GM-CSF 等),能调节免疫细胞分化、发育、活化及移行等。例如,IL-12 可促进 CD4⁺Th0 细胞分化发育为 Th1 细胞;部分树突状细胞分泌高水平 IL-4,诱导 Th0 细胞分化为 Th2 细胞,介导体液免疫应答;趋化因子可趋化 T 细胞、B 细胞。

3)参与诱导中枢与外周免疫耐受:提呈自身抗原的胸腺树突状细胞及携带自身抗原到胸腺的外周树突状细胞均可参与中枢耐受的诱导,即参与胸腺内 T 细胞阴性选择,通过清除自身反应性 T 细胞而参与 T 细胞中枢耐受;树突状细胞的外周耐受作用通常是由未成熟树突状细胞介导,未成熟树突状细胞不表达或低表达共刺激分子,它们携带自身抗原进入外周淋巴组织后不能激活 T 细胞,反而诱导 T 细胞失能,引起自身耐受;未成熟树突状细胞还可诱导 Treg 细胞来清除免疫反应性 T 细胞,或分泌 IL-10、TGF-β 等细胞因子抑制免疫反应性 T 细胞,达到诱导和维持外周耐受的目的。

2. 抗原加工与提呈过程　　APC 指能摄取和在细胞内加工抗原,并将抗原信息提呈给 T 细胞的细胞。通常所说的 APC 包括树突状细胞、单核巨噬细胞、B 细胞等表达 MHC Ⅱ 类分子的细胞,也称为专职性 APC。

非专职性 APC 主要包括内皮细胞、成纤维细胞、上皮间质细胞和嗜酸性粒细胞等。此类细胞通常不表达 MHC Ⅱ 类分子,只有在一定条件下(如炎症因素的刺激或细胞因子的作用)才能被诱导表达 MHC Ⅱ 类分子和共刺激分子;它们摄取、加工抗原和提呈抗原信息的能力较专职性 APC 弱。非专职性 APC 加工和提呈抗原可能参与炎症反应和某些自身免疫性疾病的发生。

机体的有核细胞均表达 MHC Ⅰ 类分子,它们可以将内源性蛋白抗原降解、处理为抗原肽,并以 MHC Ⅰ-抗原肽复合物的形式表达于细胞表面,并提呈给 CD8⁺ 细胞(杀伤性 T 细胞)。这类细胞是 CD8⁺ 细胞杀伤效应的靶标,一般统称为靶细胞。靶细胞以 MHC Ⅰ 类抗原限制性的方式向 CD8⁺T 细胞提呈内源性蛋白抗原,因而属于广义上的 APC。

外源性抗原是来源于细胞外的抗原,如被吞噬细胞吞噬的细菌、可溶性蛋白抗原等;内源性抗原为细胞内合成的抗原,如病毒感染细胞合成的病毒蛋白、细胞内感染细菌的产物或裂解片段及肿瘤细胞内合成的蛋白。APC 摄取、加工和提呈抗原也主要有两种途径,包括 MHC Ⅱ 类途径和 MHC Ⅰ 类途径。外源性抗原被 APC 摄取入细胞内的吞噬颗粒中,再被加工并以 MHC Ⅱ-抗原肽复合物的方式提呈给 CD4⁺T 细胞。内源性抗原在细胞内合成后存在于细胞质中,直接被细胞加工并以 MHC Ⅰ-抗原肽复合物的方式提呈给 CD8⁺CTL。表 5-2 比较了 MHC Ⅰ 类途径与 MHC Ⅱ 类途径的差异。在某些条件下,两条途径可以交叉,即内源性抗原也可被 MHC Ⅱ 类分子提呈给 CD8⁺ 细胞,外源性抗原可被 MHC Ⅰ 类分子提呈给 CD4⁺T 细胞,称为交叉提呈,交叉提呈在适应性免疫应答中发挥着重要作用。

表5-2 抗原提呈MHC I类途径与MHC II类途径比较

	MHC I 类途径	MHC II 类途径
抗原的主要来源	内源性抗原	外源性抗原
降解抗原的酶结构	蛋白酶体	溶酶体
加工抗原的细胞	所有有核细胞	专职性 APC
参与 MHC 分子结合部位	内质网	M II C
参与的 MHC 分子	MHC I	MHC II
提呈对象	CD8$^+$T 细胞(CTL)	CD4$^+$ T 细胞(Th 细胞)

（1）MHC I 类途径提呈内源性抗原：内源性抗原一般通过 MHC I 类途径加工。所有有核细胞（包括专职性 APC）均表达 MHC I 类分子，因此所有有核细胞均具有通过 MHC I 类途径加工抗原的能力。蛋白酶体组成性地参与细胞内蛋白质的降解。用于抗原提呈的胞内蛋白，包括病毒蛋白，通过蛋白酶体途径降解为抗原肽，并被胞内的蛋白酶如亮氨酸氨基肽酶和天冬氨酸氨基肽酶进一步加工。此外，某些 MHC I 类分子相关抗原的加工和提呈不依赖泛素和蛋白酶体，可能的机制之一是内质网腔内的蛋白或分泌性蛋白被内质网腔内的蛋白酶降解，再经 MHC I 类抗原加工途径被提呈。

一般在加工之前，内源性抗原以 ATP 依赖形式与几个泛素分子共价连接。这种多泛素化将多肽靶向蛋白酶体。蛋白酶体产生的抗原肽大约仅 10%的肽段长度（8~10 氨基酸残基），其长度适合 MHC I 分子的抗原结合沟槽。其余的过长或偏短的抗原肽不能与 MHC I 类分子结合。过长抗原肽的肽段会从沟槽中突出，因此需要进一步修剪。这个额外的处理过程可以发生在转移到内质网之前或之后，如可以被胞质中的氨基肽酶处理，也可以在转移到内质网后被内质网氨基肽酶修剪。IFN-γ 可以诱导 β1i(LMP2)、β2i(MECL-1)和 β5i(LMP7)3 种亚基取代 β1、β2、β5，诱导 11S 复合物取代 19S 多亚基复合物，形成免疫蛋白酶体。免疫蛋白酶体具有修饰的切割特异性，大大增加了产生 8~10 个氨基酸残基长度抗原肽的比例。

蛋白酶体和免疫蛋白酶体产生的肽段都通过与抗原加工相关的异二聚体转运蛋白（由 TAP1 和 TAP2 亚基组成）转移到内质网中。新合成的 MHC I α 链处于不稳定状态，首先由葡萄糖苷酶将 N-糖链水解成 N-葡萄糖。N-葡萄糖结合凝集素样伴侣分子钙连蛋白稳定 α 链，并帮助 α 链折叠和结合 β2-m。然后，钙连蛋白被具有相似凝集素样特性的钙网蛋白取代。MHC I 类分子、钙网蛋白与 TAP1/2、TAP 相关蛋白和 Erp57（分子量为 57 kDa 的内质网硫醇氧化还原酶）构成抗原肽加载复合物（peptide loading complex，PLC）。TAP 相关蛋白具有桥联作用，确保空的 MHC I 类分子与内质网中的 TAP 孔（TAP1 和 TAP2 的开口）相邻，从而促进抗原肽的加载。TAP 相关蛋白还具有肽编辑作用，确保 TAP 孔优先进入，与 MHC I 类分子具有高亲和力的抗原肽被 TAP 转运入内质网肽段可以结合部分折叠的 MHC I 类分子的抗原结合槽。负载抗原肽的 MHC I 类分子从 PLC 解离，稳定地表达在内质网膜上，穿过高尔基体并到达细胞表面，将抗原肽提呈给 CD8$^+$T 细胞。有一些蛋白可通过 TAP 非依赖性的途径进入内质网腔内，被内质网腔内的蛋白酶降解后再与 MHC I 类分子结合而被提呈（图 5-2）。

（2）MHC II 类途径提呈外源性抗原：MHC II 类途径和 MHC I 类途径具有完全不同的抗原提呈机制。APC 摄取抗原后，受体介导的内吞作用和胞饮作用在胞质中形成一种包裹蛋白质的膜性细胞器——早期内体，早期内体排出多余的液体，将空受体再循环到细胞表面，只留下负载的受体和抗原，成熟为晚期内体，晚期内体能与内质网、高尔基体或溶酶体融合，形成一种富含 MHC II 类分子的溶酶体样细胞器，称为 MHC II 类小室（MHC class II compartment，M II C）。外源性抗原在内体加工有 M II C、HLA-DM、HLA-DQ 和其他蛋白酶的参与。进入内体的蛋白质在酸性环境中被内体附着的酸性蛋白酶水解为 10~30 个氨基酸残基的多肽，其中仅小部分可以与 MHC II 类分子结合，其他需要被进一步加工。

关于 MHC II 类分子本身，它们由内质网中的 α 和 β 链与一种称为恒定链的跨膜伴侣分子（invariant chain，Ii 链）组合而成，Ii 链三聚体招募 3 个 MHC II 类分子形成（αβ Ii）₃九聚体。Ii 有以下几个功能：首先，它可作为特定的伴侣分子来确保新生 MHC II 类分子的正确折叠。其次，在 MHC II 类分子到达含有抗原的内吞区室之前，Ii 链的部分内部序列位于 MHC 凹槽中以抑制 MHC 在内质网与某些内源性肽的早熟结合。再次，Ii 与 MHC II 类分子 αβ 异二聚体的组合使滞留信号失活，允许 MHC II 类分子被转运至高尔基体。最后，Ii 链的 N 端细胞质区域中的靶向基序确保将含 MHC Ⅱ 类分子的囊泡递送至内吞途径。其他一些伴侣分子也参与 MHC Ⅱ 类分子的组装。

(αβ Ii)₃九聚体由内质网经高尔基体融合入 MⅡC。在 MⅡC 中 Ⅱ 被组织蛋白酶和天冬酰胺内肽酶降解，而 MHC Ⅱ 类分子的抗原结合槽内结合一个由 24 个氨基酸残基组成的小片段，即 Ⅱ 类分子相关的恒定多肽链（class Ⅱ-associated invariant chain peptide, CLIP），之后 HLA-DM 分子（小鼠 H-2M）催化 CLIP 与抗原肽结合槽解离，让早期内体产生的具有锚定残基的抗原肽与 MHC Ⅱ 类分子的抗原结合槽结合形成稳定的 MHC Ⅱ-抗原肽复合物。最初的抗原肽与 MHC Ⅱ 类分子的结合由抗原肽的浓度和结合速率决定，HLA-DM 可以辅助 CLIP 将与 MHC Ⅱ 类分子亲和力低的肽段去除，并替换成与之具有高亲和力的肽段。一些较大的肽段甚至未折叠的蛋白质也能与沟槽结合，然后再由 MⅡC 中的蛋白酶修剪。在 MⅡC 中稳定结合的 MHC Ⅱ-抗原肽复合物最终被转运到细胞膜，并可在膜上停留数天以便 CD4⁺T 细胞识别。

部分外源性抗原可通过 Ⅱ 非依赖性途径与 MHC Ⅱ 类分子结合，它们直接与细胞膜表面的空载 MHC Ⅱ 类分子结合；或者抗原被吞噬进入细胞后在内体中被降解为多肽，之后与循环至胞内的空载 MHC Ⅱ 类分子结合，形成稳定的 MHC Ⅱ-抗原肽复合物再转运至细胞膜（图 5-2）。

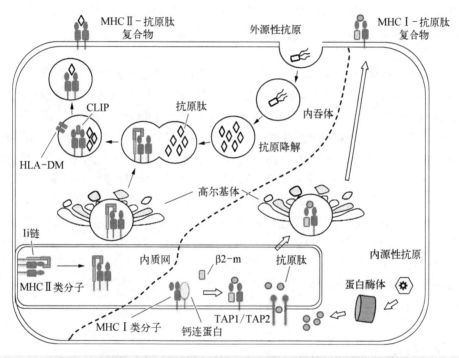

图 5-2　外源性抗原和内源性抗原提呈模式图

（3）交叉提呈：事实上，10%～30% 的 MHC Ⅰ 类分子提呈外源性抗原，也有相似比例的 MHC Ⅱ 类分子提呈内源性抗原。当病毒侵染细胞或细胞发生突变时，机体启动适应性免疫应答，利用杀伤性 T 细胞（CD8⁺T 细胞）清除感染或突变的细胞。在感染的初始阶段，相应抗原适应性的 CD8⁺T 细胞比例很低，初始杀伤性 T 细胞需要 APC 表面的 MHC Ⅰ 类分子提呈相应的抗原肽来活化并扩增。如果 APC 不能自身合成相应的抗原，则必须从外界获取相应抗原，并将 MHC Ⅰ 类分子提呈给杀伤性 T 细胞。APC 吞噬或内吞的抗原可以从吞噬囊泡中逃逸，进入细胞质。一旦进入细胞质，它们就可以通过蛋白酶体途径进行泛素化修饰和随后的降解，之后被 TAP 介导转移到内质网，并由 MHC Ⅰ 类分子提呈。一些内吞的抗原也可被加工成足够短的肽，以便直接加载到内体中循环的 MHC Ⅰ 类分子上，而无须先在细胞质中加工。此类交叉提呈主要发生在树突状细胞中。

相比之下，细胞质中存在的内源性抗原也发生 MHC Ⅱ 类提呈。一些蛋白酶体降解产生的抗原肽（如病毒衣壳来源的抗原肽）具有足够的长度使得它们可能与 MHC Ⅱ 类分子沟槽结合。这个过程可以通过自噬实现。细胞质中蛋白酶体来源的肽段及一些完整蛋白质可以被自噬小体吞噬。自噬小体可以和 MⅡC 融合，因此自噬小体吞噬的肽段和完整的蛋白质可以在其中被进一步加工和降解。之后，内源性抗原肽提呈与外源性抗原提呈过程相似，它们取代与 MHC Ⅱ 类分子结合的 CLIP；然后，被 MHC Ⅱ 类分子提呈至细胞膜表面。

（三）中性粒细胞

中性粒细胞属于小吞噬细胞,存在于外周血,其寿命短、更新快、数量多,是大多数哺乳动物中最丰富的粒细胞类型和最丰富的(40%~70%)白细胞类型。它们是固有免疫系统的重要组成成分。中性粒细胞形态不规则,外周常有突起。幼稚型的中性粒细胞的细胞核呈杆状或马蹄形,成熟的则呈分叶状,一般为2~5个叶,三叶的较多见。中性粒细胞的名称源自苏木精-伊红(hematoxylin-eosin,H－E)组织学或细胞学制剂的染色特征。H－E染色使嗜碱性粒细胞呈深蓝色,嗜酸性粒细胞呈鲜红色,中性粒细胞呈中性粉红色。

1. 中性粒细胞来源　　中性粒细胞来源于骨髓的造血干细胞,在骨髓中分化发育后,进入血液或组织。中性粒细胞具有很强的变形运动和穿透毛细血管壁的能力。在血管中的中性粒细胞约有一半随血循环,另一半则附着在小血管壁上。中性粒细胞在血管内停留6~8 h后穿过血管壁进入组织。骨髓中储备了约$2.5×10^{12}$个成熟中性粒细胞,应激状态下,机体可立即动员大量中性粒细胞进入血循环。中性粒细胞属于终末分化细胞,从骨髓进入外周血循环12 h内若未被募集至感染部位则将发生凋亡,被肝脏或脾脏巨噬细胞所吞噬。中性粒细胞在骨髓、血液和结缔组织的分布数量比是28:1:25,成年人血液中中性粒细胞的数量占白细胞总数的55%~70%。中性粒细胞属多形核白细胞的一种,由于其数量在粒细胞中最多,因此,有人将多形核白细胞指作中性粒细胞。它们与嗜碱性粒细胞和嗜酸性粒细胞一起构成多形核细胞家族的一部分。

2. 中性粒细胞生物学特征

(1) 中性粒细胞表面表达多种受体:如趋化因子受体,中性粒细胞可被趋化因子招募至炎症局部;中性粒细胞也表达FcR及补体C3b受体,可分别与抗体Fc段或补体C3b结合,促进中性粒细胞对病原体的吞噬。

(2) 中性粒细胞是一种吞噬细胞:中性粒细胞的胞质中含有大量分布均匀的中性颗粒,这些颗粒多是溶酶体,内含髓过氧化酶、溶菌酶、碱性磷酸酶(alkaline phosphatase,ALP)和酸性水解酶等丰富酶类。中性粒细胞通常存在于血流中。在组织局部发生感染时,在活化巨噬细胞释放的细胞因子、体液中的固有免疫分子、肥大细胞的脱颗粒、血管内皮细胞表达的黏附分子和细菌LPS共同作用下,中性粒细胞经过滚动黏着、紧密结合、细胞溢出和迁移4个阶段抵达炎症部位。中性粒细胞在感染6 h左右细胞数量达到高峰,约增10倍以上,12 h之内大量中性粒细胞被诱导至感染的局部,因此中性粒细胞是机体急性炎症反应的重要组分。中性粒细胞识别和吞噬病原体的过程与单核巨噬细胞相似,主要通过产生和释放活性氧(reactive oxygen species,ROS)物质,以及抗微生物的裂解颗粒蛋白对病原体进行杀伤和降解。中性粒细胞释放的裂解颗粒,既有利于组织防御,又造成局部组织损伤和脓液形成,特别是对于化脓性细菌感染。活化的中性粒细胞亦通过合成和分泌细胞因子趋化和招募其他效应细胞到达感染部位,进一步增强杀伤效应,并调节炎症反应。

二、固有淋巴（样）细胞

（一）NK 细胞

自然杀伤细胞(natural killer cell,NK细胞)是一类独立的淋巴细胞群,其不同于T细胞和B细胞,不表达特异性抗原识别受体,没有T细胞、B细胞标志。NK细胞无须抗原的预先刺激与活化即可直接杀伤被病毒感染的自身细胞或者肿瘤细胞和机体某些正常细胞;有自发细胞毒性,作用不受MHC限制;没有免疫记忆功能,属先天性免疫,因此被称为自然杀伤细胞。

1. NK细胞的来源与分布　　NK细胞是由骨髓中的淋巴样祖细胞分化而来。具有独立于T细胞、B细胞之外的发育途径。根据其分化上下游关系分别定义为NK祖细胞(progenitor NK cell,pNK细胞)和NK前体细胞(NK precursor cell,NKp细胞)。NKp细胞能进一步发育为未成熟NK细胞(immature NK cell,iNK细胞)和成熟NK细胞(mature NK cell,mNK细胞)。NK细胞的发育依赖于骨髓基质微环境,骨髓基质细胞产生的IL－15对NK细胞发育成熟发挥关键作用。NK细胞也存在骨髓外发育成熟路径,包括淋巴结、肠道、肝、脾和胸腺等。各种过渡型NK细胞和mNK细胞具备各自特有的表型标志,可根据需要向各类器官或组织迁移,并进一步成熟分化。人NK细胞约占外周血淋巴细胞总数的10%,亦存在于骨髓、淋巴结、脾及肺等组织。人和小鼠、大鼠的NK细胞主要属于细胞体积较大的淋巴细胞群体,其形态上具有异质性,是不均一的细胞群体。NK细胞的属性尚未完全清楚。

2. NK细胞的表面标志与分群　　NK细胞表达不同的表面标志,但多为与其他免疫细胞所共有。目前将$CD3^-$、$CD56^+$、$CD57^+$、$CD16^+$淋巴样细胞鉴定为NK细胞,该类细胞具有典型的NK样活性。根据人类NK细胞表达 CD56 分子的表面密度,可将 NK 细胞分为 CD56^{bright}(高表达 CD56)和 CD56^{dim}(低表达 CD56)两个亚群。外周血 NK 细胞主要是 CD56^{dim} NK 细胞亚群,以杀伤功能为主,产生细胞因子能力较低。CD56^{bright} NK 细胞具备对细胞因子的增殖应答能力,以分泌细胞因子能力为主,细胞毒性较低。

3. NK 细胞识别靶细胞的受体　　NK 细胞具有识别正常自身组织细胞和体内异常组织细胞的能力,表现为其仅杀伤病毒感染细胞和突变的肿瘤细胞,而对宿主正常组织细胞一般无细胞毒作用。近年发现,NK 细胞表面具有两类受体:一类是可激发 NK 细胞杀伤作用的受体,称为杀伤细胞活化受体(killer activatory receptor,KAR);另一类是能够抑制 NK 细胞杀伤作用的受体,称为杀伤细胞抑制性受体(killer inhibitory receptor,KIR)(图 5-3)。

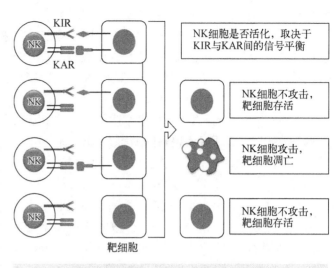

图 5-3　KIR、KAR 与 NK 细胞活化图

（1）KAR：人类 NK 细胞表面的 KAR 胞膜外段含糖类蛋白识别受体,能广泛识别并结合分布于自身组织细胞、病毒感染细胞和某些肿瘤细胞表面的糖类配体。NKR-P1 是一种常见的 NK 细胞活化受体。NKR-P1 分子胞质段含有 ITAM,可介导活化信号的传递。当 NKR-P1 与相应糖类配体结合后,可通过胞质内 ITAM 激活信号途径,使 NK 细胞活化并产生杀伤作用。此 ITAM 激活信号途径可被 NK 细胞表面 KIR 所产生的抑制信号阻断。

（2）KIR：人 NK 细胞 KIR 分子结构特点是胞质段均含 ITIM。KIR 的配体是自身 MHC Ⅰ类分子或 MHC Ⅰ-抗原肽复合物。当配体与 KIR 结合后,胞质内 ITIM 发生酪氨酸磷酸化,启动负调节信号,阻断 NK 细胞活化,抑制其杀伤活性。

NK 细胞可同时表达 KAR 和 KIR,二者协同发挥生物学效应:KAR 与靶细胞表面相应糖类配体结合,通过 ITAM 信号转导途径介导杀伤效应;KIR 与靶细胞表面自身 MHC Ⅰ类分子结合,可启动杀伤抑制信号,该信号在胞内起主导作用,能阻断杀伤信号的传递。宿主组织细胞表面均表达自身 MHC Ⅰ类分子,正常情况下 KIR 介导的抑制性作用占主导地位,表现为 NK 细胞失活,对自身组织细胞产生耐受。在病理情况下,KIR 效应机制发生障碍:① 病毒感染细胞和肿瘤细胞表面 MHC Ⅰ类分子表达减少、缺失或结构发生改变,KIR 的识别受阻,有利于 NK 细胞对靶细胞的杀伤效应。② 同种异体移植中,移植物细胞表达异型 MHC 分子,使 NK 细胞 KIR 不能识别配体,不能启动负调节信号,从而 KAR 的作用占主导地位,表现为 NK 细胞活化,使靶细胞溶解破坏或发生凋亡,导致移植物排斥反应。

4. NK 细胞杀伤靶细胞的机制　　① NK 细胞杀伤靶细胞的主要机制是通过释放穿孔素和颗粒酶引起靶细胞溶解,该过程需要 NK 细胞识别受体与靶细胞的直接接触实现,CD56^{dim} NK 细胞主要通过这种方式杀伤靶细胞。② 通过 Fas/FasL 途径引起靶细胞凋亡。③ 释放细胞因子,如 NK 细胞毒因子和 TNF 等,通过与靶细胞表面相应受体结合而杀伤靶细胞。④ NK 细胞表达 IgG FcR,可借助 ADCC 发挥杀伤效应。

5. NK 细胞的生物学作用　　① 细胞毒作用:可以通过上述多种途径,无须抗原预先致敏即可直接杀伤靶细胞。② 分泌细胞因子:IFN-γ 主要来源于 NK 细胞,NK 细胞还可大量产生 TNF-α、GM-CSF、IL-10、IL-22 等。③ 免疫调节作用:NK 细胞通过杀伤效应或分泌细胞因子影响树突状细胞、T 细胞、B 细胞等多种免疫细胞的功能。④ NK 细胞亦参与移植排斥反应、自身免疫性疾病和超敏反应的发生。

（二）NKT 细胞

自然杀伤 T(natural killer T,NKT)细胞是一类特殊 T 细胞亚群,具有 T 细胞(表达 TCR 和 CD3)和 NK 细胞(人表达 CD56,小鼠表达 NK1.1)的特性。NKT 细胞首先用于定义小鼠表达 NK 细胞相关标记 NK1.1(CD161)的 T 细胞子集。目前,NKT 细胞的定义分为广义和狭义两种。广义的 NKT 细胞指具有固有免疫应答功能的特殊 T 细胞。狭义的 NKT 细胞指 iNKT 细胞,这也是研究最为广泛和深入的一群 NKT 细胞。现在普遍接受的 NKT

细胞指 CD1d 限制性 T 细胞,存在于小鼠和人类中。

1. NKT 细胞来源与分布　　NKT 细胞来源于骨髓造血干细胞,主要在胸腺中发育。NKT 前体细胞表达相应的 TCRα 链后,与其他双阳性胸腺细胞表面的 CD1d-iGb3 复合物结合进行阳性选择,之后再进一步发育并进行阴性选择,最终发育为成熟的 NKT 细胞。小鼠 NKT 细胞主要分布于肝脏(占 T 细胞 20%~30%)、脾(占 T 细胞 1%~5%)和胸腺(占 T 细胞 0.3%~0.5%),也有少量 NKT 分布在淋巴结,NKT 仅占外周血的 0.1%。

2. NKT 的表面标志　　NKT 细胞仅表达一个半恒定 TCR 的 α 链(人为 Vα24-Jα18,小鼠为 Vα14-Jα18),能够识别 CD1d 分子及其提呈的糖脂、磷脂抗原。

3. NKT 细胞分类　　根据 NKT 细胞表达的 TCR 类型及发育是否依赖于 CD1d 分子,可将其分为 3 类:Ⅰ型 NKT 细胞、Ⅱ型 NKT 细胞和Ⅲ型 NKT 细胞。

(1) Ⅰ型 NKT 细胞:小鼠Ⅰ型 NKT 细胞被定义为表达非多态的 Vα14-Jα18 TCR,及能被 CD1d 分子提呈的 α-半乳糖神经酰胺(α-GalCer)激活的一群免疫细胞。Ⅰ型 NKT 细胞又可分为 Vα14-Jα18$^+$NK1.1$^+$CD1d 依赖性 NKT 细胞和 Vα14-Jα18$^+$ NK1.1$^-$CD1d 依赖性 NKT 细胞两个亚群。前者是研究最为广泛的一群 NKT 细胞,又名为 iNKT 细胞或经典 NKT 细胞,是狭义的 NKT 细胞,也是研究最为深入的一群 NKT 细胞。

(2) Ⅱ型 NKT 细胞:即 Vα14(人 Vα24)-Jα18$^-$CD1d 依赖性 NKT 细胞。小鼠体内的这群细胞并不能被 α-GalCer-CD1d 四聚体所识别。

(3) Ⅲ型 NKT 细胞:为 NKT 样细胞,即 CD1d 非依赖性 NK1.1$^+$T 细胞。该细胞群体具有异质性,大部分为 CD8 阳性。

4. NKT 细胞的功能

(1) 发挥免疫调节作用:人 CD4$^+$ iNKT 细胞可以促进树突状细胞成熟;iNKT 细胞还能够促进 B 细胞表达活化标志,增加血清中免疫球蛋白的含量;iNKT 细胞分泌的 IL-2 等细胞因子能够调节 Treg 细胞的数量和质量。

(2) 具有抗肿瘤效应:与 NK 细胞不同,iNKT 细胞的细胞毒作用不依赖于穿孔素和颗粒酶途径,其 TCR 能够识别肿瘤细胞上 CD1d 分子提呈的糖脂类抗原,杀伤功能主要依赖 CD95/CD178 分子。此外,iNKT 细胞活化后能够分泌 IL-2 以激活 NK 细胞,提高后者的 IFN-γ 分泌水平,间接发挥抗肿瘤效应。

(3) 与自身免疫性疾病有关:例如,在系统性红斑狼疮(systemic lupus erythematosus,SLE)患者体内,iNKT 细胞可以有效清除凋亡小体,进而抑制 CD1d$^+$自身反应性 B 细胞的激活。

NKT 细胞在免疫应答和免疫调节中发挥重要作用。然而,不同的 NKT 细胞亚群具有不同的生理功能,同一 NKT 细胞亚群在不同的生理病理环境下也可能发挥截然不同的作用。随着免疫学研究方法的改进,目前对 iNKT 细胞各亚群及其功能的研究较多,但对其他类型 NKT 细胞亚群研究有待深入。

(三) γδ T 细胞

γδ T 细胞是在其表面上具有独特 TCR 的一类 T 细胞。大多数 T 细胞是 αβ T 细胞,其 TCR 由 α 和 β 两个糖蛋白链组成。而 γδ T 细胞则表达一条 γ 链和一条 δ 链组成的 TCR,其多样性较小。γδ T 细胞多为 CD4 和 CD8 双阴性(即 CD4$^-$CD8$^-$,部分为 CD8$^+$或部分为 CD4$^+$)。

1. γδ T 细胞的来源与分布　　γδ T 与 αβ T 具有共同的祖细胞,都来源于淋巴样干细胞。γδ T 在胸腺中发育成熟,主要广泛分布于皮肤、小肠、肺、生殖器官等黏膜和皮下组织,或存在于胸腺内。γδ T 细胞通常比 αβ T 细胞少得多,在外周血淋巴细胞中仅占 0.5%~5%。但在肠黏膜中称为上皮内淋巴细胞的淋巴细胞群中,它们的丰度最高,人小肠黏膜上皮内淋巴细胞中 γδ T 细胞占 10%~18%,大肠上皮内淋巴细胞中 γδ T 细胞占 25%~37%。

2. γδ T 细胞的分类　　根据 γδ T 细胞个体发育、组织分布、效应功能的不同分为两个亚群。一类 γδ T 细胞在基因重排时可产生一定的多样性,主要分布于外周血,识别磷酸化抗原;另一类 γδ T 细胞主要分布在上皮组织中,参与构成部分表皮内淋巴细胞和上皮内淋巴细胞,在局部抗感染和维护上皮表面的完整性中发挥作用。

3. γδ T 细胞的生物学特点　　① γδ T 细胞缺乏抗原受体多样性,只能识别多种病原体的共同抗原。② 激活 γδ T 细胞的抗原分子仍然在很大程度上未知。然而,γδ T 细胞的特殊之处在于它们似乎不需要抗原加工和肽表位的 MHC 提呈,尽管一些细胞识别 MHC Ⅰ b 类分子,γδ T 细胞识别未被处理的多肽(而非 MHC-抗原肽复合物),或是 CD1 提呈的非多肽抗原(如脂类或多糖类抗原)。此外,γδ T 细胞还能被 HSP 激活。

4. γδ T 细胞的功能　　γδ T 细胞是机体适应性免疫防御的重要组成部分,尤其在皮肤黏膜局部及肝脏抗感染中起重要作用,活化的 γδ T 细胞通过释放细胞毒性效应分子,表达 Fas/FasL 及分泌 IFN - γ,最终清除感染和病原微生物。γδ T 也参与免疫监视与免疫内环境稳定,并且在抗肿瘤免疫过程中具有重要的保护作用。

（四）B1 细胞

B1 细胞是 B 细胞的亚类,参与体液免疫应答。B1 细胞不是适应性免疫系统的一部分,因为它们没有免疫记忆。B1 细胞是感染或接种过程中参与抗体反应的最常见 B 细胞。值得注意的是,大多数 B1 细胞可能在开发记忆 B 细胞中发挥作用。

1. B1 细胞的来源与分布　　B1 细胞在个体发育过程中出现较早,来源于胎肝或骨髓,定居于腹腔、胸腔及肠壁固有层,在脾、外周血、胸腺、淋巴结及骨髓中较少。

2. B1 细胞的生物学特征　　① 属于有自我更新能力的长寿细胞。② B1 细胞的 BCR 多为 IgM,少数为 IgD,根据 B1 细胞表面 CD5 分子表达水平将 B1 细胞分为 B1a(CD5 高表达)和 B1b(CD5 低表达)两种类型。③ 抗原识别谱较窄,主要识别多糖类抗原,尤其是某些菌体表面共有的多糖抗原,如细菌 LPS、肺炎球菌荚膜多糖等。④ B1 细胞倾向于对 TI - 2Ag 产生应答,48 h 内开始合成,并分泌 IgM 抗体,B1 细胞是天然 IgM 抗体的主要来源。

3. B1 细胞的功能特点　　① 主要产生 IgM 类低亲和力抗体。② B1 细胞在应答过程中不产生免疫球蛋白类别转换,不发生体细胞突变,无亲和力成熟,无免疫记忆。③ 属于固有免疫效应细胞,参与多种对细菌的免疫防御。④ B1 细胞与其他 B 细胞发挥许多相同的作用,如产生针对抗原的抗体并充当 APC。⑤ B1 细胞在机体早期抗感染(腹膜腔等部位)和自身免疫疾病的发生中发挥作用。

（五）ILC

ILC 是近年发现或定义的一类细胞家族,起源于共有淋巴样祖细胞(common lymphoid progenitor,CLP),属于淋巴谱系。ILC 缺乏特征性表面标志,但可表达某些淋巴细胞前体标志,如 IL - 7 受体 α 链(IL - 7α)和细胞因子共同受体 γ 链(γc),其发育有赖于 IL - 7 的参与。ILC 存在于黏膜组织中,在促进淋巴组织发生、调节肠道共生菌、介导抗感染免疫、协调组织重塑及修复、保护肠道黏膜屏障等方面发挥着重要作用。

ILC 的谱系分化及功能依赖于转录因子。根据转录因子的效应和类型,ILC 可分为 3 组:

（1）ILC1 亚群:表达转录因子 T - bet 和(或)Eomes,经 IL - 12 刺激后产生 IFN - γ,包括 covential NK 细胞(cNK 细胞)、NKp44⁺CD103⁺细胞等。

（2）ILC2 亚群:表达转录因子 Gata3,分泌 IL - 5 和 IL - 13,包括自然辅助免疫细胞(natural helper cell, NH cell)和固有辅助细胞 ih2。

（3）ILC3 亚群:表达转录因子 RORγt,分泌 IL - 17A、IL - 17F 和 IL - 22。

第二节　固有免疫应答

一、固有免疫应答的特点

与 T 细胞及 B 细胞识别特异性抗原介导适应性免疫应答不同,固有免疫细胞识别非特异性抗原后,迅速产生持续时间短的非特异性免疫效应。因此,固有免疫应答具有不同于适应性免疫应答的识别方式和效应特点。

（一）固有免疫的模式识别及其机制

1. 固有免疫的识别对象——分子模式　　包括病原相关分子模式(pathogen associated molecular patterns, PAMPs)和损伤相关分子模式(damage associated molecular patterns,DAMPs)。

（1）PAMPs:1989 年 Janeway 提出了固有免疫的"模式识别理论",即固有免疫系统由胚系基因编码的保守性识别受体来识别病原体所有的保守性分子模式,区别出"非己"物质并选择合适的方式将其清除。被识别的靶分子被称为 PAMPs,对应的受体称为 PRR。PRR 识别靶点微生物的结构种类复杂,主要包括多糖、糖脂、脂蛋白、核苷酸和核酸等,常见的有革兰氏阴性菌的 LPS、革兰氏阳性菌的 LTA、分枝杆菌的脂阿拉伯甘露聚糖、真菌多糖、葡聚糖、病毒产物(如 RNA、DNA)等。

(2)DAMPs:在"模式识别理论"的基础上,1994 年 Matzinger 提出免疫识别的"危险模式理论"(danger signal model),认为启动免疫应答的关键因素是由机体自身细胞产生和释放的内源性分子,称为 DAMPs。感染、应激、无菌性炎症、坏死、凋亡及氧化糖基化修饰等因素均可导致组织损伤,死亡或损伤细胞内的成分一旦释放到胞外或细胞外基质成分降解,即形成 DAMPs。常见的 DAMPs 有 HSP、高迁移率球蛋白 B1(high mobility globulin,HMGB1),以及肝癌来源的生长因子、透明质酸、硫酸肝素等。DAMPs 可激活固有免疫系统中表达 PRR 的细胞,启动固有免疫应答。

2. 固有免疫识别方式——依赖于 PRR 的识别   PRR 是一类表达于固有免疫细胞的受体,通过识别 PAMPs 或 DAMPs 迅速激活细胞,启动防御性应答,介导快速的生物学反应。PRR 通过特异的配体识别域,如富含亮氨酸的重复单元、C 型凝集素域和多种核酸绑定域,来探测微生物靶点结构。除了具有自身的结构和特异性之外,PRR 具有组织表达特异性,不同的 PRR 定位于不同的细胞区室,如浆膜、核内小体、溶酶体和细胞质。不同组织的同类固有免疫细胞表达相同的 PRR,具有相同的识别特性。不同的 PRR 分别识别来源于某一类病原体共有的分子模式,所以数量有限的 PRR 可以识别种类众多的 PAMPs 与 DAMPs。下面介绍一下 PRR 的分类。

(1)分泌型 PRR 或可溶型 PRR:是游离于体液中的效应分子。

1)MBL:属于 C 型凝集素。MBL 主要在肝脏合成,作为急性反应成分分泌入血清,可识别并结合细菌、酵母菌、某些病毒和寄生虫表面的甘露糖组分,通过介导调理作用,促进巨噬细胞的吞噬作用或活化补体以促进对病原体的清除。

2)CRP:为肝脏合成的急性期蛋白,识别细菌细胞壁磷酰胆碱,亦具有调理作用、参与补体激活及促炎作用。

3)LPS 结合蛋白:识别并结合革兰氏阴性菌 LPS,将 LPS 传递给 CD14,启动 TLR4 信号通路,激活效应细胞。

4)此外,胶原凝集素(collectin)、正五聚蛋白(pentraxin)、FCN 也属于分泌型 PRR。

(2)细胞吞噬型 PRR 或内吞型 PRR:表达在固有细胞(主要是巨噬细胞)表面的多种跨膜受体,可识别并结合相应的 PAMPs 或 DAMPs,介导细胞对病原体的吞噬作用。这里我们介绍以下几种常见的内吞型 PRR。

1)甘露糖受体(mannose receptor,MR):属于 C 型凝集素受体家族,是内吞受体家族的第一个成员。甘露糖受体含多个碳水化合物识别位点,主要表达于巨噬细胞和未成熟树突状细胞表面,但也在皮肤细胞如人皮肤成纤维细胞和角质形成细胞的表面上表达。该受体识别末端甘露糖、N-乙酰氨基葡萄糖和岩藻糖残基等,介导吞噬或胞吞作用。

2)IgG FcR:是存在于某些细胞表面的一类受体,如 B 细胞、FDC、NK 细胞、巨噬细胞等。IgG FcR 名称源于其对 IgG 的 Fc 区域的特异性结合。特异性 IgG 抗体可与相应微生物结合成为复合物,抗体的 Fc 段可与吞噬细胞表面的高亲和力 FcR 结合,从而增强吞噬细胞对致病微生物的吞噬作用。此效应即 IgG 介导的调理作用。

3)清道夫受体(scavenger receptor,SR):是三次跨膜蛋白,主要表达于巨噬细胞表面,可识别乙酰化低密度脂蛋白、革兰氏阳性菌和革兰氏阴性菌某些表面成分如 LPS、磷壁酸和磷脂酰丝氨酸等,从而有效清除血液循环中的细菌。

4)CR:补体激活可产生某些活性片段(如 C3b),它们覆被于微生物,并通过与吞噬细胞表面相应 CR 结合,促进吞噬细胞对微生物的吞噬作用。此效应即补体活性片段介导的调理作用。目前已发现的 CR 有 CR1~CR5 及 C3aR、C4aR、C5aR、C1qR、C3eR、fH 受体等。

5)甲酰甲硫氨酰肽受体:主要表达于巨噬细胞和中性粒细胞表面,通过识别细菌的 N-甲酸基多肽,趋化中性粒细胞向感染部位的迁移与巨噬细胞的活化。

6)β-葡聚糖特异性受体(Dectin-1):与真菌细胞壁组分 β-葡聚糖结合后,可介导吞噬并激活 Src 和 Syk 激酶,从而参与抗真菌免疫应答。

7)Dectin-2:属 α 甘露聚糖功能受体,可与甘露聚糖型碳水化合物结合,引发活性氧产生和钾离子外流,并激活 NLRP3(NOD-,LRR-and pyrin domain-containing protein 3)炎症小体和前体 IL-1β,从而参与抗真菌免疫和超敏反应。

另外,树突状细胞表面也表达某些跨膜 PRR。例如,① 树突状细胞特异性 ICAM－3 捕获的非整合素(dendritic cell-specific intracellular adhesion molecule－3－grabbing non-integrin,DC－SIGN),表达于非成熟单核细胞来源的树突状细胞表面,可识别病原体(某些病毒、利什曼原虫和念珠菌属)所表达的 PAMPs,通过活化 NF－κB来促进 IL－10 转录,参与炎症反应。② 树突状细胞 NK 凝集素受体－1(dendritic cell NK lectin group receptor－1,DNGR－1),仅表达于树突状细胞,能通过肌动蛋白与损伤或死亡细胞结合。

(3) 信号转导型 PRR:这类 PRR 与 PAMPs、DAMPs 结合后,通过信号转导途径诱导不同基因的表达,活化细胞并产生一系列效应分子,如 TLR、核苷酸结合寡聚化结构域(nucleotide-binding oligomerization domain,NOD)样受体、维 A 酸诱导基因 Ⅰ 样受体家族[retinoic-acid-inducible gene Ⅰ(RIG－Ⅰ)－like receptors,RLR]等。

1) TLR:是一类跨膜蛋白,因其胞外段与果蝇 Toll 蛋白同源而得名。TLR 通过识别并结合相应的 PAMPs 或 DAMPs,可激活相应的信号转导途径,并诱导某些免疫效应分子表达,在诱导适应性免疫应答和炎性反应中发挥重要作用(图 5－4,图 5－5)。Hoffman JA 和 Beutler BA 由于在 TLR 研究领域的杰出贡献获得 2011 年诺贝尔生理学或医学奖。目前已经在哺乳动物中发现 13 种 TLR 家族成员,TLR1～TLR9 较为保守,在人和小鼠动物体内均有表达,TLR10 仅人类有,而 TLR11～TLR13 只存在于小鼠体内。TLR 广泛分布于动物的心、脑、肺、肝、肾、脾及胸腺等多种器官组织,其分布特点:① 同一细胞可表达多种 TLR。② 同一 TLR 可表达于不同细胞。③ 不同细胞可能表达不同类别 TLR。

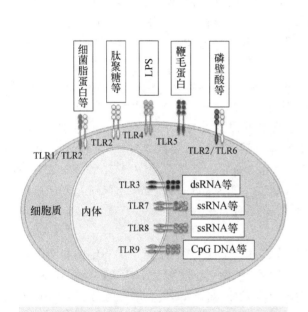

图 5－4　TLR 及其配体模式图

TLR 根据其亚细胞定位可以分为细胞膜表面 TLR 和细胞内 TLR。细胞膜表面 TLR 包括 TLR1、TLR2、TLR4、TLR5 和 TLR6 等。细胞内 TLR 分布于溶酶体、内体及内质网,包括 TLR3、TLR7、TLR8 和 TLR9,它们一般组成二聚体发挥功能,不同的 TLR 可以识别不同的配基,如 TLR4 可识别革兰氏阴性菌的 LPS

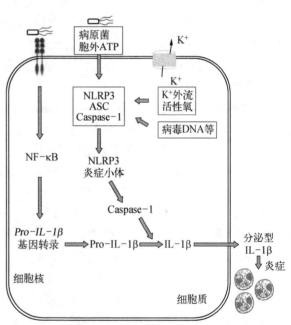

图 5－5　TLR 受体信号通路与炎症因子分泌示意图

病原菌的 PAMPs 与 TLR 结合,激活胞内 NF－κB 信号通路,引起 Pro－IL－1β(IL－1β 前体蛋白)基因转录,产生 pro－IL－1β。同时病原菌 PAMPs 或胞外 ATP(DAMPs)可引起 NLRP3、ASC,caspase－1 聚集,形成 NLRPS 炎症小体,活化 caspase－1(即 IL－1β 转化酶)。caspase－1 切割 pro－IL－1β,产生成熟的 IL－1β。IL－1β 分泌后,作为炎性介质介导炎症反应

按照 TLR 亚细胞定位,TLR 可分为两类:① 细胞膜表面 TLR,包括 TLR1、TLR2、TLR4、TLR5、TLR6 等。② 细胞内 TLR,分布于溶酶体、内体和内质网,包括 TLR3、TLR7、TLR8、TLR9。某些 TLR 一旦与配体结合,其亚细胞定位可发生改变。例如,静息状态下,TLR2 和 TLR4 均表达于细胞表面,识别病原体组分如 LPS 后被激活,TLR2 可被招募至巨噬细胞吞噬体内,而 TLR4 则被内化至细胞质内。

TLR 是进化上高度保守,由胚系基因编码的 Ⅰ 型跨膜蛋白。TLR 的分子结构:① 胞外区,由 19～25 个富含亮氨酸重复序列(leucine-rich repeats,LRR)组成,后者即配体结合区,可识别病原体的 PAMPs 组分。② 跨膜区是富含半胱氨酸的结构域。③ 胞内段结构域与 IL－1 受体结构同源,信号转导途径亦相同,被称为 Toll/IL－1

受体同源结构域(Toll/interleukin-1 receptor homologous region,TIR),其是 TLR 和 IL-1R 启动下游信号通路转导的核心元件。

TLR 的配体:TLR 可识别多种分子模式,如 LTA、dsRNA、LPS、flagellin、CpG 基序等病原体来源的 PAMPs 和 HSP、高迁移率族蛋白 B1、纤维蛋白原、裂解产物或透明质酸等来源于受损宿主细胞产生的 DAMPs。不同类别 TLR 对于配体的识别具有选择性。

TLR 作为病原微生物及其产物的第一感受器,在固有免疫和适应性免疫方面都发挥重要作用。TLR 的功能:① 激活固有免疫,TLR 可识别特定的 PAMPs 或 DAMPs,激活巨噬细胞等固有免疫细胞,启动固有免疫应答。例如,上调吞噬细胞相关基因表达以增强固有免疫细胞吞噬及杀伤功能;激活 NF-κB 等转录因子以促进细胞因子和趋化因子的表达与分泌;介导某些抗菌肽的分泌从而参与杀菌作用。② 参与适应性免疫应答:APC 活化后表面多种共刺激分子和细胞因子,介导 T 细胞活化和增殖,并参与 T 细胞功能亚群分化。

2) RLR:RLR 家族属于 I 型膜蛋白,亦属于胞内型 PRR,在绝大多数组织细胞中表达量很低。目前的 RLR 有维 A 酸诱导基因蛋白 I(retionic-acid-inducible gene I,RIG-I)、黑色素瘤分化相关抗原 5(melanoma-differentiation-associated gene 5,MDA5)及遗传和生理实验室蛋白 2(laboratory of genetics and physiology 2,LGP2)等,它们分别识别不同结构的 RNA,作用是感知存在于细胞质中的病毒 RNA。

RIG-I、MDA5 的分子结构:① N 端含两个胱天蛋白酶募集结构域(caspase recruitment domain,CARD),负责传递信号。② 含有一个 RNA 解旋酶结构域,可识别天然的 dsRNA 及合成的 dsRNA(如 poly I: C)。RIG-I 和 MDA5 可识别并结合病毒的 dsRNA,募集线粒体内 Cardif 等接头蛋白,进而募集 IKK,激活 NF-κB 和 IRF3/IRF7,后两者协同诱导 I 型 IFN 表达,从而参与抗病毒效应。另一 RLR 成员 LGP2 不含 CARD 结构域,可负调节 RIG-I 和 MDA5。

3) 核苷酸结合寡聚化结构域样受体[nucleotide-binding oligomerization domain(NOD)-like receptor,NLR]:亦称 NOD 样受体。NLR 家族分布于细胞质中,可识别细胞质中不同的 PAMPs 和 DAMPs,如 β-淀粉样蛋白、ATP、尿酸结晶等,是抗细胞内病原菌感染的固有免疫信号通路中的重要受体。NLR 分子结构包括 3 部分:① 可识别配体的 C 端富含亮氨酸重复序列。② 对 NLR 寡聚反应及活化非常重要的 NACHT 结构域。③ 可与接头分子和效应蛋白结合、启动下游信号转导的 N 端蛋白相互作用结构域。目前,人类中发现 23 种 NLR,小鼠中发现 34 种 NLR,包括 NACHT-LRR-PYD 结构域蛋白[NACHT,LRR and pyrin-domain(PYD)-containing protein,NALP](亦称 NLRP)、NOD、MHC II 类分子反式激活蛋白(class II transactivator,C II TA)、ICE-蛋白酶活化因子(ICE protease activating factor,IPAF)和 NAIP 等。

这里我们简要介绍一下 NLR 常见的家族:① NOD 受体家族,包括 NOD1 和 NOD2,主要与细菌胞壁的肽聚糖(peptidoglycan,PGN)结合。NOD 与配体结合,可募集含 CARD 的丝氨酸/苏氨酸激酶 RICK(亦称 RIP2)与受体通过 CARD-CARD 相互作用,最终激活 NF-κB。② NLRP 受体家族,是 NLR 最大的亚家族,共有 14 个成员。多数 NLRP 的功能尚不清楚,但目前已发现 4 个 NLRP 活化可形成炎性复合体[亦称炎症小体],包括 NLRP1、NLRP3、IPAF、AIM2,这些炎症复合体对于炎性细胞因子(如 IL-1β、IL-18 等)的产生发挥关键作用。以 NLRP3 炎症小体为例,NLRP3 可与胞壁酰二肽(MDP)、细菌 RNA 等 PAMPs 结合而发生构象改变,暴露 NLRP 结构域,继而寡聚化,并通过 PYD-PYD 同型相互作用募集凋亡相关斑点样蛋白(apoptosis-associated speck-like protein containing a CARD,ASC),形成 NLRP3 炎症小体。该小体是由细胞质 PRR 参与组装的多蛋白复合物,是存在于多数多细胞动物体内的抗菌防御体系。NLRP3 炎症小体作用机制如下:NLRP3 识别 PAMPs 或 DAMPs 后被激活并招募 ASC,再招募和活化 pro-caspase-1 形成活化的 caspase-1(即 IL-1β 转化酶),caspase-1 切割 IL-1β 和 IL-18 的前体(pro-IL-1β 和 pro-IL-18)产生成熟的 IL-1β 和 IL-18(图 5-5)。此外,炎症小体活化还可导致 caspase-1 依赖的细胞焦亡。此通路对于识别真菌胞壁组分(酵母聚糖和 MBL)和介导炎症反应非常重要。

（二）固有免疫应答效应的特点

(1) 反应迅速,固有免疫应答是早期诱导性应答,时效为从接触病原体及其产物即刻至 96 h。在此过程中,最先发挥作用的是各类屏障和体内预存的某些可溶性固有免疫分子,随后中性粒细胞浸润和各种细胞因子释放,促进炎症反应;96 h 后进入适应性免疫应答阶段。

（2）固有免疫细胞寿命较短，且不形成特定的细胞克隆和记忆细胞，因此，固有免疫应答持续时间短，且无免疫记忆，再次感染和初次感染强度区别不大。

（3）固有免疫是先天就有的，是生物体在长期种系进化过程中逐渐形成的一种天然免疫防御功能。无须抗原刺激，作用范围广。

（4）固有免疫识别与应答机制并非精确针对特异抗原表位，而是识别病原微生物及其产物的共有保守结构，即泛特异性。

二、固有免疫应答的作用

（一）固有免疫是机体抗感染的第一道防线

免疫系统的三大功能之一是免疫防御，固有免疫作为机体抵御微生物侵袭的第一道防线，在抗感染中的作用非常重要。研究表明，参与固有免疫的细胞和分子在很大程度上参与免疫系统对"自己"与"非己"的识别，并参与适应性免疫应答的启动，以及影响免疫应答的强度、类型、免疫记忆形成与维持等。固有免疫的效应细胞和分子在体内分布广泛且反应迅速，在感染早期尚未形成适应性免疫应答的情况下尤为重要。固有免疫缺陷会导致机体对病原体的易感性增强。

（二）固有免疫应答参与非感染性疾病的发生发展

1. 固有免疫与肿瘤　　各类固有免疫效应细胞均具有一定的抗肿瘤效应。

（1）NK 细胞、NKT 细胞、γδT 细胞均可杀伤肿瘤细胞。以 NK 细胞为例，NK 细胞可以杀死多种类型的肿瘤细胞，尤其是 MHC I 类分子表达下调和表达 NK 细胞活化受体配基的肿瘤细胞。各种研究表明，由基因突变引起的 NK 细胞功能或数量缺陷，或者没有已知遗传缺陷但 NK 细胞活性低于正常水平的人，其癌症发病率高于普通人群。小鼠研究也表明，NK 细胞功能的遗传缺陷或利用抗体耗竭 NK 细胞可促进肿瘤生长和转移。

（2）经典的 M1 型巨噬细胞活化后可以杀死许多肿瘤细胞。至于巨噬细胞如何被肿瘤激活目前尚未研究透彻，可能的机制包括通过巨噬细胞 TLR 和其他先天免疫受体识别死亡肿瘤细胞的 DAMPs，以及被肿瘤特异性 T 细胞产生的 $IFN-\gamma$ 激活。M1 巨噬细胞还可以通过产生一氧化氮（NO）等机制杀死肿瘤细胞。

（3）树突状细胞在抗肿瘤方面也起重要作用。树突状细胞可以通过诱导 Th0 细胞活化，活化的 Th0 细胞可产生 $IFN-\gamma$、$TNF-\alpha$ 等细胞因子正反馈上调树突状细胞 IL-12 分泌和共刺激分子表达，进一步激活 NK 细胞等参与抗肿瘤作用。树突状细胞可启动效应 T 细胞迁徙至肿瘤部位，并延长效应 T 细胞在肿瘤部位存在时间，以及通过分泌外泌体诱导 T 细胞免疫反应。树突状细胞还可抑制肿瘤血管生成。

（4）中性粒细胞等也可参与攻击肿瘤。

2. 固有免疫与移植排斥　　TLR2 与 TLR4 激动剂或配体可介导急性移植排斥，或打破已经建立的移植耐受。例如，LPS 可通过激活 TLR4 终止免疫耐受；可溶性 CD14 可减轻 LPS 的效应。此外，在某些猪-人异种移植情况下，人体内有针对猪组织细胞的某些表面抗原的预存天然抗体，可以快速激活补体，介导超急性排斥反应。

3. 固有免疫与炎症性疾病　　固有免疫参与不同器官的炎症性疾病发生。

（1）固有免疫参与过敏性疾病，某些非过敏原因素可导致肥大细胞脱颗粒，产生非 IgE 依赖性过敏样反应。

（2）某些固有免疫细胞表面 PRR 参与多种肠道炎症性疾病，如肠道感染性结肠炎、炎症性大肠炎、克罗恩病、结肠癌等。

（3）固有免疫参与多种心血管疾病，如动脉粥样硬化、病毒性心肌炎、扩张型心肌病等。

（4）固有免疫参与代谢性疾病，如肥胖、糖尿病、痛风等。

（5）固有免疫与某些肝脏疾病也有关。肝细胞表面 TLR 可参与肝损伤和修复，并与多种肝脏疾病的发病相关。

（三）固有免疫应答参与和调节适应性免疫应答

1. 固有免疫参与适应性免疫应答的启动

（1）参与抗原加工和提呈：APC 表面 PRR 的模式识别，是调控 APC 启动适应性免疫应答的重要机制。APC 表面 PRR（如甘露糖受体和清道夫受体）识别并结合病原体细胞壁组分，介导 APC 吞噬、摄取病原体，此乃抗原提呈的始动环节。巨噬细胞和树突状细胞等非特异性免疫细胞可将经过加工处理的抗原肽提呈给 T 细胞，从而提供 T 细胞活化的第一信号。

（2）提供 T 细胞活化的第二信号：吞噬细胞表面 TLR 通过识别 PAMPs，启动胞内信号转导，上调共刺激分子 B7 和 MHC Ⅱ 类分子表达或提供 T 细胞激活的第二信号，直接促进特异性 Th 细胞激活。因此，固有免疫细胞是启动适应性免疫应答的关键细胞。

（3）产生细胞因子参与 Th 细胞活化：TLR 启动的胞内信号可诱导细胞因子（如 IL - 12、趋化因子等）表达，参与 Th 细胞活化、增殖和定向迁移。继而，激活的 Th 细胞及其效应可调控 CTL、B 细胞等免疫细胞的功能状态。

2. 固有免疫应答参与适应性免疫应答的效应阶段

（1）参与体液免疫效应：抗体仅结合抗原，效应由固有免疫的细胞或分子完成。

（2）参与细胞免疫效应：效应性 Th1 以活化巨噬细胞为主。

3. 固有免疫应答调节适应性免疫应答的类型和强度　　固有免疫细胞通过不同的 PRR 识别不同的分子模式，既能区分"自己"与"非己"，又能识别病原体类别，活化诱导多种细胞因子的分泌，从而诱导 T 细胞分化为不同的类型，并决定适应性免疫应答的类型和强度。

（1）影响适应性免疫应答的类型：例如，活化的巨噬细胞分泌的 IL - 6、IL - 12、IL - 18、TNF - α 能够促进 T 细胞、B 细胞的活化，而 IL - 1β、IL - 10 等则抑制 T 细胞的活化；活化的 NK 细胞产生的 IFN - γ 可诱导 Th1 型细胞分化；NKT 细胞产生的 IFN - γ 和 INF - α 可促进 Th1 型应答，而 NKT 产生的 IL - 4、IL - 5 和 IL - 13 可促进 Th2 应答和 B 细胞的分化；肥大细胞可以直接促进 Th1 或 Th2 应答等。

（2）影响适应性免疫应答的强度：例如，巨噬细胞和树突状细胞的 PRR 识别 PAMPs/DAMPs 后活化，上调共刺激分子的表达，从而增强免疫应答的强度；补体 C3d 包被的抗原可同时与 BCR 和 BCR CD2 结合，使得 B 细胞的应答强度增加 100 倍以上；NK 细胞可以杀伤活化过度的 T 细胞，以抑制过度的免疫应答；上调 IL - 1、IL - 12、IL - 4、TNF - α 等免疫促进因子，从而增强适应性免疫应答；而上调 TGF - β、活性氧等免疫抑制因子可抑制免疫应答等。

（四）固有免疫应答通过免疫调节维持机体自稳

1. 固有免疫应答存在系统性自身调节　　固有免疫系统的免疫细胞和效应分子之间相互调节，从而维持机体免疫系统的平衡。固有免疫细胞活化后产生一系列免疫分子，免疫分子又可调节免疫细胞的功能，从而形成一个调节环路。例如，活化的巨噬细胞和树突状细胞产生的 IFN - α、IFN - β、IL - 12、IL - 15、IL - 18 等细胞因子可以活化 NK 细胞，活化的 NK 细胞可以产生 IFN - γ 和 TNF - α 等细胞因子，这些细胞因子可以促进巨噬细胞和树突状细胞成熟。固有免疫应答对机体自稳也具有重要作用，如死亡或损伤的 DAMPs 可诱发炎症反应，可控的炎症反应有助于清除体内的细胞碎片，进而促进组织修复。

2. 固有免疫通过免疫调节维持机体自身免疫耐受　　例如，NK 细胞通过表达抑制性受体与自身 MHC Ⅰ 类分子相互作用，从而抑制 NK 细胞的活性，使 NK 细胞自身处于耐受状态，NK 细胞 MHC Ⅰ 类分子表达上调或活化性受体表达升高均可导致耐受状态被打破；γδ T 细胞通过表达 KIR 维持免疫耐受，当 γδ T 细胞的杀伤细胞抑制受体（KIR）表达下降或正常细胞 MHC Ⅰ 类分子表达下降及组织细胞 TCRγδ 天然配体表达上调均可打破原有的免疫耐受。机体对 B1 细胞存在负调节作用，这种作用的减弱可能产生分泌低亲和力自身抗体的 B1 细胞，这种 B1 细胞接受 T 细胞的辅助作用后进入生发中心发生类别转换，经历体细胞高频突变，最终产生高亲和力的 IgG 型自身抗体，从而导致自身免疫性疾病。

本章小结

固有免疫是由遗传决定、个体出生时即具备的抵抗和清除外来病原体的一种防御能力，作用范围广，不针对特异性抗原。固有免疫系统由固有免疫屏障、固有免疫细胞、固有免疫分子组成。固有免疫应答即当固有免疫细胞在遇到病原体或其他异物后被迅速激活，发挥相应的生物学效应将病原体或异物清除的过程。固有免疫应答出现在宿主抗感染应答的早期阶段，是机体防御的第一道防线。固有免疫应答通过固有免疫细胞识别"危险信号"而启动。危险信号包括外源性的 PAMPs 和细胞内或细胞释放的内源性 DAMPs,可被固有免疫细胞表面或胞内表达的 PRR 识别并激活下游的信号通路,从而引发一系列免疫反应。固有免疫细胞主要包括巨噬细胞、树突状细胞、中性粒细胞、NK 细胞、NKT 细胞、γδT 细胞、B1 细胞等经典的固有免疫细胞和新定义的 ILC。固有免疫细胞和分子在体内分布广泛、作用迅速,并且相互调节以维持免疫系统的平衡,这在感染早期机体尚未形成适应性免疫的情况下发挥至关重要的作用。固有免疫系统与适应性免疫系统之间存在紧密的相互调节关系,在免疫应答过程中协同作用,共同发挥免疫防御、免疫监视和免疫内环境稳定的功能。

（刘星光）

T 细胞是机体适应性免疫应答的重要组成部分,因其在胸腺中发育成熟而得名。T 细胞在胸腺微环境的作用下经历 *TCR* 基因重排、阳性选择、阴性选择等过程形成功能成熟的 T 细胞。成熟 T 细胞分布至脾、淋巴结等外周淋巴器官或组织,接受 APC 表面抗原特异性信号及共刺激信号的共同刺激而活化,并分化形成功能特化的 T 细胞亚群,包括效应 T 细胞、记忆 T 细胞等,在介导适应性免疫应答、维持免疫记忆等过程中发挥关键性作用。T 细胞数量或功能异常与感染性疾病、过敏性疾病、自身免疫性疾病、移植排斥、肿瘤等多种免疫相关疾病密切相关。

第一节　T 细胞受体与 T 细胞发育

骨髓中的淋巴样祖细胞经血流进入胸腺,从胸腺的前皮质区依次向深皮质区、髓质区移行,并在胸腺微环境胸腺基质细胞、APC、细胞外基质、细胞因子等多种成分的共同作用下发育为成熟的 T 细胞。T 细胞胸腺发育过程先后经历 *TCR* 基因重排、阳性选择、阴性选择等核心事件,最终分化为成熟 T 细胞。T 细胞的胸腺发育保证了成熟 T 细胞具有针对多样性的"非己"抗原的识别能力、对自身 MHC 的识别能力和对自身抗原的不应答(免疫耐受)。成熟的 T 细胞由胸腺迁出,大部分通过胸腺皮髓交界处的毛细血管后静脉进入血流,少数通过淋巴管入血。未经历抗原刺激的成熟 T 细胞称为初始 T 细胞。

在胸腺微环境的作用下,T 细胞发育主要经历淋巴样祖细胞→pro - T 细胞→前 T 细胞(pre - T cell, pre - T 细胞)→未成熟 T 细胞→成熟 T 细胞等阶段。胸腺 T 细胞根据表面 CD4 和 CD8 分子表达,依次分为 3 个细胞阶段:双阴性(double negative, DN) 细胞($CD4^-CD8^-$) 阶段、双阳性(double positive, DP) 细胞($CD4^+CD8^+$) 阶段、单阳性(single positive, SP) 细胞($CD4^+CD8^-$ 或 $CD4^-CD8^+$) 阶段(图 6 - 1)。T 细胞在胸腺内发育过程中,TCR、CD3、CD4、CD8 等分子表达情况发生一系列变化,涉及复杂的调控机制,最终逐步分化为成熟的 T 细胞。

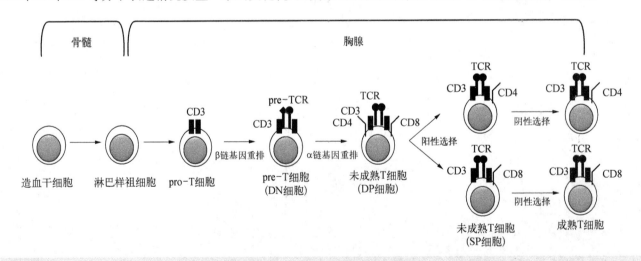

图 6 - 1　T 细胞在胸腺内发育过程
造血干细胞在骨髓中分化为淋巴样祖细胞后进入胸腺,在胸腺中完成 T 细胞发育,分化成为成熟 T 细胞

一、TCR 及其多态性
TCR 表达于成熟 T 细胞表面,介导 T 细胞对抗原的特异性识别。
(一) TCR 复合体
TCR 复合体是 T 细胞的特有标志,参与 T 细胞的抗原识别及 T 细胞活化信号转导。TCR 复合体是由 TCR

和一组 CD3 分子以非共价键结合方式形成的功能复合体,又称为 TCR-CD3 复合体。TCR 主要介导 T 细胞对 MHC-抗原肽的特异性识别,CD3 介导活化信号的传递(图 6-2)。TCR 与 BCR 识别抗原的不同点在于,TCR 只能识别自身 MHC-抗原肽分子结合的抗原成分,而 BCR 能够直接识别和结合抗原表位。

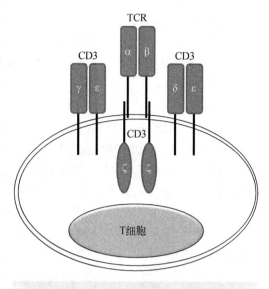

图 6-2　TCR-CD3 复合物结构模式图

TCR-CD3 复合物表达在 T 细胞表面,参与 T 细胞的抗原识别及 T 细胞活化信号转导。TCR 为由两条不同肽链连接而成的异二聚体,CD3 为由 5 种不同肽链组合而成的六聚体

1. **TCR 的结构和功能**　　TCR 是由两条不同肽链通过二硫键连接而形成的异二聚体,包括 TCRαβ(由 α 链和 β 链组成)和 TCRγδ(由 γ 链和 δ 链组成)两种。表达相应 TCR 的 T 细胞分别称为 αβT 细胞和 γδT 细胞,其中 αβT 细胞更为常见。构成 TCR 的两条肽链为跨膜蛋白,由二硫键相互连接。每条肽链的胞外区含有 1 个可变区和 1 个恒定区,其中可变区含有 3 个 CDR,决定 TCR 对抗原表位的特异性识别。TCR 跨膜区具有带正电荷的氨基酸残基,与 CD3 跨膜区带负电荷的氨基酸残基形成离子键,进而组成 TCR-CD3 复合物。TCR 的胞内区很短,不具备信号传导能力,CD3 分子则能够将 TCR 抗原识别产生的活化信号传导至细胞内。

αβT 细胞和 γδT 细胞的免疫学特性有许多不同之处(表 6-1)。αβT 即通常所称的 T 细胞。成熟的 αβT 细胞为 CD4⁺ 或 CD8⁺ 单阳性细胞,而 γδT 细胞多为 CD4⁻CD8⁻ 细胞,也有部分是 CD8⁺ γδT 细胞。外周血中,αβT 细胞占 90%~95%,而 γδT 细胞占 5%~10%。γδT 细胞主要分布于皮肤和黏膜组织,缺乏抗原特异性,识别抗原无 MHC 限制性,主要识别 CD1d 分子提呈的多种病原体表达的共同抗原成分,如简单多肽、HSP、脂类、多糖等。γδT 细胞是机体非特异性免疫防御的重要组成部分,尤其在皮肤黏膜局部及肝脏的抗感染免疫中起重要作用。

表 6-1　αβT 细胞和 γδT 细胞的免疫学特性

免疫学特性	αβT 细胞	γδT 细胞
TCR	高度多态性	有限多态性
分布	外周血 90%~95%	外周血 5%~10%,皮肤和黏膜组织
表型特征		
CD2⁺CD3⁺	100%	100%
CD4⁺CD8⁻	60%~65%	<1%
CD4⁻CD8⁺	30%~35%	20%~50%
CD4⁻CD8⁻	<5%	>50%
识别的抗原	8~17 个氨基酸残基	简单多肽、多糖、HSP
MHC 限制性	有	无
性质	适应性免疫细胞	固有免疫细胞

2. **CD3 的结构和功能**　　CD3 是由 5 种不同肽链(γ、δ、ε、ζ、η 链)组合而成的六聚体(图 6-2),由 3 个二聚体组成。其中 γε 链和 δε 链以非共价键相连分别形成异二聚体,而 ζζ 或 ζη 链则以二硫键相连。各条肽链胞内区均有 ITAM。ITAM 基序也存在于其他一些细胞信号转导蛋白的胞内区,如 Igα、Igβ、FcγRⅢ 等。该基序由 17 个氨基酸组成,其中包括 2 个酪氨酸—X—X—亮氨酸(X 为任意氨基酸)样的保守序列。ITAM 中的酪氨酸残基被 T 细胞内蛋白酪氨酸激酶 P56ᴸᶜᵏ 磷酸化,能与其他含有 SH2 结构域的蛋白酪氨酸激酶(如 ZAP-70)结合,从而活化一系列信号转导过程,激活 T 细胞。因而,抗原活化 TCR 信号过程中,CD3 分子的功能是向 T 细胞胞内传递活化信号。抗 CD3 单克隆抗体与 CD3 分子结合时,也能刺激 T 细胞活化。不同点在于,抗原只能刺激抗原特异性的 T 细胞克隆活化,而抗 CD3 单克隆抗体能够活化多种 T 细胞克隆。

（二）TCR多态性

T细胞的胸腺发育过程伴随T细胞表面分子的特征性动态变化。其中，在pro-T细胞发育至未成熟T细胞过程中，*TCR*基因按照一定的顺序发生基因重排，最终形成成千上万种不同抗原特异性的TCR分子，这种基因的多态性赋予机体识别环境中多样的"非己"抗原的能力。

1. **TCR多态性的形成**　依赖于*TCR*基因重排。TCR基因群与BCR基因群有着类似的结构和重排过程。以TCRαβ为例，编码人TCRα链和TCRβ链的基因分别定位于第14号和第7号染色体上，其中TCRα链由V、J、C基因片段编码，而TCRβ链由V、D、J、C基因片段编码。V、D、J、C基因片段又含有不同的等位基因。这些基因组成的基因群在T细胞分化发育的早期经历程序性的重排和表达，进而转录翻译出相应的肽链。T细胞发育早期（DN细胞阶段），首先发生*TCRβ*基因重排，即先从Dβ、Jβ中各选取一个片段重排成D-J，然后与Vβ中的一个片段重排成V-D-J，再与Cβ重排形成完整的β链。TCRβ链与前T细胞α链（pre-T cell α，pTαV）组装成pre-TCR，表达于pre-T细胞表面。pre-T细胞在IL-7等细胞因子的诱导下增殖活跃，表达CD4及CD8分子，进入DP细胞阶段。DP细胞阶段的pre-T细胞停止增殖，开始发生TCRα的重排，即从Vα和Jα中各选一个片段，重排形成V-J，再与Cα重排形成完整的TCRα链。此时，TCRα链和TCRβ链组成完整的成熟TCRαβ，表达于未成熟T细胞表面。只有表达成熟的功能性TCR的未成熟T细胞才能继续发生阳性选择和阴性选择。

另外，TCRγδ的两条链分别由TCRγ链和TCRδ链基因编码。人TCRγ链基因位于7号染色体，基因结构与TCRβ链基因相似，含2个J-C基因簇，内含5个J基因片段和2个C基因片段。δ基因位于*Vα*基因位点内，人类δ基因含4个V基因片段和1个C基因片段，与3个J基因片段及2个D基因片段相连。虽然TCRγ链和TCRδ链基因重排的机制与TCRα链和TCRβ链基因重排机制相似，但是TCRγδ仅呈现有限的多样性。

2. **TCR多态性的意义**　TCRαβ的抗原特异性由TCRα链和TCRβ链的V-J和V-D-J片段决定，两条链发生基因重排后可形成多样性的抗原特异性。TCRαβ的多样性形成机制主要是*TCR*基因重排过程中的组合多样性和连接多样性。TCR多态性使得T细胞库包含了数量巨大的、特异性不同的T细胞克隆，赋予TCR识别环境中多样性的"非己"抗原的能力。

二、T细胞的发育

表达功能性TCR的DP细胞仍属于未成熟T细胞。未成熟T细胞需依次经历阳性选择、阴性选择而后形成功能完善的成熟T细胞。经过阳性选择和阴性选择的成熟CD8⁺细胞或成熟CD4⁺细胞进入胸腺髓质区，成为能够特异性识别外来抗原、具有自身MHC限制性且对自身抗原耐受的初始T细胞，初始T细胞可以迁出胸腺，进入外周T细胞库执行功能。

（一）阳性选择

1. **阳性选择的过程**　阳性选择发生于胸腺皮质区，是DP细胞形成SP细胞并获得MHC限制性识别能力的过程。表达功能性TCRαβ的DP细胞同胸腺上皮细胞表达的MHCⅠ-抗原肽复合物或MHCⅡ-抗原肽复合物以适当亲和力发生特异性结合，可相应地继续分化形成CD8⁺SP细胞或CD4⁺SP细胞。若DP细胞的TCRαβ能与胸腺上皮细胞表面MHCⅠ-抗原肽复合物以适当亲和力结合，则DP细胞表面CD8水平上升，而CD4水平下降直至消失，DP细胞继续分化为CD8⁺SP细胞；若DP细胞的TCRαβ能与胸腺上皮细胞表面MHCⅡ-抗原肽复合物以适当亲和力结合，则DP细胞表面CD4水平上升，而CD8水平下降直至消失，DP细胞继续分化为CD4⁺SP细胞。然而，大多数DP细胞的TCRαβ以高亲和力与MHC-抗原肽复合物结合，或不能与之结合，这些细胞将在胸腺皮质中发生凋亡而被清除，凋亡细胞占DP细胞的95%以上。此过程称为T细胞在胸腺的阳性选择（图6-3）。

2. **阳性选择的意义**　阳性选择介导了胸腺DP细胞向SP细胞的转换，并赋予了CD8⁺SP细胞或CD4⁺SP细胞对MHCⅠ类或MHCⅡ类分子的限制性识别的能力。

（二）阴性选择

1. **阴性选择的过程**　阴性选择发生于胸腺皮质、髓质交界处，是SP细胞与胸腺树突状细胞、巨噬细胞等

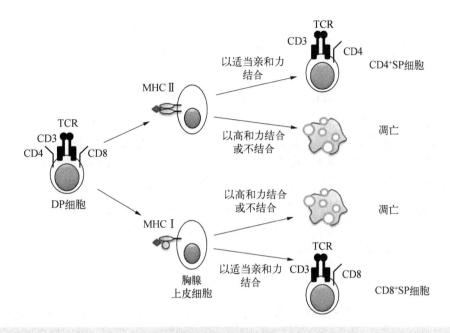

图 6-3　T 细胞的阳性选择

在胸腺皮质中,DP 细胞若与胸腺上皮细胞表达的 MHC-抗原肽复合物以适当亲和力发生特异性结合而继续分化形成 SP 细胞,若 DP 细胞与胸腺上皮细胞表达的 MHC-抗原肽复合物以高亲和力结合或不结合则发生凋亡

表面表达的 MHC Ⅰ-抗原肽复合物或 MHC Ⅱ-抗原肽复合物相互作用而产生的 T 细胞选择。其中,高亲和力结合的 SP 细胞为自身反应性 T 细胞,将发生凋亡或处于失能状态,以保证分布至外周的成熟 T 细胞不会针对自身抗原应答,即获得对自身抗原的耐受性。不能结合 MHC-抗原肽复合体的 SP 细胞则存活进而继续分化为成熟的、识别"非己"抗原的 T 细胞,进入外周淋巴器官(图 6-4)。

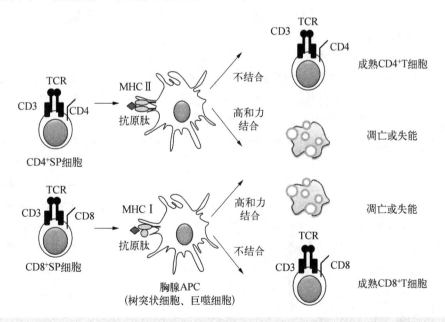

图 6-4　T 细胞的阴性选择

在胸腺皮质、髓质交界处,SP 细胞若与胸腺树突状细胞、巨噬细胞等表面表达的 MHC Ⅰ-抗原肽复合物或 MHC Ⅱ-抗原肽复合物高亲和力结合则发生凋亡,SP 细胞若不能结合 MHC-抗原肽复合物则存活进而继续分化为成熟的 T 细胞

2. 阴性选择的意义　通过阴性选择清除了自身反应性 T 细胞,保留了针对"非己"抗原的 CD8+ 或 CD4+ 单阳性 T 细胞,对于免疫稳态和免疫防御功能有重要意义。

第二节　外周抗原特异性 T 细胞的适应性免疫应答

在胸腺分化发育成熟的初始 T 细胞依靠表面表达的归巢受体定位到外周淋巴器官(脾、淋巴结等)的胸腺依赖区定居。在此受到特异性抗原刺激后,发生活化、增殖并分化为不同的 T 细胞亚群,并经过淋巴细胞再循环周游全身,发挥免疫功能。初始 T 细胞通过其表面 TCR – CD3 复合物与 APC 表面的 MHC – 抗原肽复合物特异性结合后,在共刺激信号及细胞因子的共同作用下,经历活化、增殖,并分化成为效应 T 细胞、记忆 T 细胞等功能特化的 T 细胞亚群,介导针对特定抗原的适应性免疫应答,称为抗原特异性 T 细胞免疫应答,又称为细胞免疫应答。抗原特异性 T 细胞免疫应答为受抗原触发、由 T 细胞介导的连续生理过程,涉及 T 细胞与其他多种细胞和分子间复杂的相互作用和调控。根据免疫应答发生的前后顺序可分为 3 个阶段,即 T 细胞对抗原的识别、双信号介导的 T 细胞活化、T 细胞亚群的分化及转归。

一、T 细胞对抗原的识别

T 细胞对抗原的识别是抗原适应性免疫应答的触发因素。APC 将摄入细胞内的外源性抗原或自身产生的内源性抗原加工处理为肽段,以 MHC – 抗原肽复合物的形式表达于细胞表面。APC 与 T 细胞接触时,MHC – 抗原肽复合物被 T 细胞的 TCR 识别,从而将抗原信息传递给 T 细胞,诱导 T 细胞活化增殖,继而激发抗原特异性的 T 细胞应答。

树突状细胞、单核巨噬细胞、B 细胞及炎症诱导的内皮细胞等表达 MHC Ⅱ类分子的 APC,能够摄取、加工外源性抗原,以 MHC Ⅱ – 抗原肽复合物的形式将抗原肽提呈给 CD4⁺T 细胞。此外,病毒或胞内菌感染细胞或肿瘤细胞可以将内源性蛋白抗原降解、处理为抗原肽,以 MHC Ⅰ – 抗原肽复合物的形式表达于细胞表面,继而提呈给 CD8⁺T 细胞(杀伤性 T 细胞)。

初次免疫应答中,树突状细胞是最有效的 APC,能够有效捕捉抗原并将其转运至淋巴结 T 细胞区,活化初始 T 细胞。再次免疫应答中,APC 可以是任意 APC,如巨噬细胞、B 细胞等。T 细胞依赖于 TCR 与 APC 提呈的 MHC – 抗原肽复合物特异性结合。

(一) T 细胞与 APC 的非特异性结合

APC 从外周组织器官,如皮肤、黏膜等处摄取抗原,抗原经过加工处理后,以 MHC – 抗原肽复合物的形式表达于细胞表面,并在趋化因子等因素的作用下进入外周淋巴器官,与定居于胸腺依赖区的初始 T 细胞相遇。APC 与初始 T 细胞通过表面黏附分子(如 T 细胞的 LFA – 1、CD2 和 APC 的 ICAM – 1、LFA – 3)发生短暂、可逆、非特异性的结合。不能特异性识别抗原的 T 细胞与 APC 分离,能够特异性识别抗原的 T 细胞进入特异性结合阶段。

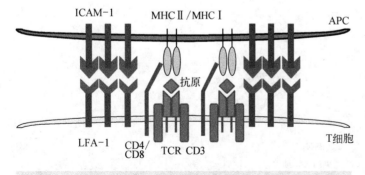

图 6 – 5　免疫突触的结构

TCR 特异性结合 APC 表达的 MHC – 抗原肽复合物后,T 细胞与 APC 表面的一系列黏附分子发生紧密结合,在结合面形成免疫突触,进一步增强 T 细胞与 APC 的相互作用

(二) T 细胞与 APC 的特异性结合

TCR 特异性识别 APC 表达的 MHC – 抗原肽复合物后,T 细胞与 APC 表面黏附分子的受体、配体发生进一步的相互作用,使两者紧密接触,促使 T 细胞与 APC 发生稳定、紧密、特异性结合。TCR – MHC – 抗原肽复合物向细胞接触面移动,形成以 TCR – MHC – 抗原肽三元复合物为簇状中心,LFA – 1 和 ICAM – 1 等共刺激分子受体、配体在周围环状分布的密闭结构,称为免疫突触(immunological synapse)(图 6 – 5)。免疫突触的形成提高了 TCR 与 MHC – 抗原肽的亲和力,稳定并增强了 T 细胞和 APC 的结合,有利于 T 细胞信号活化、细胞骨架重塑,促进 T 细胞活化和效应的发挥。

T细胞抗原识别具有抗原特异性和MHC限制性,这种双重识别是T细胞识别抗原的重要特征。一方面,T细胞表面TCR与APC表面MHC-抗原肽复合物的结合是高度特异的。TCR负责特异性识别MHC-抗原肽复合物中的抗原表位,CD3负责将TCR介导的外部刺激信号传导至T细胞内,活化相关蛋白酪氨酸激酶,诱导CD3胞内段ITAM磷酸化,引发一系列激酶的募集和活化,启动T细胞活化信号转导及靶基因活化。抗原识别过程可以理解为携带MHC-抗原肽复合物的APC在巨大的T细胞库中寻找、筛选抗原特异性的初始T细胞克隆的过程。

另一方面,TCR特异性识别APC提呈的抗原肽具有MHC限制性,即必须同时识别自身MHC分子。Zinkernigal和Doherty在20世纪70年代中期发现,从H-2^{k}品系小鼠分离的巨细胞病毒(cytomegalovirus,CMV)特异性CTL只能识别杀伤同一品系来源的CMV感染靶细胞,而对H-2^{b}品系来源的CMV感染的靶细胞则无杀伤作用。这一现象逐步发展概括为MHC限制性。Zinkernigal和Doherty也因此获得1996年诺贝尔生理学或医学奖。任何个体T细胞只能识别自身MHC分子提呈的抗原肽,此种T细胞识别抗原的特征称为自身MHC限制性(self MHC restriction)。自身MHC限制性是胸腺阳性选择的结果。

成熟T细胞为CD4或CD8分子单阳性细胞,即CD4$^+$T细胞或CD8$^+$T细胞。CD4和CD8可分别与MHC-抗原肽复合物中的MHCⅡ类分子或MHCⅠ类分子结合(图6-6),辅助TCR识别抗原、参与T细胞信号活化,因而,被称为TCR共受体(co-receptor)。CD4和CD8分子是跨膜糖蛋白分子,属于免疫球蛋白超家族,由胞外区、跨膜区、胞内区组成。CD4分子以单体形式存在,其胞外区含有4个免疫球蛋白样结构域,其中远膜端2个结构域能与MHCⅡ类分子的β2结构域结合,辅助TCR识别MHC-抗原肽复合物。CD8分子是由α链和β链通过二硫键组成的异源二聚体。α链和β链均为跨膜蛋白,胞外区各含有1个免疫球蛋白样结构域,与MHCⅠ类分子的α3功能区结合。CD4、CD8分子与相应MHC分子的结合具有多重效应,包括增强T细胞与APC或CTL与靶细胞的结合、辅助TCR识别抗原、促进TCR信号转导、介导不同的CD4$^+$T细胞和CD8$^+$T细胞免疫应答效应等。CD4还是HIV的特异性受体,能与HIV的胞膜gp120蛋白结合,介导HIV感染入侵表达CD4的T细胞及其他免疫细胞。

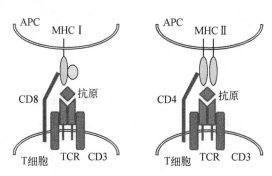

图6-6　TCR共受体CD4和CD8分子的作用

CD4和CD8是TCR的共受体,T细胞与APC特异性结合后,CD4和CD8分子分别识别和结合APC或靶细胞表面表达的MHCⅡ类分子或MHCⅠ类分子,辅助TCR信号活化

(三) 有丝分裂原介导多克隆淋巴细胞活化

有丝分裂原属于外源性凝集素,来自植物蛋白或细菌成分,能与有丝分裂原受体结合,促使细胞活化并诱导细胞分裂。有丝分裂原诱导的细胞活化为非特异性多克隆活化,可诱导淋巴细胞中所有克隆活化,与抗原诱导的特异性单克隆活化有着本质的不同。

常见的有丝分裂原包括刀豆素A(ConA)、植物血凝素(PHA)、美洲商陆丝裂原(PWM)、大豆凝集素(SBA)、LPS、金黄色葡萄球菌(SAC)等。其中,ConA和PHA是最常用的T细胞丝裂原。PWM可同时活化T细胞和B细胞。T细胞和B细胞表面有多种有丝分裂原受体。淋巴细胞接受有丝分裂原刺激后,静止淋巴细胞向母细胞转化。这种转化的淋巴母细胞呈现DNA合成增加、细胞体积增大、细胞质增多及出现有丝分裂等变化。这种转化过程对研究淋巴细胞功能变化和早期活化十分重要。这一原理被广泛应用于临床检验实践中,如利用淋巴细胞对有丝分裂原的反应性(淋巴细胞转化实验)来检测T细胞功能。

二、T细胞活化、增殖和分化

T细胞活化是T细胞继续增殖、分化及效应转归的条件和基础。目前研究认为,初始T细胞(又称静息T细胞,naive T cell)的完全活化依赖于两个不同的细胞外信号的共同刺激:第一信号为抗原特异性信号,第二信号为共刺激信号。双信号模式使得免疫应答得以及时启动、有效控制、适时终止,是控制T细胞免疫应答整体效应的关键步骤。

(一) T细胞活化的双信号

T细胞活化的第一信号为抗原特异性信号,即T细胞通过表面TCR及CD4、CD8共受体识别并结合APC表

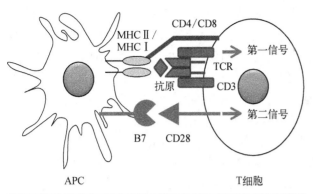

图 6-7　T 细胞活化的双信号模型

T 细胞活化依赖于双信号的共同作用，双信号同时刺激，T 细胞才能得以有效活化。第一信号为抗原特异性信号，由 APC 表面 MHC -抗原肽复合物与 T 细胞通过表面 TCR 及 CD4、CD8 共受体结合介导；第二刺激为共刺激信号，由 APC 与 T 细胞表面多对共刺激分子相互作用介导

面的 MHC -抗原肽复合物，抗原产生的活化信号由 CD3 分子传导进入 T 细胞内部，该信号保证了 T 细胞应答的抗原特异性；第二信号为共刺激信号，由 APC 与 T 细胞表面多对共刺激分子相互作用而介导，该信号提供了 T 细胞应答的限制条件，确保 T 细胞活化在需要的条件下才得以发生（图 6-7）。双信号同时刺激，T 细胞才能得以有效活化；仅有第一信号而第二信号缺失时，T 细胞不仅不能有效活化，还可走向无应答状态或失能。

1. T 细胞活化的第一信号　　为抗原特异性信号。具体过程为 APC 将携带的 MHC -抗原肽复合物提呈给抗原特异性 T 细胞，TCR 通过胞外段可变区识别抗原结合在 MHC 分子槽中的抗原表位，共受体 CD4 或 CD8 分子识别并结合 MHC Ⅱ类或 MHC Ⅰ类分子，继而 CD3 与 CD4 或 CD8 胞内段相互作用，激活与胞内段尾部相连的蛋白酪氨酸激酶，促进 CD3 分子胞内段 ITAM 基序磷酸化，引发一系列激酶的募集和活化，促使细胞相关活化基因的转录活化，使 T 细胞初步活化。同时，与 T 细胞接触的 APC 也会被活化而上调共刺激分子（如 CD80/CD86）表达，为第二信号活化做准备。

2. T 细胞活化的第二信号　　T 细胞活化的第二信号为共刺激信号。具体过程为 APC 与 T 细胞表面的多对共刺激分子产生受体-配体相互作用，从而促进 T 细胞完全活化。双信号可诱导细胞表达多种细胞因子和细胞因子受体，介导 T 细胞完全活化。如果缺乏第二信号，第一信号无法有效激活 T 细胞，反而促使 T 细胞走向无应答状态或克隆失能。T 细胞活化的双信号模式提供了一种故障-安全（failure-safety）机制，确保 T 细胞在合适的时机和部位得以活化。

共刺激分子（co-stimulatory molecules）是为 T 细胞完全活化提供共刺激信号的一类表面分子的总称，以受体和配体相互作用的形式调控 T 细胞活化（图 6-8）。T 细胞表面的共刺激分子大多属于免疫球蛋白超家族成员，如 CD28 家族〔CD28、细胞毒性 T 细胞相关蛋白 4（cytotoxic T lymphocyte-associated protein 4，CTLA-4）、诱导性共刺激分子（inducible co-stimulator，ICOS）和程序性死亡受体-1（programmed death 1，PD-1）〕、CD2、ICAM 等，此外还有肿瘤坏死因子超家族成员（如 CD40L 和 FasL）及整合素家族成员（如 LFA-1）。常见的共刺激分子的分布、配体和功能包括① CD28：为由两条相同肽链组成的同源二聚体，表达于 90% 的 CD4$^+$T 细胞和 50% 的 CD8$^+$T 细胞表面。CD28 的配体为表达于专职 APC 表面的 CD80（B7.1）和 CD86（B7.2）。CD28 产生的共刺激信号可有效活化 T 细胞，诱

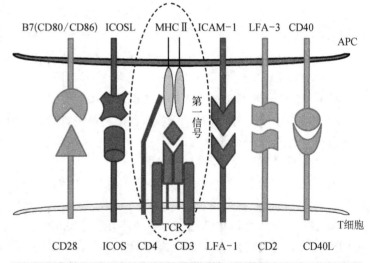

图 6-8　APC 与 T 细胞之间的共刺激分子

共刺激分子为 T 细胞完全活化提供共刺激信号，以受体和配体相互作用的形式调控 T 细胞活化。典型的活化性共刺激分子如 CD28，其配体为表达在 APC 表面的 B7 分子（包括 B7.1 即 CD80 和 B7.2 即 CD86）

导 T 细胞表达凋亡抵抗蛋白、刺激 T 细胞表达 IL-2 等细胞因子。② CTLA-4：即 CD152，表达于活化的 CD4$^+$T 细胞和 CD8$^+$T 细胞，配体同样是 CD80 和 CD86。CTLA-4 胞内段含有 ITIM。ITIM 中的酪氨酸残基被磷酸化后，可与蛋白酪氨酸磷酸酶 SHP-1 和肌醇 5-磷酸酶 SHIP 结合，向 T 细胞传导抑制性信号，下调或终止 T 细胞活化。③ ICOS：表达于活化 T 细胞表面，配体为诱导性共刺激分子配体（ICOSL）。ICOS 在 CD28 之后发挥作用，调控 T 细胞分泌细胞因子，促进 T 细胞增殖。④ PD-1：表达于活化 T 细胞，配体为 PD-L1 和 PD-L2。

PD-1胞质尾部含有ITIM和免疫酪氨酸的转换基序(immunoreceptor tyrosine-based switch motif, ITSM), PD-1与配体结合后,可传导抑制性信号,抑制T细胞增殖活化和分泌细胞因子,参与外周耐受。⑤ CD2:即淋巴细胞功能相关抗原-2(lymphocyte function associated antigen 2, LFA-2),又称为绵羊红细胞(sheep red blood cell, SRBC)受体,表达于95%成熟T细胞、50%~70%胸腺细胞及部分NK细胞,配体为LFA-3(CD58)、CD59或CD48。CD2能够介导T细胞与APC或靶细胞的黏附,为T细胞提供活化信号。⑥ CD40配体(CD40 ligand, CD40L):即CD154,也称gp39、TNF相关激活蛋白(TNF-associated activation protein, TRAP),表达于活化的CD4⁺T细胞表面,配体为表达于APC的CD40。CD40与CD40L相互作用产生双向效应,既可促进APC活化,表达CD80、CD86、细胞因子,又可促进T细胞活化。表达在T细胞表面的CD40L和表达在B细胞表面的CD40结合,可以促进B细胞活化和功能的发挥。⑦ LFA-1与ICAM-1:LFA-1表达于T细胞表面,与表达于APC表面的ICAM-1相互结合,介导T细胞与APC或靶细胞的黏附。相应地,T细胞也可表达ICAM-1,与表达于APC或靶细胞表面的LFA-1结合。

共刺激分子的表达与微生物入侵密切相关。微生物成分及IFN-γ等细胞因子可显著增强APC表达B7等共刺激分子,促进第二信号活化。T细胞表面CD40L与APC表面CD40相互作用也可增强APC表达共刺激分子和分泌炎性细胞因子。因而,在稳态情况下,APC不表达或低水平表达共刺激分子,而当APC受到微生物或特定细胞因子作用时才上调共刺激分子表达水平,及时启动T细胞应答。缺乏第二信号可使T细胞保持无应答状态,有利于维持免疫耐受。根据共刺激分子的效应可将其分为活化性共刺激分子和抑制性共刺激分子。CD28是最重要的活化性共刺激分子,其配体为CD80和CD86。CD28的主要作用是促进*IL-2*基因表达和稳定,促进IL-2合成。CTLA-4为与CD28高度同源的抑制性共刺激分子。T细胞活化后开始上调表达CTLA-4,与CD28竞争性结合CD80和CD86,且CTLA-4与CD80和CD86的亲和力显著高于CD28。CTLA-4与CD80/CD86结合后,胞内区的ITIM基序发生磷酸化,启动抑制性信号从而负向调控T细胞活化,避免T细胞过度激活(图6-9)。活化性共刺激分子和抑制性共刺激分子的相互作用,使得T细胞活化得以有效调控,这是机体调控免疫应答的重要的反馈性机制。

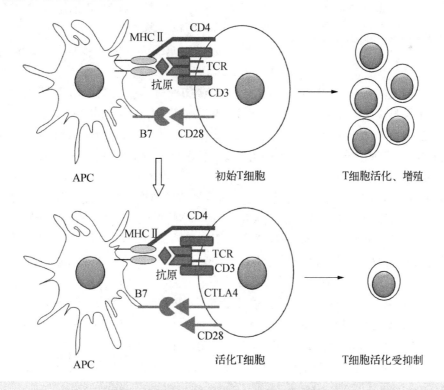

图6-9　CD28与CTLA-4分子的作用机制

CD28和CTLA-4的配体都是B7;T细胞受抗原信号刺激后,B7与初始T细胞表面CD28作用,促进T细胞增殖、活化;当T细胞活化至一定程度后,开始表达CTLA-4;CTLA-4与B7的亲和力显著高于CD28,并能够向T细胞传导抑制性信号,进而抑制T细胞活化,避免T细胞过度激活

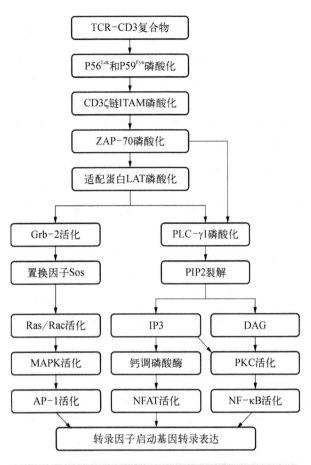

```
┌─────────────────────┐
│   TCR-CD3复合物      │
└──────────┬──────────┘
           ↓
┌─────────────────────┐
│ P56^Lck和P59^Fyn磷酸化 │
└──────────┬──────────┘
           ↓
┌─────────────────────┐
│   CD3ζ链ITAM磷酸化   │
└──────────┬──────────┘
           ↓
┌─────────────────────┐
│    ZAP-70磷酸化      │
└──────────┬──────────┘
           ↓
┌─────────────────────┐
│  适配蛋白LAT磷酸化   │
└──┬───────────────┬──┘
   ↓               ↓
┌────────┐    ┌──────────┐
│Grb-2活化│    │PLC-γ1磷酸化│
└───┬────┘    └────┬─────┘
    ↓              ↓
┌────────┐    ┌──────────┐
│置换因子Sos│   │ PIP2裂解  │
└───┬────┘    └────┬─────┘
    ↓          ┌────┴────┐
┌────────┐    ↓         ↓
│Ras/Rac活化│ ┌────┐  ┌────┐
└───┬────┘   │IP3 │  │DAG │
    ↓        └──┬─┘  └─┬──┘
┌────────┐     ↓      ↓
│MAPK活化 │  ┌────────┐┌────────┐
└───┬────┘   │钙调磷酸酶││ PKC活化 │
    ↓        └───┬────┘└───┬────┘
┌────────┐      ↓         ↓
│AP-1活化 │   ┌────────┐┌────────┐
└───┬────┘    │NFAT活化 ││NF-κB活化│
    │         └───┬────┘└───┬────┘
    └─────────────┼─────────┘
           ↓
┌─────────────────────┐
│  转录因子启动基因转录表达 │
└─────────────────────┘
```

图 6-10　TCR 活化的胞内信号转导途径
T 细胞接受 TCR 信号活化后，激活一系列胞内信号分子的级联式反应，进而诱导转录因子的活化和靶基因转录

3. 细胞因子调节 T 细胞增殖分化　双信号触发 T 细胞活化后能够促进一系列细胞因子的表达和分泌。而多种细胞因子在促进 T 细胞增殖分化过程中也发挥重要作用。其中，IL-2 及 IL-2 受体(IL-2R)表达是 T 细胞克隆性增殖的关键因素。T 细胞活化后，T 细胞表达 IL-2R α 链(CD25)，与 IL-2R 的 β 链、γ 链结合形成高亲和力受体，增强 T 细胞对 IL-2 信号的敏感性。IL-2 作为 T 细胞自分泌生长因子，与 IL-2 高亲和力受体相互作用可有效促进 T 细胞促进分裂、增殖。此外，IL-4、IL-6、IL-12、IL-18 等细胞因子也在 T 细胞增殖、分化过程中发挥多样化的调控作用。

（二）TCR 活化的胞内信号转导

TCR-CD3 复合物接受抗原刺激活化后，通过胞内蛋白激酶、适配蛋白等介导一系列复杂、有序的信号转导过程，促进级联信号蛋白活化，引起转录因子[NF-κB、活化蛋白-1(active protein-1，AP-1)等]活化和入核，诱导活化相关靶基因的转录激活(图 6-10)。T 细胞活化信号相关的靶基因包括细胞活化、增殖、分化相关的多种基因，在 T 细胞活化后的不同时相呈现特征性表达。

1. ZAP-70 介导早期信号活化　TCR 信号早期，CD3 胞内区的 ITAM 基序中的酪氨酸残基被蛋白酪氨酸激酶磷酸化。Src 家族、Syk 家族和 Tec 家族 3 个蛋白酪氨酸激酶家族参与了 T 细胞、B 细胞和 FcR 介导的细胞活化信号转导过程。参与 T 细胞早期信号活化的蛋白酪氨酸激酶主要有 Src 家族的 P56^Lck 和 P59^Fyn 及 Syk 家族的 ZAP-70。TCR 识别抗原后，T 细胞膜受体分子发生簇化，CD3、CD4 或 CD8 分子的胞质尾部聚集在一起。继而，P56^Lck 与 CD4 或 CD8 分子胞内尾部相连，促使 CD3 ζ 链 ITAM 部位与其接近。P56^Lck 发生自身磷酸化而活化，继而诱导 ITAM 磷酸化。继而 P59^Fyn 发挥与 P56^Lck 类似的作用，促进 ITAM 磷酸化。ζ 链的 ITAM 发生磷酸化之后，可招募并结合 ZAP-70。ZAP-70 被募集后发生自身磷酸化或被相邻 P56^Lck 磷酸化而活化，发挥蛋白酪氨酸激酶活性，进一步活化下游适配蛋白——T 细胞活化连接蛋白(linker for activation of T cell，LAT)。

2. 适配蛋白加速酶促级联反应　适配蛋白是胞内信号转导的重要介质，能够携带或招募信号分子进入特定细胞器，通过特定结构域结合其他信号蛋白，介导信号复合体的形成，从而促进信号转导。适配蛋白具有跨膜和胞质两种形式。在 T 细胞信号活化早期，适配蛋白发挥了迅速募集信号分子、促进级联反应的作用。适配蛋白 LAT 是一个跨膜蛋白，在 TCR 信号活化早期，活化的 ZAP-70 可以促进 LAT 磷酸化，继而 LAT 通过多种途径促进其下游信号转导。活化的 LAT 可招募生长因子结合蛋白(growth factor receptor-bound protein 2，Grb-2)和磷脂酶 Cγ1(phospholipase C-γ1，PLC-γ1)至免疫突触部位，进一步加速酶促级联反应。

3. Ras-MAP 激酶信号途径、钙-钙调磷酸酶和蛋白激酶 C 途径参与信号转导　Ras-MAP 激酶信号途径是通过丝裂原活化蛋白(mitogen-activated protein，MAP)激酶活化下游转录因子的过程。Ras 蛋白是 *ras* 基因表达产物，分子量是 21 kDa，是鸟苷酸结合蛋白(小 G 蛋白)家族成员之一。其通过共价脂类分子定位在细胞膜上。在未活化状态，Ras 的鸟苷酸结合部位被鸟苷二磷酸(guanosine diphosphate，GDP)所占据。当结合的 GDP 被鸟苷三磷酸(guanosine triphosphate，GTP)取代时，Ras 发生构型变化而活化，可发挥募集或活化下游信号分子的活性。T 细胞信号活化引起 LAT 磷酸化及活化，继而结合 Grb-2 的 SH2 结构域。Grb-2 与 LAT 结合后，可募集 Ras GTP/GDP 置换鸟苷酸交换因子 Sos。Sos 促进 Ras 分子上的 GDP 置换为 GTP，引起 Ras 构型变化，发挥 MAP 激酶活化。T 细胞内有 3 种主要的 MAP 激酶，包括胞外信号调节激酶（extracellular signal-regulated kinase，ERK）、c-Jun 氨基端激酶（c-Jun N-terminal kinase，JNK）和 p38，下游可以触发不同的信号及转录因子活化。其中活化 ERK 可触发转录激活因子 ETS 样蛋白 1（ETS-like transcription factor 1，Elk-1）磷酸化，继而刺激原癌基因 *c-fos* 转录。c-fos 为 AP-1 转录因子的一个成分。此外，Rac 也是小 G 蛋白家族成员，活化的 Rac GTP 亦可参与 TCR 簇化和免疫突触形成。活化型 Rac 可活化 JNK，下游磷酸化 c-Jun。c-Jun 是 AP-1 的另一个成分。p38 也可被活化型 Rac 激活，进一步活化转录因子。

钙-钙调磷酸酶途径和蛋白激酶 C 途径指由磷脂酶 C 活化产物三磷酸肌醇（inositol 1,4,5-triphosphate，IP3）和二酰甘油（diacylglycerol，DAG）介导的级联反应，其下游活化钙调磷酸酶或蛋白激酶 C，继而活化转录因子。PLC-γ1 是一种具有肌醇磷脂特异性的酶。T 细胞信号活化引起 LAT 磷酸化及活化，继而将细胞质中的 PLC-γ1 募集到细胞膜内面。此处，活化型 ZAP-70 和其他激酶可使 PLC-γ1 分子的酪氨酸残基发生磷酸化而活化。活化的 PLC-γ1 可裂解细胞膜上的磷脂酰肌醇二磷酸（phosphatidylinositol 4,5-bisphosphate，PIP2），生成 IP3 和 DAG。其中，IP3 经细胞质扩散至内质网，与其受体结合刺激细胞膜 Ca^{2+} 通道，使通道开放，释放细胞内钙储备，使细胞内钙浓度快速升高。高浓度的游离钙可发挥信号分子的作用，与细胞质内的钙调素结合形成钙-钙调素复合物，继而活化钙调磷酸酶，下游活化转录因子活化 T 细胞核因子（nuclear factor of activated T cells，NFAT）。另一个裂解产物 DAG 是疏水性成分，留存在细胞膜内面。游离钙和 DAG 组合作用可活化蛋白激酶 C，继而活化转录因子 NF-κB。

4. 转录因子调节靶基因转录活化　经过 Ras-MAP 激酶信号途径、钙-钙调磷酸酶途径和蛋白激酶 C 这 3 条信号途径转导，T 细胞活化信号进入转录因子活化阶段。对 T 细胞活化发挥关键作用的转录因子包括 AP-1、NFAT 和 NF-κB。其中，Ras-MAP 激酶信号途径主要活化 AP-1，钙-钙调磷酸酶途径主要活化 NFAT，而蛋白激酶 C 途径主要活化 NF-κB。

AP-1 存在于多种细胞中，调控细胞因子、生长因子、应急、微生物感染等多种刺激引发的细胞内信号，广泛调控细胞增殖、分化、凋亡等过程。该家族分子结构为异源二聚体，组成成分包括 c-fos、c-Jun 等家族成员。在 T 细胞信号活化过程中，AP-1 被显著活化，包括 c-fos 蛋白合成和 c-Jun 蛋白磷酸化。

NFAT 存在于多种免疫细胞中，是一个参与 IL-2、IL-4、TNF 等多种细胞因子基因表达调控的转录因子。静息的 NFAT 以非活化（磷酸化丝氨酸）的形式存在于细胞质内，TCR 信号活化的钙调磷酸酶使 NFAT 脱去磷酸根，暴露其核定位信号，进入细胞核。NFAT 入核后，定位到 IL-2、IL-4 等细胞因子编码基因调节区，与其他转录因子协同发挥作用。临床常用的免疫抑制剂环孢素 A（cyclosporin A，CsA）和 FK-506 能够阻止 NFAT 转录活性，阻断 *IL-2* 基因转录表达。

NF-κB 存在于多种细胞中，是一种受多种细胞因子、炎症、感染信号刺激活化的转录因子。NF-κB 是一个同源或异源二聚体分子。静息状态下，NF-κB 与 κB 抑制子（inhibitors of κB，IκB）结合存在于细胞质中，IκB 阻挡 NF-κB 入核。TCR 信号活化引起 IκB 磷酸化，从而被降解，释放 NF-κB 入核，参与多种细胞因子和受体基因转录活化。

上述转录因子活化促使靶基因转录表达，实现 T 细胞的增殖、分化和活化行为。T 细胞活化诱导表达的基因主要涉及 T 细胞增殖和功能发挥必需的基因，包括细胞因子（IL-2、IFN-γ、TGF-β 等）、细胞因子受体（IL-2R）、黏附分子［迟现抗原-1（very late appearing antigen-1，VLA-1）］、MHC 分子、细胞毒效应物质等。

三、T 细胞亚群的免疫功能

伴随 T 细胞增殖活化，T 细胞分化成为具有不同表型和功能特点的细胞亚群，各淋巴细胞亚群在不同类型、阶段、部位的免疫应答中发挥着不同作用。

成熟的外周 T 细胞包括 $CD4^+$T 细胞和 $CD8^+$T 细胞。此两类细胞主要表型和功能特点如下：① $CD4^+$T 细胞的 TCR 识别的抗原肽由 13~17 个氨基酸残基组成，能够识别 APC 表面由 MHC Ⅱ 类分子提呈的外源性抗原。$CD4^+$T 细胞接受抗原及共刺激信号活化后，在不同因素的协同作用下可分化为 Th 细胞和 Treg 细胞。$CD4^+$ Th 细胞能促进 B 细胞、T 细胞及其他免疫细胞的增殖分化，协调免疫细胞间的相互作用，而调节性 $CD4^+$T 细胞主要发挥抑制免疫应答的作用。根据产生的细胞因子谱的不同，Th 细胞又可以分为多种不同亚群，详见后述。

② CD8$^+$T 细胞的 TCR 识别的抗原肽由 8~10 个氨基酸残基组成,能够识别 APC(多为非专职 APC,即病毒或胞内菌感染的靶细胞或肿瘤细胞)由 MHC I 类分子提呈的内源性抗原。CD8$^+$T 细胞接受抗原及共刺激信号活化后,分化为杀伤性 T 细胞,发挥针对抗原特异性靶细胞的杀伤作用。另外,胞内微生物感染的细胞或肿瘤细胞也可被专职 APC(尤其是树突状细胞)捕获,继而将病毒或肿瘤抗原经 MHC I 类分子途径提呈给 CD8$^+$T 细胞,这个过程称为交叉提呈(cross presentation)。

T 细胞根据分化和功能状态及参与的免疫应答效应的不同,可分为初始 T 细胞、效应 T 细胞和记忆 T 细胞。初始 T 细胞由树突状细胞活化,而效应 T 细胞和记忆 T 细胞可识别多种 APC 提呈的抗原。此 3 类细胞主要表型和功能特点如下:① 初始 T 细胞是没有接受过抗原刺激的成熟 T 细胞。初始 T 细胞处于细胞周期的 T_0 期,存活期短,表达 CD45RA 和高水平的 CD62L,参与淋巴细胞再循环。他们在 TCR 结构上显示高度的异质性,能够识别、结合不同的抗原表位。在未经抗原免疫的机体内,抗原特异性初始 T 细胞的比例非常低。在感染或疫苗免疫时,特异性抗原进入机体,选择性激活相应的抗原特异性 T 细胞克隆,启动活化和增殖信号,并在周围免疫微环境的影响下分化为效应 T 细胞,发挥特定的免疫功能。② 效应 T 细胞是执行机体免疫效应功能的 T 细胞,根据具体的应答效应不同又可分为 Th 细胞和 CTL。由初始 T 细胞发育而来的效应 T 细胞存活期也较短。他们表达 CD45RO 和高水平 IL-2R,不参与淋巴细胞再循环,而是向抗原所在的外周组织迁移。在针对抗原物质的应答后期,绝大部分效应 T 细胞都发生凋亡,少量存活下来的细胞分化成记忆 T 细胞,能够快速介导更强的再次免疫应答。③ 记忆 T 细胞是维持机体免疫记忆功能的 T 细胞。记忆 T 细胞处于细胞周期 G_0 期,但其存活期很长,可达数年甚至几十年。记忆 T 细胞表达 CD45RO,并能向外周炎症组织迁移。记忆 T 细胞介导再次免疫应答,能在接受抗原刺激后迅速活化,分化成效应 T 细胞和新生记忆 T 细胞(表 6-2)。

表 6-2 初始 T 细胞和记忆 T 细胞的特点

特 性	初始 T 细胞	记忆 T 细胞
CD45 型别	CD45RA	CD45RO
归巢受体表达	高	低
黏附分子表达	低	高
再循环途径	从血流到淋巴组织	直接移行至抗原部位
寿命	短(数日)	长(数月到数年)
对抗原刺激的反应	-/+	+++

根据 T 细胞在免疫应答中的功能特点和作用方式的不同,T 细胞可分为 Th 细胞、CTL 和 Treg 细胞。此 3 类细胞主要表型和功能特点如下:① Th 细胞是来源于初始 CD4$^+$T 细胞,能够辅助 T 细胞、B 细胞应答的功能亚群。除最早研究揭示的 Th1、Th2 细胞,目前许多不同的 Th 细胞亚群被发现,如 Th17、Th22、滤泡辅助性 T 细胞(follicular helper T cell,Tfh 细胞)、Th9 等。② CTL 是来源于 CD8$^+$T 细胞,具有免疫杀伤效应的功能亚群。CTL 可特异性识别抗原,识别并杀伤抗原特异性病毒感染细胞或肿瘤细胞。从肿瘤组织周围分离获得的 CTL 成为肿瘤浸润淋巴细胞(tumor infiltrating lymphocyte,TIL)。体外培养的 TIL 过继回输可介导抗肿瘤免疫应答,被应用于临床肿瘤治疗。③ Treg 细胞是具有免疫抑制功能的细胞亚群。Treg 细胞是不同于 Th 细胞,具有免疫调节功能的 T 细胞群体,具有免疫抑制功能,对免疫稳态维持具有重要作用。Treg 细胞数量和功能异常与多种免疫相关疾病密切相关,是近年来免疫学研究的重要领域。Treg 细胞主要通过直接抑制靶细胞活化或分泌抑制性细胞因子(如 TGF-β 和 IL-10)两种方式负向调控免疫应答。此 3 类细胞的功能和效应机制详见下述。

(一) CD4$^+$ Th 细胞(各亚群)

CD4$^+$Th 细胞由接受抗原刺激的初始 CD4$^+$T 细胞分化而来,其主要辅助其他淋巴细胞发挥免疫活性,因而称为 Th 细胞。自从 1986 年 Mossman 和 Coffman 首次报道了 Th1 与 Th2 细胞亚群后,越来越多的 Th 细胞及其分化和功能机制被揭示。初始 CD4$^+$T 细胞识别 APC 表面由 MHC II 类分子提呈的外源性抗原后分化为中间阶段的 Th0,Th0 继而受多种因素的影响,向不同的 Th 亚群偏移分化。影响 Th 亚群分化的因素包括细胞因子微环境、细胞膜表面分子、抗原的性质等。例如,胞内病原体和肿瘤抗原及 IL-12、IFN-γ 诱导 Th1 细胞分化;普通细菌和可溶性抗原及 IL-4 诱导 Th2 细胞分化,TGF-β 和 IL-6 诱导 Th17 细胞分化。近年来,许多新的 Th 细胞亚群被发现,如 Th22、Tfh 细胞、Th9 等(图 6-11)。这些不同的 Th 细胞亚群具有不同的谱系调控机制和细胞因子表达谱,在功能上相互调节、制约,共同影响免疫应答的最终效应。不同亚群的 Th 细胞分化并不是固定不变的,在不同的因素触发下可能发生再分化或相互转换,体现了 Th 细胞亚群之间的可塑性和灵活性。

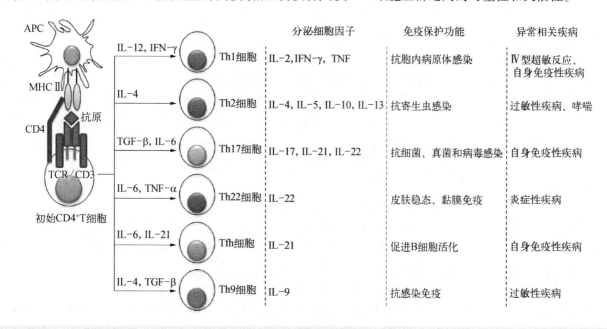

图 6-11　Th 细胞的分化及效应

初始 T 细胞在 APC 及细胞因子的作用下,分化成为效应 T 细胞并形成不同的功能性亚群,发挥辅助功能,参与机体的免疫应答和调节

1. **Th1 细胞**　IL-12、IFN-γ 等细胞因子环境能够诱导 Th1 细胞分化。Th1 细胞主要分泌 Th1 型细胞因子,包括 IL-2、IFN-γ、TNF 等。这些细胞因子能促进 Th1 细胞的进一步增殖,同时还能抑制 Th2 细胞增殖,因而能够正反馈上调 Th1 型免疫应答。Th1 细胞的主要效应是通过其分泌的细胞因子促进 CTL、NK 细胞及巨噬细胞的活化和功能,增强细胞介导的抗感染免疫,在防御胞内寄生菌、真菌、病毒感染中发挥至关重要的作用。例如,IFN-γ 和 TNF 能够活化巨噬细胞,增强其杀伤胞内病原体的能力。IL-2、IFN-γ、IL-12 可增强 NK 细胞的杀伤能力。IL-2 和 IFN-γ 可协同刺激 CTL 的增殖和分化。TNF 除了能够诱导靶细胞凋亡外,还能介导炎症反应。此外,Th1 细胞能通过表面 CD40L 与巨噬细胞表面 CD40 结合,促进巨噬细胞活化。TNF 和 IFN-γ 等可募集活化炎性细胞,故以 Th1 细胞为主的免疫反应可引起炎性细胞浸润和以组织损伤为特征的炎症反应,即迟发型过敏反应(delayed-type hypersensitivity responses,DTH),又称Ⅳ型超敏反应。过度活化的 Th1 细胞反应与多种自身免疫性疾病的发生、发展密切相关,如多发性硬化症、1 型糖尿病、炎性肠病等。

2. **Th2 细胞**　IL-4 能够诱导 Th2 细胞分化。Th2 细胞主要分泌 Th2 型细胞因子,如 IL-4、IL-5、IL-10 和 IL-13 等。这些细胞因子能促进 Th2 细胞增殖,同时还能抑制 Th1 细胞增殖,因而,能够正反馈上调 Th2 型免疫应答。Th2 细胞的主要效应是通过其分泌的细胞因子辅助 B 细胞活化,刺激 B 细胞产生抗体,参与体液免疫应答。例如,IL-4 是诱导 B 细胞向浆细胞分化、刺激 IgE 合成的关键细胞因子;IL-5 主要诱导嗜酸性粒细胞活化,这使得以 Th2 细胞为主的免疫反应中常有高水平的 IgE 及活化的嗜酸性粒细胞。Th2 细胞与寄生虫感染、变态反应、哮喘等疾病密切相关。此外,Th2 细胞分泌的某些细胞因子具有抗炎作用,如 IL-4、IL-13 可以抑制 IFN-γ 对巨噬细胞的活化;IL-10 和 TGF-β 可以抑制巨噬细胞活化和功能。因而 Th2 细胞能够抑制急、慢性炎症反应,发挥免疫调控作用。生理条件下,机体的 Th1 细胞和 Th2 细胞相互调节和制约,共同维持免疫平衡。如果 Th1 细胞和 Th2 细胞极化发生偏移,会引起病理改变,甚至导致免疫相关疾病的发生。

3. **Th17 细胞**　Th17 细胞的分化由 TGF-β 和 IL-6 诱导,并由自身分泌的 IL-21 加强。Th17 细胞形成后可上调 IL-23R 的表达,并且分泌 IL-17、IL-21 及 IL-22 等多种细胞因子,通过趋化和活化炎性细胞,介导炎症反应。Th17细胞参与了多种自身免疫性疾病,如SLE、特异性皮炎、银屑病、炎性肠病、多发性硬化症等的发生、发展。Th17细胞在不同的免疫环境中表现出异质性和可塑性。Th17细胞根据来源不同可分为自然发生Th17(natural Th17,nTh17)和外周诱导Th17(inducible Th17,iTh17)。

4. Th22细胞　　是一群以表达皮肤趋化因子受体CCR4、CCR6及CCR10为特征的Th细胞。Th22细胞高分泌IL-22,不分泌IL-17或IFN-γ,主要参与皮肤免疫应答及组织修复等过程。IL-22是IL-10家族成员之一,在调控皮肤功能稳态和防御感染中具有重要作用。

5. Tfh细胞　　表达趋化因子受体CXCR5,定位于淋巴组织的B细胞淋巴滤泡区,通过分泌IL-21促进体液免疫应答。IL-21对于Tfh细胞的分化发育具有关键作用,共刺激分子ICOS能够在Tfh细胞及Th17发育过程中调节IL-21的表达。IL-21在B细胞向浆细胞分化、产生抗体和免疫球蛋白类别转换中发挥重要作用。

6. Th9细胞　　在IL-4和TGF-β诱导下,Th2细胞能重新分化为一群分泌IL-9、促进炎症反应的效应性CD4+T细胞,即Th9细胞。IL-9是T细胞、肥大细胞及造血干细胞重要的生长因子,具有抑制细胞凋亡的作用。Th9细胞能够促进气道收缩及哮喘发作,此外在寄生虫感染中也有重要作用。

(二) CD8+ CTL

CTL由CD8+T细胞接受抗原刺激分化而来。外来抗原进入机体被APC(多为非专职APC,即病毒或胞内菌感染的靶细胞或肿瘤细胞)加工处理,以MHC I-抗原肽复合物的形式提呈给CTL,在抗原刺激信号和APC释放的IL-1等细胞因子的共同作用下,促进CTL增殖活化。CTL的主要功能是特异性识别抗原,并通过分泌细胞毒性颗粒物质及死亡受体途径杀伤抗原特异性病毒感染细胞或肿瘤细胞。

1. CTL的效应过程　　CTL高效、特异性地杀伤靶细胞的效应过程包括识别与结合靶细胞、CTL极化和致死性攻击3个过程。具体如下:① 效-靶细胞结合,CTL在识别结合特异性抗原之前,可通过CD2及LFA-1等黏附分子与靶细胞连接,增强TCR对抗原的结合能力。CTL继而通过TCR特异性地识别靶细胞(病毒或胞内菌感染的靶细胞或肿瘤细胞)表面的MHC I-抗原肽复合物。此外,多种黏附分子参与了CTL对靶细胞的杀伤和黏附,与TCR-MHC-抗原肽复合物共同形成免疫突触,使CTL分泌的效应分子在局部形成高浓度聚集。② 细胞极化至细胞膜分子或胞内成分聚集于细胞一端的现象。CTL识别靶细胞表面MHC I-抗原肽复合物后,TCR与共受体向效-靶细胞接触部位聚集,导致CTL内某些亚细胞结构极化,如细胞骨架系统(肌动蛋白、微管等)、高尔基体及胞质颗粒向效-靶细胞接触部位重新排列和分布,从而保证CTL胞质颗粒中的效应分子释放后能有效作用于所接触的靶细胞。③ 致死性攻击,CTL通过分泌细胞毒性颗粒物质及死亡受体途径对靶细胞进行致死性攻击。然后CTL脱离靶细胞,继续寻找下一个目标发挥作用。

2. CTL的杀伤机制　　CTL杀伤靶细胞主要通过两大类途径,即分泌可溶性细胞毒性颗粒物质和Fas/FasL途径(图6-12)。

CTL分泌的可溶性细胞毒性物质主要包括3种,即穿孔素、颗粒酶、TNF,其具体作用方式如下:① 穿孔素,又称为成孔蛋白(pore-forming protein,PTF),C9相关蛋白(C9 related protein)或溶细胞素(cytolysin),静息状态时储存于细胞质中。CTL活化后释放穿孔素至细胞外,在钙离子存在的情况下,插入靶细胞膜上,并多聚化形成管状的多聚穿孔素(polyperforin)。该多聚体由12~16个穿孔素聚合而成,在靶细胞上形成内径约为16 nm的穿膜孔道,使颗粒酶等细胞毒性蛋白迅速进入细胞。② 颗粒酶:是存在于CTL细胞质颗粒中的一组丝氨酸蛋白酶。该家族具有8个成员,分别命名为颗粒酶A~颗粒酶H,其中颗粒酶B含量最高。CTL通过胞吐作用释放颗粒酶,可经穿孔素构建的孔道结构穿越靶细胞膜进入细胞质,激活凋亡相关的酶系统诱导靶细胞凋亡。③ TNF:活化

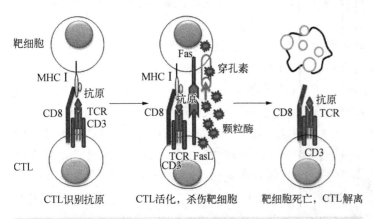

图 6-12　CTL介导的细胞杀伤

CD8+T细胞识别靶细胞提呈的内源性抗原后活化为CTL。CTL通过分泌穿孔素、颗粒酶等可溶性细胞毒性物质和Fas/FasL途径对靶细胞进行致死性打击。然后CTL脱离靶细胞,寻找下一个目标

CTL 可分泌 TNF,TNF 与靶细胞表面相应受体结合后,可诱导细胞凋亡而杀伤靶细胞。

除上述可溶性细胞毒性物质诱导的靶细胞杀伤之外,CTL 可通过 Fas/FasL 途径杀伤靶细胞。CTL 表达模型 FasL,识别表达于靶细胞的 Fas 分子后,诱导靶细胞内的半胱天冬酶参与的信号转导途径,从而导致靶细胞凋亡。

(三) 活化效应 T 细胞的转归

当活化 T 细胞完成了对抗原的清除之后,T 细胞应答水平下降,使免疫系统恢复到静息或稳态 (homeostasis)水平。在此情况下,大部分效应 T 细胞被抑制或清除,少部分 T 细胞分化为记忆 T 细胞维持免疫记忆,以此实现活化效应 T 细胞的转归。

1. Treg 细胞抑制 T 细胞活化 Treg 细胞是一类能够抑制免疫应答的 T 细胞亚群,在抑制免疫反应过度活化、维持机体免疫稳态中发挥重要作用,其数量和功能的改变与自身免疫性疾病和肿瘤等多种重大疾病密切相关。Treg 细胞表面标志为 $CD4^+CD25^+$,其分化和功能受转录因子 Foxp3 调控。根据 Treg 细胞的来源,Treg 细胞又可分为自然 Treg 细胞(natural Treg cells,nTreg 细胞)及诱导性 Treg 细胞(inducible Treg cells,iTreg 细胞)。nTreg 细胞直接从胸腺细胞分化而来,iTreg 细胞由初始 T 细胞在外周经抗原及其他因素(如 TGF-β 和 IL-2)诱导产生。Treg 细胞主要通过直接抑制靶细胞活化或分泌抑制性细胞因子(如 TGF-β 和 IL-10)两种方式负向调控免疫应答。

2. 活化诱导的细胞凋亡清除 T 细胞 活化诱导的细胞凋亡(activation-induced cell death,AICD)指免疫细胞活化并发挥免疫效应后,诱导自发性细胞凋亡。其对免疫稳态具有重要意义。其机制为抗原持续刺激诱导活化 T 细胞上调表达 FasL,与 T 细胞表达的 Fas 结合,启动凋亡信号介导 T 细胞凋亡。随着抗原的清除,抗原活化的 T 细胞也随之被 AICD 效应清除,终止免疫应答。AICD 是机体控制免疫应答的负反馈调控机制,可有效清除外周抗原特异性 T 细胞克隆,避免 T 细胞过度聚集或活化引起免疫病理性损伤。

3. 记忆 T 细胞 免疫记忆是适应性免疫的重要特征,表现为免疫系统对曾经接触过的抗原能启动更为迅速和高效的免疫应答。记忆 T 细胞是维持机体免疫记忆功能的 T 细胞亚群,表面标志为 $CD45RA^-CD45RO^+$,能向外周炎症组织迁移介导再次免疫应答。与初始 T 细胞相比,记忆 T 细胞仅需相对更低的抗原刺激即可迅速活化,对共刺激信号的依赖也较低(表6-2),活化后分化成效应 T 细胞和新生记忆 T 细胞。记忆 T 细胞又可以分为效应性记忆 T 细胞(T_{EM})和中央型记忆 T 细胞(T_{CM})。T_{EM} 为 $CCR7^-$ 记忆 T 细胞,主要存在于血液、脾和非淋巴组织中,当机体受到抗原刺激后 T_{EM} 迅速分化为效应细胞,产生效应分子。T_{EM} 为 $CCR7^+$ 记忆 T 细胞,主要存在于淋巴结、脾和血液中,而不存在于非淋巴组织,机体受到抗原刺激后,分化为效应细胞及产生细胞因子或对靶细胞的杀伤作用较慢。在缺乏抗原或 MHC 分子刺激的情况下,记忆 T 细胞可长期存活,并进行动态的自我补充和更新。

本章小结

T 细胞在胸腺中经历阳性选择、阴性选择形成具有自身 MHC 限制性及对自身抗原耐受的、功能成熟的 $CD4^+$ 细胞或 $CD8^+$ 细胞。成熟 T 细胞迁出胸腺,进入外周 T 细胞库执行功能。初始 T 细胞的完全活化依赖双信号刺激:第一信号为抗原特异性信号,来源于 APC 表面的 MHC-抗原肽复合物与 T 细胞表面 TCR 及 CD4 或 CD8 共受体的相互结合;第二信号为共刺激信号,由 APC 与 T 细胞表面多对共刺激分子发生配体与受体相互作用而介导。双信号模式使得免疫应答得以及时启动、有效控制、适时终止,是控制 T 细胞免疫应答整体效应的关键步骤。初始 T 细胞接受双信号刺激及在细胞因子作用下,发生活化、增殖、分化成为效应 T 细胞和记忆 T 细胞,参与适应性免疫应答和免疫记忆的维持。根据活化 T 细胞免疫应答功能的不同,可将 T 细胞分为 Th 细胞、CTL 和 Treg 细胞。Th1 细胞通过分泌 IFN-γ 等细胞因子和 CD40L 信号活化巨噬细胞;Th2 细胞通过分泌 IL-4、IL-5 等参与体液免疫应答。CTL 通过分泌杀伤性颗粒物质和 Fas/FasL 途径杀伤靶细胞。Treg 细胞是一类能够抑制免疫应答的 T 细胞亚群,在抑制免疫反应过度活化、维持机体免疫稳态中发挥重要作用。

(刘 娟)

B 淋巴细胞(B lymphocyte)简称 B 细胞,通过合成和分泌抗体介导体液免疫应答。其命名源于早期发现鸟类抗体产生的细胞来自法氏囊(bursa of fabricius),以此区分胸腺来源、介导细胞免疫应答的 T 细胞。哺乳动物没有法氏囊,但巧合的是其 B 细胞发育的主要场所是骨髓。淋巴样前体细胞在骨髓微环境中经过一系列选择过程,最终发育成为具有抗原反应性的成熟 B 细胞,该过程仅有 10% 的细胞能够存活。成熟的 B 细胞离开骨髓后进入外周免疫器官,主要定居在脾、淋巴结及黏膜相关淋巴组织的初级淋巴滤泡,这类成熟 B 细胞称为初始 B 细胞,其在血液、淋巴液中反复循环和重新分布。在该循环过程中,初始 B 细胞如果没有遇见相应抗原,便在数周内死亡;一旦与相应抗原相遇,则通过其细胞膜表面的 BCR 识别抗原并与之结合,在一系列协同刺激信号的共同作用下,诱导 B 细胞活化、增殖并分化为浆细胞,产生抗体,发挥体液免疫应答效应。B 细胞除了产生抗体介导体液免疫应答外,还具有抗原提呈功能,是一类专职 APC;此外,B 细胞还能通过分泌多种细胞因子参与免疫应答的调节。

第一节 B 细胞受体与 B 细胞发育

BCR 是表达在 B 细胞表面的免疫球蛋白,即膜结合型免疫球蛋白。B 细胞通过 BCR 识别抗原,接受抗原刺激后启动体液免疫应答。B 细胞的分化发育按照其是否需要抗原的刺激和发育部位,可人为地分为两个阶段,即抗原非依赖期和抗原依赖期,前者在中枢免疫器官骨髓中发生,从淋巴样干细胞分化为成熟的 B 细胞,此过程不需要抗原的刺激;后者主要在外周免疫器官(如脾脏、淋巴结)中发生,在抗原的刺激下,其中一部分 B 细胞分化发育为能够分泌抗体的浆细胞,产生抗原特异性抗体,介导体液免疫应答;另一部分 B 细胞分化为记忆 B 细胞后迁移到骨髓,在机体遭遇相同抗原刺激的再次体液免疫应答中发挥关键作用。

一、BCR 复合体

BCR 复合体由 BCR 和 Igα(CD79a)/Igβ(CD79b)组成。免疫球蛋白的转录产物经不同剪切后分别编码膜结合型免疫球蛋白或分泌型免疫球蛋白。BCR 即膜结合型免疫球蛋白,通常以单体形式表达于 B 细胞表面,能特异性识别相应抗原,发挥细胞膜表面受体功能。目前发现最早的表达在不成熟 B 细胞表面的 BCR 类别是 mIgM。随着 B 细胞的分化成熟,成熟的 B 细胞可同时表达 mIgM 和 mIgD。但 mIgD 的功能尚未可知,其表达缺失对 B 细胞的发育和功能没有显著影响。分泌抗体的浆细胞不表达 mIgM,而长寿命的记忆 B 细胞则可因免疫球蛋白的类别转换而表达 mIgG、mIgA 或 mIgE。

BCR 复合体(BCR - Igα/Igβ 或 BCR - CD79a/CD79b)中的 BCR 负责识别特异性抗原表位,由于其胞内区较短,因此 BCR 识别的抗原信号需要利用 Igα/Igβ 向细胞内进行传递。如图 7-1 所示,BCR 为膜结合型免疫球蛋白,由两条重链和两条轻链连接而成。与抗体结构类似,BCR 重链分为可变区(V 区,约含 110 个氨基酸残基)、恒定区(C 区,约含 330 个氨基酸残基)以及 BCR 独有的跨膜区(26 个氨基酸残基)和胞质区(3 个氨基酸残基);轻链只有 V 区和 C 区。V 区由重链可变区和轻链可变区两个结构域组成,各有 3 个 CDR(CDR1、CDR2、CDR3)。BCR 不同于 TCR,其可直接识别完整的天然蛋白质抗原、多糖或脂类抗原;3 个 CDR 均可参与对抗原的识别,共同决定 BCR 的抗

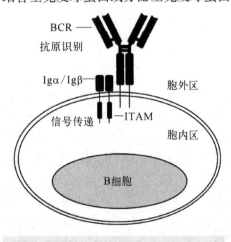

图 7-1 BCR - Igα/Igβ 复合体结构示意图
BCR 特异性识别抗原后启动 B 细胞活化的第一信号,但由于 BCR 的胞质区较短,不能有效地将抗原信号向细胞内传递,需要与 CD79a/CD79b(Igα/Igβ)形成复合物,由 CD79a/CD79b 将信号传入 B 细胞内,其胞质区含有 ITAM

原特异性。Igα(CD79a)和 Igβ(CD79b)通常以二聚体形式存在,Igα 和 Igβ 两条肽链可分为胞外区、跨膜区和胞质区。Igα 和 Igβ 的胞内区较长,Igα 有 61 个氨基酸残基,Igβ 有 48 个氨基酸残基,各有 1 个 ITAM 基序,负责向胞内传递 BCR 识别的抗原信息。

二、B 细胞的发育

在哺乳动物胚胎发育过程中,B 细胞的发育始于胚肝;胚胎发育晚期及出生后,B 细胞的发育场所则转移到骨髓。简单来说,B 细胞的分化发育可分为两个阶段,第一阶段发生在中枢免疫器官骨髓中,此阶段 B 细胞的发育在骨髓微环境的诱导下从骨髓造血干细胞开始,主要经历淋巴样干细胞、pro－B 细胞、pre－B 细胞、未成熟 B 细胞及成熟 B 细胞(或称初始 B 细胞)等几个阶段;而后初始 B 细胞从骨髓迁出,进入外周免疫器官的 B 细胞区(亦称非胸腺依赖区)定居,在这里接受外来抗原的刺激后,经历抗原识别、克隆增殖等一系列过程后,分化为能够分泌抗体的浆细胞。

B 细胞分化发育的第一阶段中发生的主要事件是功能性 BCR 的表达和 B 细胞自身抗原耐受的形成;B 细胞分化发育第二阶段中的主要事件是 B 细胞在抗原的刺激下分化为产生抗原特异性抗体的浆细胞,介导体液免疫应答。随着抗原的清除,大部分活化 B 细胞发生凋亡,只有少量 B 细胞进一步分化为记忆 B 细胞;记忆 B 细胞迁移到骨髓等待相同抗原的再次刺激,激发再次体液免疫应答。

(一)B 细胞在骨髓中的分化发育

B 细胞在骨髓中的发育经历了 pro－B 细胞、pre－B 细胞、未成熟 B 细胞和成熟 B 细胞等阶段。骨髓基质细胞来源的各种刺激信号对 B 细胞的分化发育起关键作用,其细胞表面表达的受体型酪氨酸激酶 FLT3 配体(receptor-type tyrosine-protein kinase FLT3 ligand,FLT3－L)与受体型酪氨酸激酶 FLT3(receptor-type tyrosine-protein kinase FLT3,FLT3)相互作用;基质细胞通过血管细胞黏附分子－1(vascular cell adhesion molecule－1,VCAM－1)与迟现抗原－4(very late appearing antigen－4,VLA－4)紧密结合;以及基质细胞分泌的 IL－7 与 IL－7 受体相互作用,促进淋巴干样细胞向 pro－B 细胞分化。pro－B 细胞在基质细胞分泌的趋化因子 SDF－1(CXCL12)协助下,通过基质细胞表面 SCF 与 BCR 酪氨酸激酶 c－Kit(CD117)相互作用,进一步分化为 pre－B 细胞。从 pre－B 细胞到成熟 B 细胞分化发育涉及的信号机制目前尚不清楚。

1. pro－B 细胞　来源于淋巴样干细胞,早期的 pro－B 细胞开始发生免疫球蛋白重链可变区基因 D－J 的重排,晚期的 pro－B 细胞发生免疫球蛋白重链可变区基因 V－D－J 的重排。该阶段没有 mIgM 的表达,但开始表达 Igα(CD79a)/Igβ(CD79b)异源二聚体。Igα(CD79a)/Igβ(CD79b)是 B 细胞的主要标志物,也是 BCR 复合物的重要组成部分,主要介导抗原刺激后的胞内信号传递。

2. pre－B 细胞　pre－B 细胞的特征性改变是表达前 B 细胞受体(pre－B cell receptor,pre－BCR),pre－B 细胞又可细分为大 pre－B 细胞(large pre－B cell)和小 pre－B 细胞(small pre－B cell)。大 pre－B 细胞免疫球蛋白重链基因完成重排,但免疫球蛋白轻链基因重排尚未进行。此时,B 细胞表达轻链 V 区和 C 区同源的 λ5 和 Vpre－B 蛋白构成假性轻链(surrogate light chain),并与免疫球蛋白重链(μ 链)以及 Igα(CD79a)/Igβ(CD79b)一起组成替代性 BCR 复合物,表达于 pre－B 细胞表面。pre－BCR 结构的形成对 pre－B 细胞的存活和增殖至关重要。大 pre－B 细胞进一步分化为小 pre－B 细胞,小 pre－B 细胞开始发生免疫球蛋白轻链基因 V－J 重排,依然不能表达功能性的 BCR,但开始表达 CD19、CD20、CD40、CD38 和 MHC Ⅱ 类分子。

3. 未成熟 B 细胞　该细胞的特征性改变是可以表达完整的 BCR(mIgM)。该阶段的 B 细胞如与骨髓基质细胞表达的自身抗原结合,则诱发未成熟 B 细胞凋亡,并导致克隆清除(clone deletion),形成 B 细胞的自身免疫耐受,此过程的生物学意义类似于 T 细胞的阴性选择。一些识别自身抗原的未成熟 B 细胞可以通过受体编辑改变其 BCR 的特异性。在某些情况下,未成熟 B 细胞与自身抗原的结合能够下调 mIgM 的表达,这类细胞虽然能够逃避克隆清除进入外周免疫器官,但对抗原的刺激不能产生应答,称为失能。在骨髓中发育的未成熟 B 细胞经历上述克隆清除、受体编辑和失能等过程形成了对自身抗原的中枢免疫耐受,因此成熟的 B 细胞到达外周淋巴组织后通常仅对外来非己抗原发生应答。

4. 成熟 B 细胞　未受抗原刺激的成熟 B 细胞亦称初始 B 细胞(naive B cell)。成熟 B 细胞的特征性改变是细胞表面可同时表达 mIgM 和 mIgD。成熟的 B 细胞能够识别抗原,介导适应性免疫应答。至此,B 细胞完成在中枢免疫器官的分化,离开骨髓进入外周淋巴器官进行第二阶段的分化发育。

（二）B细胞在外周免疫器官的分化发育

成熟B细胞离开骨髓随血流迁移至外周淋巴器官的B细胞区定居,外周淋巴组织中富含B细胞的区域称为非胸腺依赖区。B细胞在外周免疫器官中的分化发育具有抗原依赖性的特点。如无抗原刺激,成熟B细胞在外周免疫器官中的寿命一般仅有7~10 d。成熟B细胞接受抗原刺激后,在淋巴滤泡中发生活化、增殖,形成生发中心,并发生广泛的免疫球蛋白可变区体的细胞高频突变。突变后的B细胞的BCR能与FDC表面抗原低亲和力结合或不能结合者,则该B细胞发生凋亡;而与抗原高亲和力结合的B细胞则进一步发育为分泌抗体的浆细胞或分化为长寿命的记忆B细胞。

第二节　B细胞对胸腺依赖性抗原的适应性免疫应答

B细胞介导的免疫应答过程和特性因遭遇的抗原的类型不同而有差异。不同于胸腺非依赖性抗原(TI-Ag)可以直接激活B细胞,胸腺依赖性抗原(TD-Ag)激发的B细胞免疫应答需要Th细胞的辅助才能诱导特异性抗体的产生。从骨髓中分化发育成熟的B细胞进入外周淋巴器官的淋巴滤泡定居。在淋巴滤泡中,TD-Ag通过与BCR的结合向B细胞传递抗原识别信号,这是B细胞活化的第一信号;同时B细胞作为专职APC,可以加工、处理抗原并将抗原信息提呈给Th细胞,从而使之激活,并借助T细胞与B细胞的相互作用使B细胞获得第二信号而激活。活化的B细胞以两条不同的途径进行分化,一部分B细胞进入髓索下分化为含浆细胞的原发灶(primary focus),主要产生IgM类抗体,该浆细胞通常在2周内凋亡。这部分B细胞在早期抗感染免疫防御中体现价值。另一部分B细胞与Tfh细胞一起迁移到初级淋巴滤泡,进一步增殖形成生发中心,在生发中心微环境的作用下,B细胞进行克隆扩增,并与Tfh细胞和FDC相互作用,历经体细胞高频突变、抗体亲和力成熟、免疫球蛋白类别转换等过程,最终分化为分泌特异性抗体的浆细胞和记忆B细胞,介导适应性体液免疫应答和再次免疫应答(图7-2)。与T细胞介导的细胞免疫应答过程类似,B细胞介导的针对TD-Ag的特异性体液免疫应答也可分为抗原识别、B细胞活化、增殖与分化和抗体产生并发挥效应等阶段。

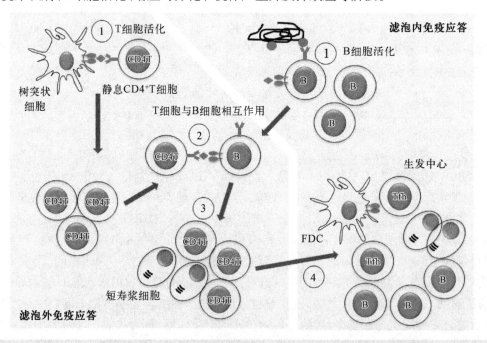

图7-2　TD-Ag诱导的体液免疫应答顺序激活过程

　　初始CD4[+] T细胞在接受树突状细胞或B细胞呈递的抗原信息后活化、增殖、分化为抗原特异性CD4[+]T细胞,在淋巴滤泡外诱导B细胞分化为产生IgM类抗体的短寿浆细胞;另一部分B细胞在Tfh细胞和FDC的辅助下在淋巴滤泡形成生发中心,并进一步分化为分泌特异性抗体的浆细胞

一、B细胞的活化

（一）B细胞对TD-Ag的识别

1. **B细胞定居和识别抗原的部位**　　脾、淋巴结及黏膜淋巴组织等的胸腺非依赖区又称B细胞区，是初始B细胞定居和识别抗原的主要部位（如淋巴结的淋巴滤泡）。B细胞可以通过输入淋巴管或穿过高内皮细胞小静脉经血流进入淋巴滤泡。淋巴滤泡中的B细胞捕获从输入淋巴管进入的抗原的方式有如下几种：① 大部分分子量小于70 kDa的抗原可以直接从导管进入初级淋巴滤泡。② 较大分子量的细菌性抗原或抗原-抗体复合物，可被边缘窦中的巨噬细胞捕获后送至淋巴滤泡。③ 其他不能通过上述方式捕获的分子量更大的抗原可由皮质区中的树突状细胞捕获而转送到淋巴滤泡（图7-3）。

2. **BCR对TD-Ag的识别**　　与TCR识别抗原不同，BCR对TD-Ag的识别特征如下：① BCR不仅能识别蛋白质抗原，还能识别多肽、核酸、多糖、脂类和小分子化合物。② BCR可特异性直接识别蛋白质抗原的天然抗原表位，或识别蛋白质降解所暴露的空间构象或隐蔽表位。③ BCR识别的抗原无须APC的加工处理，也无MHC限制性。

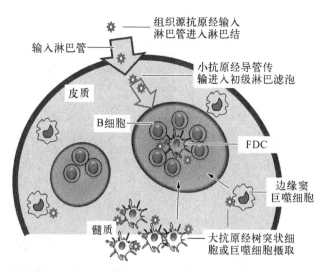

图7-3　抗原进入淋巴滤泡的方式

按照分子量的大小，抗原进入淋巴滤泡的方式：① 小抗原可以直接从导管进入初级淋巴滤泡；② 较大抗原可被边缘窦中的巨噬细胞捕获后送至淋巴滤泡；③ 更大抗原可由皮质区中的树突状细胞或巨噬细胞摄取而转送到淋巴滤泡

BCR在抗原识别、B细胞激活中具有两个相互关联的作用：① BCR与抗原特异性结合，产生激活B细胞活化的第一信号。② 作为专职APC，B细胞通过胞吞作用将BCR结合的抗原内化，并对抗原进行加工处理，形成MHCⅡ-抗原肽复合物，提呈给抗原特异性Th细胞识别，Th细胞活化后表达CD40L，其与B细胞表面表达的CD40结合后为B细胞提供活化的第二信号。此即是B细胞活化的双信号模型。

（二）B细胞活化的双信号

与T细胞激活类似，B细胞活化也需要两种信号和多种细胞因子的参与。BCR识别特异性抗原提供第一信号，启动B细胞的活化；共刺激分子提供的第二信号，并在细胞因子的协助下使B细胞完全活化。

1. **B细胞活化的第一信号**　　又称抗原刺激信号，由BCR-Igα（CD79a）/Igβ（CD79b）和CD19/CD21/CD81共同介导。与TCR-CD3结构类似，BCR的胞质区较短，仅有3个氨基酸残基，因此无信号转导功能，其识别的抗原信号需要依赖Igα（CD79a）/Igβ（CD79b）向细胞内传导。Igα（CD79a）/Igβ（CD79b）胞质区的结构与CD3相似，也具有ITAM基序。BCR识别并结合抗原表位后会导致BCR交联，激活Lyn等Src家族的蛋白酪氨酸激酶，催化Igα（CD79a）/Igβ（CD79b）胞质区的ITAM基序磷酸化，磷酸化的酪氨酸与Syk结构域结合，募集并活化Syk。活化的Syk进一步磷酸化接头蛋白SLP-65（BLNK），并进一步招募鸟嘌呤核苷酸交换因子（GEF/Vav）、PLC-γ和Bruton酪氨酸激酶（Bruton's tyrosine kinase，Btk）。GEF激活小G蛋白Ras与Rac，进而引起MAPK信号通路的级联激活；此外，PLC-γ被Syk和Btk活化后裂解PIP2，产生IP3和DAG，导致细胞内钙离子浓度升高，使钙调磷酸酶和PKC通路激活。在上述通路共同作用下，最终活化核内的AP-1、NFAT、NF-κB等转录因子，从而促进与B细胞应答功能相关的系列基因的表达。

CD19/CD21/CD81复合物可增强B细胞对抗原刺激的敏感性。CD19/CD21/CD81复合物在成熟的B细胞表达，以非共价键方式组成B细胞活化的共受体。CD21即为CR2，为单链Ⅰ型跨膜糖蛋白，配体是补体C3的裂解片段C3dg、C3d或iC3b。其胞外区较长，但不含酪氨酸残基，故不能传递信号；但其可以与抗原或抗原-抗体复合物上沉积的补体片段（如C3dg）结合。因抗原与BCR结合，因此通过CD21可以将BCR与共受体CD19/CD21/CD81复合物交联，进而将BCR/Igα（CD79a）/Igβ（CD79b）活化的第一信号由CD19传向细胞内。此外，CD21与其另一配体可溶性CD23（FcεRⅡ）结合可促进B细胞的增殖。CD21不仅表达于B细胞，也表达在FDC表面。因而，生发中心的FDC可以借助CD21捕获和固定抗原，以持续刺激B细胞，有利于促进抗体分泌细胞的亲和力成熟和生成记忆B细胞。CD19表达于B细胞和FDC，胞质区有9个保守的氨基酸残基，氨基酸残基磷酸

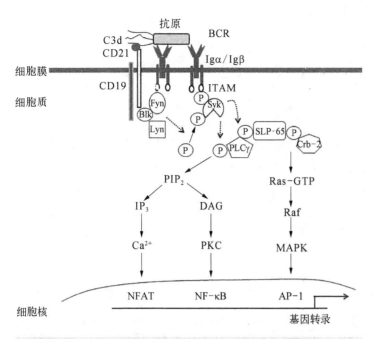

图7-4　BCR复合体启动后的信号转导机制

BCR识别抗原后,将抗原信息通过与其胞内区相连的CD79a/CD79b进一步向细胞内传递,通过系列酶促级联反应,最终活化细胞核内的NFAT、NF-κB和AP-1等转录因子,从而促进与B细胞应答功能相关的系列基因的表达

化后能够募集含有SH2结构域的信号分子,包括Lyn、Fyn、Grb-2、PLC-γ和PI3K等,Lyn募集后能够进一步增强Igα(CD79a)/Igβ(CD79b)磷酸化;而PI3K是PLC-γ和Btk充分活化所必需的激酶。CD81为4次跨膜分子,主要作用可能是连接CD19和CD21,从而使CD19/CD21/CD81共受体的结构更稳定。总之,共受体转导的信号增强了由BCR/Igα(CD79a)/Igβ(CD79b)复合物转导的信号,明显降低了抗原激活B细胞的阈值,显著增强B细胞对抗原刺激的敏感性。研究结果表明,*C3*、*CR2*或*CD19*基因敲除会导致明显的抗体产生缺陷,共受体可使B细胞活化信号增强1 000倍。BCR复合体启动后的信号转导机制见图7-4。

2. **B细胞活化的第二信号**　又称共刺激信号,由CD4+ Th细胞表面与B细胞表面多对共刺激分子/黏附分子相互作用提供,其中最重要的就是CD40/CD40L。CD40组成性地表达在B细胞、单核细胞和树突状细胞表面;CD40L表达在活化的CD4+ Th细胞表面,属于TNF家族成员。CD4+ Th细胞表面的CD40L与B细胞表达

的CD40结合,导致CD40分子募集,CD40分子的细胞质区结合并活化被称为TNF受体相关因子(TNF receptor-association factor,TRAF)的细胞质蛋白,从而启动经CD40的信号转导途径,亦即B细胞活化的第二信号——共刺激信号。与T细胞类似,如果仅有第一信号,而没有第二信号,B细胞不但不能活化,反而会进入失能状态。T细胞、B细胞活化信号转导中主要分子的比较见表7-1。

表7-1　T细胞、B细胞活化信号转导中主要分子的比较

类　别	主　要　成　分	T细胞	B细胞
跨膜分子	抗原受体	TCR	BCR
	带有ITAM的辅助分子	CD3ζ链、γε链、δε链	Igα(CD79a)/Igβ(CD79b)
	共受体	CD4/CD8	CD81/CD21/CD19
	蛋白酪氨酸磷酸酶	CD45	CD45
蛋白酪氨酸激酶	受体关联性(Src家族)	Lck Fyn	Lyn Fyn Blk Lck
	胞质游离性(Syk家族)	ZAP-70	Syk
	胞质游离性(Tec家族)	Itk Akt	Btk Akt
衔接蛋白	膜结合型衔接蛋白	LAT SLP-76	BLNK(SLP-65)
	游离衔接蛋白	Grb-2 Gads	Grb-2
MAP激酶途径	鸟嘌呤核苷酸交换因子(GEF)	Sos Vav	Vav Sos
	小G蛋白	Ras	Ras Rac
	MAPK	ERK JNK	JNK p38
第二信号	受体	CD28	CD40
	配体	B7	CD40L

除了上述共刺激分子CD40/CD40L相互作用提供B细胞活化必需的第二信号外,Th细胞与B细胞表面多个黏附分子对(包括LFA-3/CD2、ICAM-1/LFA-1或ICAM-3/LFA-1、MHC Ⅱ/CD4等)的相互作用,使Th

细胞与 B 细胞相互作用的部位发生极化并形成免疫突触,使两种细胞的结合更加牢固,还使 Th 细胞分泌的细胞因子被局限在形成突触的小空间范围内,以维持细胞因子在局部的高浓度,从而高效地发挥作用。

B 细胞的活化、增殖及分化都离不开细胞因子的作用,活化 Th 细胞分泌的细胞因子在该过程中起主要作用。Th1 细胞分泌的 IL-2 和 IFN-γ,以及 Th2 细胞分泌的 IL-4、IL-5 及 IL-6 等细胞因子是 B 细胞的活化增殖不可缺少的条件。

综上所述,B 细胞本身作为一种专职 APC 可以捕获、加工处理抗原、并将抗原信息提呈给 Th 细胞从而使之活化。活化的 Th 细胞通过上调 CD40L 的表达为 B 细胞提供活化所需的共刺激信号;通过分泌细胞因子等方式辅助 B 细胞完全活化及后续的增殖分化;CD40L/CD40 信号活化的 B 细胞进一步诱导 B7(CD80/CD86)分子的表达,继而,B7 分子与 Th 细胞上的 CD28 结合进一步刺激 Th 细胞的活化,因此 CD40L 与 CD40 结合产生的作用是双向的。需要注意的是,抗原特异性 B 细胞与 Th 细胞所识别的抗原表位不同,但两者必须识别同一抗原分子的不同表位才能相互作用。此外,Th 细胞在免疫球蛋白类别转换、记忆 B 细胞的产生、生发中心的形成及防止 B 细胞凋亡等方面亦具有重要作用。

BCR 信号的跨膜传导与其他膜分子相似,脂筏(lipid raft)在其中发挥了重要作用。脂筏是细胞膜上一种特殊的膜微结构域,其主要脂质成分是胆固醇、鞘磷脂和神经节苷脂,是跨膜信号转导的起始平台。静息状态下,B 细胞细胞膜的脂筏中仅有极少量的 BCR 复合物,一旦 BCR 识别抗原并与之交联后,BCR 复合物进入脂筏,被 Lyn 磷酸化。其他参与 B 细胞信号转导的分子如 Syk、Btk、PLC-γ、PI3K 及接头蛋白 BLNK 等也同时被募集到脂筏,这些信号分子聚集在一起形成信号分子复合体,从而使 BCR 复合物的细胞内结构域更易与胞内信号分子发生相互作用。同时,脂筏通过隔离、定位具有不同功能的信号分子,也能限制分子间相互作用。

二、B 细胞增殖与生发中心形成

(一)初次体液免疫应答的第一阶段(初级淋巴滤泡阶段)

在淋巴滤泡中的基质细胞和 FDC 分泌的趋化因子 CXCL13 的作用下,循环中的初始 B 细胞因表达其相应的趋化因子受体 CXCR5,故可被募集到淋巴组织的初级淋巴滤泡中。FDC 形态与树突状细胞相似,但不表达 MHC Ⅱ类分子,不具备吞噬和抗原提呈能力,亦非来源于造血干细胞。FDC 表达高水平的 FcR 和 CR,可通过结合抗原-抗体补体复合物形成串珠状小体,进而使抗原被浓缩,并可长期滞留在细胞表面,对激发体液免疫应答及维持记忆 B 细胞有重要作用。

微生物抗原通过传入淋巴管进入淋巴结,或通过外周血进入脾。补体激活和 C3b 在细菌性和病毒性抗原上的沉积是抗原进入淋巴滤泡募集的有效途径。C3b 或 C3dg 包被的抗原直接或者通过 CR1/CR2 被 FDC 捕获。此外,抗原还可以被定居在淋巴结被膜下的淋巴窦和脾边缘窦的特殊巨噬细胞所捕获。这些巨噬细胞不同于髓质定居的巨噬细胞,它们不具有强的吞噬和酶消化、降解能力,只是将抗原提呈在细胞表面,供抗原特异性滤泡 B 细胞识别。初始滤泡 B 细胞识别了上述由 FDC 或特异性巨噬细胞提呈的抗原后,开始诱导性地表达趋化因子受体 CCR7,在 T 细胞区基质细胞和树突状细胞分泌的趋化因子 CCL21 的趋化下,B 细胞可以迁移到 T 细胞与 B 细胞区的交界处。活化的 B 细胞下调鞘氨酸(sphingosine)受体 S1P1 的表达,从而使活化的 B 细胞可以留存在淋巴组织。位于 T 细胞区的初始 T 细胞遇到由树突状细胞提呈的同源抗原肽,诱导表达 CXCR5 并开始增殖。其中一些 T 细胞分化发育成效应 T 细胞迁出淋巴组织,另外一些 T 细胞分化为 Tfh 细胞(CD4$^+$CXCR5$^+$PD-1$^+$ICOS$^+$CCR7$^-$ T 细胞;IL-21 是诱导其分化的关键细胞因子;Bcl-6 是诱导其分化的重要转录调节因子;Tfh 细胞是辅助 B 细胞应答的关键细胞)。Tfh 细胞迁移到 T 细胞和滤泡之间的边界区,与 Tfh 细胞和激活的 B 细胞相遇,如果 Tfh 细胞能够识别活化 B 细胞提呈的 MHC Ⅱ-抗原肽复合物,便上调细胞表面分子如 CD40 的表达,并分泌细胞因子进而促进 B 细胞的活化。抗原刺激的 B 细胞如果在 24 h 内未与识别相同抗原的 T 细胞相互作用即死亡。初次与抗原特异性 T 细胞相遇后,B 细胞在 T 细胞的辅助下从滤泡边界迁移到脾 T 细胞区和红髓之间的边界,或者迁移到淋巴结的髓索,并建立原发灶进一步克隆增殖。原发灶通常在感染或初次抗原免疫 5 d 后出现,该时间与 Th 细胞分化的时间相关。T 细胞和 B 细胞均可在原发灶里增殖数天,这也构成了初次体液免疫应答的第一阶段。在这里增殖的 B 细胞有两条途径:一条分化途径是分化为抗体合成的成浆细胞,开始分泌抗体,并依然表达活化 B 细胞的特征并与 T 细胞相互作用,处于分化状态。几天后该成浆细胞停止分化或死亡,或最终分化为浆细胞。这些浆细胞如留存在淋巴器官则寿命较短;若迁移到骨髓,则在骨髓产生抗体,该过程产生的特异性抗体大多是 IgM 类,在机体抗感染免疫中提供即刻防御效应。另一条分化途径是迁移到附近的淋巴滤泡,并继续增殖分化为次级淋巴滤泡,形成生发中心,该过程在慢性感染或再次感染中提供更为有效的应答。B细胞在滤泡外和生发中心应答特征见表 7-2。

表 7-2　B 细胞在滤泡外和生发中心应答特征

	滤　泡　外	滤泡和生发中心
发生部位	淋巴结髓索,脾脏 T 区 红髓界面	次级淋巴滤泡
CD40 信号	需要	需要
参与辅助 T 细胞类别	滤泡外 Th 细胞	生发中心的 Tfh 细胞
免疫球蛋白类别转换	有	有
体细胞高频突变和亲和力成熟	低	高
终末分化 B 细胞	短寿浆细胞(成活约 3 d)	长寿浆细胞和记忆 B 细胞
浆细胞命运	大部分凋亡	进入骨髓和局部黏膜相关淋巴组织

(二)初次体液免疫应答的第二阶段(次级淋巴滤泡——生发中心阶段)

上述抗原特异性增殖的 B 细胞连同相关的 Tfh 细胞迁移到初级淋巴滤泡,继续增殖最终形成生发中心,该具有生发中心的滤泡称为次级淋巴滤泡。生发中心是机体对 TD-Ag 应答的主要场所,抗原刺激后 1 周左右形成,主要由增殖的 B 细胞组成;抗原特异性的 T 细胞大约占生发中心淋巴细胞的 10%,对 B 细胞的增殖分化有不可或缺的作用;此外,尚有少量 FDC。成熟的生发中心由内向外依次可分为暗区(dark zone)、明区(light zone)和边缘区(marginal zone)3 部分。已活化的特异性 B 细胞迁移到初级淋巴滤泡后,其中,极少数 B 细胞发生指数级克隆扩增,大概 6 h 分裂 1 次,仅 3~4 h 即可达约 10^4 细胞,充满整个滤泡,并将初级淋巴滤泡中的小淋巴细胞推向外侧,形成月牙状的帽区,称为冠状带(mantle zone)。继而,初级淋巴滤泡中的 B 淋巴母细胞发生极化移动,位于滤泡内侧的细胞紧密聚集形成生发中心的暗区,这些细胞具有极强的分裂能力,但不表达膜结合型免疫球蛋白,称为生发中心母细胞。生发中心母细胞表达趋化因子受体 CXCR4 和 CXCR5,通过和暗区基质细胞产生的 CXCL12(SDF-1)相互作用将生发中心母细胞留存在该区。随着时间的推移,暗区的生发中心母细胞降低细胞分化能力进入细胞生长期,在细胞周期的 G_1 期,停止表达 CXCR4,而表达高水平的膜结合型免疫球蛋白,这些 B 细胞称为生发中心细胞(centrocyte)。$CXCR5^+$ $CXCR4^-$ 的生发中心细胞在 FDC 分泌的 CXCL13 的作用下向外侧迁移形成明区,该区因细胞在此聚集不甚紧密而得名。在明区,生发中心细胞在 FDC 和 Tfh 细胞的协同作用下进一步分化,经历阳性选择,完成亲和力成熟的过程。其中,绝大多数细胞发生凋亡,只有表达高亲和力膜结合型免疫球蛋白的细胞才能进行分化发育。B 细胞在生发中心的分化发育如图 7-5 所示。

生发中心为 B 细胞提供了一个适合的分化发育微环境:① 生发中心的 FDC 通过其表面的 FcR 和 CR1/CR2,将抗原或抗原-抗体复合物长期滞留在其表面,可持续地为 B 细胞提供抗原信号;② B 细胞作为 APC 捕获、加工处理

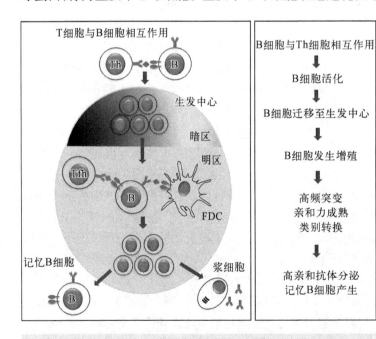

图 7-5　B 细胞在生发中心的分化发育

进入淋巴滤泡的 B 细胞,在 Tfh 细胞和 FDC 的辅助下分裂增殖形成生发中心,生发中心的 B 细胞经历抗原受体编辑、体细胞高频突变、抗原受体亲和力成熟、免疫球蛋白类别转换等过程,最终分化成抗体亲和力成熟的浆细胞和记忆 B 细胞

抗原,并将抗原信息提呈给 Th 细胞,激活抗原特异性 Th 细胞;③ 抗原特异性 Th 细胞活化后分泌大量细胞因子,表达高水平的 CD40L 并与 B 细胞表达的 CD40 相互作用,促进 B 细胞的增殖和分化。在生发中心中分化发育的抗原特异性 B 细胞还要历经抗原受体编辑、体细胞高频突变、抗原受体和免疫球蛋白亲和力成熟、免疫球蛋白类别转换等过程,才能最终分化成抗体亲和力成熟的浆细胞和记忆 B 细胞。B 细胞介导的体液免疫应答过程如图 7-6 所示。

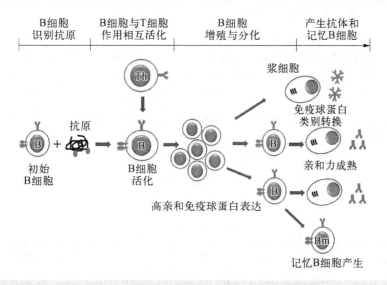

图 7-6　B 细胞介导的体液免疫应答过程

TD-Ag 介导的体液免疫应答可分为 B 细胞识别抗原、B 细胞与 T 细胞作用相互活化、B 细胞增殖与分化形成生发中心并最终分化为产生抗体的 B 细胞和记忆 B 细胞

1. 体细胞高频突变　　免疫球蛋白基因的体细胞高频突变发生在分裂中的生发中心母细胞(图 7-7)。一般体细胞自发突变的频率是 $1/10^{10} \sim 1/10^{7}$,而生发中心母细胞免疫球蛋白基因的重链和轻链的可变区基因,在每次细胞分裂中,大约每 1 000 bp 中就有一对发生点突变。体细胞高频突变与免疫球蛋白基因重排是形成 BCR 多样性和抗体多样性的机制之一。体细胞高频突变需要抗原诱导和 Th 细胞辅助。体细胞高频突变特点如下:① 只有在次级淋巴滤泡的生发中心,并在抗原刺激下体液应答中才能发生,且需要 Th 细胞的辅助;② 突变发生的频率极高,且通常为点突变,偶见缺失、插入等突变方式;③ 突变仅发生于重排过的可变区基因;④ 突变是随细胞分裂逐步发生且可累积。

2. 抗体亲和力成熟　　体细胞高频突变后,B 细胞进入明区,在这些 B 细胞中,如其 BCR 不能与附着在 FDC 上的抗原-抗体复合物中的抗原以高亲和力结合者均发生凋亡而被清除;少数发生突变的 B 细胞克隆的 BCR 亲和力提高,能与上述抗原发生高亲和力结合,则可进入下一轮的增殖和突变。经过如此反复选择,最终存活的 B 细胞是表达高亲和力 BCR 的抗原特异性 B 细胞,这就是 B 细胞成熟过程中的阳性选择。这些存活的 B 细胞摄取 FDC 携带的抗原,加工处理后,将抗原信息提呈给生发中心活化的 Tfh 细胞,并在 Tfh 细胞的辅助

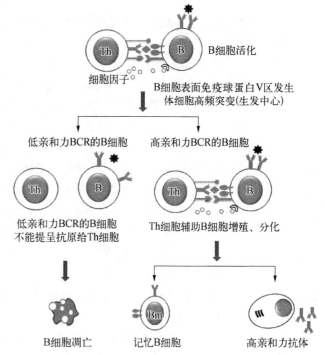

图 7-7　体细胞高频突变和亲和力成熟

生发中心母细胞免疫球蛋白基因的轻链和重链的 V 区基因发生体细胞高频突变,突变后低亲和力 BCR 的 B 细胞不能将抗原提呈给 Th 细胞则发生凋亡;高亲和力 BCR 的 B 细胞在 Th 细胞的辅助下进一步增殖分化为分泌高亲和力抗体的浆细胞和记忆 B 细胞

下增殖分化,产生高亲和力抗体,此即免疫球蛋白亲和力成熟(图7-7)。

3. 免疫球蛋白(抗体)类别转换　类别转换指抗体重链可变区(V区)的基因保持不变(即结合抗原的特异性相同),但恒定区(C区)发生基因重排,使抗体类别从最初分泌的IgM向其他类别(如IgA、IgG、IgE)或亚类免疫球蛋白(如IgG1、IgG2、IgG3)转换,又称同种型转换(isotype switching)。抗体类别转换主要由免疫球蛋白恒定区基因组重组或其重链mRNA的不同拼接所致。抗体类别转换主要发生在生发中心,并在抗原的诱导下发生。影响抗体类别转换的因素有① 抗原的种类:通常B细胞对TI-1Ag的应答仅产生IgM类抗体,不发生类别转换;对TI-2抗原的应答主要产生IgM类抗体,也可产生IgG类抗体;对TD-Ag的应答则发生类别转换。通常,病毒和细菌主要诱导抗体向IgG转换;寄生虫及过敏原主要诱导抗体向IgE转换。② Th细胞的作用:活化的Th细胞表达CD40L与B细胞表达的CD40相互作用,不但为B细胞的活化提供第二信号,在抗体类别转换中的作用也不可或缺。研究证实,Th细胞CD40L或B细胞CD40表达缺失,均不能诱导抗体类别转换。此外,活化的Th细胞分泌的细胞因子直接调节抗体的类别转换。Th1细胞分泌的IFN-γ诱导抗体向IgG2a和IgG3转换;Th2细胞分泌的IL-4促进抗体向IgG1和IgE转换;TGF-β诱导抗体转换成IgA和IgG2b;IL-5促进抗体转换成IgA,不同细胞因子调控抗体类别转换的影响见表7-3。③ 与B细胞所处的解剖部位有关,如黏膜固有层的浆细胞主要产生IgA类抗体。

表7-3　细胞因子调控抗体类别转换

细胞因子	IgM	IgG1	IgG2a	IgG2b	IgG3	IgE	IgA
IL-4	-	+	-	NO	-	+	NO
IL-5	NO	NO	NO	NO	NO	NO	增强
IFN-γ	-	-	+	NO	+	-	NO
TGF-β	-	NO	NO	+	-	NO	+

注:+表示诱导;-表示抑制;NO表示无影响。

三、浆细胞的形成与记忆B细胞的产生

(一)浆细胞的形成

浆细胞又称抗体形成细胞(antibody forming cell,AFC),其特点是能够分泌大量抗原特异性抗体。浆细胞的分化由B细胞诱导性成熟蛋白(B lymphocyte induced maturation protein 1,Blimp-1)控制。Blimp-1作为转录因子,可以关闭与B细胞增殖、类别转换及亲和力成熟相关基因的表达,增加免疫球蛋白的合成与分泌,下调趋化因子受体CXCR5的表达,上调CXCR4和α4β1整合素的表达,浆细胞因此可以从明区迁出,一部分分布在脾红髓的脾索和淋巴结的髓索;另一部分迁移到骨髓。与初始B细胞比对,浆细胞的形态已发生了很大变化:体积显著增大,细胞质与细胞核比例增加,细胞质中充斥着大量合成抗体的粗面内质网。浆细胞可分为两类,一类来源于滤泡旁的原发灶,寿命较短,主要分泌IgM类抗体;另一类来源于淋巴滤泡的生发中心,寿命长,从生发中心迁移到骨髓,并可参与全身循环。迁到骨髓的浆细胞从骨髓基质微环境中获得生存信号,成为长寿命的浆细胞,故骨髓中的浆细胞分泌的抗体是机体较长时间内持续产生高亲和力抗体的主要来源。据估计,健康成人血流中约半数抗体是由骨髓中长寿的浆细胞产生,并显示抗原的特异性。

浆细胞是B细胞的终末分化细胞,其细胞质中富含粗面内质网,有利于抗体的合成和分泌。此外,浆细胞不再表达BCR和MHCⅡ类分子,因此不能与抗原反应,也失去了和Th细胞相互作用的能力。

(二)记忆B细胞的产生

生发中心存活的B细胞,除大部分分化为产生抗体的浆细胞外,还有一部分分化为记忆B细胞。记忆B细胞产生于生发中心,除部分留在淋巴滤泡外,大部分记忆B细胞离开生发中心进入血液,分布在外周淋巴组织,并参与淋巴细胞再循环。机体一旦再次遭遇同一抗原的刺激,记忆B细胞即可迅速活化、增殖分化,产生大量高亲和力抗原特异性抗体。与记忆T细胞相比,记忆B细胞有如下特征:① 于初次接触抗原一个月后产生(记忆T细胞为5 d后产生),并可长期存活;② 诱发的再次免疫应答仍需已活化的Th细胞的辅助,通常为记忆性滤泡辅助T细胞(Tfhm);③ 能够和初始B细胞共同参与外周循环,可聚集在某些外周免疫器官,如脾、淋巴结、派尔集合淋巴结。记忆B细胞的表型和功能与初始B细胞已大不同。记忆B细胞为长寿命、低增殖细胞,其

CD27/CD44 的表达量高于初始 B 细胞；表达膜结合型免疫球蛋白，但不能大量产生抗体。表达高水平抗凋亡蛋白 Bcl－2。因表达高亲和力抗原受体，很低浓度的抗原即可诱导其活化，介导再次免疫应答，也因此不易被诱导耐受。

目前，有关记忆 B 细胞能够在外周淋巴组织长期存活的机制尚未清晰，有研究认为生发中心中的 FDC 表面持续存在的抗原可能为不断通过再循环的记忆 B 细胞提供存活信号。FDC 可借助其表面表达的 FcR 和 CR 与抗原-抗体复合物或抗原-抗体-补体复合物结合。在 FDC 树突部分（细胞伪足）形成成串的颗粒状结果，称为免疫复合物覆盖小体（immune complex-coated body，iccosome）。FDC 对这些复合物并不吞噬和分解，仅将其展示在免疫复合物覆盖小体的内侧，并不断释放。抗原可以以该种形式在外周免疫器官滞留数月甚至数年，并不断刺激记忆 B 细胞（图 7－8）。此外，机体会经常遭遇病原微生物的感染，如这些病原体和记忆 B 细胞遭遇的抗原在结构上相似，也可以通过抗原的交叉反应，为记忆 B 细胞的增殖提供新的刺激。

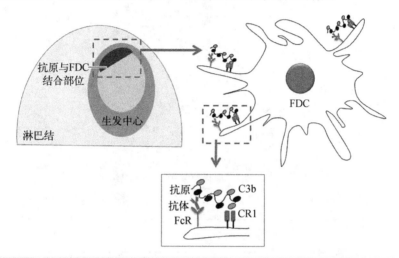

图 7－8　FDC 通过 FcR 和 CR 滞留抗原

FDC 可借助其表面表达的 FcR 和 CR 与抗原-抗体复合物或抗原-抗体-补体复合物结合，在 FDC 树突部分形成免疫复合物覆盖小体，抗原可以以该种形式在外周免疫器官滞留数月甚至数年，并不断刺激记忆 B 细胞

第三节　抗体产生的一般规律与免疫效应

病原体初次侵入机体所引发的免疫应答称为初次免疫应答。在初次免疫应答的后期，随着抗原的清除，大多数效应 T 细胞和浆细胞均发生死亡，同时抗体的浓度也随之逐渐下降。但是，在应答过程中所形成的记忆 T 细胞和记忆 B 细胞具有长寿命的特点而得以保存。机体一旦再次遭遇相同抗原的刺激，记忆性淋巴细胞可迅速、高效、特异性地产生应答，此即再次免疫应答或称回忆应答（anamnestic response）。

一、抗体产生的一般规律

（一）B 细胞的初次免疫应答

初次接受抗原刺激的机体，大量抗原可激活表达不同亲和力 BCR 的 B 细胞克隆，而这些 B 细胞克隆所产生的抗体数量少、亲和力低，主要产生 IgM 类抗体，应答的后期可产生 IgG 类抗体。其过程可划分为 4 个阶段。

1. 潜伏期（lag phase）　　指机体接受抗原刺激到血清中特异性抗体被检出之间的阶段。此期可持续数小时或数周，时间长短受机体的状态、抗原的性质、抗原进入机体的途径及所用佐剂的类型等因素的影响。

2. 对数期（log phase）　　此期血清抗体量呈指数级增长，抗体量增高的速率取决于抗体浓度增加 1 倍所需要的时间，即倍增时间（doubling time）；与抗原的性质和使用剂量等因素也相关。

3. 平台期（plateau phase）　　此期血清中抗体的浓度维持在一个相对稳定且较高的水平。到达平台期所需要的时间即平台抗体浓度水平和维持时间，依抗原不同而异。有的平台期仅维持数天，有的则可达数周。

4. 下降期（decline phase）　　由于抗体被降解或与抗原结合而被清除，血清中抗体的浓度逐渐下降，此期亦可持续几天或几周,持续时间长短亦与上述因素相关。

(二)B细胞的再次免疫应答

记忆B细胞通过初次免疫应答的体细胞高频突变、抗体亲和力成熟及类别转换等过程,已经成为表达高亲和力BCR的B细胞,当机体再次遭遇相同或相似抗原的刺激,极低浓度的抗原即可有效启动再次免疫应答,可迅速、高效地产生特异性抗体。与初次免疫应答比对,再次免疫应答的特点:① 潜伏期短;② 抗体浓度增加及到达平台期快、平台高、其平台期抗体水平比初次免疫应答高10倍以上,且持续时间长;③ 因机体合成抗体的时间较长,故下降期平缓且持久;④ 产生的抗体种类主要是IgG;⑤ 抗体的亲和力高,且均一性好。抗体产生的一般规律见图7-9。

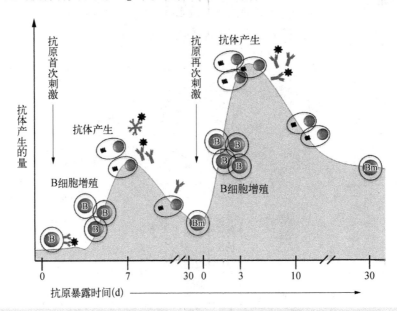

图7-9　抗体产生一般规律

初次免疫应答的潜伏期长、产生的抗体量少且主要以IgM为主,抗体效应维持时间短;再次免疫应答的潜伏期显著缩短、抗体量显著增加,抗体主要以IgG为主,抗体效应维持时间显著延长

再次免疫应答的强弱取决于抗原的强弱和两次抗原刺激间隔的时间。间隔时间太短则应答弱,抗原会被机体内初次应答后留存的抗体中和,形成抗原-抗体复合物被迅速清除;但间隔时间太长应答也弱,因为记忆性细胞也有寿命的限制。通常再次应答的效应能持续存在数月或数年,因此,机体一旦被病原菌感染后,可在相当长的时间内具有防御该病原体的能力。这也是当前很多预防性疫苗发挥效应的机制。

在体液免疫应答中,各类抗体产生的先后顺序依次为IgM、IgG、IgA等。在预防接种或免疫动物制备抗体时,可根据抗体产生的特点制订合理的免疫方案,以达到最佳的免疫效果。在临床实践中对传染病进行血清学诊断时,应结合病程动态监测血清中抗体含量的变化,恢复期血清抗体的效价比急性期增高4倍或以上,才具有诊断意义。此外,监测特异性IgM类抗体有助于传染病的早期诊断。

二、B细胞的功能及抗体介导的免疫效应

(一)B细胞的功能

B细胞的主要功能是产生抗体,介导体液免疫应答。此外,B细胞还可以提呈可溶性抗原,通过分泌细胞因子参与免疫应答的调节。作为专职APC,树突状细胞和巨噬细胞不能有效摄取可溶性抗原。而B细胞可通过其表面的BCR与可溶性抗原结合,并通过受体内化将抗原吞入细胞内,抗原经加工处理后,以MHC-抗原肽复合物的形式提呈给T细胞。故B细胞在可溶性抗原的摄取、加工、提呈等方面具有独特功能。活化的B细胞能够分泌多种细胞因子(如IL-2、IL-4、IL-5、IL-6、IL-10、IFN-γ、TNF-α、TGF-β等)参与免疫应答的调控。

(二)抗体介导的免疫效应

1. IgG和IgM介导的免疫效应

(1)中和效应:抗体具有中和细菌外毒素和病毒的作用。细菌外毒素、昆虫及蛇的毒素通常通过其结合亚

单位与宿主细胞表面的相应受体结合而进入细胞质,发挥毒性作用。高亲和力的 IgG 和 IgA 可阻断毒素结合亚单位与相应受体结合,从而阻断毒素进入宿主细胞。通常将该类抗体称为抗毒素。机体内游离的病毒亦可通过与细胞表面的受体结合而侵入宿主细胞。抗体(IgM、IgG 或 IgA)可与病毒表面蛋白结合,阻止其通过吸附而进入细胞。该抗体称为中和性抗体。该效应在防止病毒在体内扩散及病毒再感染中发挥重要作用(图 7−10)。

（2）激活补体系统:抗原−抗体复合物通过经典激活途径激活补体。IgG1、IgG2、IgG3 和 IgM 类抗体与抗原形成抗原−抗体复合物,可通过经典激活途径激活补体系统,发挥补体介导的杀菌、溶菌作用,主要在抗细菌、抗寄生虫感染中起作用。

（3）免疫调理作用:IgG 或 IgM 类抗体通过其 Fab 段与细菌等病原体结合,其 Fc 段则可与吞噬细胞表面的 FcR 结合,从而促进吞噬细胞吞噬病原体,此即抗体介导的调理作用。

（4）ADCC:IgG 类抗体的 Fab 段与靶细胞表面的抗原结合后,其 Fc 段可与巨噬细胞、中性粒细胞、嗜酸性粒细胞及 NK 细胞表面的 FcγRⅢ结合,介导效应细胞杀伤特异性抗原靶细胞。该类靶细胞通常为病毒感染的细胞、胞内菌感染的细胞及某些寄生虫的幼虫。

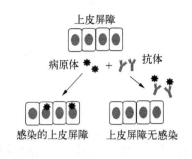

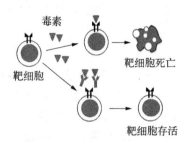

图 7−10　抗体介导的中和效应

抗体可通过与病原体抗原表位结合从而阻断病原体突破上皮屏障感染细胞;也可以通过与病毒毒素结合,阻止其诱导靶细胞凋亡。

2. sIgA 的局部抗感染免疫效应　胃肠道和呼吸道是病原微生物侵入机体的门户,细菌等病原体致病的重要环节是可通过其表面表达的黏附素与宿主黏膜上皮细胞黏附。抗黏附素的分泌性 IgA 抗体可抑制病原体的黏附作用,从而阻止病原体的感染。此外,抗疟原虫裂殖子的抗体与疟原虫裂殖子结合,可阻止其黏附红细胞,使其失去入侵红细胞的能力。

3. 免疫损伤效应　除上述免疫保护作用,在某些条件下,抗体亦能导致机体的免疫损伤,如参与超敏反应和自身免疫性疾病的发生。IgE 介导Ⅰ型超敏反应;IgG 和 IgM 介导Ⅱ型、Ⅲ型超敏反应(参见本教材第十六章Ⅰ型超敏反应性疾病的免疫检验的第一节相关内容和第十七章自身免疫性疾病的免疫检验的第二节损伤机制部分)。此外,抗体亦与移植排斥及肿瘤的进展相关。

抗体介导的免疫损伤效应详见图 7−11。

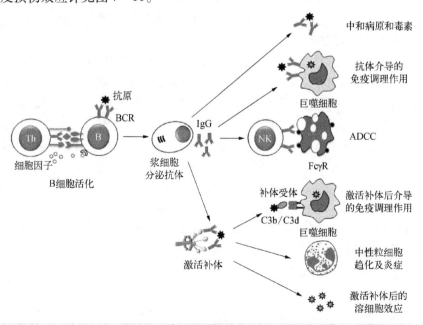

图 7−11　抗体介导的免疫损伤效应

抗体介导的免疫效应主要包括中和病毒和毒素、抗体介导的免疫调理作用、ADCC 和激活补体后的免疫调理作用、中性粒(趋化及炎症、激活补体后的溶细胞效应等

第四节　B 细胞对 TI‐Ag 的免疫应答

TI‐Ag 主要包括细菌多糖、多聚蛋白质及 LPS 等,由于该类抗原能诱导无胸腺裸鼠或无 T 细胞动物产生抗体故称为 TI‐Ag。研究发现,TI‐Ag 的结构不同,其激活 B 细胞的方式亦不同,故 TI‐Ag 又区分为 TI‐1Ag 和 TI‐2Ag。TI‐Ag 诱导的免疫应答通常发生在脾白髓的边缘窦,主要激活成熟 B 细胞,产生的抗体类别主要是 IgM。此类 B 细胞应答没有 MHC 的限制,也无须 APC 与 Th 细胞的辅助。因此,一般情况下 TI‐Ag 不能诱导抗体发生类别转换、抗体亲和力成熟及记忆 B 细胞的形成。

一、TI‐1Ag 激活的 B 细胞应答

TI‐1Ag 主要包括细菌多糖、细菌 DNA 和 LPS。TI‐1Ag 具有有丝分裂原成分。如图 7‐12 所示,TI‐1Ag 的浓度可以影响 B 细胞免疫应答的特异性。当 TI‐1Ag 高浓度时,TI‐1Ag 中的有丝分裂原能够与 B 细胞表面的有丝分裂原受体结合,非特异性地激活多克隆 B 细胞。但当 TI‐1Ag 低浓度时(为多克隆激活剂量的 $10^{-5} \sim 10^{-3}$),TI‐1Ag 仅能激活表达特异性 BCR 的 B 细胞。该类 B 细胞的优势是其 BCR 可从低浓度的 TI‐1Ag 中竞争性地结合到足以活化自身的抗原量,从而诱导特异性 B 细胞克隆增殖和活化。B 细胞针对低浓度TI‐1Ag 的应答产生的特异性抗体,发生在机体胸腺依赖性免疫应答之前,且无须 Th 细胞的致敏和扩增,在感染初期即可发挥抗感染免疫功能。

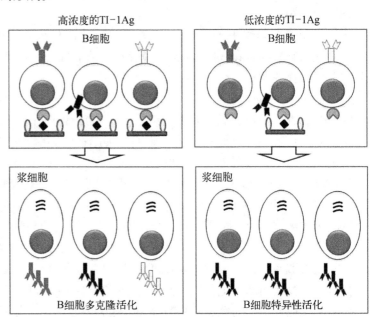

图 7‐12　不同浓度 TI‐1Ag 的抗体反应
高浓度的 TI‐1Ag 可非特异性地激活多克隆 B 细胞,而低浓度的TI‐1Ag 只能激活表达特异性 BCR 的 B 细胞克隆增殖和活化

二、TI‐2Ag 激活的 B 细胞应答

TI‐2Ag 的结构特点是具有许多重复性抗原决定簇,如细菌荚膜多糖和聚合鞭毛素。这类抗原因其独特的结构不易被蛋白酶降解,可长时间留存在淋巴结包膜下和脾边缘窦内的巨噬细胞表面。TI‐2Ag 通过其重复性抗原决定簇与 BCR 交联进而活化 B 细胞(图 7‐13)。TI‐2Ag 表位的密度在 TI‐2Ag 激活 B 细胞的过程中至关重要。若 TI‐2Ag 表位的密度过低,则与 BCR 的交联程度不足以活化 B 细胞;但如果抗原表位的密度太高,也会使 BCR 交联过度从而诱导 B 细胞产生耐受。此外,TI‐2Ag 通常只能激活成熟的 B 细胞。由于人体内的 B 细胞到 5 岁左右方能发育成熟,故婴幼儿体内多为不成熟 B 细胞,不能产生有效针对 TI‐2Ag 的抗体,因此,婴幼儿时期对含 TI‐2Ag 的病原体的抵抗力缺失。另外,威斯科特-奥尔德里奇综合征(Wiskott‐Aldrich 综合征)是一种原发性 X‐性连锁免疫缺陷病,该病患者对 TI‐2Ag 的抗体应答能力降低,对有荚膜的细菌特别易感。

B 细胞对 TI‐2Ag 的应答为机体提供了对某些重要病原体的快速反应,具有重要的生理意义。某些细菌的荚膜多糖通常是其防御被吞噬细胞吞噬的保护罩,B 细胞针对此类 TI‐2Ag 所产生的抗体,可通过调理作用促进巨噬细胞对病原体的吞噬,并利于巨噬细胞将抗原信息提呈给抗原特异性 T 细胞,进一步介导抗感染免疫应答,清除病原菌。

虽然 TI‐2Ag 免疫裸鼠可以产生抗体,但编码 TCR β 链和 δ 链的基因敲除的小鼠对 TI‐2Ag 无应答,若给该类小鼠体内输入少量 T 细胞,则能检测到其对 TI‐2Ag 的应答增强。T 细胞在该应答过程中所扮演的具体角色目前尚未清晰。有研究认为,T 细胞产生的细胞因子能够增强 B 细胞介导的免疫应答,并有可能诱导产生抗体类别转换。

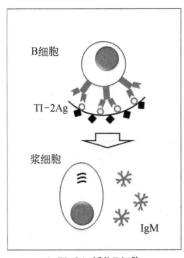

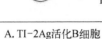

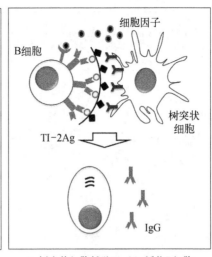

A. TI-2Ag活化B细胞　　　　　B. 树突状细胞辅助TI-2Ag活化B细胞

图 7 - 13　TI - 2Ag 刺激 B 细胞产生抗体

A：TI-2Ag 利用其重复性抗原决定簇与 BCR 交联活化 B 细胞,主要产生 IgM 类抗体;B：TI-2Ag 在树突状细胞的辅助下活化 B 细胞,增殖分化为分泌抗体的浆细胞并发生抗体类别转换,以 IgG 类为主

本章小结

　　B 细胞的分化发育始于胚肝,后转移到骨髓。第一阶段在骨髓,无须抗原的刺激,主要经历淋巴样干细胞、pro - B 细胞、pre - B 细胞、未成熟 B 细胞及成熟 B 细胞等过程;第二阶段在外周免疫器官的 B 细胞区,初始 B 细胞接受外来抗原的刺激后,历经抗原识别、克隆增殖等一系列变化分化为能够分泌抗体的浆细胞和长寿的记忆 B 细胞。B 细胞对 TI - Ag 的应答无须 Th 细胞的辅助,产生的抗体类别主要是 IgM;而 TD - Ag 激发的 B 细胞免疫应答需要 Th 细胞、Tfh 细胞和 FDC 的辅助,历经体细胞高频突变、抗体亲和力成熟、免疫球蛋白类别转换等过程,最终分化为分泌特异性抗体的浆细胞和记忆 B 细胞,介导体液免疫应答和再次免疫应答。B 细胞的活化需要双信号的刺激。第一信号又称抗原刺激信号,由 BCR - Igα(CD79a)/Igβ(CD79b) 和 CD19/CD21/CD81 共同介导;第二信号又称共刺激信号,由 CD4$^+$ Th 细胞表面与 B 细胞表面多对共刺激分子/黏附分子相互作用所提供,其中最重要的是 CD40/CD40L。初次免疫应答产生的抗体量少、亲和力低,主要是 IgM 类抗体;再次免疫应答可迅速、高效地产生特异性抗体,主要是 IgG 类,亲和力高,均一性好。IgG 和 IgM 介导的免疫效应有① 中和细菌外毒素和病毒的作用;② 通过抗原-抗体复合物激活补体发挥杀菌、溶菌作用;③ 促进吞噬细胞吞噬病原体免疫调理作用;④ ADCC。

（刘秋燕）

第八章 免疫耐受与免疫调节

机体的免疫功能是免疫细胞通过对非己抗原的识别、免疫细胞活化,并通过产生免疫效应物以实现对非己抗原的清除,维持机体的免疫稳态。在此过程中,活化的免疫细胞要维持对自身抗原的免疫耐受;同时,抗体也需要通过免疫调节,使得免疫细胞的活化和其介导的免疫效应控制在适度的范围内。若免疫耐受被打破、免疫调节异常,则可导致免疫相关疾病的发生。

第一节 免疫耐受

免疫耐受指机体免疫系统接受特异性抗原刺激后产生的特异性免疫无应答状态。免疫耐受具有高度的特异性,即只对特定的抗原不应答,对其他抗原仍能产生良好的免疫应答。因此,免疫耐受不同于免疫抑制或免疫缺陷所致的非特异性的低反应或无反应状态(免疫麻痹)。免疫耐受可天然形成,如淋巴细胞在中枢免疫器官发育中形成的机体对自身组织抗原的免疫耐受,此为中枢耐受,又称先天性免疫耐受。此外,在某些条件下,成熟淋巴细胞在外周组织遭遇内源性或外源性抗原时,也可能呈现无反应状态,此为外周耐受,又称后天性耐受。

一、免疫耐受现象

(一)先天性免疫耐受现象

1945年,Owen首先报道了牛在胚胎期接触同种异型抗原所致的先天性免疫耐受现象。他观察到部分异卵双生小牛的胎盘血管相互融合,血液自由交流(图8-1)。出生后,两头小牛体内均存在两种不同血型抗原的红细胞,构成红细胞嵌合体。将其中一头小牛的皮肤移植给另一头小牛,不产生排斥;而将无关小牛的皮肤移植给此小牛,则产生排斥。因此,这种耐受具有抗原特异性。Owen将这一现象称为天然免疫耐受,又称先天性免疫耐受。

(二)人工诱导的免疫耐受

Medawar等设想Owen所观察到的现象可能是在胚胎期接触同种异型抗原所致的免疫耐受。通常情况下,将B品系小鼠(H-2k)皮肤移植至A品系小鼠(H-2a),移植物将被排斥。但如果先给新生期的A品系小鼠移植B品系小鼠的骨髓,然后再给成年A品系小鼠移植B品系小鼠皮肤,则移植物能长期存活,不被排斥,而移植无关的C品系小鼠(H-2d)的皮肤,仍被排斥(图8-2),这种情况说明A品系小鼠对B品系小鼠皮肤的无免疫反应性具有高度特异性。

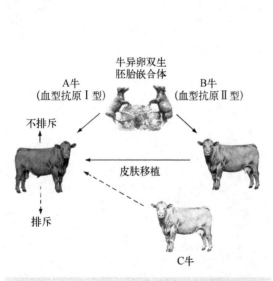

图8-1 牛异卵双生胚胎血型嵌合体形成免疫耐受

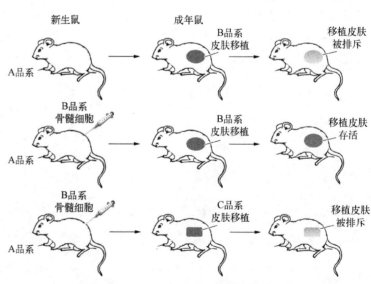

图8-2 新生小鼠特异性免疫耐受的诱导

二、免疫耐受产生的机制

中枢免疫耐受和外周免疫耐受的成因和机制有所不同。

(一)中枢免疫耐受

T 细胞和 B 细胞由造血祖细胞分别在胸腺和骨髓中发育分化而来。在 T 细胞和 B 细胞发育过程中,最具特征性的事件是 TCR 和 BCR 编码基因的随机重排,随机重排后新形成的 TCR 和 BCR 库中可能包含部分针对自身抗原的特异性 TCR 或 BCR。在输出到外周前,这些未成熟的淋巴细胞经历复杂的阴性选择过程,主要借助克隆清除以建立对自身抗原的耐受性。中枢免疫耐受机制是免疫系统区分"自己"与"非己"的基础,对防止自身免疫应答至关重要。

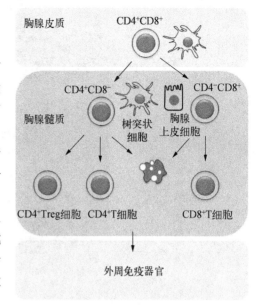

图 8-3 T 细胞的中枢免疫耐受

CD4⁺CD8⁻ 或 CD4⁻ CD8⁺ 细胞与胸腺上皮细胞或树突状细胞表面 MHC-抗原肽复合物高亲和力结合导致细胞凋亡,但部分 CD4⁺CD8⁻ 细胞可能发育成为 CD4⁺CD25⁺Fopx3⁺ Treg 细胞;而针对非己抗原的 CD4⁺T 细胞和 CD8⁺T 分化成熟后进入外周免疫器官

1. T 细胞中枢耐受　　T 细胞在胸腺发育过程中,TCR 的 V 区基因片段发生随机重排,产生能够识别不同抗原的 TCR,这种重排赋予淋巴细胞高度多样的抗原特异性。但由于重排的随机性,其中会包含能识别自身抗原的 TCR。在 T 细胞发育后期,新产生的单阳性细胞由胸腺皮质区迁入胸腺髓质区,如果其表达的 TCR 能与胸腺上皮细胞或胸腺树突状细胞表面表达的 MHC-抗原肽复合物呈高亲和力结合,将导致细胞凋亡程序的启动,致使克隆清除(图 8-3)。

2. B 细胞中枢耐受　　B 细胞在骨髓发育过程中同样要经历阴性选择。在未成熟 B 细胞阶段,发育中的 B 细胞表面表达功能性 BCR 复合物。若此 BCR 复合物能与自身抗原呈高亲和力结合,则会诱导细胞凋亡,导致相应的自身反应性 B 细胞克隆被清除。此外,部分自身反应性 B 细胞受抗原刺激后,重新启动免疫球蛋白基因重排,产生新的重链或轻链(主要是后者),从而产生具有新 BCR 的 B 细胞克隆,不再对自身抗原产生应答,这一过程被称为受体编辑。与克隆清除不同,受体编辑使 B 细胞有机会进行自我修正,从而避免凋亡,提高 B 细胞产生效率。

(二)外周免疫耐受

尽管大多数的自身反应性 T 细胞和 B 细胞都在胸腺发育过程中通过克隆清除机制而被删除,但仍有相当数量的自身反应性 T 细胞和 B 细胞克隆逃脱阴性选择并输出至外周。原因可能是有些自身抗原在骨髓或胸腺中没有表达,因而相应的 T 细胞和 B 细胞不能被有效清除。此外,一些淋巴细胞表达的抗原受体虽能识别自身抗原,但亲和力较低,不足以诱导细胞凋亡。针对这些逃脱至外周的自身反应性 T 细胞和 B 细胞,机体另有多种机制抑制其反应性,从而维持自身免疫耐受。

1. 克隆清除　　大量存在的自身抗原持续刺激淋巴细胞,诱导其发生 AICD,这在 T 细胞中尤为明显。其作用机制是在特定抗原的刺激下,T 细胞被活化,死亡受体 Fas 及其配体 FasL 表达上调,Fas 结合自身或邻近细胞表达的 FasL 后将激活受体介导的细胞凋亡通路(图 8-4),从而导致淋巴细胞凋亡。AICD 可能是外周克隆清除的一个重要机制。在人类,FasL 突变导致儿童发生类似 SLE 的自身免疫损伤。

2. 克隆失能　　T 细胞的有效活化除需要 TCR 介导的第一信号外,还有赖于共刺激分子提供的第二信号。共刺激信号缺失时,TCR 介导的信号不能有效诱导细胞向效应细胞分化,该现象称为克隆失能。而绝大多数体细胞不表达共刺激分子,且静息状态下未成熟树突状细胞也仅表达低水平的共刺激分子,逃逸到外周的自身反应性 T 细胞即使遇到相应的抗原也不能被充分活化,甚至被诱导进入失能状态(图 8-5)。B 细胞针对胸腺依赖抗原的应答需要 T 细胞辅助。如果自身抗原特异性 T 细胞处于失能状态,对应的 B 细胞即使受到适宜的抗原刺激也不能被有效活化,从而呈现免疫无反应状态。

3. 免疫忽视　　体内有些组织特异性自身抗原表达水平很低,它们不能有效活化外周自身反应性 T 细胞或 B 细胞,这种自身反应性淋巴细胞与相应组织特异性自身抗原并存,但不发生免疫应答的状态称为免疫忽视。需要指出的是,如果自身抗原水平或者是共刺激信号强度发生显著改变,这类潜伏的自身反应性细胞有可能从免疫忽视状态转变为免疫应答状态。

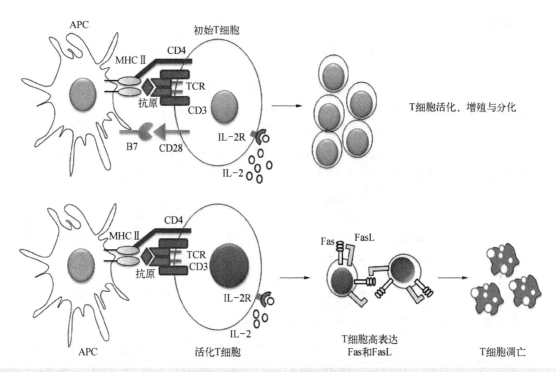

图 8-4　活化诱导的 T 细胞凋亡

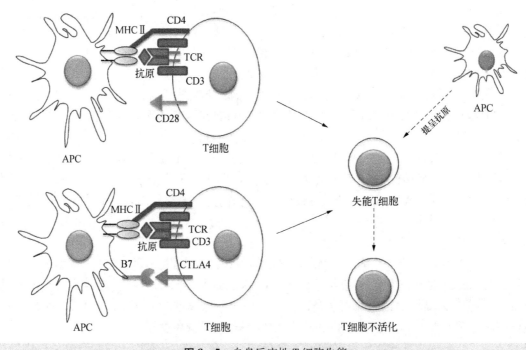

图 8-5　自身反应性 T 细胞失能

　　4. 免疫豁免　　将同种异体组织移植到脑、眼前房等机体特殊部位,通常不会引起排斥反应,而能长久存活。这些部位被称为免疫豁免部位(immunologically privileged site)。产生免疫豁免效应的原因主要有以下几个方面:① 生理屏障(如血脑屏障)阻隔了存在于免疫豁免部位的组织特异性自身抗原与外周自身反应性淋巴细胞的接触。② 局部微环境易于诱导免疫偏离,在促进 Th2 型反应同时,抑制 Th1 型反应。③ 免疫豁免部位组织细胞高表达 FasL,诱导组成性表达 Fas 的淋巴细胞凋亡。④ 分泌 TGF-β 等抑制性细胞因子或高表达 PD-1 配体,抑制 T 细胞应答。若因外伤、感染等原因导致这类自身抗原释放入血,则可刺激自身反应性淋巴细胞产生强烈应答,并攻击自身组织。外伤导致的交感性眼炎是一个典型的案例(参见本教材第十七章自身免疫性疾病的免疫检验相关内容)。

第二节　免疫调节

免疫系统通过免疫调节将免疫应答准确控制在适当的强度、范围和时间内,使其既能有效清除抗原,又能避免过度免疫应答对自身组织和细胞的损伤,维持机体的内环境稳定。免疫调节的机制十分复杂,涉及各种免疫细胞、免疫分子介导的免疫调节,以及免疫系统与其他系统的相互调节。免疫调节是维持机体免疫平衡和内环境稳定的重要因素。

一、免疫细胞介导的调节

(一) Treg 细胞

1985 年,Sakaguchi 等发现了一群 CD4$^+$CD25$^+$T 细胞,删除这群细胞会导致自身免疫损伤,而重新回输则能阻止自身免疫的发生,他们将这群细胞称为 Treg 细胞。后续的研究表明,Treg 细胞可通过多种机制实现其免疫调节功能,如可通过细胞-细胞间的直接接触发挥免疫抑制作用;通过表达穿孔素和颗粒酶 B 直接裂解效应 T 细胞或 APC;能够通过分泌抑制性细胞因子,如 IL-10 和 TGF-β 等发挥免疫抑制功能;还能够通过抑制常规 T 细胞的代谢水平发挥调节作用。此外,Treg 细胞也可通过抑制共刺激信号及抗原提呈等方式对 APC 进行负向调节(图 8-6)。转录调控分子 Foxp3 直接控制着 Treg 细胞的发育和功能,其缺失或突变导致 Treg 细胞数量减少或功能异常,而其过表达能使初始 CD4$^+$T 细胞获得类似 Treg 细胞的表型和功能。

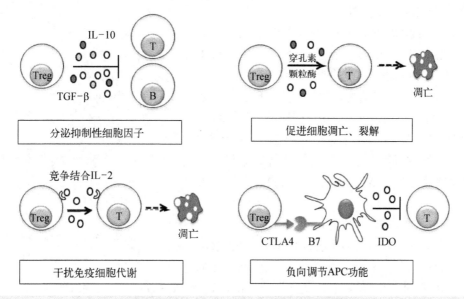

图 8-6　Treg 细胞免疫调节作用的机制

(二) 间充质干细胞

间充质干细胞(mesenteric stem cell,MSC)源自基质间质细胞,其表面低表达 MHC Ⅱ 类分子和共刺激分子,在病理条件下表现出抗炎、免疫调节及抗凋亡等活性。在急性或复发炎症阶段,局部组织中的间充质干细胞在效应 T 细胞来源的 IFN-γ、TNF、IL-1 和 IL-17 等促炎因子的作用下分泌大量一氧化氮(小鼠)、吲哚胺-(2,3)-双加氧酶(Indoleamine 2,3-dioxygenase,IDO)(人体)和 T 细胞趋化因子,发挥免疫调节作用。

(三) 调节性 B 细胞

由于 B 细胞具有抗体分泌及抗原提呈功能,传统的观点认为它可以正向调控免疫应答。然而,随着研究的深入,越来越多的证据显示机体还存在一类具有免疫负向调控功能的 B 细胞亚群,即调节性 B 细胞(regulatory B cell,Breg 细胞)。此类 B 细胞主要通过分泌 IL-10 和(或)TGF-β 等调节性细胞因子发挥调控作用,也可以通过与致病性 T 细胞相互作用,抑制过度活化的免疫反应。

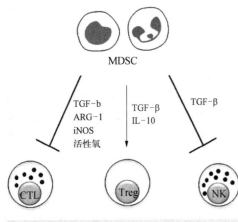

图8-7　MDSC的免疫调节作用

（四）髓系抑制性细胞

髓系抑制性细胞（myeloid-derived suppressor cell，MDSC）是一群骨髓来源的具有免疫抑制功能的异质性细胞（图8-7），主要包括树突状细胞、巨噬细胞和粒细胞的前体细胞。MDSC的免疫负向调控作用主要与1型精氨酸酶（arginase-1，ARG-1）和诱导型一氧化氮合酶（inducible nitricoxide synthase，iNOS）密切相关，ARG-1和iNOS通过影响L-精氨酸代谢，并产生活性氧和一氧化氮抑制免疫应答。此外，MDSC还能通过分泌TGF-β、IL-10等具有免疫负向调节功能的细胞因子抑制T细胞、巨噬细胞和NK细胞等细胞功能。

（五）调节性树突状细胞

树突状细胞包含了很多表型各异和功能不同的细胞亚群。其中，具有负向免疫调控作用的树突状细胞亚群被称为调节性树突状细胞（regulatory dendritic cell）。调节性树突状细胞主要通过选择性诱导Th2型免疫应答或促使初始CD4$^+$T细胞和CD8$^+$T细胞分化为分泌IL-10的Treg细胞来负向调控免疫应答。

二、免疫分子介导的调节

在免疫应答的各个阶段，多种分子具有免疫调节作用，主要包括免疫复合物、细胞因子、补体、膜表面受体等。

（一）免疫复合物调节免疫应答

由抗原刺激而产生的相应抗体与抗原形成免疫复合物，可正向或负向调节免疫应答。在免疫应答过程中，机体首先产生IgM类抗体，其与抗原形成的免疫复合物具有正反馈调节作用，通过激活补体系统导致B细胞活化，或可进一步与FDC表面的FcR相互作用，持续提供抗原，促进免疫应答。当IgG类抗体产生后，与相应的抗原形成免疫复合物，免疫复合物可通过促进吞噬细胞对抗原的吞噬与清除。抗体对抗原的阻断与封闭作用及受体交联效应等抑制免疫应答，称为抗体反馈性抑制（antibody feedback inhibition）（图8-8）。

（二）细胞因子的免疫调节作用

细胞因子是体内免疫调节网络的重要组成部分，可直接或间接发挥调节机体免疫应答的作用。细胞因子对免疫应答的调节具有双向性，既可促进免疫应答，发挥正向调节作用，如抗感染、抗肿瘤及诱导细胞凋亡等；又可抑制免疫应答，发挥负向调节作用。通过调控，这些负向调控细胞因子一方面可抑制机体过度的免疫应答，另一方面则可促进某些疾病（如肿瘤）的发展。

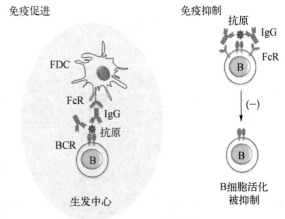

图8-8　免疫复合物调节免疫应答

（三）补体的免疫调节作用

不同途径激活补体后产生的活化片段均具有上调免疫应答的作用。补体活性片段C3b、C4b可与树突状细胞上的CR结合，增强树突状细胞对外来抗原（黏附有补体片段）的吞噬，进而促进抗原提呈。C3d、iC3b、C3dg及C3b等补体片段与抗原抗体结合，形成抗原-抗体-补体复合物，通过结合B细胞表面CR1而促进B细胞的活化，结合APC表面CR1而促进APC的抗原提呈功能。此外，补体调节蛋白可对补体不同激活途径的关键环节进行精细的调节，严格控制补体激活的强度和持续时间，在保证有效免疫应答的同时，防止补体系统的过度激活而导致自身组织和细胞的损伤和补体的无节制消耗。

（四）受体的免疫调节作用

免疫细胞表面表达活化性受体和抑制性受体，分别诱导正、负反馈作用调节免疫应答。活化性受体的胞内段通常携带ITAM，ITAM可招募游离于细胞胞质中的蛋白酪氨酸激酶至细胞膜内侧，聚集在受体跨膜分子附近，使酪氨酸发生磷酸化,参与活化信号的传递。而抑制性受体的胞内段则携带 ITIM,ITIM 可招募蛋白酪氨酸磷酸酶至细胞膜内侧,使磷酸化的蛋白激酶去磷酸化,终止激活信号转导通路,从而抑制细胞的活化。下面简述各种免疫细胞表面的受体及其调节作用。

1. TCR　　CD28 属于活化性受体,胞内段含有 ITAM 基序;具有抑制作用的共刺激受体主要包括 CTLA-4 和 PD-1,胞内含有 ITIM 基序。CD28 和 CTLA-4 的配体均为 B7 分子(CD80 和 CD86),但二者的表达先后顺序不同,CD28 为组成性表达;CTLA-4 则在 T 细胞激活后被诱导表达,并且 CTLA-4 与 B7 分子的亲和力显著高于 CD28。因此,在 T 细胞活化晚期,活化信号被 CTLA-4 介导的抑制信号取代,从而产生活化 T 细胞的负反馈调节。

2. BCR　　是 B 细胞表面的主要活化性受体,介导抗原识别信号的转导。FcγRⅡb 是 FcR 家族成员,胞内段带有 ITIM,具有负向抑制作用。FcγRⅡb 分别通过抗 BCR 的 IgG 抗体或抗原-抗体复合物与 BCR 发生交联,启动抑制性信号转导(图 8-9),发挥对 B 细胞介导的特异性体液免疫应答的反馈调节。

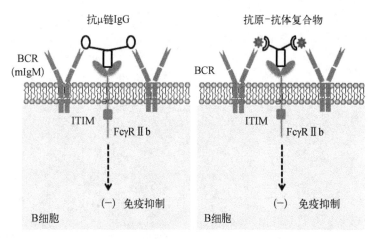

图 8-9　BCR 和 FcγRⅡb 交联启动对抗体产生的反馈性调节

3. NK 细胞表面受体分子　　NK 细胞表面活化性受体主要包括 KIR 家族成员 KIR2DS、KIR3DS 及杀伤细胞凝集素样受体(killer lectin-like receptor, KLR)家族成员 CD94/NKG2C 等。抑制性受体包括 KIR 家族成员 KIR2DL、KIR3DL 及 KLR 家族成员 CD94/NKG2A 等(图 8-10)。生理情况下,NK 细胞表面的活化性受体和抑制性受体可同时结合正常组织细胞表面的 MHC Ⅰ 类分子;但抑制性受体与 MHC Ⅰ 类分子的亲和力高,其作用占主导地位,从而避免 NK 细胞对正常组织细胞的杀伤。当机体感染病毒或癌变时,细胞表面 MHC Ⅰ 类分子表达下调、缺失或结构发生改变,同时,其表面某些可被 NK 细胞识别的非 MHC Ⅰ 类分子配体的表达发生上调,促使 NK 细胞表面的活化性受体起主导作用,发挥杀伤作用。

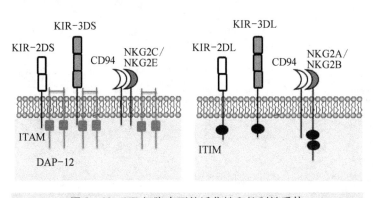

图 8-10　NK 细胞表面的活化性和抑制性受体

4. 其他免疫细胞的调节性受体　　其他免疫细胞表面也具有不同类型的调节性受体,如肥大细胞表面的活化性受体为 FcεRⅠ,而抑制性受体为 FcγRⅡb,可通过与活化性受体交联发挥负向调节作用。

需要说明的是,除了免疫系统的内部调节机制以外,免疫系统行使功能时,往往与其他系统,特别是神经-内分泌系统也发生相互作用。例如,紧张和精神压力可加速免疫相关疾病的进程,神经-内分泌系统也影响免疫性疾病的发生和发展。神经-内分泌系统和免疫系统调节网络是通过神经递质、神经肽、内分泌激素、细胞因子及其各自的受体相互作用实现的。此外,免疫应答受遗传背景的严格控制,MHC 基因多态性是控制免疫应答遗传水平的主要因素。

本章小结

机体免疫系统对抗原物质,尤其是自身抗原所呈现的特异性的免疫不应答状态,称为免疫耐受。免疫耐受分为中枢耐受及外周耐受:中枢耐受发生在中枢免疫器官,指发育中未成熟淋巴细胞在胸腺或骨髓遭遇自身抗原后所形成的耐受;外周耐受则发生在外周淋巴器官,指特定条件下,成熟淋巴细胞在外周组织遭遇内源性或外源性抗原后呈现的免疫无反应性。中枢免疫耐受形成的机制包括 T 细胞克隆清除和受体编辑;外周免疫耐受形成的机制包括克隆清除、克隆失能、免疫忽视和免疫豁免。免疫调节贯穿免疫应答的各个阶段。参与免疫调节的免疫细胞主要包括 Treg 细胞、间充质干细胞、调节性 B 细胞、MDSC 和调节性树突状细胞,参与免疫调节的免疫分子主要包括免疫复合物、细胞因子、补体、膜表面受体等。免疫系统还与神经-内分泌系统发生相互作用和相互调节。此外,免疫应答还受遗传因素控制。

（钱　莉）

第二篇
检验技术篇

第九章 抗原和抗体的制备

抗原和抗体是免疫反应的基本条件,也是免疫检验的理论基础。抗原是诱导机体产生特异性抗体的物质,良好的抗原是制备高质量抗体的关键;抗体的质量直接关系到免疫检验方法的特异性和灵敏性。

第一节 抗原的制备

一、抗原的制备

抗原指能够刺激机体免疫系统产生特异性抗体、致敏淋巴细胞,并与之发生特异性结合的物质。制备合格的抗原是制备高质量抗体的前提条件。自然条件下的大多数抗原是多种成分的混合体,所以必须对复杂的混合体进行纯化,提取单一成分,制备出特异性的抗体。颗粒性抗原和可溶性大分子抗原均具有免疫原性,经纯化后可直接用作抗原制备相应的抗体;而半抗原不具有免疫原性,必须与大分子物质连接后才具有免疫原性。

(一)颗粒性抗原

颗粒性抗原主要包括人和各种动物的细胞抗原、细菌抗原和寄生虫抗原等。最常用的细胞抗原为制备溶血素的绵羊红细胞,可采用玻璃珠脱去抗凝绵羊全血中纤维蛋白的方法制备,最后将细胞沉淀配制成 $10^6/mL$ 浓度的细胞悬液,即可作为抗原直接用于免疫动物制备溶血素。细菌抗原包括菌体抗原、鞭毛抗原等,将经鉴定合格的纯培养细菌接种于液体或固体培养基中,经培养增菌后,100℃加温 2～2.5 h 杀菌,并去掉鞭毛抗原后获得菌体抗原;鞭毛抗原需用有动力的菌株进行制备,即将菌液用 0.3%～0.5%的甲醛处理后即得;毒素抗原需在杀菌后再加 0.5%～1%氯化钙溶液处理才可使用。

(二)可溶性抗原

蛋白质、糖蛋白、脂蛋白、核酸、酶、补体、细菌毒素、免疫球蛋白片段等皆为良好的可溶性抗原,这些抗原大多来源于人和动物的组织或细胞,成分复杂。通常,将组织和细胞破碎,经过粗提、纯化、鉴定等步骤方可获得可用的可溶性抗原(图9-1)。

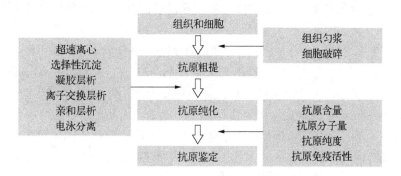

图9-1 可溶性抗原制备流程示意图

1. 组织和细胞可溶性抗原的粗提　　提取组织和细胞可溶性抗原,需将组织匀浆、细胞破碎,然后再从组织和细胞匀浆中提取目的蛋白或其他抗原。

(1)组织匀浆的制备:首先,取新鲜或低温(低于-40℃)保存的器官或组织,去除包膜、结缔组织及大血管。脏器应用生理盐水进行灌洗,洗去血污物等。其次,将洗净的组织剪成小块,并制成组织匀浆。再次,离心分离组织匀浆,上清液经高速离心,去除微小的细胞碎片及组织后方可作为提取可溶性抗原的原料。对于较软嫩、韧性较大的组织,如脑等组织,可采用研磨法,制成组织匀浆。

(2)细胞破碎:细胞抗原通常分为膜蛋白抗原、细胞质抗原、细胞核抗原及核膜抗原,这些抗原的制备均需将细胞破碎。常用的细胞破碎方法:① 冻融法,将待破碎的细胞置于-20℃冰箱内冻结,然后让其在 30～37℃

环境中缓慢溶化。如此反复两次,大部分组织细胞及细胞内的颗粒均可被溶破。② 超声破碎法,利用超声波的机械振动使流体形成局部减压而发生内部流动、旋涡生成和消失,产生足以使细胞破碎的压力。③ 酶处理法,溶菌酶、纤维素酶及蜗牛酶等在一定的条件下能消化细菌和组织细胞。例如,溶菌酶在碱性环境中能溶解革兰氏阳性菌的细胞壁。④ 自溶法,在一定 pH 和适当温度的环境中,细胞结构在自身所具有的各种水解酶(如蛋白酶和酯酶等)的作用下发生溶解,使细胞内含物释放出来。动物组织细胞自溶的温度常为 0~4℃,而微生物细胞常为常温自溶。⑤ 表面活性剂处理法,在适当的 pH、温度及离子强度的条件下,表面活性剂能与脂蛋白形成微泡,使细胞膜通透性改变而导致细胞溶解。常用的表面活性剂有十二烷基磺酸钠(SDS,阴离子型)、二乙胺十六烷基溴(阳离子型)、Triton-100 等。此方法作用比较温和,多用于裂解细菌。

2. 可溶性抗原的纯化　　组织细胞的粗提液中除了含有所需要的抗原成分外,还含有其他蛋白质、多糖、脂类和核酸等成分。要制备高特异性的抗血清通常需要将上述粗提液纯化,一般采用如下几种方法。

(1)超速离心法:根据抗原比重特点进行分离,分为差速离心法和密度梯度离心法。差速离心法指低速和高速离心交替进行,用于分离大小差别较大的抗原颗粒;密度梯度离心法是一种区带离心法,样品中各颗粒在一定的密度梯度介质(蔗糖、甘油、氯化铯等)中的沉降速度或漂浮速度不同,使具有不同沉降速度的物质处于不同密度的梯度层内,从而达到分离的目的。

使用超速离心法分离和纯化抗原时,除个别成分外,很难将某一抗原成分分离,故只用于少数大分子抗原,如 IgM、C1q、甲状腺球蛋白(thyroglobulin,TG)等,以及某些比重较轻的抗原物质,如载脂蛋白 A、B 等的分离,而不适用于大多数中、小分子量蛋白质抗原。

(2)选择性沉淀法:利用各种蛋白质分子理化特性的差异,采用不同的沉淀剂或改变某些条件,促使某一蛋白质抗原成分沉淀,从而达到纯化的目的。

1)盐析沉淀法:是最常用的方法。该法利用各种蛋白质在不同盐浓度中有不同的溶解度进行分段提取抗原。蛋白质在水溶液中的溶解度主要取决于蛋白质分子表面离子及其周围水分子的数目。在蛋白质溶液中加入高浓度中性盐后,中性盐与水分子的亲和力大于蛋白质,因此使蛋白质分子周围的水化层减弱乃至消失。同时,中性盐加入蛋白质溶液后由于离子强度发生改变,造成蛋白质表面的电荷大量被中和,又导致蛋白质溶解度更加降低,从而使蛋白质分子之间聚集而沉淀,称为盐析沉淀。因各种蛋白质在不同盐浓度中的溶解度不同,其出现盐析沉淀的先后顺序也不同,可使某种蛋白质从其他蛋白质中分离出来。最常用的盐溶液是 33%~50%饱和度的硫酸铵。盐析沉淀法是最经典的蛋白质分离纯化技术,优点是方法简便、有效、不影响抗原活性,可用于蛋白质抗原的粗提、γ-球蛋白的提取、蛋白质的浓缩等,但盐析沉淀法提纯的抗原纯度不高,只适用于抗原的初步纯化。

2)聚合物沉淀法:聚乙二醇(polyethyleneglycol,PEG)、硫酸葡聚糖(dextran sulfate)等水溶性聚合物在一定的 pH、离子强度和温度等条件下,可选择性沉淀不同分子量的蛋白质。通常蛋白质分子量越大,被沉淀时所需 PEG 的浓度越低。例如,浓度为 3%~4%的 PEG 可沉淀免疫复合物,6%的 PEG 可沉淀 IgM。12%~15%的 PEG 可沉淀其他球蛋白,25%的 PEG 可沉淀白蛋白。快速浊度测定法和循环免疫复合物测定法即按此原理设计。

3)有机溶剂沉淀法:有机溶剂可降低溶液的介电常数,增加蛋白质分子间的静电引力,使蛋白质分子易于聚集而沉淀。另外,有机溶剂可导致蛋白质的水化层减弱,从而破坏蛋白质分子的稳定性,所以蛋白质在一定浓度的有机溶剂中可沉淀析出。常用的有机溶剂有乙醇、丙酮等。由于有机溶剂的加入易引起蛋白质变性失活,使用该法必须在低温下进行,且在加入有机溶剂时注意搅拌均匀以免局部浓度过大,防止蛋白质变性。

4)核酸沉淀剂法:从微生物或细胞中提取蛋白质抗原时,其中含有大量核酸成分,需用核酸沉淀剂去除核酸。常用的方法是在提取液中加入硫酸鱼精蛋白、氯化锰或链霉素等,使核酸沉淀而除去。用核糖核酸酶降解法也可有效去除核酸成分。用 DNA 酶或 RNA 酶与提取液在 4℃下共同作用 30~60 min,可有效去除核酸成分。

(3)凝胶层析法:利用凝胶的分子筛作用,将不同分子量的蛋白质进行分离。凝胶是具有三维空间多孔网状结构的物质,当含有多种分子量的蛋白质溶液缓慢地流经凝胶层析柱时,大分子蛋白质因直径较大不易进入凝胶颗粒的微孔内,只能留在颗粒的间隙,因此在洗脱时能很快地由上而下移动,随洗脱液最先流出。小分子蛋白质可进入凝胶颗粒的微孔内,洗脱时向下移动的速度较慢,则较晚被洗脱。这样,通过凝胶的分子筛作用,蛋白质分子由大到小依次分离,通过分段收集,达到纯化目的。

（4）离子交换层析法：以带有离子基团的纤维素或凝胶作为离子交换剂,吸附交换带相反电荷的蛋白质抗原。由于各种蛋白质所带的电荷量不同,与纤维素或凝胶结合的能力就有差别。洗脱蛋白质溶液时,逐渐增加流动相的离子强度,使溶液中的离子与蛋白质竞争纤维素或凝胶上的电荷位点,不同等电点的蛋白质就分别解离。常用于蛋白质分离的离子交换剂有离子交换纤维素、离子交换凝胶和离子交换树脂。离子交换凝胶不仅有纤维素离子交换剂的优点,而且具有分子筛的功能,在梯度洗脱时,离子交换凝胶对不同分子量的蛋白质具有较高的分辨能力。

（5）亲和层析法：生物分子间存在很多特异性的相互作用,它们之间都能够专一而可逆地结合,这种结合力就称为亲和力。亲和层析就是通过将具有亲和力的两个分子中的一个固定在不溶性基质上,利用分子间亲和力的特异性和可逆性,对另一个分子进行分离纯化。具有专一亲和力的生物大分子与其配体,包括抗原和抗体、酶和酶抑制剂（或底物）、DNA 和 RNA、激素和受体等体系。只要将对应体系中的一方偶联于不溶性支持物上,就可从混合物中专一地分离和纯化相应的另一方。与上述其他纯化方法相比,亲和层析法具有更有效的纯化作用,而且分离迅速,有时仅一步即可达到纯化等优点。

（6）电泳分离法：各种蛋白质在同一 pH 条件下,因分子量和电荷数量不同而在电场中的迁移率不同得以分开。常用的是等电聚焦电泳,它利用一种两性电解质为载体（如脂肪族多胺和多羧类的同系物、蔗糖溶液等,如果是做凝胶等电聚焦则使用琼脂糖和聚丙烯酰胺或葡聚糖凝胶作为介质）,电泳时两性电解质形成一个由正极到负极逐渐增加的 pH 梯度,当带一定电荷的蛋白质在其中泳动时,到达各自等电点的 pH 位置就停止,此法可用于分析和制备各种蛋白质。

3. 免疫球蛋白片段抗原的制备　免疫球蛋白具有抗原性,可作为抗原免疫动物制备相应的抗体。如果将免疫球蛋白分解成片段,如 Fc 段、Fab 段、轻链等作为抗原制备相应的抗血清,纯化后得到的抗体再用于检测免疫球蛋白,则具有更高的分辨力。免疫球蛋白片段的主要制备方法如下。

（1）非共价键解离法：肽链亚单位之间以氢键、疏水键、静电引力等非共价键结合,这些键结合力较弱,酸、碱、胍或脲等试剂可将其断开制备片段。

（2）共价键解离法：二硫键是连接免疫球蛋白的共价键,解离二硫键可将轻链与重链分开,纯化后可分别获得免疫球蛋白的轻链和重链。解离的方法有还原法和氧化法。目前,还原法使用较多,即将二硫键还原成巯基,使得二硫键断裂,但还原的巯基极不稳定,去除还原剂后,又可重新结合成二硫键。因此,需要用碘乙酸或碘代乙酰胺进行羧甲基化以封闭巯基。氧化法的优点是切开二硫键后,肽链不能重新形成二硫键,便于肽链的纯化,但色氨酸侧链可能因氧化作用而被破坏。

（3）肽链断裂法：获得免疫球蛋白的 Fc 段和 Fab 段需要断裂免疫球蛋白的肽链。常用方法：① 酶解法,不同的酶裂解不同的片段,专一性强。例如,木瓜蛋白酶水解 IgG 得到 1 个 Fc 段和 2 个 Fab 段;胃蛋白酶水解 IgG 得到 F(ab)'2 和多个小片段（pFc'）。② 溴化氰裂解法,溴化氰通过与蛋白质中的甲硫氨酸侧链的硫醚基反应,生成溴化亚氨内酯,再与水反应,将肽链断裂。

4. 纯化抗原的鉴定　纯化抗原的鉴定指标主要有含量、分子量、纯度和免疫活性等。抗原鉴定的方法多种多样,但每种方法只是鉴定抗原的某一特性。

（1）抗原含量的测定常采用紫外光吸收法、双缩脲法、酚试剂法等。

（2）抗原分子量测定常采用聚丙烯酰胺凝胶电泳（SDS - PAGE）法。

（3）抗原纯度鉴定常采用 SDS - PAGE 法、毛细管电泳法、等电聚焦法、高效液相色谱法和结晶法等。

（4）抗原免疫活性鉴定常采用双向免疫扩散法、免疫电泳法或 ELISA 法等。

（三）人工抗原与半抗原

用化学合成法或基因重组法制备含有已知化学结构决定簇的抗原,称为人工抗原。它可包括人工结合抗原、人工合成抗原和基因重组抗原。

1. 人工结合抗原　半抗原指仅有抗原反应性而无免疫原性的物质,如多糖、多肽、类固醇激素、类脂质、脂肪胺、核酸及化学物质等。用于偶联半抗原的大分子物质称为载体。将无免疫原性的简单化学基团与蛋白质载体偶联,或将无免疫原性的有机分子与蛋白质载体结合,形成载体-半抗原结合物,称为人工结合抗原。

（1）载体选择：常用载体有蛋白质类、多肽类聚合物和大分子聚合物等。① 蛋白质类：蛋白质是结构复杂的大分子胶体物质,是一种良好的载体。常用的有人血清白蛋白、牛血清白蛋白、牛甲状腺球蛋白、血蓝蛋白和兔血清白蛋白等。其中,牛血清白蛋白溶解度大、免疫活性强且容易获得,因此最为常用。半抗原和蛋白质的结合主要通过游离氧基、游离羧基、酚基、巯基、咪唑基、吲哚基和胍基等活性基团的缩合。② 多肽类聚合物:人工合成的多肽类聚合物亦为一种良好的载体,常用的是多聚赖氨酸,其分子量高达 100 kDa。这种多肽聚合物与半抗原结合后,可诱发动物产生高滴度、高亲和力的抗体。③ 大分子聚合物:聚乙烯吡咯烷酮、羧甲基纤维素等均可与半抗原结合,再加入弗氏完全佐剂(Freund's complete adjuvant)则可诱发产生高效价的抗体。

(2) 半抗原与载体的连接:半抗原与载体结合的方法有物理吸附法和化学法。物理吸附法的载体有聚乙烯吡咯烷酮、羧甲基纤维素、硫酸葡聚糖等。它们通过电荷和微孔吸附半抗原。化学法是利用某些功能基团将半抗原连接到载体上,这些载体包括蛋白质和人工合成的多聚赖氨酸。半抗原所拥有的基团不同,他们与载体的化学法连接方式也不同,主要有以下 3 种:① 带有游离氨基或游离羧基及两种基团皆有的半抗原,如多肽激素类含有游离的氨基或羧基,可直接与载体连接。羧基可用混合酸酐法和碳化二亚胺法与载体氨基形成稳定的肽键,而带氨基的半抗原则可与载体羧基缩合。羧基也可用双功能试剂如戊二醛与载体氨基连接。脂肪胺可用碳化二亚胺缩合剂或对硝基苯酰氯反应,将脂肪胺变为对硝基苯酰胺,加氢还原为氨基苯酰衍生物,再用重氮化反应。② 带有羟基、酮基、醛基的半抗原,如醇、酚、糖、多糖、核苷及类固醇激素等,不能直接与载体连接,需用化学方法对其进行适当改造,转变为带有羧基或氨基的衍生物后才能与载体连接。③ 芳香族半抗原因其环上带有羧基,邻位上的氢很活跃,极易取代。一般先将羧基芳香胺与氨基苯丙酸或对氨基马尿酸等进行重氮化反应,然后用碳化二亚胺法使半抗原上的羧基与载体氨基缩合形成肽键,也可让半抗原的羧基先与载体缩合,再进行重氮化反应。

(3) 人工结合抗原的鉴定:人工结合抗原的免疫原性与结合至载体上的半抗原的数目相关,一般至少要有 20 个半抗原分子连接到一个载体分子上,才能有效地诱导机体产生抗体。因此,在半抗原与载体连接后,应测定半抗原与载体的比例,常用的方法有① 吸收光谱分析法:如果半抗原有适宜的吸收光谱,测定在一定波长下复合抗原和载体之间分子吸光度的差别,然后把这个差别与同样波长下半抗原的吸光度进行比较,就可以计算出所结合的半抗原分子数。② 放射性核素标记半抗原渗入法:在偶联反应液中加入一定量的放射性核素标记的半抗原,偶联反应后经充分透析,测量透析袋中的放射性核素含量,从而计算结合到载体上的半抗原分子数。

2. 人工合成抗原　　用化学方法将活化氨基酸聚合,可使之成为合成多肽。只由一种氨基酸形成的聚合体称为同聚多肽,如由左旋赖氨酸形成的同聚多肽(PLL)。由两种或两种以上氨基酸形成的聚合多肽称为共聚多肽,如由酪氨酸、谷氨酸与多聚丙氨酸和赖氨酸组成的共聚多肽(T、G)-AL。应用这种人工合成多肽可研究氨基酸种类、序列与蛋白质抗原性及免疫原性的关系,也可研究机体遗传性与免疫性的关系。

3. 基因重组抗原　　根据需要将编码免疫原的基因克隆并与适当载体(如细菌粒或病毒)DNA 分子相结合,然后引入受体细胞中(如原核细胞的大肠杆菌或真核细胞酵母菌、哺乳类动物细胞)使之表达,即能获得具有免疫原性的重组蛋白,其经纯化后可作为免疫原,此即为基因重组抗原或基因工程抗原。

二、免疫佐剂

先于抗原或与抗原同时注入体内,可增强机体对该抗原的免疫应答或改变免疫应答类型的物质称为免疫佐剂,简称佐剂(adjuvant)。本质上,佐剂可视为一种非特异性免疫增强剂,本身不具有抗原性,但可增强机体对抗原的免疫应答能力从而提高抗体的效价。颗粒性抗原具有较强的免疫原性,一般不需要佐剂即可获得较好的免疫效果。对于可溶性抗原来讲,初次免疫必须使用佐剂才能取得较好的免疫效果。

(一) 佐剂的类型

依据是否具有免疫原性可将佐剂分成两大类:① 具备免疫原性的佐剂,如卡介苗、枯草分枝杆菌、短小棒状杆菌、百日咳杆菌、LPS、细胞因子等。② 不具有免疫原性的佐剂,如氢氧化铝佐剂、磷酸铝佐剂、磷酸钙佐剂、液体石蜡、羊毛脂、表面活性剂、藻酸钙、多聚核苷酸、胞壁肽、人工合成的多聚肌苷胞苷酸(poly I:C)、脂质体、MF59 等。最常用于免疫动物的佐剂是弗氏佐剂(Freund's adjuvant),用于人体的佐剂仅限于氢氧化铝佐剂、明矾佐剂、poly I:C、胞壁酰二肽、细胞因子和 HSP 等。

1. 弗氏佐剂　　是目前动物实验中最常用的佐剂,分为弗氏不完全佐剂(Freund's imcomplete adjuvant)和弗氏完全佐剂。弗氏不完全佐剂由液体石蜡与羊毛脂混合而成,组分比为(1~5)∶1,可根据需要而定,通常为2∶1。弗氏不完全佐剂中加卡介苗(最终浓度为2~20 mg/mL)或死的结核分枝杆菌,即为弗氏完全佐剂。一般首次免疫使用弗氏完全佐剂,第二次或第三次免疫时用弗氏不完全佐剂或不用弗氏佐剂。在免疫动物前,先将弗氏佐剂与抗原按一定比例混合,弗氏佐剂和抗原体积比一般为1∶1,制备成油包水型乳状液。乳化方法有研磨法、注射器混合法、超声法等。制备好的乳化剂经鉴定合格后才能使用。鉴定方法是将乳化剂滴入冷水中,若保持完整而不分散,呈滴状浮于水面,即乳化完全,为合格的油包水型乳剂。

2. 氢氧化铝佐剂 取5%硫酸铝溶液250 mL,在强烈搅拌下加入5%氢氧化钠溶液100 mL,用生理盐水离心洗涤沉淀2次,再加入生理盐水至250 mL。免疫接种时,取适量氢氧化铝佐剂加等体积抗原即可免疫。

3. 明矾佐剂 钾铝矾(硫酸铝钾)在一定pH条件下产生氢氧化铝胶体吸附抗原而产生佐剂效应。制备方法是用生理盐水溶解抗原,搅拌下缓慢滴入一定量10%硫酸铝钾溶液,用氢氧化钠调节pH到6.5,此时溶液变成乳状悬液,离心后去掉上清液,用生理盐水洗涤沉淀2次,加入硫柳汞防腐,4℃保存备用。明矾佐剂一般用于肌内注射,皮下注射容易引起肉芽肿和脓肿。

4. 脂质体 脂质体包封抗原后,可使抗原延缓释放,并且脂质体颗粒有刺激机体免疫反应的作用。因此,用脂质体包封的抗原免疫动物可提高免疫效果。

(二) 佐剂的作用机制及应具备的条件

佐剂的作用机制主要为① 改变抗原的物理性状,延缓抗原的降解和排除,从而延长抗原在体内的滞留时间。② 刺激单核巨噬细胞系统,增强其处理和提呈抗原的能力。③ 刺激淋巴细胞的增生和分化,可提高机体初次免疫应答和再次免疫应答的抗体滴度。④ 改变抗体的产生类型及产生Ⅳ型超敏反应。由于佐剂中常混有微量的其他物质,这些物质进入机体后也可能引起抗体的产生,从而影响抗体的特异性。作为一种良好的佐剂,必须具备以下条件:① 增加抗原的表面积,并改变抗原的活性基团构型,从而增强抗原的免疫原性。② 佐剂与抗原混合能延长抗原在局部组织的存留时间,减缓抗原的分解速度,使抗原缓慢释放至淋巴系统中,持续刺激机体产生高滴度的抗体。③ 佐剂可以直接或间接激活免疫活性细胞并使之增生,从而增强了体液免疫、细胞免疫和非特异性免疫功能。④ 良好的佐剂应具有无毒性或副作用小的特点。

第二节 抗体的制备

将制备好的抗原按照一定的免疫程序接种给所选择的动物,该动物在含有多种抗原表位的抗原刺激下,体内多个B细胞克隆被激活,并产生针对该抗原多种不同表位的抗体,一定时间后,采集动物血液,分离含有抗体的血清,即为抗血清,这一系列过程称为抗血清或免疫血清的制备(图9-2)。

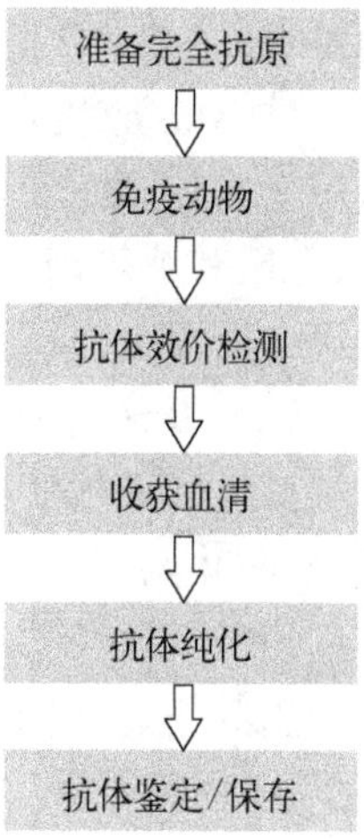

一、多克隆抗体制备

纯化的抗原通常带有多个表位,所以免疫血清实质上包含了多种质与量均不同的抗体,其混合物为多克隆抗体(polyclonal antibody,pcAb)。其特异性、效价与抗原性质、免疫动物的种类及方式密切相关。在免疫动物过程中应考虑抗原的剂量、免疫途径、加强免疫的时间、免疫次数及佐剂的选择等因素对免疫效果的影响。

(一) 抗原及剂量的选择

抗原的接种剂量由免疫原性的强弱、动物的个体状态及免疫时间来确定。一般认为,抗原的剂量适当加大,时间间隔延长,可获得高效价的抗体;但抗原剂量过大或过小都容易引起免疫耐受。首次免疫时抗原剂量不宜过大,以免过量接种导致免疫麻痹,加强免疫时可适当增大抗原剂量。

(二) 免疫动物及免疫程序

制备免疫血清的动物主要有哺乳类和禽类。常用于制备免疫血清的动物有家兔、绵羊、豚鼠、小白鼠和鸡

准备完全抗原
⇩
免疫动物
⇩
抗体效价检测
⇩
收获血清
⇩
抗体纯化
⇩
抗体鉴定/保存

图9-2 抗血清或免疫血清的制备流程示意图

等,有时根据需要可采用山羊或马。选择时要考虑如下因素。

1. 抗原来源与动物种属的关系　　一般来说,抗原的来源与免疫动物的亲缘关系越远,免疫原性越强,产生的免疫效果越好。而同种系或亲缘关系较近者,免疫效果较差甚至不产生抗体。例如,鸡与鸭、家兔与大鼠之间不适合作为免疫动物。

2. 动物的个体状况　　动物的年龄与健康状况可影响抗体的效价,动物年龄太小者容易产生免疫耐受,而若动物年老体弱者,则免疫应答能力低不易产生高效价抗体。所以,用于制备免疫血清的动物必须是适龄、健康、健壮、体重合适的正常动物。

3. 抗原的性质　　不同性质的抗原适用于不同的动物。蛋白质抗原一般适用于大部分动物,但有些动物体内因为有类似物质或其他的原因,对某些蛋白质免疫反应极差,如家兔对胰岛素、绵羊对IgE、山羊对多种酶类均不易产生抗体。因此,要根据抗原的性质选择合适的动物。酶类宜选用豚鼠,类固醇激素宜选用家兔作为免疫动物。

4. 免疫血清用量和要求　　免疫血清需求量大时,选用马、驴、绵羊等大动物,需求量少则选用家兔、豚鼠和鸡等小动物。另外,根据免疫的动物不同,所获得的抗体分为R型抗体(rabbit)和H型(horse)抗体。R型抗体是用家兔及其他动物免疫产生的抗体,具有较宽的抗原抗体结合反应合适比例范围,适用于诊断试剂;H型抗体是用马等大动物免疫获得的抗体,抗原抗体结合反应合适比例较窄,一般用作免疫治疗。

5. 免疫途径　　抗原进入机体的途径与抗原的吸收、代谢速度有很大的关系。常用的免疫途径有静脉、肌内、皮下、皮内、腹腔、淋巴结、脾等。皮内或皮下接种时一般采用多点注射,如足掌、背部两侧、耳后和腋窝淋巴结周围等,每只动物注射点数总数为8~10。如果抗原极为珍贵,可采取淋巴结内微量注射法,先注射佐剂引起淋巴结肿大,然后将抗原注射至肿大的淋巴结内。静脉或腹腔注射法多用于颗粒性抗原或加强免疫接种。

6. 免疫间隔时间　　是影响抗体产生的重要因素,尤其是第一次与第二次免疫接种的间隔时间更应注意。第一次免疫接种后,因机体正处于识别抗原和进行B细胞活化增生阶段,如果很快进行第二次抗原刺激极易造成免疫抑制;若间隔时间太长,则刺激减弱,抗体效价不高。一般蛋白质抗原第一次与第二次免疫间隔时间以10~20 d为好,两次后加强免疫每次间隔7~10 d,整个免疫过程一般接种5~8次。半抗原的接种间隔时间较长,一般为30~50 d,有时总免疫时间为一年以上。

（三）免疫血清的采集、鉴定与纯化

1. 动物采血法　　采集免疫血清前,要预先进行抗体效价测定,一般于免疫3~5次后进行。若抗体效价达到要求,应在末次免疫后5~7 d及时采血,否则效价将会下降。如抗血清效价不理想,可于追加免疫1~2次后测定抗体效价达到要求时再行采血。常用的动物采血法有以下几种:① 颈动脉放血法:放血量较多,最常用,适用于家兔、绵羊、山羊等动物。② 静脉采血法:每隔日进行1次,可采集较多血液。③ 心脏采血法:常用于家兔、豚鼠和鸡等动物,但操作不当容易引起动物中途死亡。采集血液后,应尽快分离出血清。血清分离通常采用室温自然凝血,再置于37℃温箱1 h,然后放4℃冰箱待血块收缩后,收集血清。

2. 免疫血清的纯化　　免疫动物制备的免疫血清是成分复杂的混合物,除含有特异性抗体外,还存在非特异性抗体和其他的血清成分。因此,在应用抗血清前必须先进行纯化,尽量去除抗血清中与目的抗体不相关的成分,防止其与特定抗原反应时引起干扰作用,最常见的是纯化特异性抗体和纯化IgG类抗体。

（1）纯化特异性抗体:免疫血清的制备过程中,有时由于抗原不纯,含有性质相近的杂抗原,常导致免疫动物产生其他的杂抗体存在于抗血清中。为了得到特异性抗血清,可采用亲和层析法和吸附法除去无关的杂抗体。① 亲和层析法:将相应的杂抗原交联到琼脂糖Sepharose 4B上,装入柱后,将欲纯化的免疫血清通过亲和层析柱,杂抗体吸附柱上,经洗脱液洗脱即得到特异性抗体。② 吸附法:将双功能试剂(如戊二酸)加入不含特异性抗原的杂抗原混合液(如血清、组织液或已知的某种杂抗原),制备成颗粒状固相吸附剂。将此吸附剂直接加到免疫血清中(约1:10),使杂抗体和相应抗原结合而去除。

（2）纯化IgG类抗体:抗血清中含有大量的非抗体类血清蛋白,如白蛋白及其他球蛋白等,它们可能干扰特异性抗原抗体结合反应,而且在标记免疫分析等免疫技术中,多采用IgG类抗体。因此,抗血清经特异性纯化后,还需提纯IgG,具体方法:① 盐析沉淀法粗提γ-球蛋白,多采用硫酸铵盐析沉淀法。硫酸铵盐析沉淀一般需经过 3 次沉淀方可提取大部分 IgG。第一次用 40% 饱和度;第二次用 35% 饱和度;第三次用 33% 饱和度。盐析分离的抗体中因含有大量盐分,还需要将沉淀复溶,并进行去盐处理才能应用。常采用透析法或凝胶过滤法去盐。② 离子交换层析提取 IgG,提取 IgG 常用的离子交换剂为 DEAE 纤维素或 QAE 纤维素(如 Sephadex)。在 pH 7.5 时,IgG 全部带正电荷,而 Sephadex 带正电荷,能吸附血清中的多种蛋白质,但不能吸附 IgG,因此可直接通过层析柱纯化 IgG。该法既简便又不影响抗体活性,既适合少量提取,也可大量制备。③ 亲和层析法提取特异性 IgG,可采用 SPA 交联琼脂糖 Sepharose 4B 的亲和层析柱或抗原交联琼脂糖 Sepharose 4B 亲和层析柱。抗血清通过亲和层析柱时,待分离的 IgG 的 Fc 段可与 SFA 结合或是通过 Fab 段与抗原发生特异性结合,其余成分不能与之结合。充分洗涤层析柱除去未结合的蛋白后,改变洗脱液的 pH 或离子强度,可使 IgG 从亲和层析柱上解离,收集洗脱液可得到纯化的 IgG。

3. 抗血清的鉴定与保存 抗血清的纯化过程往往会造成抗体含量和活性的损失。所以在应用或储存前还应进行抗体效价、特异性和亲和力等鉴定。

(1) 抗体效价的测定:颗粒性抗原可采用凝集试验;可溶性抗原常用双向免疫扩散试验、ELISA 等方法。一般通过棋盘滴定法进行免疫血清效价的测定,即把免疫血清进行倍比稀释,分别与不同浓度的抗原进行反应,也可将倍比稀释的免疫血清分别与一个浓度的抗原反应。

(2) 抗体特异性的鉴定:一般用特异性抗原及相似的抗原与待鉴定抗体进行双向免疫扩散试验。如果出现交叉反应,说明有杂抗体存在。

(3) 抗体纯度的鉴定:可采用 SDS-PAGE 电泳、高效液相色谱、高压毛细管电泳等。常用 SDS-PAGE 电泳,若其结果中只出现一条蛋白电泳区带,说明抗体纯化已达到要求;而出现多条蛋白区带则表明抗血清中混有杂蛋白,必须进一步纯化。

(4) 抗体亲和力的鉴定:抗体的亲和力指抗体的抗原结合部与抗原的抗原决定簇的结合强度,即抗体的单个 Fab 片段对相应抗原的单个抗原决定簇的特异结合能力。抗体的亲和力越高,则其对相应抗原的结合力越强,反之亦然。亲和力关系到实验方法的敏感性,是评价抗体质量的重要指标。抗体亲和力大小常以亲和常数表示,一般采用饱和平衡法测定。通常采用平衡透析法、ELISA 法或放射免疫测定(radioimmunoassay, RIA)竞争结合试验等鉴定抗体亲和力。其中,ELISA 法简便快捷、实用性强。

(5) 抗血清的保存:主要有三种方法① 4℃保存,抗血清在鉴定纯化前可保存在 4℃ 冰箱内,为防止细菌污染可将血清过滤除菌或加入防腐剂(0.1%~0.2% NaN_3)。4℃ 保存的期限为 3 个月或半年。② 冷冻保存,是常用的抗血清保存方法,将抗血清分为小包装保存于 -70~-20℃,可保存 2~3 年抗体效价无明显下降,但避免反复冻融。-20℃ 保存时,加入等体积的甘油可避免反复冻融。③ 真空干燥保存,抗血清分装后,用真空干燥机进行干燥,制成干粉(水分不超过 0.2%),密封后在普通冰箱内可保存 4~5 年抗体效价无明显变化。

二、单克隆抗体制备

单克隆抗体(monoclonal antibody, McAb)是由单个效应 B 细胞(浆细胞)增生形成一个克隆群落,即单克隆细胞所分泌的抗体。单克隆抗体针对单一表位、结构相同、理化性状高度均一、具有高度特异性又易于大量生产。因此,单克隆抗体作为一种有效的生物制品被广泛应用于生命科学的各个领域,尤其在疾病的诊断和治疗方面显示出极大的应用价值。

细胞融合技术的发展和骨髓瘤细胞株的建立为 B 细胞杂交瘤抗体技术的创建提供了条件,Kohler 和 Milstein 于 1975 年首先报道并成功地应用细胞杂交技术,建立了第一个 B 细胞杂交瘤细胞株。该细胞株既能分泌特异性抗绵羊红细胞的单克隆抗体,又能在体外培养永久传代。为此,两位发明者于 1984 年荣获诺贝尔生理学或医学奖。迄今,全世界已经研制成功数以百万计的单克隆抗体,在实验研究和疾病的诊断、治疗、预防等方面发挥巨大的作用。

(一)杂交瘤技术的原理

杂交瘤技术是在细胞融合技术的基础上,将具有分泌特异性抗体能力的致敏 B 细胞和具有无限繁殖能力的骨髓瘤细胞融合为 B 细胞杂交瘤。这种杂交瘤细胞具有两种亲本细胞的特性,即具有 B 细胞合成、分泌专一抗体的特性,也有骨髓瘤细胞在体外培养无限增殖、永存的特性。用此来源于单个融合细胞培养增生的细胞群,可

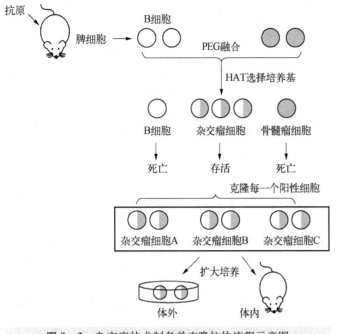

图9-3　杂交瘤技术制备单克隆抗体流程示意图

制备抗单一抗原表位（决定簇）的特异性单克隆抗体。具体过程包括两种亲本细胞的选择与制备、细胞融合、杂交瘤细胞的筛选与克隆化等步骤（图9-3）。

（二）杂交瘤技术制备单克隆抗体的基本过程

1. 亲本细胞的选择与制备

（1）骨髓瘤细胞：为B细胞系恶性肿瘤细胞，能在体外长期增生并易与B细胞融合。用于杂交瘤技术的骨髓瘤细胞应符合以下几个要求：① 本身不分泌免疫球蛋白或细胞因子。② 细胞株稳定，易于传代培养。③ 次黄嘌呤鸟嘌呤磷酸核糖基转移酶（hypoxanthine-guanine phosphoribosyltransferase，HGPRT）缺陷的细胞株。④ 瘤细胞能与B细胞杂交形成稳定的杂交瘤细胞。⑤ 与B细胞融合率高。目前常用的骨髓瘤细胞株有BALB/c小鼠骨髓瘤NS-1细胞株和SP2/0细胞株。在融合前先用8-氮鸟嘌呤的培养基做选择培养，选择对数生长期、细胞形态和活性佳的细胞进行融合。

（2）致敏B细胞：选用与骨髓瘤细胞同源的健壮正常的适龄BALB/c小鼠，用高纯度和高活性的抗原在腹腔内或皮内多点注射进行免疫接种。细胞性抗原每次用$(1\sim2)\times10^7$个细胞免疫，不必加佐剂；可溶性抗原初次免疫需含有弗氏完全佐剂，每次免疫抗原用量一般为100 μg。通过免疫，小鼠B细胞被激活成为具有分泌抗体能力的浆细胞。脾是B细胞聚集的重要场所，致敏B细胞主要来源于脾。

2. 细胞融合　是制备单克隆抗体的中心环节。使细胞融合的方法包括物理方法（如电场诱导）、化学方法（如PEG）或生物学方法（如仙台病毒）等。最常用的为PEG法，PEG可使细胞膜上脂类物质的物理结构重排，使细胞膜容易打开而有助于细胞融合。基本方法是取适量的脾细胞与骨髓瘤细胞进行混合，将PEG加入培养的细胞中，在PEG作用下诱导它们融合，可见细胞形态缩小，互相粘连，凝聚成颗粒状，部分发生融合，时间控制在2 min以内。然后用培养液将PEG融合液缓慢稀释至其失去融合作用后，融合细胞形成具有2个或多个细胞核的异核体（heterokaryon），最终产生杂交细胞。一般将分子量为1 000 kDa、1 500 kDa、4 000 kDa的PEG用作细胞融合剂，浓度为30%~50%。

3. 阳性杂交瘤细胞的筛选与克隆化

（1）选择性培养基的应用：细胞的DNA合成通常有两条途径，其一是主要途径，由糖、氨基酸等合成核苷酸，进而合成DNA。叶酸作为重要的辅酶参与这一合成过程，氨基蝶呤是叶酸的拮抗剂，能阻断该合成途径。其二为辅助途径，以次黄嘌呤和胸腺嘧啶核酸为原料，在HGPRT和胸腺嘧啶核苷激酶（thymidine kinase，TK）的催化下合成DNA。当氨基蝶呤存在时，细胞只能通过辅助途径合成DNA。据此原理设计的HAT培养基中含有3种关键成分：次黄嘌呤（H）、氨基蝶呤（A）、胸腺嘧啶（T）。只有杂交瘤细胞具有亲代双方的遗传特性，既有骨髓瘤细胞在体外无限繁殖的生命力，又有B细胞经辅助途径合成DNA的能力，故可在HAT培养基中长期存活并繁殖。

（2）杂交瘤细胞筛选：致敏B细胞与骨髓瘤细胞的融合是随机的，经过融合过程后将有以下几种形式的细胞出现，即瘤细胞与B细胞融合、B细胞与B细胞融合、瘤细胞与瘤细胞融合，还有未融合的瘤细胞、未融合的B细胞和细胞多聚体等形式。这些细胞在HAT培养基中进行培养后，可出现以下结果：① 细胞的多聚体形式容易死亡。② 未融合的B细胞在培养基中不能生长繁殖，于5~7 d死亡。③ 用来融合的骨髓瘤细胞是经毒性培养基选择得到的缺乏HGPRT的细胞株，在HAT培养基中，未融合的骨髓瘤细胞不仅合成DNA的主要途径被氨基蝶呤阻断，又因缺乏HGPRT而不能利用次黄嘌呤，虽有TK可利用胸腺嘧啶核苷，但终因缺乏嘌呤不能完整合成DNA，而使骨髓瘤细胞在选择培养基中不能繁殖而死亡。④ 由骨髓瘤细胞和脾细胞融合形成的杂交瘤细胞，其合成DNA的主要途径虽然被氨基蝶呤阻断，但由于骨髓瘤细胞与脾细胞融合，可获得其HGPRT，利用次黄嘌呤合成嘌呤碱,最终与嘧啶一起合成 DNA。因此,杂交瘤细胞通过选择性培养得以生存而被筛选出来。

（3）杂交瘤细胞克隆化:单个细胞培养又称克隆化。杂交瘤细胞在 HAT 培养液中生长和形成群落后,其中仅少数是分泌特异性单克隆抗体的细胞,而且有的培养孔中生长有多个细胞群落,分泌的抗体也可能不同,故必须及时通过 ELISA 法检测、筛选培养物上清液是否含所需的单克隆抗体,从而确定哪些是所需的杂交瘤细胞,以便有针对性地进行细胞克隆化。通过多次克隆化,可从细胞群体中淘汰遗传性不稳定的杂交瘤细胞。细胞克隆化一般至少进行 3~5 次。细胞克隆化培养之初,还需加入饲养细胞(如小鼠腹腔细胞等)以辅助杂交瘤细胞生长,一段时间后饲养细胞会自然死亡。

克隆化有以下几种方法: ① 有限稀释法(limiting dilution),通常将细胞悬液连续稀释,最终使 96 孔板每个培养孔内平均含 0~1 个细胞,培养 3~4 d 后,选择单个细胞群落且能分泌抗体的阳性孔,反复多次克隆,即可获得由单个细胞增生而形成同源性的杂交瘤细胞克隆。② 软琼脂培养法,将杂交瘤细胞培养在软琼脂平板上,待单个细胞形成群落后,再加以分离培养。③ 显微操作法,在倒置显微镜下,用特制的弯头毛细滴管将单个细胞吸出,分别放入有饲养细胞的 96 孔板中培养。④ 荧光激活细胞分选仪分选法,先将结合有荧光染料的抗体标记待分离的杂交瘤细胞,再将细胞悬液注入流式细胞仪分选。

4. 杂交瘤细胞的冻存与复苏　　杂交瘤细胞应及时冻存。目前均采用液氮保存细胞。复苏细胞时,从液氮罐内取出冻存管,立即浸入 37℃ 水浴,轻轻摇动,使之迅速融化,将细胞用完全培养液洗涤 2 次,然后移入含有饲养层细胞的培养瓶内培养,细胞形成集落时,检测抗体活性。

5. 单克隆抗体的鉴定　　获得杂交瘤细胞株时,需对制备的单克隆抗体进行鉴定后方能使用。鉴定的内容包括① 特异性鉴定:用抗原和与其抗原成分相关的其他抗原进行检测,方法可用 ELISA 法、间接免疫荧光(indirect immuno fluorescence assay, IFA)法。② 免疫球蛋白类型鉴定:通常以兔抗小鼠免疫球蛋白类及亚类抗体与培养液中单克隆抗体按双向琼脂扩散法进行测定,也可用夹心 ELISA 法和胶体金免疫标记技术鉴定。③ 抗体效价测定:效价以腹水或培养液的稀释度表示,稀释度越高,则抗体效价也越高。④ 表位测定:可通过双向琼脂扩散法、ELISA 双抗夹心法等检测。⑤ 亲和力测定:亲和力以抗原抗体结合反应平衡时,抗原与抗体浓度的乘积与抗原-抗体复合物浓度之比表示。可用 ELISA 或 RIA 竞争结合试验检测。⑥ 染色体分析:正常小鼠的脾细胞染色体数为 40,全部为端着丝粒;小鼠骨髓瘤细胞 SP2/0 细胞染色体数为 62~68,NS－1 细胞染色体数为 54~64。大多数为非整倍性,有中部和亚中部着丝点。杂交瘤细胞的染色体数目接近两亲本细胞染色体数目的总和,在结构上除多数为端着丝粒染色体外,还应出现少数标志染色体。染色体数目多且较集中的杂交瘤细胞分泌高效价的抗体。

6. 单克隆抗体的批量生产及纯化　　获得所需的稳定的杂交瘤细胞株后,可以大量制备单克隆抗体。常规方法: ① 体外培养法,杂交瘤细胞可在体外进行培养,收集上清液而获得大量单一的克隆化抗体。商业化生产大多采用杂交瘤细胞高密度培养(如悬浮培养的转瓶或发酵罐式生物反应器、中空纤维细胞培养系统和微囊化细胞培养系统)。② 动物体内诱生法,将杂交瘤细胞接种到具有组织相容性的同系小鼠或不能排斥杂交瘤的小鼠(无胸腺的裸鼠)体内,杂交瘤细胞就开始无限繁殖,产生肿瘤细胞的小鼠腹水和血清中含有大量的杂交瘤细胞分泌的单克隆抗体,常选用 BALB/c 小鼠。

从培养液或腹水获得的单克隆抗体,不需要纯化即可应用于日常诊断或定性研究。如果用于免疫标记测定,如放射性核素和酶、荧光素或生物素标记等,必须进一步分离和纯化。

（三）单克隆抗体的特点

与传统的多克隆抗体相比,单克隆抗体有独特的优势,但也存在一些不足之处。单克隆抗体的特性: ① 高度特异性,单克隆抗体只针对一个表位,一个表位一般只有 4~7 个氨基酸,故单克隆抗体发生交叉反应的机会很少,即高度特异性。② 高度均一性,单克隆抗体是由单个细胞株产生的均一性抗体,只要杂交瘤细胞性状稳定,即可长期获得同质的单克隆抗体。③ 弱凝集反应和不呈斑沉淀反应,单克隆抗体与抗原反应通常不呈现沉淀反应。④ 细胞毒作用较小,单克隆抗体对细胞的凝集作用较多克隆抗体小,致使单克隆抗体的细胞毒作用也较小。

三、基因工程抗体

应用 DNA 重组及蛋白工程技术对编码抗体基因按不同需要进行改造和装配,导入适当的受体细胞后重新表达的抗体,称为基因工程抗体(genetically engineered antibody,GEAb),又称重组抗体。

目前,基因工程抗体技术主要包括两部分内容:一是应用 DNA 重组和蛋白工程技术对已有的单克隆抗体进行改造,包括人源化抗体(humanized antibody,HAb)、小分子抗体、双特异性抗体(bispecific antibody,BsAb)和抗体融合蛋白(antibody fusion protein)等的制备;二是用抗体库技术筛选、克隆新的单克隆抗体。基因工程抗体具有如下优点:① 通过基因工程技术的改造,可以降低甚至消除人体对抗体的排斥反应。② 基因工程抗体的分子量较小,可以部分降低抗体的鼠源性,更有利于穿透血管壁,进入病灶的核心部位。③ 根据治疗的需要,制备新型抗体。④ 可以采用原核细胞、真核细胞和植物等多种表达形式,大量表达抗体分子,大大降低生产成本。

(一)人源化抗体

人源化抗体就指抗体的可变区部分(即重链可变区和轻链可变区)或抗体全部由人类抗体基因编码。制备人源化抗体的主要目的是减少抗体的异源性,以利于临床应用。

人源化抗体包括① 嵌合抗体(chimeric antibody):又称人-鼠嵌合抗体,是利用 DNA 重组技术,从杂交瘤细胞中分离出鼠源单抗 V 区基因,经基因重组与人抗体 C 区基因连接成嵌合基因后,插入适当的表达载体中,再共同转染宿主细胞,表达人-鼠嵌合抗体分子。该抗体分子中轻重链的 V 区是鼠源的,C 区是人源的。因此,该抗体既有鼠源抗体特异性结合抗原的能力,又兼有人抗体 C 区的成分及其功能;同时,减少了鼠源性抗体的免疫原性。② 改型抗体(reshaped antibody,RAb),也称 CDR 植入抗体(CDR grafting antibody),是在嵌合抗体基础上用人抗体可变区的骨架区(framework region,FR)序列取代鼠源单抗中 CDR 以外的序列,重新构成既有鼠源单抗的特异性又保持抗体亲和力的人源化抗体,该抗体对人体几乎无免疫原性。

(二)小分子抗体

小分子抗体指分子量较小,但具有抗原结合功能的分子片段。它的优点表现在以下几个方面:① 免疫原性低且分子量小,易于穿透血管或组织到靶细胞部位,可用于免疫治疗。② 可在大肠杆菌等原核细胞中表达,降低生产成本。③ 不含 Fc 段,不会与带有 Fc 段受体的细胞结合。④ 半衰期短,有利于中和并及时清除毒素。

小分子抗体包括① Fab:由一条完整的轻链及重链的 V 区和 CH1 区组成,具有与完整抗体相同的抗原结合特性,但只有一个抗原结合位点。② 可变区片段(fragment of variable,Fv):是抗体分子中保留抗原结合部位的最小功能性片段,是由 VL 链和 VH 链 V 区组成的单价小分子,二者以非共价键结合,为完整抗体的1/6。③ 单链抗体(single chain Fv,ScFv):将抗体轻链可变区和重链可变区通过连接肽连接为单一的肽链(图9-4)。

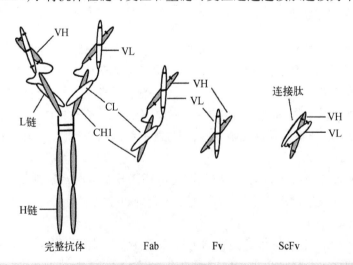

图9-4　小分子抗体结构示意图
VH 为重链可变区;VL 为轻链可变区;CL 为轻链恒定区;CH 为重链恒定区

另外,单独重链可变区仍可保留与抗原结合的能力,而且保持了完整抗体的特异性,称为单区抗体。它的亲和力低于完整的 Fv。

（三）双特异性抗体

双特异性抗体又称双功能抗体。它不同于天然抗体，其两个抗原结合部位具有不同的特异性，可以同时与两种不同特异性的抗原发生结合。双特异性抗体可通过化学交联法或将两种杂交瘤细胞融合而制备，也可采用基因工程技术制备。

（四）抗体融合蛋白

抗体融合蛋白指利用基因工程技术重组表达所得的抗体片段与其他生物活性蛋白融合的产物。表达的重组蛋白既具有 ScFv 的抗原结合能力，也具有与之融合的蛋白的生物学特性。由于融合蛋白的不同，抗体融合蛋白可具有多种生物学功能。例如，将抗体 Fab 段或 Fv 段与其他生物活性蛋白（如白喉毒素和蓖麻毒素）融合，就可将特定的生物学效应导向靶部位；将非抗体蛋白与抗体分子的 Fc 段融合，可改善其药代动力学特性，并可使某些生物学活性与抗体的生物学功能相关联；将 ScFv 与某些细胞膜蛋白融合，则可形成嵌合受体，赋予特定细胞以结合抗原的能力。

（五）抗体库技术

抗体库技术指用细菌克隆代替 B 细胞克隆来表达抗体谱。它的出现基于 PCR 技术的发展和大肠杆菌直接表达抗体分子片段的成功，以及噬菌体显示技术的问世。其基本流程：① 从经免疫或未经免疫的 B 细胞中提取 mRNA 并反转录为 cDNA，克隆全套抗体的 VL 链和 VH 链基因。② 用 PCR 方法扩增各种抗体轻链和重链基因片段后，将其随机克隆入相应的载体形成组合文库。③ 转化细菌，再从表达产物中通过与抗原特异性结合的方式筛选出所需抗体并大量生产。构建抗体库所用的载体包括噬菌体、反转录病毒、酵母及多核糖体等，其中，最成功的是用丝状噬菌体建立的表面表达抗体库。它是将抗体 V 区基因插入丝状噬菌体外壳蛋白基因组中，使得噬菌体表面可表达该抗体。此技术把结合抗原的特异性与噬菌体的可扩增性统一起来构成一种高效的筛选体系，从而将有高亲和力的特异性抗体从噬菌体库中筛选出来，而且使该特异性的噬菌体得到 10^7 以上的富集。

抗体库技术的主要特点：① 抗体库技术模拟天然抗体库，不需要免疫人和动物，方法简单快速。② 选择范围广泛，利用抗体即可直接从非免疫动物抗体库中筛选出特异性抗体，并能筛选到针对该物种自身抗原的抗体，抗体基因库的抗原特异性可高达 $10^8 \sim 10^{10}$。③ 可模拟体内免疫系统亲和力成熟过程制备高亲和力抗体。④ 细菌增殖快，培养成本低，大规模生产方便。

四、抗体在医学上的应用

（一）医学检验中的应用

抗体是检验医学实验室中重要的诊断试剂，尤其是单克隆抗体的应用很大程度上促进了商品化试剂盒的发展。以单克隆抗体制作的商品化试剂盒已广泛应用于：① 病原微生物抗原、抗体的检测。② 肿瘤抗原的检测。③ 免疫细胞及其亚群的检测。④ 激素测定。⑤ 细胞因子的测定、白血病的免疫诊断及分型等。

（二）在医学影像诊断上的应用

抗体与靶抗原间高度特异性结合决定了其在医学诊断上潜在的应用价值。例如，将放射性标志物与单克隆抗体连接，注入患者体内可进行放射免疫显像，协助肿瘤的诊断。而 ScFv 排除速度快、穿透力强，因此在肿瘤组织中的分布指数较完整抗体分子高。在放射显像时，放射性核素排出较快，对身体危害程度小，显像的本底较低，因此是较为理想的显像定位诊断载体，为肿瘤的诊断提供了新的途径。

（三）在医学治疗上的应用

抗体作为新型治疗剂在医学上有重要应用。将针对某一肿瘤抗原的单克隆抗体与化疗药物或放疗物质连接，利用单克隆抗体的导向作用，将化疗药物或放疗药物携带至靶器官，直接杀伤靶细胞，称为肿瘤导向治疗。临床上也已广泛应用抗 CTLA-4、抗 PD-1、抗 PD-L1 等抗体中和或阻断免疫细胞上的抑制性免疫分子功能，提高免疫细胞的活化状态，实现肿瘤的免疫治疗。人源化抗 CD3、抗 TCR 抗体的体内应用可特异性结合 T 细胞上的相应分子，通过激活补体、免疫调理作用等机制，实现体内 T 细胞的清除。因此，此类抗体可作为免疫抑制剂应用于移植免疫治疗中。

本章小结

　　抗原是诱导机体产生抗体并能与抗体发生反应的物质。将组织匀浆、细胞破碎获得抗原粗提液,通过超速离心、选择性沉淀、凝胶层析、离子交换层析和亲和层析等方法纯化可溶性抗原。半抗原指仅有抗原性而无免疫原性的物质,与载体结合后可具有免疫原性;常用载体有蛋白质、多肽聚合物、大分子聚合物等。佐剂是先于抗原或与抗原一起注入机体,可增强机体对该抗原的适应性免疫应答或改变免疫应答类型的物质。弗氏佐剂是最常用于动物实验的佐剂。将制备好的抗原按一定免疫程序接种给动物,获得多克隆抗体。动物的种属、年龄、体重及抗原的性质、剂量、注射途径、次数、间隔时间等因素均能影响免疫效果。单克隆抗体是识别单一表位的 B 细胞克隆产生的同源抗体,可通过 B 细胞杂交瘤技术制备。具体过程包括两种亲本细胞的选择与制备、细胞融合、阳性杂交瘤细胞的筛选与克隆化、杂交瘤细胞的冻存与复苏、单克隆抗体的鉴定等步骤。单克隆抗体具有高度特异性、高度均一性、细胞毒作用小等优点。基因工程抗体指应用 DNA 重组及蛋白工程技术对编码抗体的基因按不同的需要进行改造和装配,导入适当的受体细胞后重新表达的抗体,主要包括人源化抗体、小分子抗体、双特异性抗体和抗体融合蛋白等。

（刘　霞）

第十章 血清学反应

血清学反应是根据抗原和其相应抗体在体外进行特异性结合的原理,用已知抗体或抗原检测未知抗原或抗体。因抗体主要存在于血清中,抗原或抗体检测时多采用血清,故体外的抗原、抗体反应亦称为血清学反应。这种抗原、抗体体外结合的特点正是许多免疫检验技术的理论基础。无论是在溶液中还是在凝胶中,抗原与特异性抗体在条件合适的情况下形成免疫复合物,然后通过各种可见的理化方法检测所形成的免疫复合物,从而达到检测抗原或抗体的目的。血清学反应具有专一性强、灵敏度高、效率高、适用性广等特点,可用于样品的批量检测,但反应容易受多种因素的影响。

第一节 血清学反应的原理

抗体能特异性地识别并结合抗原,这种特性是免疫检验方法建立的基础,其高度的特异性使得抗体在抗原的检测、纯化和定量等研究中具有重要价值。抗原与抗体结合除了空间构象互补外,抗原表位与抗体超变区必须紧密接触,才可能有足够的结合力。

一、抗原抗体结合力

多种作用力参与抗原、抗体的相互作用,抗体分子以非共价键的形式与抗原相互作用。抗原与抗体之间的结合力主要包括静电引力、范德瓦耳斯力(即范德华力)、氢键和疏水作用力。

1. 静电引力 指抗原与抗体上带有相反电荷的氨基和羧基之间相互吸引的作用力,又称库伦引力。抗体与多数抗原是蛋白质,在一定 pH 的电解质中,蛋白质为两性分子,其氨基和羧基会电离形成带阳性电荷的 $-NH_3^+$ 和阴性电荷的 $-COO^-$,因此抗原和抗体相对应不同电荷的基团可以相互吸引,可促进抗原与抗体的结合。静电引力的大小与两个电荷间距离的平方成反比,即两个电荷间的距离越近,静电引力越强。

2. 范德瓦耳斯力 是抗原与抗体相互接近时分子极化作用产生的一种吸引力。范德瓦耳斯力的大小与抗原抗体相互作用基团极化程度的乘积成正比,与两个基团之间距离的 7 次方成反比。这种引力发挥最大限度作用的关键是抗原与抗体分子空间构型的互补,抗原与抗体活性部位的相互作用即可产生最强的范德瓦耳斯力。范德瓦耳斯力的作用强度小于静电引力。

3. 氢键 是由抗原分子中的氢原子与抗体分子中电负性大的原子(如氮、氧等)相互作用而形成的引力。当具有亲水基团(如$-OH$、$-NH_2$ 及$-COOH$)的抗原与相对应的抗体接近时,相互间可形成氢键而使抗原与抗体相互结合。氢键结合力较范德瓦耳斯力强,因其需要供氢体和受氢体的互补才能实现氢键结合,因此更具有特异性。

4. 疏水作用力 在参与抗原与抗体相互作用的多种作用力中,疏水作用力可能是最为重要的。一些疏水基团为了避开水导致这些疏水基团彼此接近。当两个疏水表面接触时,产生的疏水作用将水排出,并且疏水作用力的强弱与疏水表面积成比例。当抗原表位与抗体结合点靠近时,相互间正、负极性消失,由于静电引力形成的亲水层也立即失去,排斥了两者间的水分子,从而促进抗原与抗体相互吸引而结合。疏水作用力对于抗原与抗体的结合最重要,提供的作用力最大。

究竟是哪种作用力促进抗原与抗体的结合取决于具体的抗体和抗原。和其他蛋白质之间的相互作用相比,抗原与抗体相互作用的一个突出特点是抗体分子的抗原结合部位存在许多芳香族氨基酸。这些芳香族氨基酸主要参与范德瓦耳斯力和疏水作用力的形成,有时也参与氢键的形成。范德瓦耳斯力和疏水作用力通常仅在十分近的距离才有作用。在这两种力的作用下,使两个具有互补形状的表面部位紧靠,即凸起的表面部位可与凹陷的表面部位相结合。此外,带电荷侧链上的静电引力和使氧/氮原子桥连的氢键的作用力强化了上述相互作用。尽管参与抗原-抗体相互作用力的键能小于共价键的作用力,但是由于一般有多个基团参与,这些作用力总和也可以很强。抗体与抗原表位的结合就可将整个抗原牢牢吸引。另外,抗体分子的 CDR 与抗原表位之间的相互作用是非共价键形式,因此抗原-抗体结合既可被去污剂、高浓度的盐、pH 过高或过低的试剂破坏,又可被高浓度的半抗原竞争抑制。根据此原理,亲和层析分离纯化时,通常采用较高或较低 pH 的缓冲液,或者用高浓度的盐以解离抗原-抗体结合。

二、抗原抗体的亲和力和亲和性

抗原抗体的亲和力指抗体单价 Fab 片段与单价抗原表位的结合能力。抗原抗体结合反应的平衡常数 K 可反映出亲和力的大小,K 值越大,抗体的亲和力越高;反之亦然。抗体分子的抗原结合部位与抗原 B 细胞表位之间的构象互补,使得两者的化学基团之间能够充分接触,抗体与抗原才有可能以较多的非共价键结合。如果抗体分子的抗原结合部位与抗原表位之间的构象不能完全互补,形成的非共价键较少,造成两分子之间的亲和力较低甚至不能结合。

多价抗体与抗原分子间的结合能力称为亲和性,亲和性与亲和力、抗体的结合价、抗原的有效抗原表位数目相关。

三、免疫复合物的形成

抗体是球蛋白,大多数抗原亦为蛋白质。在通常的血清学反应条件下,抗原与抗体均带负电荷,使极化的水分子在其周围形成水化层,成为亲水胶体,因此,蛋白质分子不会相互凝集或沉淀。抗原与抗体结合后,表面电荷减少,水化层变薄甚至消失,蛋白质由亲水胶体转化为疏水胶体。此时,在一定浓度的电解质作用下,则可中和胶体粒子表面的电荷,使各疏水胶体进一步靠拢,形成可见的抗原-抗体复合物。

第二节 血清学反应的特点与影响因素

一、血清学反应的特点

1. 特异性　　一种抗原只能与其刺激机体产生的相应抗体专一性结合,如同钥匙和锁的匹配一样,具有高度的特异性,这种特异性是由抗原表位与抗体高变区的互补结合所决定的。特异性是抗原与抗体反应最主要的特点,也是免疫检验技术的理论基础。

天然抗原表面通常含有多种抗原表位,可刺激机体产生多种特异性抗体。若两种不同抗原分子的部分抗原表位相同或类似,则可与彼此相应的多克隆抗体发生交叉反应。交叉反应可影响血清学诊断的准确性,采用单克隆抗体是克服交叉反应的有效方法之一。但临床上一些难制备的抗体也可利用交叉反应来进行辅助诊断。例如,变形杆菌 OX19、OX2、OXK(易培养)与斑疹伤寒和恙虫病的病原体立克次体之间有相同的抗原表位,故可用变形杆菌 OX19、OX2、OXK 株抗原代替立克次体抗原与怀疑斑疹伤寒患者的血清进行凝集试验,协助斑疹伤寒病的诊断,此试验称为外-斐试验(Weil - Felix test)。

2. 可逆性　　抗原和抗体的结合通过氢键、疏水作用力和范德瓦耳斯力等非共价键方式结合,结合力决定于抗原表位与抗体的结合点之间形成的非共价键的数量、性质和距离。值得注意的是,这种结合易受温度、pH 等因素的影响。在一定的条件下,适宜的温度、pH、离子强度可促进抗原抗体结合反应;而改变反应条件(如降低溶液 pH、提高溶液离子强度、冻融等)则能使抗原-抗体复合物发生解离,这种特性称为抗原抗体结合的可逆性。解离后的抗原或抗体仍然保持游离抗原、抗体的生物学活性。

抗原-抗体复合物的解离主要取决于两个因素:一是抗原与抗体结合的亲和力。亲和力越高,抗原-抗体复合物的解离度越低;反之,亲和力越低则解离度越高。二是抗原抗体结合反应的环境因素,如温度、pH 和离子强度。当 pH 改变接近蛋白质的等电点时,可破坏离子间的静电引力,使抗原与抗体的结合力下降;增加离子强度可使静电引力消失,降低抗原与抗体的结合力,促使其解离。免疫技术中的亲和层析法就是利用抗原-抗体反应可逆性结合的性质,通过改变溶液的 pH 和离子强度促使抗原-抗体复合物解离,从而纯化抗原或抗体。

3. 抗原与抗体的结合比例性　　只有抗原与抗体分子比例合适时才会形成大量抗原-抗体复合物,抗原抗体结合反应出现的可见现象称为可见性,此时反应体系中几乎没有游离的抗原或抗体存在。如果两者比例不合适,抗原或抗体过剩,抗原与抗体的反应不完全,这种现象称为带现象。如果将抗体定量,逐渐增加抗原量,早期抗原量低,抗体过剩,此时称为前带现象;抗原量增加到与抗体匹配时,称为抗原抗体结合反应的等价带;抗原量继续增加至过剩时称为后带现象(图 10-1)。因此,检测抗原或抗体时,应注意调整反应体系中的抗原与抗体的比例,避免带现象的干扰而导致假阴性结果。Marrack 的网格学说是目前普遍接受的解释抗原抗体结合反应形成复合物沉淀现象的理论。因为天然抗原大多是多价的,抗体大多为二价,当抗原与抗体在等价带结合时,抗体分子的两个

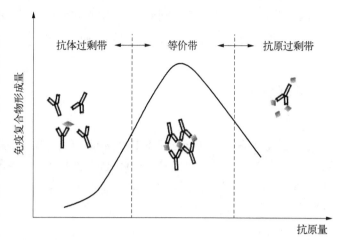

图 10-1　免疫复合物形成量与抗原、抗体比例的关系

Fab 段分别与两个抗原表位结合,相互交叉连接成具有立体结构的网格状复合体,当这些聚合物达到一定量时,便从溶液中沉淀出来。当抗原或抗体过剩时,由于过剩方的结合价得不到饱和,故只能形成小网格复合物,并存在有较多游离的抗原或抗体,故无沉淀现象。

4. 反应的阶段性　　血清学反应大致可分为两个阶段。第一阶段:抗原抗体特异性结合反应,反应速度快,可数秒至数分钟完成,但无肉眼可见现象。第二阶段:抗原抗体结合反应的可见阶段,根据参加反应的抗原物理性状的不同,表现为凝集、沉淀等反应,此阶段反应速度慢,所需时间较长,数分钟到数小时,易受电解质、温度、pH 等因素影响。

二、影响抗原抗体结合的因素

影响抗原抗体结合反应的因素较多,包括抗原、抗体本身因素和反应环境因素等。

1. 抗原、抗体本身因素

(1)抗原因素:抗原的理化特性、表位数目和种类等均可影响抗原抗体结合反应。例如,颗粒性抗原与相应抗体结合出现凝集现象,可溶性抗原与相应抗体结合出现沉淀现象。

(2)抗体因素:抗体的来源、特异性和亲和力等均可影响抗原抗体结合反应。例如,家兔等大多数动物的免疫血清(R 型抗体)具有较宽的等价带,与相应抗原结合易出现可见的抗原-抗体复合物,而马、人的免疫血清(H 型抗体)等价带较窄,抗原或抗体过量均易形成可溶性复合物;多克隆抗体较单克隆抗体特异性差,容易发生交叉反应;单克隆抗体只针对一个表位,一般不适用于沉淀试验和凝集试验。

(3)抗原与抗体的比例:对抗原抗体结合反应的影响最大。沉淀反应中,只有抗原与抗体的比例合适时才能形成沉淀,否则不能形成沉淀或产生可溶性免疫复合物。

2. 反应环境的因素　　抗原抗体结合反应要求适当的实验环境因素,如电解质、pH 和温度。

(1)电解质:抗原、抗体通常为蛋白质分子,等电点分别为 pH 3~5 和 pH 5~6,在中性或弱碱性条件下,表面带有较多的负电荷,适当浓度的电解质会使它们失去一部分负电荷而相互结合,出现肉眼可见的沉淀物或凝集块。实验中常用 0.85% 的氯化钠或其他离子溶液作为稀释液以提供适当浓度的电解质,若无电解质存在,则不发生可见反应。

(2)pH:抗体及各种蛋白质抗原分子都具有两性解离的特性,因此抗原抗体结合反应需要适当的 pH 条件,抗原抗体结合反应一般在 pH 6~8 进行。pH 过高或过低均可影响抗原、抗体的理化性质,从而影响抗原抗体结合反应。此外,当抗原抗体结合反应液的 pH 接近抗原或抗体的等电点时,抗原与抗体所带的正、负电荷相等,由于自身吸引而出现凝集,导致非特异性反应即假阳性反应。

(3)温度:抗原抗体结合反应最常用的温度有 37℃ 和室温(18~25℃)。适当提高反应的温度可增加抗原分子与抗体分子的碰撞机会,加速抗原-抗体复合物的形成。在一定温度范围内,温度越高,形成可见反应的速度越快,但温度过高(56℃ 以上)可使抗原或抗体变性失活,从而影响实验结果。某些特殊的抗原抗体结合反应

对温度有一些特殊的要求。例如,冷凝集素在4℃左右与红细胞结合最好,20℃以上反而解离。

(4)其他因素:反应体系中污染蛋白质变性剂等因素也会影响抗原抗体结合反应的强弱。

本章小结

抗原抗体结合反应中的抗体主要指 IgG 抗体,而 IgG 抗体主要存在于血清中,因此体外抗原抗体结合反应通常又称为血清学反应。抗原与抗体之间的结合力主要包括静电引力、范德瓦耳斯力、氢键和疏水作用力。抗原抗体结合反应具有特异性、可逆性、抗原与抗体的结合比例性和反应的阶段性等特点。影响抗原和抗体反应的因素包括抗原、抗体本身因素和反应环境因素。

(王 荟)

基于抗原抗体结合反应的免疫检验方法包括非标记免疫检验技术和标记免疫检验技术。非标记免疫检验技术即不对抗原或抗体进行特定标记而直接以免疫复合物为目的物的检测技术,包括凝集反应、沉淀反应、补体参与的反应和中和反应,具有简单、直观、特异性强、可定性和定量检测等特点。免疫检验技术发展很快,在经典血清学方法基础上,免疫浊度法将现代光学测量仪器与自动分析检测系统相结合应用于沉淀反应,使得方法敏感性、特异性和稳定性都有不同程度提高,丰富了临床免疫检验项目,适应了现代测定快速、简便和自动化的需求。

第一节 凝集反应

凝集反应指颗粒性抗原(如细菌、红细胞等)或表面包被有可溶性抗原(或抗体)的颗粒性载体与相应的抗体(或抗原)在适当电解质的参与下发生的特异性结合,并出现肉眼可见的凝集现象。凝集反应检测的多为颗粒性抗原,其本质仍是抗原抗体的特异性结合反应。1886年,法国医生及细菌学家 Widal 就利用伤寒患者血清与伤寒沙门菌发生凝集反应,从而诊断了伤寒病,即著名的肥达试验。到1900年,维也纳大学病理解剖系年仅32岁的助教 Landsteiner 通过血凝现象发现了 ABO 血型。凝集反应方法简便、结果易于观察,在现代临床检验中仍广泛用于细菌的鉴定与分型、血液分型、抗体测定和疾病诊断等方面。

一、凝集反应的原理与类型

(一) 反应原理

通常情况下,细菌、红细胞等颗粒性抗原在悬液中带负电荷,周围吸附一层与之牢固结合的正离子,外面又排列一层松散的负离子,形成双层离子云。在松散负离子层内界与外界之间的电位差形成 Z 电位,Z 电位使得各颗粒相互排斥,溶液中负离子强度越大,Z 电位也就越大。当特异性抗体与相应抗原颗粒互补结合时,抗体的桥连作用克服了抗原颗粒表面 Z 电位的排斥力,从而使颗粒聚集在一起。但当抗体分子太少时,不足以克服相当厚度的离子云层,则不能使颗粒聚集。

免疫凝集反应分为两个阶段,一是抗原抗体特异性结合阶段,此阶段反应快,但不出现肉眼可见的反应。二是可见的凝集阶段,这一阶段抗原-抗体复合物在合适的条件下进一步聚集和交联,出现凝集现象,该阶段反应慢,往往需要数分钟到数小时。两个阶段难以严格区分,反应时间受多种因素影响。

(二) 凝集反应的类型

凝集反应根据参与反应的抗原性质不同,可分为直接凝集反应(direct agglutination reaction)和间接凝集反应(indirect agglutination)两大类。

1. 直接凝集反应 指细菌、红细胞、螺旋体等颗粒性抗原,在电解质的参与下可直接与相应抗体结合,出现肉眼可见的凝集现象。参与凝集反应的抗原和抗体分别称为凝集原(agglutinogen)和凝集素。常用的凝集反应实验有玻片凝集实验(slide agglutination)和试管凝集实验(tube agglutination)两种。

(1) 玻片凝集实验:为定性实验,用已知抗体作为诊断血清,与待检颗粒性抗原(菌液或红细胞悬液)在玻片上先后各加一滴并混匀,数分钟后肉眼观察凝集现象,出现颗粒性凝集的为阳性反应。此方法操作快速、简便,适用于对患者标本中分离得到的菌种的鉴定和分型、人类 ABO 血型的鉴定等。

(2) 试管凝集实验:为半定量实验,用已知定量的颗粒性抗原分别与一系列倍比稀释的待检血清混合,静置保温后观察每管内抗原抗体结合反应的凝集程度,以产生明显凝集现象的最高稀释度作为待检血清中抗体的效价,亦称为滴度。此实验易受电解质浓度和 pH 等因素的影响,从而发生抗原的非特异性凝集出现假阳性,因此必须设不加抗体的稀释液组作为对照。临床上常用试管凝集法辅助诊断某些流行病原,如辅助诊断伤寒和副伤寒的肥达试验和辅助诊断斑疹伤寒的外-斐试验;也常用于输血时受体和供体间的交互配血试验。

2. 间接凝集反应　　将可溶性抗原(或抗体)先吸附于一种大小适当、与免疫无关的颗粒性载体表面,与相应的抗体(或抗原)作用,在适当电解质的参与下,出现特异性凝集现象,称为间接凝集反应。常用于间接凝集反应的载体颗粒包括细菌、惰性颗粒如聚苯乙烯胶乳颗粒、正常人O型红细胞等,此反应可检测可溶性抗原和各种抗体,反应快速、操作简便,敏感度高于直接凝集反应和沉淀反应。间接凝集反应根据致敏载体用的抗原或抗体、凝集反应的方式,可分为4类。

(1) 正向间接凝集反应:用可溶性抗原致敏载体以检测标本中相应抗体(图11-1)。

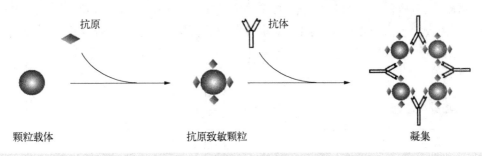

图11-1　正向间接凝集反应示意图

(2) 反向间接凝集反应:用特异性抗体致敏载体检测标本中对应的抗原(图11-2)。

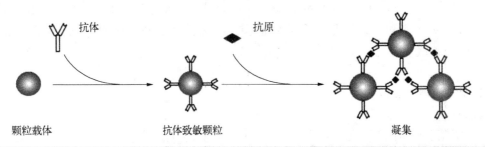

图11-2　反向间接凝集反应示意图

(3) 间接凝集抑制反应:以已知抗原致敏的颗粒载体与相应的抗体作为诊断试剂,检测标本中是否含有与致敏抗原相同的抗原。先将标本与诊断试剂中的抗体反应,然后加入抗原致敏的颗粒载体,若出现凝集现象,说明抗体未被标本中抗原结合,而与颗粒载体上的抗原发生结合,提示标本中不存在与致敏抗原相同的抗原。若标本中存在相同抗原,抗体与之结合,后续凝集反应被抑制。同理,用抗体致敏的载体与相应的抗原可检测标本中的抗体,则称反向间接凝集抑制反应。目前此方法已基本不用于临床检测(图11-3)。

(4) 协同凝集反应:实验原理类似于反向间接凝集反应,可用于细菌的直接检测。所用的载体为金黄色葡萄球菌,由于SPA具有与IgG Fc片段结合的特点,金黄色葡萄球菌就成为抗体致敏的颗粒载体,其与相应抗原反应时,出现特异性凝集现象。该方法可用于细菌、病毒、毒素及可溶性抗原的检测。

在临床检验中最常用的为间接血凝反应和胶乳凝集反应。① 间接血凝反应:利用红细胞作为载体的一种间接凝集反应,最常用的红细胞载体是绵羊、兔、鸡的红细胞和人O型红细胞。红细胞致敏前先进行醛化,使其具有强大的抗原或抗体结合能力,且可长期保存。再将抗原或抗体吸附或偶联于红细胞上,制成致敏颗粒,与待检标本中相应抗体或抗原在适当的条件下发生反应,红细胞凝集则为阳性。结果判断:红细胞沉积于孔底,呈一圆点的为不凝集;如红细胞凝集,则凝集块弥散分布于孔底周围。根据红细胞凝集的程度判断阳性反应的强弱,以“++”凝集的孔为滴定终点。② 胶乳凝集实验:利用聚苯乙烯胶乳颗粒作为载体,将抗原或抗体化学交联于胶乳颗粒上形成致敏胶乳颗粒。胶乳为人工合成载体,若将其直接与蛋白质结合,则牢固性差;通过化学交联剂交联后制备成的胶乳颗粒稳定、可长期保存,但其凝集性能不如红细胞,因而敏感性不如血凝实验。

3. 抗球蛋白红细胞凝集反应　　亦称抗人球蛋白试验,即Coombs试验,是检测抗红细胞不完全抗体的一种经典方法。用抗球蛋白抗体作为第二抗体,连接与红细胞表面抗原特异性结合的抗体,发挥桥联作用,使红细胞

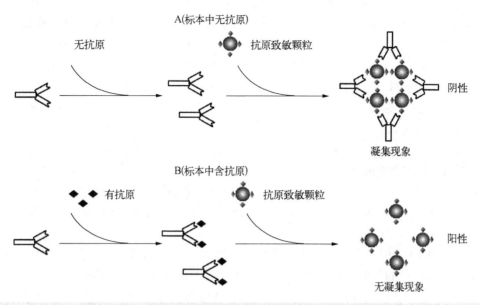

图 11-3　间接凝集抑制反应示意图

凝集。不完全抗体多为 IgG 抗体,能与相应抗原牢固结合,但因其分子量小,不能起桥连作用,一般不出现可见反应。

　　该试验可分为直接 Coombs 试验和间接 Coombs 试验。直接 Coombs 试验用于检测红细胞表面结合的不完全抗体。将含抗人球蛋白的试剂直接加到表面结合抗体的待检红细胞中,即可见红细胞凝集。常用于新生儿溶血症、自身免疫性溶血症等疾病患者红细胞上不完全抗体的检测(图 11-4)。间接 Coombs 试验用于检测游离在血清中的不完全抗体,将受检血清和具有待测不完全抗体相应抗原性的红细胞(致敏红细胞)相结合,再加入抗球蛋白抗体即可出现红细胞凝集。此反应可用于检测母体 Rh(D)抗体,以便及早发现和避免新生儿溶血症的发生(图 11-5)。

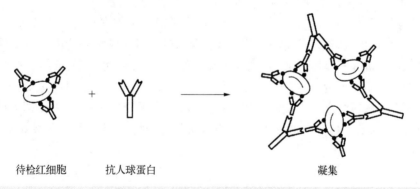

　待检红细胞　　抗人球蛋白　　　　　　　凝集

图 11-4　直接 Coombs 试验示意图

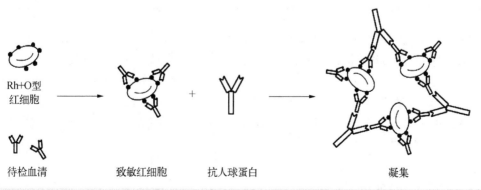

Rh+O型
红细胞

待检血清　　　　致敏红细胞　　　抗人球蛋白　　　　　凝集

图 11-5　间接 Coombs 试验示意图

4. 自身红细胞凝集反应　　用抗人 O 型红细胞的单克隆抗体和特异性抗原或抗体连接成双功能抗体,再与患者血液标本反应,可用于检测标本中的抗体或抗原。抗人 O 型红细胞单克隆抗体的特点是能与不论何种血型的红细胞结合,但不引起凝集反应。自身红细胞凝集反应与一般间接血凝反应的区别在于,自身红细胞凝集反应中的红细胞是未经致敏的患者新鲜细胞。本法可检测患者的全血,无须分离血清,只需要采集指血或耳垂血,且操作快速、简便,反应时间短。此实验敏感度与间接血凝反应相似,已用于抗 HIV 抗体、乙型肝炎病毒表面抗原(hepatitis B surface antigen,HBsAg)检测。

二、凝集反应的特点与影响因素

凝集反应根据是否出现凝集现象判断阳性或阴性,此为定性检测;将样本进行倍比稀释后再进行反应,以出现阳性反应的最高稀释度作为效价或滴度,此为半定量检测。凝集反应的检测方法简便、敏感性高,因此在临床检验中广泛应用。

凝集反应现象受到多种因素的影响,主要有两方面,一方面是受到抗原、抗体的自身因素的影响;另一方面是受到电解质、pH、温度及时间等因素的影响。在实验中必须严格按照相应的标准操作程序(standard operation procedure,SOP)进行操作,同时可利用阴阳对照血清、标准抗原和参考血清,设立实验对照进行室内质量控制,保证所得实验结果的稳定性、准确性、可靠性。

1. 抗原因素　　凝集反应的敏感性可随使用抗原不同而有差异,如细菌凝集反应的敏感性受制备抗原的细菌种类和数量的影响。某些细菌有共同抗原,因此会出现交叉反应。

2. 抗血清因素　　抗原、抗体比例适当时,才出现肉眼可见的凝集,凝集反应有时出现前带现象,这是由抗体的浓度过高所致。抗体血清必须在有效期内使用,实验结束后应放置于冰箱保存,以免细菌污染,使用前应平衡至室温。

3. 致敏颗粒试剂　　将抗原(或抗体)吸附或偶联在与免疫无关的载体颗粒表面的过程称致敏,而吸附有抗原(或抗体)的载体颗粒称致敏颗粒。载体颗粒应大小均一、不溶于水,未致敏的颗粒不应与实验血清起反应。致敏所用的抗原或抗体要求纯度高,并具有良好的免疫活性。间接免疫血凝反应中致敏红细胞的可溶性抗原的量需要预测定。致敏颗粒试剂在使用前应平衡至室温,并充分混匀。

4. 血清标本　　常用新鲜、无污染、无溶血的血清标本,可在 2~8℃保存数天,若存放更长时间,需放置-20℃。

5. 反应环境　　反应时间、温度、pH、离子强度、振荡等因素都可能对结果造成影响。反应最适温度一般在 37℃,适当增温可增加抗原抗体的碰撞机会,但温度过高(超过 56℃)可使抗原、抗体变性和失活。反应应有足够的时间,以免较弱的凝集不易出现,造成假阴性。反应 pH 一般以 6~8 为宜,过高过低都可能影响抗原与抗体的理化性质,导致假阳性或假阴性结果。反应过程中应静置,以利于凝集块的形成;观察结果时切勿振荡,以免破坏凝集块和上清液的透明度。观察结果时,细菌或胶乳凝集反应应在暗背景下观察效果较好,红细胞凝集在白色背景下观察效果较好。

第二节　沉淀反应

沉淀反应指可溶性抗原和相应抗体在适当条件下结合出现沉淀现象。沉淀反应发展历史较久,早在 1897 年 Kraus 就发现,细菌培养液与相应抗血清混合时可发生肉眼可见沉淀反应。1905 年 Bechhold 把抗体放在明胶中,将抗原加于其中,发现沉淀反应可在凝胶中进行。1946 年 Oudin 报道了试管免疫扩散技术,1965 年 Mancini 提出单向免疫扩散技术,使定性的免疫试验向定量化发展。其后,又出现了对流免疫电泳、火箭免疫电泳和免疫固定电泳等。直到免疫浊度法的出现,沉淀反应达到快速、微量、自动化的检测新阶段。目前,沉淀反应已成为临床快速定量测定的重要技术手段。

一、沉淀反应的原理与类型

沉淀反应的基本原理是可溶性抗原与抗体在温度、pH 合适的电解质溶液中反应,两者按适当比例形成沉淀,产生浊度;若两者在琼脂等凝胶中反应,则形成肉眼可见的沉淀线或沉淀环。

根据反应的介质和检测方法的不同,沉淀反应可分为液体内沉淀反应和凝胶内沉淀反应。液体内沉淀反应包括环状沉淀反应和絮状沉淀反应,凝胶内沉淀反应包括免疫扩散反应和凝胶内免疫电泳技术。

1. 液体内沉淀反应　　经典的液体内沉淀反应包括环状沉淀反应和絮状沉淀反应,由于环状沉淀反应和絮状沉淀反应样品需求量大,临床几乎不再使用。

(1) 环状沉淀反应:是将已知抗血清先加入小玻璃管中,再沿着管壁叠加抗原溶液,室温放置一定时间后,在液面交界处出现白色环状沉淀则为阳性反应。

(2) 絮状沉淀反应:指可溶性抗原与相应抗体特异性结合,在电解质存在的条件下,形成肉眼可见的絮状沉淀物。该方法受抗原与抗体比例的影响非常明显,常通过倍比稀释法测定抗原抗体结合反应的最适比例。

2. 凝胶内沉淀反应　　利用可溶性抗原和相应抗体在凝胶内扩散,形成浓度梯度,当抗原与抗体相遇且比例合适时,即可形成肉眼可见的沉淀线或沉淀环。常用凝胶有琼脂、琼脂糖、聚丙烯酰胺凝胶等。分子量在20 kDa 以上的大分子物质在凝胶中扩散较慢,利用此特性可识别抗原与抗体分子量的差别。根据抗原与抗体反应的方式和特性,凝胶内免疫沉淀反应可分为免疫扩散反应和凝胶内免疫电泳技术两类。

(1) 免疫扩散反应:① 单向免疫扩散反应是预先将一定量的抗体混于琼脂凝胶中,使其在凝胶中均匀分布,在琼脂板上打孔后加入待测抗原溶液,使其在琼脂内由局部向周围自由扩散,在抗原与抗体比例合适处形成沉淀环。计算沉淀环的直径或面积,沉淀环的直径或面积大小与抗原量呈正相关。② 双向免疫扩散反应是将抗原和抗体分别加在同一琼脂板上对应的孔中,各自向对方扩散,在浓度比例合适的地方形成沉淀线,观察沉淀线的位置、形状及对比关系,可对抗原或抗体进行定性分析(图 11 - 6)。

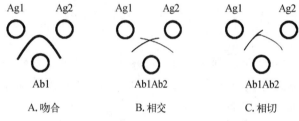

图 11 - 6　3 种双向扩散示意图(吻合、相切、相交)

(2) 凝胶内免疫电泳技术:是将电泳技术与沉淀反应相结合的产物,即是直流电场作用下的凝胶扩散实验。此技术结合了抗原抗体结合反应的高度特异性和电泳技术高分辨率、快速、微量的特性。通过电泳不仅加快了沉淀反应的速度,还使抗原与抗体的扩散方向固定集中,从而提高了灵敏度。凝胶内免疫电泳技术已逐步发展了对流免疫电泳、火箭免疫电泳、免疫电泳、免疫固定电泳等多项实验技术。

1) 对流免疫电泳:是将双向免疫扩散与电泳相结合,在直流电场中定向加速的免疫扩散技术。本法简便、快速、灵敏度比双向免疫扩散实验提高 8~16 倍。

2) 火箭免疫电泳:是单向免疫扩散与电泳相结合的定向加速免疫扩散技术。抗体均匀地预混于琼脂中,电泳时抗体不移动,抗原由负极向正极涌动。随抗原浓度减少,抗原-抗体复合物形成的沉淀线越来越窄,最后形成火箭状的沉淀峰。

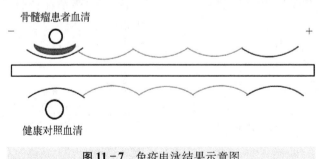

图 11 - 7　免疫电泳结果示意图

3) 免疫电泳:是区带电泳与双向免疫扩散相结合的免疫分析技术。先利用蛋白质抗原所带电荷、分子量的不同,将其进行区带电泳分离成若干区带,再沿电泳方向挖一条与之平行的槽,加入抗体进行双向免疫扩散。通过对沉淀线数量、位置和形态与已知标准抗原抗体生成的沉淀线进行比较,寻找二者蛋白水平的差异(图 11 - 7)。

4) 免疫固定电泳:是区带电泳和免疫沉淀实验相结合的技术,包括琼脂糖蛋白电泳和免疫沉淀两个步骤。先将血清蛋白质在琼脂糖凝胶介质上进行电泳分离后,再将固定剂和针对各型免疫球蛋白及轻链的抗血清加于凝胶表面的泳道上进行孵育,使固定剂和抗血清在凝胶内渗透并扩散,抗原与抗体发生沉淀反应,洗脱游离的抗体,漂洗和染色,参考泳道和抗原抗体沉淀区被氨基黑染料着色。根据电泳移动距离分离单克隆组分,可对各类免疫球蛋白及轻链进行分型。正常人体内有正常的免疫球蛋白分布,多克隆合成的免疫球蛋白经染色后沉淀成弥散状；单克隆蛋白由于在电泳中泳动速度完全相同,因此会形成浓集、窄细的条带。M 蛋白是骨髓中大量克隆性浆细胞异常增生而分泌的一种单克隆免疫球蛋白及其片段。应用免疫固定电泳可鉴别异常条带。对多发性骨髓瘤、原发性巨球蛋白血症、分泌型骨髓瘤、轻链病(light chain disease LCD)、重链病(heavy chain disease HCD)具有临床诊断意义。该技术简单、快速、图像清晰,易于解释结果。

目前,对流免疫电泳和火箭免疫电泳因存在电渗作用已基本不再用于临床。免疫电泳主要应用于纯化抗原和抗体成分的分析、正常和异常免疫球蛋白的鉴定;但其扩散时间长,影响因素多,结果较难分析。免疫固定电泳技术分辨力强、结果易于分析,现临床上最常用于 M 蛋白鉴定与分型、免疫球蛋白轻链检测,已成为临床实验室的常规检测工作。

二、沉淀反应的特点与影响因素

沉淀反应的特点包括特异性、抗原的可溶性、阶段性及抗体的多克隆性等。沉淀反应仍是抗原抗体结合反应,因此影响抗原抗体结合反应的因素均可对沉淀反应造成影响,包括抗原与抗体本身特性、反应的基质(反应溶液、增浊剂等)和实验环境因素,具体内容参见本教材第十章血清学反应相关内容。

第三节　补体参与的反应

抗原-抗体复合物激活补体,从而产生某些特定的生物学效应,如溶解靶细胞和免疫黏附等。利用补体的溶解靶细胞特性,将其作为试剂成分参与实验,可对血清中未知抗原或抗体及免疫复合物进行检测。补体参与的实验主要有以下几种。

一、补体结合试验

补体结合试验(complement fixation test,CFT)是根据抗原-抗体复合物可激活补体的原理,用一定量的补体和致敏红细胞来检查抗原与抗体间有无特异性结合的一类试验。补体结合试验可用已知抗原来检测相应抗体,或用已知抗体检测相应抗原。补体结合反应与总补体活性试验原理相似,参见本教材第十四章可溶性免疫分子检测第二节补体的检测相关内容。

该反应中有 5 种成分参与,分属 3 个系统。

1. 反应系统　　已知抗原(或抗体)与待测抗体(抗原)。
2. 指示系统　　绵羊红细胞与相应溶血素结合,成为致敏绵羊红细胞。
3. 补体系统　　常用豚鼠新鲜血清。

其中,反应系统与补体系统先发生反应,然后再加入指示系统,根据致敏绵羊红细胞有无溶血来判断结果。

结果判断:若反应系统中相应的抗原或抗体存在,形成的抗原-抗体复合物与补体结合,补体被消耗,则补体不能与后加入的致敏绵羊红细胞(指示系统)结合,致敏绵羊红细胞不发生溶血,为补体结合试验阳性。反之,反应系统中无相应的抗原或抗体存在,则补体未被消耗,它能使致敏绵羊红细胞发生溶血,为补体结合试验阴性。试验中将 50% 不溶血作为判断终点。

补体结合具备试验敏感性高、特异性强、结果容易观察、可检测的抗原或抗体范围广、不须特殊设备和试剂等优点。但补体结合试验参与反应的成分多,影响因素复杂,操作烦琐,难于标准化。随着免疫测定技术的发展,自动化检测抗原抗体的方法不断涌现,补体结合试验目前临床已很少采用。

二、补体依赖的细胞毒试验

带有特异性抗原的靶细胞(如肿瘤细胞、病毒感染的细胞等)与相应抗体结合后,在补体的参与下,可引起级联反应,导致在靶细胞膜上形成补体 MAC,使细胞膜内外渗透压不同,细胞肿胀死亡。伊红-Y 或锥虫蓝等染料可通过损伤的细胞膜进入细胞,使死细胞着色。对 HLA 进行配型的微量淋巴毒试验即是此原理。但此类方法所检测的抗原是表达在细胞膜上的抗原,而非血清(或体液)中的抗原。

第四节 基于浊度检测的免疫自动化检测

免疫浊度检测是将液相中可溶性抗原与相应抗体的结合反应与现代光学仪器、自动分析技术相结合的一项分析技术。经典的沉淀反应只能在抗原抗体结合反应的第二阶段出现肉眼可见的结果,因而耗时长、敏感度低、影响因素多。免疫浊度检测可于抗原抗体结合反应的第一阶段判定结果。其检测原理是当可溶性抗原与相应抗体结合,两者比例合适和在增浊剂的作用下,可快速形成小分子免疫复合物微粒,使反应液浊度增加。当一定波长入射光通过溶液时,免疫复合物形成的浊度使光线发生反射、折射或吸收,通过检测器检测透射光和反射光强度,计算光减弱的变化,即可对免疫复合物进行定量。免疫浊度检测按照检测器位置,及所检测光信号的性质可分为透射免疫浊度检测和散射免疫浊度检测。前者是在180°角测定液相中免疫复合物对透射光所衰减的光量;后者是测定免疫复合物对入射光呈一定角度(5°~96°)散射的光量(图11-8)。

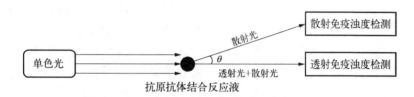

图11-8 散射免疫浊度检测与透射免疫浊度检测示意图

一、透射免疫浊度检测

1. 基本原理 一定波长的入射光透过抗原抗体结合反应液时,被溶液中的免疫复合物微粒吸收、反射和折射而减弱(图11-8),在一定范围内,入射光光量减少的程度(即吸光度)与免疫复合物的量呈正相关。其中,当抗体量保持过剩时,吸光度与待测抗原量成正比。反应体系中加入增浊剂能明显加速免疫复合物的形成。若使用已知浓度的标准品与抗体反应后测定吸光度,绘制标准曲线,可测出标本中待测抗原含量。

2. 技术要点 ① 先将标准品抗原及待测标本进行适当稀释,将待测标本和标准品抗原液分别与适当过量抗血清混合。② 在一定条件下,抗原抗体结合反应完成后,在340 nm处检测各管吸光度。③ 以不同浓度抗原含量为横轴,吸光度为纵坐标,绘制标准曲线,通过标准曲线可计算标本的抗原浓度。

3. 方法评价 优点:灵敏度比单扩法高5~10倍,操作简便,结果较准确,能用全自动化或半自动化进行测试。缺点:耗时较长,检测需抗原抗体结合反应达到平衡;透射免疫浊度检测多应用于自动生化分析仪,虽可达到快速混匀的目的,但抗原或抗体过量时易出现可溶性复合物,从而引起误差。该法的检测灵敏度较散射免疫浊度检测低。

二、散射免疫浊度检测

散射免疫浊度检测原理与透射免疫浊度检测原理相似,通过测定免疫复合物引起的光散射强度来测定抗原含量。可溶性抗原与相应抗体在缓冲液中形成免疫复合物,当一定波长的光线通过反应液时,遇到免疫复合物光线发生散射,散射光强度与免疫复合物含量和散射夹角成正比,与入射光波长成反比。当散射夹角和入射光波长一定时,散射光的强度与免疫复合物含量成正比;当反应体系中保持抗体过量时,形成的免疫复合物含量又与抗原含量成正比。应用标准品制作标准曲线,通过检测散射光强度即可计算出待测标本中的抗原含量。

由于散射免疫浊度检测测定的是散射光的信号,避免了透射光中所含有的透射、散射、折射等杂信号的干扰。因此灵敏性和特异性优于透射免疫浊度检测。散射免疫浊度检测分为终点散射免疫浊度检测和速率散射免疫浊度检测。

1. 终点散射免疫浊度检测

(1)基本原理:抗原、抗体相遇后沉淀反应立即开始,但反应达到平衡通常需10~30 min。终点散射免疫浊度检测是在抗原抗体结合反应达到平衡时测定散射光强度。终点散射免疫浊度检测避开了抗原抗体结合反应的不稳定阶段,在抗原抗体结合反应的最佳时段读数,将误差降到最低,且在免疫复合物相互聚合形成絮状沉淀前完成测定,否则光散射降低,得出偏低结果。因此,终点散射免疫浊度检测是在免疫反应进行到一定时间时测定其浊度,也称定时散射免疫浊度检测。

（2）技术要点:终点散射免疫浊度检测需减去本底值(空白对照)。抗原抗体结合反应的初期结果极不稳定,在极短时间内反应介质中散射信号变动大,以此时获取的峰值计算出的结果会产生一定的误差。通常,检测分两个时间进行,在抗原与抗体预反应时段,加入少量样本与抗体反应,几秒后测定第一次散射光信号值;然后加入全量待检样本,2 min 后第二次测定散射光信号,同时以第二次测定的信号值减去第一次信号值,获得待测抗原与抗体反应后形成的复合物颗粒产生的信号峰值,经处理可转换为待测抗原浓度。

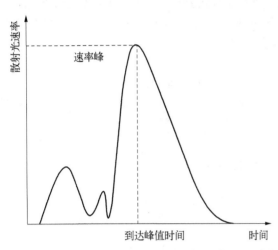

图 11-9　抗原抗体结合反应速率变化示意图

（3）方法学评价:本法可用自动化仪器检测,但反应时间长,检测灵敏度在微克(μg)水平,高于透射免疫浊度检测。

2. 速率散射免疫浊度检测

（1）基本原理:指单位时间内抗原与抗体反应的速度或免疫复合物形成的量,而不是免疫复合物累积产生的量。抗原与抗体结合形成免疫复合物的速度,在每个单位时间内是不同的。在抗体过量的情况下,随着抗原量的增加,反应速度越来越快,免疫复合物的量也迅速增加,出现峰值所需时间随之缩短,反应最快的速率峰通常出现在 25 s(表 11-1),然后该速率下降。速率散射免疫浊度检测是测定单位时间内免疫复合物形成的最快时间段的散射信号值,此时免疫复合物为小分子不溶性颗粒,产生的散射信号最强,形成的速率散射信号值也最大(图 11-9)。选取速率最大且与被测物质浓度变化呈线性关系的速率峰值,制作剂量-反应曲线,通过计算可获得被测物浓度的量。

表 11-1　抗原-抗体复合物形成的时间与速率关系

累计时间(s)	抗原-抗体复合物的量(μmol/L)	形成速率[μmol/(L·s)]
5	8	–
10	15	5
15	25	12
20	60	35
25	150	90
30	230	80
35	300	70
40	360	60
45	415	55
50	450	45
55	480	30
60	500	20

（2）技术要点:① 将待检抗原与参考品进行稀释。② 开启机器,对仪器定标。③ 将稀释待检抗原和抗血清分别加入样本盘和试剂盘输入命令,选择检测项目,仪器即可自动测定并计算结果。

（3）方法评价:本法可自动化,具有速度快、敏感(ng/L 水平)、精密度高(CV<5%)及稳定性好等特点。

散射免疫浊度检测特别是速率散射免疫浊度检测具有快速、准确、灵敏度和特异性好的优点,现已有基于该方法原理的特种蛋白免疫分析仪出现,并在临床上推广使用。但特种蛋白免疫分析仪仪器和试剂成本高、测试速度慢在一定程度上限制了它的应用。而基于胶乳增强透射免疫浊度检测的自动生化分析仪具有试剂成本低、不需要另配专用的特种蛋白分析仪、试剂开启后稳定、检测费用低、快速、结果稳定、线性范围广且可与生化标本合并等优势,目前已成为临床定量检测血液、尿液、脑脊液中特种蛋白的主要途径。

三、胶乳增强透射免疫浊度检测

免疫复合物产生量过少、难以形成浊度是导致免疫浊度检测特别是透射免疫浊度检测敏感度不高的主要因素。胶乳增强透射免疫浊度检测是一种带载体的免疫浊度检测方法,是为提高免疫浊度检测的灵敏度和满足试剂微量化要求而发展的免疫浊度检测方法。

1. 基本原理　　与透射免疫浊度检测类似,它是将抗体包被在胶乳颗粒上,与相应的抗原结合后,胶乳颗粒发生凝集。单个胶乳颗粒在入射光波长内,光线可透过。当两个以上胶乳颗粒凝集时,则可使透射光减少,且吸光度与胶乳凝集程度成正比,与待测抗原量成正比。胶乳颗粒的使用使抗原-抗体复合物的体积变大,透射光和散射光的强度变化更为显著,从而提高了免疫浊度检测的敏感度。

2. 技术要点　　① 将待测抗原和标准品抗原进行适当稀释。② 将抗体致敏的胶乳溶液与待测抗原、不同浓度标准品反应一段时间,测定吸光度。③ 以标准品抗原量作为横坐标,对应吸光度值作为纵坐标绘制标准曲线,根据待测抗原吸光度计算抗原量。该技术的关键在于选择合适的胶乳,其大小(直径)要稍小于波长,目前多用 200 nm 的胶乳颗粒,入射光波长为 340 nm。胶乳与抗体的结合,一般使用吸附法,化学交联容易使抗体失活。

3. 方法评价　　胶乳增强透射免疫浊度检测灵敏度高于普通浊度检测,可达 ng /L 或 pg /L 水平。操作简便、易自动化。

四、免疫浊度检测临床应用

免疫浊度检测将沉淀反应与现代光学测量仪器和自动分析检测系统相结合,早期主要用于血清、尿液和脑脊液中蛋白质含量的测定,如血浆免疫球蛋白(IgG、IgA、IgM、κ 链、λ 链)、补体(C3、C4)、前白蛋白(PAB)、白蛋白、α_1-抗胰蛋白酶(α_1- AT)、β2 - m、转铁蛋白(TRF)、铜蓝蛋白(CER)、结合珠蛋白(HP)、CRP、载脂蛋白(Apo Ⅰ、ApoB)、脂蛋白、类风湿因子(rheumatoid factor,RF)、尿微量蛋白系列和某些治疗性药物浓度等。近年来,随着免疫分析仪性能的不断完善,免疫分析仪检测范围不断扩大、应用更加广泛,目前已应用于心血管疾病、血液病、肾功能、神经系统、免疫功能、营养状态及药物浓度的检测和分析。

本章小结

抗原和抗体在体外反应时,因抗原物理性状、抗体的类型及参与反应介质的不同可出现凝集反应、沉淀反应及补体参与的反应等类型。凝集反应可分为直接凝集反应和间接凝集反应,凝集反应是一种定性的检测方法,也可进行半定量检测。凝集反应灵敏度高、操作方便,目前仍广泛用于临床检验。沉淀反应可分为液体内沉淀反应和凝胶内沉淀反应。凝胶内沉淀反应分为免疫扩散反应和凝胶内免疫电泳技术。凝胶内免疫电泳技术包括对流免疫电泳、火箭免疫电泳、免疫电泳、免疫固定电泳等。其中,免疫固定电泳敏感度高、分辨率强、操作周期短、结果易于分析,临床上常用于检测各种 M 蛋白、单克隆免疫球蛋白的轻链、游离轻链等。免疫浊度检测是自动化免疫分析仪的常用检测方法,分为透射免疫浊度检测和散射免疫浊度检测。散射免疫浊度检测又分为终点散射浊度检测和速率散射浊度检测。

（王　荟）

标记免疫检验技术(又称免疫标记技术)指用放射性同位素、酶、荧光素、铁蛋白、胶体金及化学(或生物)发光剂作为标志物,标记抗体或抗原,继而与相应的抗原或抗体进行反应,并借助于荧光显微镜、流式细胞仪、酶免疫分析仪、发光免疫分析仪等精密仪器,对试验结果直接观察或进行自动化测定的技术。其可在细胞、亚细胞及分子水平上对抗原抗体结合反应进行定性、定位及半定量分析;或应用各种液相和固相免疫分析方法对体液中的抗原或抗体进行定量测定。标记免疫检验技术与经典的非标记免疫检验方法有本质的不同:经典的非标记免疫反应又称血清学反应,是以观察现象为基础,如溶血反应、沉淀反应、凝集反应等,是检测抗原抗体结合反应的第二个阶段,即大分子复合物形成阶段。经典方法不但耗时长而且敏感度差。而标记免疫检验技术是借助于标志物,使抗原抗体结合反应在其反应的第一阶段即呈现出明显的现象,从而实现对待检物的定量测定。因此,标记免疫检验技术在敏感性、特异性、精确性及应用范围等方面远远超过一般血清学反应。

第一节　常用标记免疫检验技术的反应体系与检测方法

一、常用标记免疫检验技术的反应体系

根据标志物的种类和检测方法不同,标记免疫检验技术可分为酶免疫标记技术、荧光免疫标记技术、放射免疫技术、化学发光免疫分析技术、胶体金免疫标记技术、生物素-亲和素增敏技术等。而这一系列标记免疫检验技术根据临床实际应用,又可分为免疫组织化学技术(immunohistochemical technique)和免疫检验技术(immunoassay technique)两大类。

（一）免疫组织化学技术

免疫组织化学技术又称为免疫细胞化学技术,是用特异性的标记抗体通过抗原抗体结合反应和组织化学显色反应,在组织细胞原位对相应的抗原进行定性、定位及相对定量的一项检测方法。它把抗原抗体结合反应的特异性、组织化学的可见性有机地结合在一起,借助荧光显微镜或电子显微镜的成像和放大作用,在细胞、亚细胞水平检测各种抗原物质(如蛋白质、多肽、酶、受体等),亦可使单一的、静止的形态学描述上升到结构、功能和代谢为一体的动态观察,为疾病的诊断、鉴别诊断和发病机制的研究提供有力的手段。

根据标志物的不同,免疫组织化学技术可分为荧光免疫组织化学技术、酶免疫组织化学技术、免疫金(银)组织化学技术、亲和组织化学技术、免疫电镜组织化学技术等。不同的免疫组织化学技术基本原理、操作过程相似。近几年来,分子生物学基因探针、核酸分子杂交、原位 PCR、原位端粒重复序列扩增法、组织芯片、冷冻细胞芯片、显微切割技术、活细胞原位荧光杂交等新技术与免疫组织化学相结合,使免疫组织化学技术进入一个新的发展阶段。

（二）免疫检验技术

免疫检验技术是以抗原抗体结合反应的高度特异性、灵敏性为基础,用于检测体液与生物样品中含量较低活性物质的方法。进行免疫检验的前提是获得与检测物质相对应的抗体或抗原,而抗体的特异性、亲和性都是决定免疫检验的重要影响因素。除根据标志物的不同进行分类外,免疫检验技术也可以根据反应机制、反应特性的不同进行分类,主要包括以下几种类型。

（1）根据是否将结合的标志物和游离的标志物进行分离,免疫检验技术分为均相免疫检验(homogenous)技术和非均相免疫检验技术(heterogeneous)两种类型。以标记抗体检测样本中抗原为例,反应原理简示如下:

$$Ab^* + Ag \longrightarrow AgAb^* + Ab^*$$

式中,Ag 为待检测抗原,Ab^* 为特异性标记抗体,$AgAb^*$ 为结合标志物的抗原-抗体复合物。

1）均相免疫检验技术:在均相免疫检验技术中,利用特异性标记抗体(Ab^*)结合抗原(Ag)形成抗原-抗体

复合物（AgAb*）后，标志物的结构、活性或者空间构象发生改变，这种情况下则不需要进行 AgAb* 与 Ab* 的分离，通过直接测定反应体系中总标记活性的改变，即可确定 AgAb* 的形成量，进而推算出样本中待检测抗原的含量。均相免疫检验技术主要用于小分子激素、药物和毒品等半抗原的测定，鲜有用于抗体测定。均相免疫检验技术的优点是适合于自动化测定，但反应体系中标志物发生改变的信号微弱，需要用高灵敏的检测计测定，反应温度也需要严格控制，其应用相对局限。最早在临床实际应用的均相免疫检验是酶放大免疫检验技术，随着新的均相酶免疫检验技术的发展，目前最成功的是克隆酶供体免疫检验技术。除此之外，荧光偏振免疫分析技术作为均相免疫检验技术中极具代表性的技术之一，以其检测限较传统免疫检验更低（可达到亚纳摩尔级范围），允许实时监测（动力学监测）等优点，在临床中广泛应用。

2）非均相免疫检验技术：在非均相免疫检验技术中，抗原与抗体反应后，先将 AgAb* 与 Ab* 分离，然后再测定 AgAb* 或 Ab* 的活性（或者催化底物产生的活性），最后推算出样本中抗原的含量。此方法又可分为液相免疫检验技术和固相免疫检验技术。前者反应体系中，标记抗体（或抗原）和待测抗原（或抗体）均为液体，免疫反应在液相中进行，最后需要用分离剂将游离标志物和结合标志物分离，然后进行测定。而固相免疫检验技术中，需先制备一种固相抗体（或抗原），再与样品中待测抗原（或抗体）及标记抗体（或标记抗原）反应，经洗涤除去未结合的游离标志物后，即可对结合于固相载体的抗原抗体标记复合物进行测定。非均相免疫检验技术的分离方法有很多种，可以使用聚苯乙烯、聚氯乙烯、硝酸纤维素膜、微孔板、磁珠等作为固相载体进行分离。

（2）免疫检验技术按其方法学及反应机制的不同分为竞争法（competitive assay）和非竞争法（non-competitive assay）：① 竞争法又可分为标记抗原竞争法和标记抗体竞争法。顾名思义，竞争法是待测小分子抗原（或抗体）和一定量标记抗原（或抗体）与一定量特异性抗体（或抗原）竞争结合；当待测小分子抗原（或抗体）的浓度高时，经过竞争反应，大部分抗体（或抗原）与待测抗原（或抗体）结合，标记抗原（或抗体）呈游离状态，检测信号低；反之，待测小分子抗原（或抗体）浓度低时，大部分标记小分子抗原（或抗体）与抗体（或抗原）结合，形成大分子的标记抗原-抗体复合物，检测信号高。即检测信号与样本中检测小分子物质的浓度成反比。竞争法通常用于检测抗原。② 非竞争法是将待测的抗原（或抗体）与标记抗体（或抗原）充分反应，形成标记的抗原-抗体复合物，产生的检测信号强度与抗原（或抗体）的浓度成正比。

二、标记免疫检验技术的检测方法

免疫标记检测技术可检测组织细胞表面成分或体液中的成分，但根据其检测成分的存在形式可以采用不同的标记检测方法。

（一）组织、细胞表面抗原的检测

组织、细胞表面抗原的检测通常使用免疫组织化学技术如免疫荧光技术、免疫组化技术、流式细胞仪分析等。这些检测方法又可细分为直接法、间接法、补体结合标记法等。

1. 直接法　　将标志物直接标记特异性抗体，从而检测相应的抗原（图 12-1）。直接法最大的优势在于操作简便、快速、特异，但敏感性不及间接法。由于每检测一种待检成分都需要一种相应标记抗体，造成应用受到限制、费用相对较高，且不是每种抗体都适合做标记。

2. 间接法　　一般用于标记抗抗体（即抗 IgG Fc 段的抗体，又称二抗）。先用特异性抗体与相应的抗原结合，洗去未结合的抗体，再用标志物标记抗 IgG Fc 段的抗体（二抗）与特异性抗体（一抗）相结合，形成"抗原-特异性抗体-标记二抗"的复合物（图 12-2）。因为在形成的复合物上带有比直接法更多的标志物抗体，所以间接法要比直接法更灵敏、应用范围广，但特异性低。

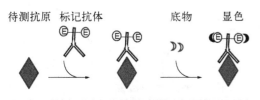

图 12-1　直接法检测抗原示意图

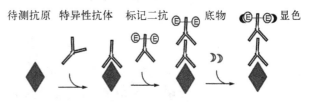

图 12-2　间接法检测抗原示意图

3. 补体结合标记法　　用特异性抗体和补体混合液与标本上的抗原反应,补体就结合在抗原-抗体复合物上,再用抗补体的标记抗体与之相结合,就形成了"抗原-抗体-补体-抗补体标记抗体"的复合物。此法可借助于荧光显微镜等检测抗原(图12-3)。此法灵敏度高,适用于各种不同种属来源的特异性抗体的标记显示。

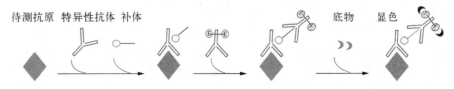

图12-3　补体结合标记法检测抗原示意图

（二）体液中抗原的检测

大多数体液中抗原的检测以非均相免疫检验技术为主,常用的抗原检测方法主要有以下几种。

1. 双抗体夹心法　　基本原理是先将特异性抗体与固相载体结合,形成固相抗体;再加入待测标本并温育,使标本中的抗原与固相抗体充分反应,形成固相抗体-抗原复合物,洗涤除去其他游离成分;然后再加入标记抗体并温育,使固相抗体-抗原复合物与标记抗体结合,形成"固相抗体-待测抗原-标志物标记抗体"复合物(双抗体夹心复合物);洗涤除去游离标记抗体,对产物进一步检测,进而对其抗原定性和定量分析(图12-4)。

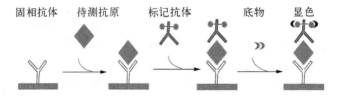

图12-4　双抗体夹心法检测抗原示意图

此法属于非竞争结合测定,是检测抗原最常用的方法,适应于检测含有至少两个抗原决定簇的多价抗原。经典的双抗体夹心法均采用两步法,即待测标本与标志物标记抗体分开加入反应体系,两步温育。在此基础上,进一步发展了双位点一步法。双位点一步法是针对抗原分子上两个不同且空间距离较远的抗原决定簇,分别制备了两种单克隆抗体,在包被时使用一种单克隆抗体,标记时使用另一种单克隆抗体。测定时将含待测抗原标本和标志物标记抗体同时加入反应体系,两种抗体分别与不同的抗原决定簇结合,只进行一次温育,在洗涤后即可对反应产物进行测定。但当待测抗原浓度过高时,过量的抗原可分别同固相抗体和标志物标记抗体结合而抑制双抗体夹心复合物的形成,出现钩状效应,严重时可出现假阴性结果。针对此现象,必要时可将标本进行适当稀释后重新测定。

2. 竞争法　　基本原理是用标志物(酶)标记抗原、待测抗原(未标记)与(固相)抗体(限量)进行竞争性结合反应,洗涤、干燥后,检测标志物(酶)标记抗原-抗体复合物,以获得待测抗原的含量(图12-5)。该方法主要用于测定小分子抗原或半抗原。因为大分子抗原有两个或两个以上的抗原决定簇,而小分子抗原或者半抗原只有一个抗原决定簇。

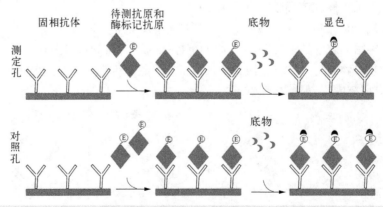

图12-5　竞争法检测抗原示意图

3. **固相膜免疫分析技术**　随着免疫技术和相关生物化学技术的发展,临床对许多物质的检测要求除准确和灵敏外,对实验的简便性和快速性等方面提出了更高的要求。因此,以固相膜免疫分析技术为代表的检测方法应运而生。该类方法的最大特点是不需要大型设备,对检测人员稍加培训即能掌握操作要求和判定标准。该法通常以微孔膜作为固相载体,利用液体可以流过微孔膜,也可以通过毛细管作用在膜上向前移动的特性,以酶或各种有色微粒子(如彩色胶乳、胶体金或胶体硒等)标记抗体或抗原作为标志物,通过抗原抗体结合反应进行抗原或抗体的快速检测。该检测法广泛应用于胶体金免疫标记技术、斑点酶免疫吸附试验和免疫印迹试验等。

(三) 体液中抗体的检测

1. **间接法**　原理是将抗原包被在固相载体上,加入待检测样本,使样本中待检测抗体与固相载体上的抗原结合形成"固相抗原-待检测抗体"复合物,经温育洗涤后,加入标记二抗,经温育洗涤后,在固相载体上形成"固相抗原-待测抗体-标记二抗"复合物,通过对其产物进行检测,实现对待测抗体的定性和定量分析(图12-6)。间接法是检测抗体最常用的方法,属于非竞争性法。其所采用的标记二抗与标本中待检测抗体必须要是同一种类型(通常所用的是抗人IgG)。此外,该法只需更换固相抗原,就可用标记二抗检测标本中多种针对不同抗原的抗体,具有较好的通用性。但由于受待检血清样本中高浓度非特异IgG的干扰,此法通常需要对待检测标本浓度进行稀释。

2. **双抗原夹心法**　原理类似于双抗体夹心法,操作步骤也基本相同,可采用两步法,亦可用一步法。因机体产生抗体的量有限,一般不会出现"钩状效应"(图12-7)。由于双抗原夹心法可检测某种特定抗体的所有类别的免疫球蛋白,而且不受特异性IgG的干扰,因此,双抗原夹心法的灵敏度和特异度要高于间接法,但容易出现假阴性。

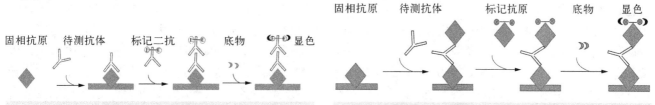

图12-6　间接法检测抗体示意图　　　　　　　　　　图12-7　双抗原夹心法检测抗体示意图

3. **捕获法**　又称反向间接法,先将针对IgM的第二抗体(如兔抗人的μ链抗体)包被于固相载体,形成固相抗体,加入待检测标本后,标本中特异性和非特异性的IgM即可被固相抗体捕获。然后加入特异性抗原,与固相载体上捕获的IgM特异性抗体结合,再加入针对特异性抗原的标记抗体,形成"固相抗人μ链-IgM-抗原-标记抗体"复合物,最后通过检测该复合物的量,即可对待检测标本中抗原特异性IgM进行定性和定量(图12-8)。该法主要用于体液标本中IgM的检测,尤其病原体急性感染诊断中的IgM型抗体检测。但由于标本血清中抗原特异性IgM和IgG同时存在,IgG可干扰其检测。此外,由于非抗原特异IgM在第一步温育中可与抗原特异性IgM竞争性地与固相载体结合,而影响检测的灵敏度。因此,在使用捕获法测定IgM时,一般要对临床标本进行适当的稀释。

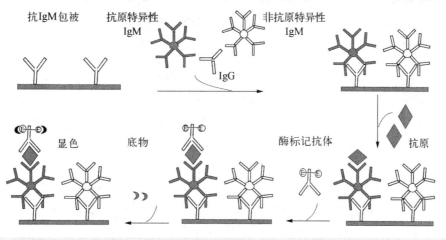

图12-8　捕获法检测IgM抗体示意图

第二节 常用免疫标记技术

一、荧光免疫标记技术

荧光免疫标记技术(fluoroimmunoassay)是将抗原抗体结合反应与荧光技术相结合而建立的一种免疫标记技术,具有高度特异性、敏感性和直观性。荧光免疫标记技术是免疫标记技术中发展最早的一种。经典的荧光免疫标记技术是荧光素标记抗体与切片中组织细胞抗原进行特异性结合,借助荧光显微镜观察标本中荧光染色形态,对组织细胞抗原进行定性和定位检测,这种技术被称为荧光抗体技术(fluorescence antibody technique,FAT)。20世纪70年代以来,荧光抗体技术不断完善,不仅可以检测抗原,亦可检测抗体,从仅限于检测固定标本扩展到进行活细胞分类检测及多种细胞成分分析。在此基础上进一步发展出荧光免疫分析技术(fluorescence immunoassay),可对液体中的抗原、抗体进行自动化定量检测,极大地扩展了荧光免疫技术的应用范围。

(一)荧光物质

1. 荧光色素 许多物质都可产生荧光现象,但并非都可用作荧光色素。只有能产生明显荧光的有机化合物才能作为荧光色素。常用的荧光色素有以下几种。

(1)异硫氰酸荧光素(fluorescein isothiocyanate,FITC):为黄色或橙黄色结晶粉末,易溶于水或乙醇等溶剂。分子量为389.4 kDa,最大吸收光波长为490~495 nm,最大发射光波长为520~530 nm,呈现明亮的黄绿色荧光。FITC是应用最广泛的荧光素,主要优点在于人眼对于黄绿色较为敏感,并且由于标本中的绿色荧光较少,荧光染色时背景干扰小。

(2)藻红蛋白(phycoerythrin,PE):从部分藻类植物中可分离出一类与光合作用有关的蛋白,称为藻蛋白(phycobiliprotein)。PE是从红藻中分离纯化的一种藻蛋白,分子量为240 kDa,最大吸收光波长为565 nm,最大发射光波长为578 nm。由于它在488 nm处的光吸收率为565 nm处的75%,因此PE与FITC可用于双重标记免疫荧光染色,并且可以共用488 nm波长的激发光。与传统化学荧光色素相比,PE具有吸收光谱较宽、荧光量子产率高、荧光强而稳定、灵敏度高、不易猝灭等特点,已得到广泛应用。

(3)四乙基罗丹明(tetraethyl rhodamine B200,RB200):橘红色粉末、不溶于水、易溶于乙醇和丙酮等有机溶剂,性质稳定,可长期保存,最大吸收光波长为570 nm,最大发射光波长为595~600 nm,呈橘红色荧光。其可与FITC的绿色荧光形成鲜明对比,常用于双重标记或对比染色,但RB200荧光效率较低。

(4)四甲基异硫氰酸罗丹明(tetramethylrhodamine isothiocyanate,TRITC):最大吸收光波长为550 nm,最大发射光波长为620 nm,呈橙红色荧光。其与FITC的绿色荧光对比鲜明,可用于双重标记或对比染色,但荧光效率较低。

(5)甲藻素-叶绿素蛋白复合物(peridinin chlorophyll protein,PerCP):为一单分子,是从生活于深海的鞭毛虫中发现的色素,其最大吸收光波长为470 nm,最大发射光波长为675 nm。

(6)别藻蓝蛋白(allophycocyanin,APC)和花青素5(cyanidin 5,Cy5):这两种荧光素的激发光波长在630 nm左右,最大发射波长在660 nm左右。

(7)藻红蛋白-花青素(phycoerythrin and cyaniding,PC5)和藻红蛋白-德克萨斯红(phycoerythrin and Texas red tandem,ECD):是由在空间结构互补的两个荧光素分子通过共价结合而成。PC5由PE和Cy 5组成而ECD由PE和德克萨斯红组成。这两个荧光物质前一个分子的发射光波谱(488 nm激发)与后一个分子的激发光波谱相重合;前一个分子受激光激发后,产生的发射光可直接激发后一个分子,最后由后一个分子的发射光(670 nm)体现出整个组合的荧光特性,即发生能量共转移。

2. 其他荧光染料

(1)镧系螯合物:某些3价镧系元素如铕(Eu^{3+})、铽(TB^{3+})、铈(Ce^{3+})等螯合物经激发后也可发射特征性荧光,其中以Eu^{3+}应用最广。Eu^{3+}螯合物的激发光波长范围宽,发射光波长范围窄,荧光衰变时间长,较适合用于时间分辨荧光免疫分析。

(2)酶促反应荧光物质:某些化合物,如4-甲基伞形酮-β-D-半乳糖苷本身无荧光效应,但经β-半乳糖苷酶作用后分解为4-甲基伞形酮(4-MU),4-MU可发出较强的荧光,用于荧光酶免疫分析。其他如碱性磷酸酶底物[4-甲基伞形酮磷酸盐(4-methylumbelliferyl-B-D-galactoside,4-MUG)]和辣根过氧化物酶(horseradish peroxidase,HRP)底物(对羟基苯乙酸),都具有荧光底物的性质。

(二)荧光免疫标记技术常见的类型

1. 荧光抗体技术　　又称荧光显微镜技术,其基本原理是采用荧光素标记抗体与标本中组织或细胞抗原反应,经洗涤分离后,在荧光显微镜下观察呈现特异性荧光的抗原-抗体复合物及其存在部位,借此对组织细胞抗原进行定性、定位检测,或对自身抗体进行定性和滴度测定,此技术亦称荧光免疫组织化学技术(fluorescence immunohistochemistry technique)。荧光抗体技术包括标本制作、荧光抗体制备、荧光抗体染色和荧光显微镜检查等。

(1)标本制作:荧光抗体技术靠观察标本中荧光抗体的染色结果来对抗原进行定性和定位检测。因此标本制作的好坏直接影响检测结果。标本制作应保证抗原完整性,在染色、洗涤和封埋过程中抗原应尽量不发生溶解和变性。标本应尽量薄些,有利于抗原抗体接触和镜检。常见的临床标本有组织、细胞、细菌三大类,可制成涂片、印片或切片。组织标本可制备成石蜡切片或冷冻切片。石蜡切片因为操作烦琐、结果不稳定、非特异性反应强等已很少在荧光抗体技术中应用。组织标本也可制成印片,方法是用洗净的玻片轻压组织切面,使玻片粘上1~2层组织细胞。细胞或细菌可制成薄而均匀的涂片。涂片或印片制成后应快速吹干、封装,立即使用或置-10℃保存。

(2)荧光抗体制备:荧光抗体是荧光抗体技术的关键试剂,是由荧光素与特异性抗体通过化学共价键的方式结合而成。其制备过程通常包括抗体的标记、纯化和鉴定3个步骤。

(3)荧光抗体染色:首先在已固定的标本上滴加适当稀释的荧光抗体,置湿盒内,25~37℃ 30 min温育或4℃过夜;再用磷酸盐缓冲液充分洗涤;最后干燥镜检。

(4)荧光显微镜检查:荧光抗体染色后最好于当天在荧光显微镜下进行观察,以防荧光消退而影响结果。荧光显微镜检查应在通风良好的暗室内进行。荧光显微镜与普通显微镜的基本结构相似,不同之处在于光源、滤光片、聚光器和目镜等。

(5)荧光抗体染色结果判断:应谨慎,要准确判读阳性和阴性结果,排除假阳性和假阴性结果的干扰。在每次试验时均需设立严格的试验对照(阳性和阴性对照),以正确区分特异性染色和非特异性染色。阳性细胞的显色分布(胞质型、胞核型和膜表面型)和显色深浅可作为抗原定性、定位和定量的依据。标本的特异性荧光强度一般用"+"或"-"号表示。"-"为无或仅见微弱荧光;"+"为荧光较弱但清楚可见;"++"为荧光明亮;"+++"为耀眼的强荧光。临床上常把特异性荧光强度达"+"以上判定为阳性,而对照光应呈"-"。检测抗体时,根据呈"+"的血清最高稀释度判定特异性抗体效价。

根据染色方法的不同,可将荧光抗体技术分为直接法、间接法及双(多)重标记法。

(1)直接法:荧光素标记的抗体与标本中抗原反应,洗涤、封片后在荧光显微镜下观察特异性荧光,以检测未知抗原。该法操作简便、快速、特异,但敏感性不如间接法。

(2)间接法:特异性抗体与标本中抗原反应后,再用荧光素标记的二抗与抗原-抗体复合物中第一抗体结合,洗涤、封片后在荧光显微镜下观察特异性荧光,检测未知抗原。该法敏感,但会有非特异性荧光产生。

(3)双(多)重标记法:原理与直接法相同。采用两(多)种荧光素(如FITC、PE等)分别标记两(多)种不同的特异性抗体,加到同一标本上进行反应,洗涤、干燥后在荧光显微镜下观察特异性荧光,若有两(多)种对应的抗原存在,可见到两(多)种颜色的荧光。

在以上荧光抗体分析技术基础上又衍生出荧光抗体芯片技术,该技术是蛋白质芯片的一种,依赖于抗体作为亲合体,固定在固相载体的表面,通过抗原抗体结合反应,捕获待测样品中的抗原,从而实现高通量免疫检验。该技术具有特异性强、敏感度高、检测范围广等优点,从而广泛应用于医学、生物学与药学。

2. 荧光免疫分析技术　　常用的荧光免疫分析技术主要有时间分辨荧光免疫分析、荧光偏振免疫分析和荧光酶免疫测定等。

(1)时间分辨荧光免疫分析:是以镧系元素(Eu^{3+})标记抗原或抗体,并与时间分辨技术相结合而建立起来的一种非放射性微量分析技术,基本原理包括以下几个方面。

1) 时间分辨：自然界中许多物质在激发光的作用下会产生一定波长的自发荧光，如血清蛋白可发射出短波长荧光（激发光波长为 280 nm，发射光波长为 320~350 nm），干扰免疫荧光测定的特异性和灵敏度。但该类自发荧光的光寿命通常较短（<20 ns），而镧系元素螯合物（Eu^{3+} 螯合物）的荧光寿命较长（10~1 000 s）。因此，在检测时可在自发荧光完全衰变后，再测定 Eu^{3+} 螯合物的特异性荧光信号，从而有效地降低本底荧光的干扰，故称为时间分辨（图 12 - 9）。

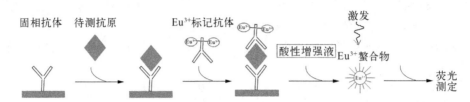

图 12 - 9 时间分辨荧光免疫分析原理示意图

2) Stokes 位移：荧光物质激发光谱和发射光谱间的波长差，即 Stokes 位移。Stokes 位移小，激发光谱和发射光谱有重叠，影响检测结果的准确性。而镧系元素的 Stokes 位移较大，很容易利用简单的滤片把激发光和发射光分开，消除激发光引起的干扰。

3) 发射光谱和激发光谱：生物样品的本底荧光波长通常在 350~600 nm，而镧系元素发射光谱较窄，多在 (613±10) nm，可用特定波长的滤光片限定其余波长的荧光通过，从而有效地降低本底荧光。镧系元素激发光谱较宽，有利于增加激发能，提高检测灵敏度。

4) 荧光标志物的相对比活性：Eu^{3+} 螯合物的激发光源为脉冲氙灯，工作频率为 1 000 次/s，由光导纤维、积分器（PI）和闪光管触发器组成，闪光管的确切数目由积分器控制，从而保证闪光管光子发射的积分强度不变，进而提供一个稳定的激发光源。比活性指单位时间内每个被标记分子可被探测到的信号量。

5) 信号增强：Eu^{3+} 标记抗原-抗体复合物在弱碱性环境中荧光信号相对较弱，加入酸性增强液可使 Eu^{3+} 从复合物上完全解离下来，与增强液中的 β-二酮体生成一个以 Eu^{3+} 为核心的保护性分子团，这是一个具有高强度荧光的螯合物，信号可增强上百万倍。

时间分辨荧光免疫分析灵敏度高（检出下限为 10^{-18} mol/L）、分析范围宽（可达 4~5 个数量级）、标记结合物稳定、测量快速、易于自动化、无放射性污染。其为目前超微量物质分析方法中应用较为广泛的一项技术。其不足之处是易受环境、试剂盒容器中镧系元素离子污染的影响，使检测本底增高。

（2）荧光偏振免疫分析：是利用抗原与抗体竞争反应的原理，根据荧光素标记抗原与荧光素抗原-抗体复合物之间荧光偏振程度的差异，测定体液中小分子抗原物质的含量。其基本原理为当光线通过偏振滤光片后，

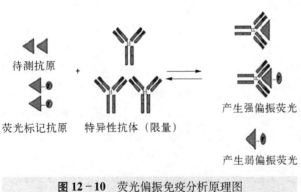

图 12 - 10 荧光偏振免疫分析原理图

形成只有一个方向的平面光，称为偏振光。荧光物质经单一平面的偏振光（蓝光，485 nm）激发后，可吸收光能并发射出相应的偏振荧光（绿光，525~550 nm），偏振光具有很强的方向性。在反应体系中，荧光素标记的小分子抗原（Ag^F-Ab）分子增大，转动速度减慢，受偏振光激发后发射出的偏振荧光明显增强。当待检抗原浓度高时，由于竞争结合，形成 Ag^F-Ab 少，游离的 Ag^F 多，受偏振光激发后，发射出的偏振荧光弱，即待检抗原含量与偏振荧光强度呈负相关，通过标准曲线即可推算出待检抗原含量（图 12 - 10）。

荧光偏振免疫分析方法样品用量少，荧光素标记结合物稳定、使用寿命长，方法重复性好，快速，易于自动化，试剂专属性强，通常适用于测定小分子到中等分子抗原物质，不适宜测定大分子抗原物质，方法的灵敏度较非均相荧光酶免疫测定法低。

（3）荧光酶免疫测定：利用酶标记抗体（或抗原）与待检抗原（或抗体）反应，借助酶催化荧光底物，经酶促反应生成稳定且高效的荧光物质，通过测定荧光强度确定待检抗原或抗体的含量。荧光酶免疫测定常用的酶及

相应底物见表 12-1，一般以碱性磷酸酶多用。采用碱性磷酸酶标记抗体（或抗原），以 4-MUP 为碱性磷酸酶反应荧光底物，碱性磷酸酶分解 4-MUP，4-MUP 脱磷酸根基团后形成 4-MU。4-MU 经 360 nm 激发光照射，发出 450 nm 的荧光，通过荧光检测仪测定荧光强度，并推算待检抗原或抗体的含量。荧光酶免疫测定方法综合了酶免疫测定的放大效应和荧光测定的高敏感性，极大地提高了方法的灵敏度。

表 12-1　荧光酶免疫测定标记用酶及荧光底物

标 记 酶	底 物	荧光产物	激发光(nm)	荧光(nm)	相应信号
碱性磷酸酶	4-MUP	4-MU	360	450	10
β-半乳糖苷酶	4-MUG	4-MU	360	450	10
辣根过氧化物酶	HPA	二聚体	317	414	0.03

3. 荧光免疫分析技术临床应用

（1）荧光抗体技术的应用：荧光抗体技术可快速鉴定病原体，检测患者血清中特异性抗体、补体、抗原-抗体复合物、肿瘤组织中肿瘤相关抗原，用于疾病诊断、流行病学调查和临床回顾诊断；亦可检测淋巴细胞表面 CD 抗原、抗原受体、CR、FcR 等膜分子和淋巴细胞及其亚群的分析。

（2）荧光免疫测定：目前，时间分辨荧光免疫分析、荧光偏振免疫测定和荧光酶免疫测定都有全自动化分析仪器，这些仪器具有试剂和样本条码识别系统，能自动加样、温育、洗涤、分离、测定荧光强度、处理数据和报告结果。但时间分辨荧光免疫分析的应用范围十分广泛，主要包括蛋白质、激素（肽类激素、甲状腺激素、类固醇激素等）、药物、肿瘤标志物、病原体抗原/抗体等。荧光偏振免疫分析特别适用于血清或尿液中小分子抗原物质的测定，目前已有数十种治疗药物和成瘾药物、维生素、激素可用荧光偏振免疫分析法进行定量检测。荧光酶免疫测定可用于多种抗原、抗体的检测，如细菌及毒素抗原、病毒抗体、激素、肿瘤标志物、过敏原、心肌损伤指标和凝血因子等。

二、酶免疫标记技术

酶免疫标记技术是将抗原抗体结合反应的特异性和酶催化底物反应的高效性、专一性结合起来而建立的一种免疫检验技术。它将酶与抗体或抗原结合成酶标记结合物（酶标记抗体或抗原），酶标记结合物既保留了抗体或抗原的免疫活性，同时又保留了酶对底物的催化活性。在酶标记抗体（抗原）与抗原（抗体）的特异性反应完成后，加入酶作用的相应底物，通过酶催化底物产生显色反应，对抗原或抗体进行定位、定性或定量的测定。

（一）酶和酶作用底物

1. HRP　来源于蔬菜植物辣根中，分子量为 44 kDa，是由无色的糖蛋白（主酶）和亚铁血红素（辅基）结合而成的复合物。辅基是酶活性基团，最大吸收峰在波长 403 nm 处；而主酶与酶活性无关，最大吸收峰在波长 275 nm。通常 HRP 的纯度用纯度数（reinheit zahl, RZ）表示，它是以 HRP 分别在 403 nm 和 275 nm 处的吸光度比值来表示的。HRP 是目前应用最为广泛的标记酶，主要是因为一方面其易提取，价格相对低廉；另一方面其性质稳定，易于保存，与抗原或抗体偶联后活性不受影响。

HRP 的催化反应需要过氧化氢（H_2O_2）和供氢体（DH_2），其催化反应式为 $DH_2 + H_2O_2 \rightleftharpoons D + 2H_2O$，式中供氢体通常被称为底物，但其真正底物为 H_2O_2（受氢体）。在 HRP 催化反应中，受氢体具有较高的专一性，除 H_2O_2 外，仅作用于小分子醇过氧化物和尿素过氧化物。而作为供氢体的底物较多，常用的有以下几种。

（1）邻苯二胺（o-phenylenediamine, OPD）：被认为是 HRP 最敏感的色原底物之一。OPD 在 HRP 的作用下显橙黄色，硫酸（或盐酸）终止反应后呈棕黄色。OPD 是 ELISA 中最早应用的底物，但其也存在明显缺陷，如应用液稳定性差，需在配制后 1 h 内使用，易变色，显色反应过程需要避光；而且具有潜在致癌性。由于 OPD 的不稳定性，现在的商品试剂盒中，OPD 多为片剂或粉剂，临用时再溶解于相应的缓冲液中。

（2）四甲基联苯胺（3, 3, 5, 5-tetramethylbenzidine, TMB）：是一种优于 OPD 的新型 HRP 底物。TMB 经 HRP 作用后呈现蓝色，加入硫酸终止反应后变为黄色。TMB 具有稳定性好、显色过程无须避光、无致癌性等优点，目前已成为 ELISA 中最常用的底物。其缺点是水溶性相对较差。在商品 ELISA 试剂盒中，TMB 色原底物常为配好的 A 和 B 两种液态试剂,其中一种是一定浓度的 H_2O_2 溶液,另一种为 TMB 溶液。鉴于 H_2O_2、TMB 在溶液中相对不稳定的特点,因此,在使用 ELISA 试剂盒时,如果发现底物 A 和 B 出现颜色,或两者各取一滴混合后显色,那么说明该试剂盒的底物溶液已变质或已被污染,必须废弃。

（3）其他的底物:5 -氨基水杨酸（5 - amino salicylic acid,5 - ASA）和 2,2′-联氨双（3 -乙基苯并噻唑 -6 -磺酸）二铵盐（diammonium 2,2′- azino - bis（3 - ethylbenzothiazoline - 6 - sulfonate,ABTS）也是 HRP 常用的底物。

2. 碱性磷酸酶　　源自大肠杆菌或小牛肠黏膜,但两种来源的碱性磷酸酶理化性质存在差异:大肠杆菌来源的碱性磷酸酶分子量为 80 kDa,作用最适 pH 为 8.0;小牛肠黏膜来源碱性磷酸酶分子量为 100 kDa,最适 pH 为 9.6;小牛肠黏膜来源碱性磷酸酶的活性高于大肠杆菌来源的碱性磷酸酶。在免疫标记技术中,碱性磷酸酶灵敏度一般高于 HRP,空白值也较低,但由于碱性磷酸酶较难获得高纯度制剂、稳定性差、易受磷酸盐缓冲液的影响、价格高、制备酶结合物得率低等原因,应用不如 HRP 普遍。碱性磷酸酶用对硝基苯磷酸酯（p-nitrophenyl phosphate,p - NPP）作为底物,p - NPP 经碱性磷酸酶作用后的产物为黄色对硝基酚,最大吸收峰波长为 405 nm。由于碱性条件下对硝基酚光吸收增强,且可使碱性磷酸酶失活,因此常用 NaOH 作为反应终止剂。

3. β -半乳糖苷酶　　是一种来源于大肠杆菌的四聚体蛋白,分子量约 540 kDa,最适 pH 为 6.0~8.0。人类血液标本中缺乏此酶,因此以其制备的酶标志物在测定时不易受内源性酶的干扰,特异性较强,故常用于均相酶免疫测定中。4 -甲基伞形酮-β-D-半乳糖苷作为其底物,酶促反应后,生成高强度荧光物质 4 - MU,其灵敏度较 HRP 高出 30~50 倍,但测量时需用荧光检测仪。

（二）酶标记抗体或抗原

酶标记抗体或抗原指通过化学反应将酶与抗体或抗原形成结合物,也称酶标志物或酶结合物。酶标志物是酶免疫标记技术的核心组成部分。酶标志物的质量直接影响酶免疫标记技术的应用效果。酶标志物的制备是酶免疫标记技术中一个重要的环节。酶标记抗体或抗原的方法有多种,常因酶的种类不同而采用不同的标记方法。标记方法一般应符合以下原则:技术方法简单、产率高且重复性好;标记反应不影响酶和抗体（抗原）的活性;酶标志物稳定,应避免酶、抗体（抗原）及酶标志物各自形成聚合物等。

常用的标记方法有交联法和直接法两种。交联法是以双功能交联剂为“桥”,分别与酶和抗体（抗原）连接而形成结合物,因此交联剂至少应有两个可与蛋白质分子通过化学反应而结合的反应基团,反应基团相同者称为同源双功能交联剂（如戊二醛）,不同者称异源双功能交联剂（如羟琥珀亚胺酯）。直接法则采用过碘酸钠活化酶蛋白分子后,再与抗体（抗原）结合。标记完成后应除去反应液中的游离酶、游离抗体（抗原）、酶聚合物及抗体（抗原）聚合物,避免游离酶增加非特异性显色,以及游离抗体（抗原）起竞争作用而降低特异性染色强度,常用的纯化方法有葡聚糖凝胶柱（G - 200/G - 150）层析法和 50% 饱和硫酸铵沉淀提纯法等。

每批制备的酶标志物都要进行质量和标记率的鉴定,质量鉴定包括酶活性和抗体（抗原）的免疫活性鉴定。常用免疫电泳或双向扩散法,出现沉淀线表示酶标志物中的抗体（抗原）具有免疫活性。沉淀线经生理盐水反复漂洗后,滴加酶的底物溶液,若能在沉淀线上显色,则表示酶标志物中的酶仍具有活性,也可直接用 ELISA 法测定。

（三）酶免疫标记技术常见类型

1. 酶免疫组织化学技术　　简称酶免疫组化技术,是在一定条件下,用酶标记抗体（或抗原）与组织或细胞中相应的抗原（或抗体）发生反应,催化底物生成有色的不溶性产物或具有一定电子密度的颗粒,通过光镜或电镜对标本中的抗原或抗体进行定性、定位及半定量分析。主要包括以下两种方法。

（1）酶标记抗体组化技术:酶标记抗体与靶抗原反应后,通过酶对底物的催化作用,生成不溶性有色产物,沉淀在靶抗原的位置,从而对抗原进行定位、定性及半定量测定。常用的方法有直接法和间接法。

（2）酶-抗酶复合物免疫组化技术:先用酶免疫动物,产生高效价、特异性抗酶抗体,通过免疫反应将抗酶抗体与组织抗原联系在一起的一种免疫染色技术。该技术克服了酶标记时因酶与抗体的共价结合而影响酶与抗体活性的缺陷。酶-抗酶复合物免疫组化技术有酶桥法、过氧化物酶-抗过氧化物酶法（PAP）、双桥 PAP 法、碱性磷酸酶-抗碱性磷酸酶法（APAAP）。

2. 酶免疫分析技术　　将酶标记抗体（抗原）用于检测液体样品中可溶性抗原（抗体）含量的微量分析技术。酶免疫分析反应系统中,酶标记抗体（抗原）经反应后,可与相应的抗原（抗体）形成免疫复合物,通过测量复合物中标记酶催化底物显色反应的深浅,可以推算待测抗原或抗体的含量,常用的酶免疫分析技术类型主要包括以下几种。

（1）酶放大免疫分析技术（enzyme-multiplied immunoassay technique,EMIT）：酶标记小分子半抗原后,酶活性及小分子半抗原的免疫反应性均不受影响;而当酶标记的半抗原与相应特异性抗体结合后,半抗原分子量小,因而抗体与半抗原的结合使得抗体与标记酶密切接触,这样就导致酶的活性中心受影响进而使酶活性被抑制。因此,在一个反应体系中（包括一定量酶标记抗原、特异性抗体、含有/未含有待测抗原的标本）,酶标记半抗原与待测半抗原竞争性与特异性抗体结合,如临床标本中特定的半抗原含量少,与抗体结合的酶标记半抗原的比例就高,而游离的具有酶活性的酶标记半抗原少,加入底物后反应显色较浅,因此反应后显色的深浅与标本中特定半抗原的含量呈正相关（图12－11）。该方法中最常用的酶是葡萄糖－6－磷酸脱氢酶（G－6－PDH）和溶菌酶。

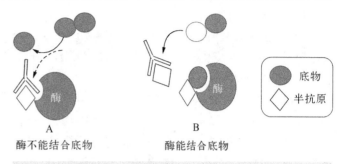

A　酶不能结合底物　　　B　酶能结合底物

底物　半抗原

图12－11　酶放大免疫分析技术原理示意图

（2）克隆酶供体免疫分析（cloned enzyme donor immunoassay,CEDIA）：$\beta-D$-半乳糖苷酶是由4个相同亚基组成的四聚体。基因重组技术分别表达$\beta-D$-半乳糖苷酶的两种片段：酶受体（enzyme acceptor,EA）、酶供体（enzyme donor,ED）。单独的EA和ED均无酶活性,但它们在一定条件下可自动装配聚合成具有酶活性的四聚体。CEDIA即是用ED标记抗原,标本中的抗原和ED标记的抗原与特异性抗体竞争性结合,形成两种抗原-抗体复合物,ED标记的抗原与抗体结合后由于空间位阻,不再能与EA结合,反应平衡后,游离ED标记的抗原与EA结合,形成具有活性的酶,加入底物测定酶活力,酶活力的大小与标本中抗原含量呈正相关（图12－12）。

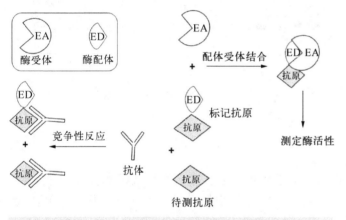

图12－12　克隆酶供体免疫分析示意图

（3）ELISA：1971年瑞典学者Peter Perlmann和Eva Engvall、荷兰学者Anton Schuurs和Bauke VanWeemen分别独立报道了一种新的固相酶免疫分析技术,这种新技术被命名为ELISA。ELISA的基本原理是酶分子与抗体或抗原分子共价结合,此种结合不会改变抗体、抗原的免疫特性,也不影响酶的生物学活性。此种酶标记抗体、抗原可与吸附在固相载体上的抗原或抗体发生特异性结合。滴加底物溶液后,底物可在酶作用下出现显色反应。因此,可通过底物的颜色来判定有无相应的免疫反应,显色反应的深浅与标本中相应抗体或抗原的量成正比。此种显色反应可通过ELISA检测仪进行定量测定,这样就将酶促反应的敏感性和抗原抗体结合反应的特异性结合起来,使ELISA成为一种既特异又敏感的检测方法,迅速地应用于各种生物活性物质及标志物的临床检测,并逐步取代RIA。ELISA有双抗体夹心法和间接法,前者用于检测大分子抗原,后者用于测定特异抗体。ELISA具有快速、灵敏、简便、载体易于标准化等优点。ELISA有3个必要的试剂：固相化的抗原或抗体、酶标记的抗原或抗体、酶反应的底物。

ELISA是临床实验室常用的免疫检验方法之一,操作简单,无须特殊设备,使其在各级医院都有应用。但如果忽视了其影响因素,难免会造成假阴性或假阳性。因此,在进行ELISA操作前要注意以下问题。

1）操作前应对实验的物理参数有充分了解,如环境温度（保持在18～25℃）、反应孵育温度和孵育时间、洗涤的次数等。

2）正确使用加样器,避免刮擦包被板底部。加样过程中避免液体外溅,避免血清残留在反应孔壁上,加样器吸头要清洗干净以避免污染,加样次序要与说明书一致,否则可导致结果错误、实验重复性差。

3）洗板时冲击力不要太大,洗涤次数不要超过说明书推荐的次数,避免洗液在反应孔内滞留的时间过长或孔间窜流。

4）显色液用量不可过多,加显色液后要避光反应。

5）试剂应妥善保存于4℃冰箱内,在使用时先平衡至室温,不同批号的试剂组分不宜交叉使用。

6）每次检测必须加有阳性对照、空白对照与阴性对照。

（4）斑点酶免疫吸附试验（dot enzyme linked immunosorbent assay,Dot－ELISA）：实验原理与常规ELISA相同。不同之处在于Dot－ELISA所用载体为对蛋白质具有极强吸附力的硝酸纤维素膜,酶作用底物后形成有色的沉淀物使硝酸纤维素膜染色。

（5）免疫印迹法：亦称酶联免疫电转移印迹法（enzyme linked immunoelectrotransfer blot,EITB）,是一种高分辨率凝胶电泳和免疫化学分析相结合的技术,具有分析容量大、敏感性高、特异性强等优点,是检测蛋白质特性、表达与分布的一种最常用方法。

（6）酶联免疫斑点试验（enzyme-linked immunospot assay,ELISPOT）：20世纪80年代根据ELISA技术的基本原理,有关学者建立了体外检测特异性抗体分泌细胞、细胞因子分泌细胞的固相酶联免疫斑点技术。其基本原理为细胞受到刺激后局部产生细胞因子（或抗体）,此细胞因子（或抗体）被特异单克隆抗体捕获。细胞分解后,被捕获的细胞因子（抗体）与生物素标记的二抗结合,其后再与碱性磷酸酶标记的亲和素结合,进行化学酶联显色即可在PVDF膜局部出现"紫色"的斑点,每个斑点代表一个细胞因子或抗体分泌细胞（图12－13）。ELISPOT比ELISA灵敏度高,而且实现了单细胞水平活细胞功能检测;操作方便经济,可进行高通量筛选。

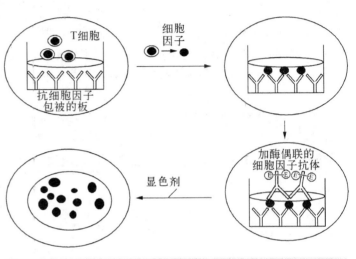

图 12 － 13　ELISPOT 检测原理示意图

三、化学发光免疫分析技术

化学发光免疫分析（chemiluminescence immunoassay,CLIA）技术是将化学发光测定技术和免疫反应相结合的一种检测微量成分的新型标记免疫分析技术。化学发光免疫分析根据发光剂不同分为化学发光酶免疫分析（chemiluminescence enzyme immunoassay,CLEIA）、直接化学发光免疫分析、电化学发光免疫分析（electrochemiluminescence immunoassay,ECLIA）和发光氧途径均相发光免疫分析（luminescent oxygen channeling immunoassay,LOCI）。

（一）化学发光产生的基本条件、发光类型

化学发光指伴随化学反应过程所产生的发光现象。某些物质（发光剂）在进行化学反应时,吸收了反应过程中所产生的化学能,使反应产物分子或中间态分子的电子跃迁到激发态,当电子从激发态恢复到基态时,以发射光子的形式释放出能量的现象。任何一个化学发光反应都包括两个关键步骤,即化学激发和发光。因此,一个化学发光反应,必须满足3个条件：足够的反应能量、这些化学能量必须能被某种物质分子吸收而产生电子激发、足够的光量子产率。

一些化学反应能释放足够的能量把参加反应的物质激发到能发射光子的电子激发态,若被激发的是一个反应产物分子,则这种反应过程称为直接化学发光。反应过程可简单地描述如下：

$$A+B \rightarrow C^*$$

$$C^* \rightarrow C+h \cdot \gamma$$

式中,A和B为反应物,C^*为反应产物（激发态）,C为反应产物（基态）,h是普朗克常量,γ为发射光子的频率。若激发能传递到另一个未参加化学反应的分子D上,使D分子激发到激发态,D分子从激发态回到基态时发光,这种过程称为间接化学发光。反应过程可表示如下：

$$A+B\rightarrow C^*$$
$$C^*+D\rightarrow C+D^*$$
$$D^*\rightarrow D+h\cdot\gamma$$

（二）常用的化学发光剂

在化学发光反应中参与能量转移，并最终以发射光子的形式释放能量的化合物称为化学发光剂或发光底物。化学发光剂应符合以下几个条件：发光量子产率高、物理化学特性要与被标记或测定的物质相匹配、能与抗原或抗体形成稳定的偶联结合物、对生物体无毒、无害。化学发光免疫分析技术中常用的化学发光剂有以下几种。

1. **直接化学发光剂** 这类发光剂在化学结构上有产生发光的特有基团，直接参与发光，可直接标记抗原或抗体，如吖啶酯（acridinium，AE）在碱性条件下被 H_2O_2 氧化时，发出波长为 470 nm 的光，具有很高的发光效率，其激发态产物 N-甲基吖啶酮是该反应体系的发光体。

2. **酶促反应发光剂** 指利用标记酶的催化作用，使发光剂发光的一类发光剂。酶促反应发光剂的主要优点是只要更换底物，其他与经典 ELISA 相同。化学发光酶免疫技术中常用的酶有 HRP 和碱性磷酸酶，其相应的发光底物分别为鲁米诺或其衍生物、金刚烷（AMPPD）。鲁米诺或其衍生物是 HRP 的最常用底物，在碱性条件下可被一些氧化剂氧化，发生化学发光反应，辐射出最大发射波长为 425 nm 的光。而 AMPPD 是一种新的化学发光剂，AMPPD 在碱性磷酸酶作用下磷酸酯基发生水解生成一种不稳定的中间体 AMPD，其有 2~30 min 的分解半衰期，发出波长 470 nm 的持续性光，在 15 min 时其强度达到高峰，15~60 min 光强度保持相对稳定状态。

3. **电化学发光剂** 三联吡啶钌即 $[Ru(bpy)_3]^{2+}$ 和电子供体三丙胺（tripropyl amine，TPA）是电化学反应常用发光剂。其发光原理为 $[Ru(bpy)_3]^{2+}$ 和 TPA 在阳电极表面同时失去一个电子而发生氧化反应，$[Ru(bpy)_3]^{2+}$ 被氧化成 $[Ru(bpy)_3]^{3+}$，$[Ru(bpy)_3]^{3+}$ 为强氧化剂；TPA 失去电子后被氧化成阳离子自由基 TPA·，它很不稳定，可自发地失去一个质子（H^+），成为强还原剂，可将一个高能量的电子递给 $[Ru(bpy)_3]^{3+}$ 使其形成激发态的 $[Ru(bpy)_3]^{2+}$，激发态的 $[Ru(bpy)_3]^{2+}$ 不稳定，很快发射出一个波长为 620 nm 的光子，回到基态的 $[Ru(bpy)_3]^{2+}$。这一过程可在电极表面周而复始地进行。

通过化学反应将发光剂连接到抗体或抗原上，按照标记反应的类型及形成结合物的特点，可将标记反应分为直接偶联和间接偶联两种方式。直接偶联指标志物分子中反应基团直接连接到被标志物分子的反应基团上，直接偶联方法有碳二亚胺缩合法、过碘酸钠氧化法、重氮盐偶联法等。间接偶联是用功能交联剂在标志物分子和被标志物分子之间插入一条链或一个基团，使两种物质通过引进的"桥"间接连接成结合物。

（三）化学发光免疫分析常见的类型

化学发光免疫分析根据化学发光物质的类型和发光特点，可以分为以下几种类型：

1. **直接化学发光免疫分析** 利用化学发光剂（如吖啶酯）直接标记抗体（抗原），与待测标本中相应的抗原（抗体）发生免疫反应后，再加入吖啶酯标记复合物，形成"固相包被"抗体（抗原）-待测抗原（抗体）-吖啶酯标记复合物，在碱性环境下加入 H_2O_2，吖啶酯即可在无催化剂的情况下分解、发光，由集光器和光电倍增管接收，记录单位时间内所产生光子能，光的积分与待测成分的含量成正比。

2. **化学发光酶免疫分析** 是用参与催化某一化学发光反应的酶，如 HRP 或碱性磷酸酶来标记抗体（抗原）与待测标本中相应的抗原（抗体）发生免疫反应后，再加入酶标记复合物，形成"固相包被"抗体（抗原）-待测抗原（抗体）-酶标记复合物，洗涤后，加入底物，酶催化、分解底物发光。

3. **电化学发光免疫分析** 是以电化学发光剂 $[Ru(bpy)_3]^{2+}$ 标记抗体（抗原），TPA 为电子供体，在电场中因电子转移而发生特异性化学发光反应，它包括电化学反应和化学发光两个过程（图 12-14）。在反应体系内，待测标本与相应的抗原/抗体发生免疫反应，形成"磁性微粒包被"抗体（抗原）-待测抗原（抗体）-$[Ru(bpy)_3]^{2+}$ 标记抗体复合物，进入流动室，同时注入 TPA 缓冲液。当磁性微粒流经电极表面时，被电极下面的磁铁吸引住，而未结合的标记抗体（抗原）和标本则被缓冲液冲走。与此同时，电极加压启动电化学发光反应，使 $[Ru(bpy)_3]^{2+}$ 和 TPA 在电极表面进行电子转移，产生电化学发光。光信号由安装在流动室上方的光信号检测器检测，光的强度与待测抗原/抗体的浓度成正比。

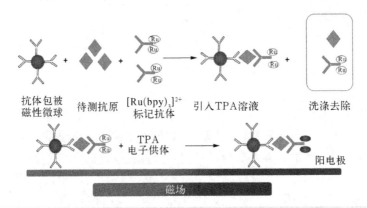

图 12 - 14 ［Ru(bpy)₃］²⁺和 TPA 电化学发光示意图

4. 发光氧途径均相发光免疫分析　是以纳米微粒为基础的均相发光免疫分析技术,其原理是高能单线态氧的产生和传递。感光微粒在受到红色激光照射后把其周围环境中的氧转化为高能单线态氧($^1O_2$),被 200 nm 内的发光微粒所接受,从而被激发产生高能级的光;反之,如果单线态的氧不被发光微粒所接受,就回到基态而没有信号产生。这种依赖于两种微粒相互接近的化学能量传递是发光氧途径均相发光免疫分析均相反应的基础(图 12 - 15)。发光氧途径均相发光免疫分析体系中包含感光微粒、发光微粒和生物素化抗体。生物素化抗体可以与含有亲和素的感光微粒结合。该法灵敏度高、反应时间短、稳定、应用范围广而且能用于任意结合强度的生物分子检测。

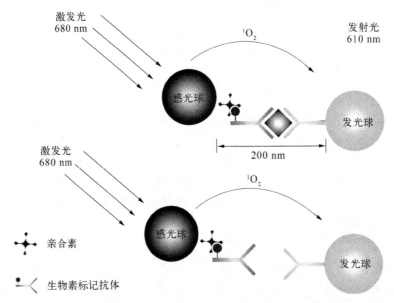

图 12 - 15　发光氧途径均相发光免疫分析原理图

(四) 化学发光免疫分析的临床应用特点

化学发光免疫分析技术无放射性污染,同时能达到 RIA 的灵敏度,还具有快速、准确、特异、可自动化等特点,因此已广泛应用于临床。与其他标记免疫技术相比,其主要有以下几方面的应用特点。

1. 灵敏度高、特异性强　化学发光免疫分析技术的超高灵敏度,保证了各种激素、病毒抗原及抗体等微量物质的准确定量测定,弥补了 RIA、ELISA、时间分辨荧光免疫分析等其他标记免疫方法灵敏度的不足。

2. 线性范围宽　化学发光免疫分析的线性范围宽,可满足 $10^3 \sim 10^6$ 数量级的绝对定量检测需要。相比于 RIA、ELISA、时间分辨荧光免疫分析等其他标记免疫方法,其宽泛的线性范围保证了临床应用中的简便性,避免了实验中的稀释误差。

3. 标志物稳定、试剂有效期长　商业化的化学发光免疫中的标志物稳定,试剂有效期可达 1 年以上,大大方便了临床应用需要。

4. 自动化程度高、检测菜单齐全　　随着计算机科学的发展,化学发光免疫分析技术自动化检测系统大大提高了临床检测应用。基于化学发光标记的免疫技术所能提供的检测菜单涵盖甲状腺系统、性激素系统、垂体-肾上腺系统的各种激素、肿瘤标志物、感染性疾病、心脏标志物、治疗药物等各种抗原、抗体和半抗原。

四、放射性核素标记技术

放射性核素标记技术是将放射性核素高敏感的示踪特点和抗原抗体结合反应特异性相结合的一种体外测定超微量物质的技术,其基本模式是应用放射性核素标记抗原或抗体,通过免疫反应进行定量测定。放射性核素标记技术根据其方法学原理的不同主要分为两种类型:经典的 RIA 和免疫放射分析(immunoradiometric assay,IRMA)。前者是基于竞争性结合反应原理,而后者是非竞争结合。两类技术均具有灵敏度高、特异性强、重复性好、样品及试剂用量少、操作简便且易于标准化等优点,在临床检验中得到了广泛应用。

五、胶体金免疫标记技术

胶体金免疫标记技术是以胶体金作为标志物应用于抗原抗体检测的一种免疫标记技术。这一技术在 20 世纪 70 年代初期由 Faulk 和 Taylor 始创,最初用于免疫电镜技术。在免疫测定中,胶体金常与膜载体配合,形成特定的反应模式。典型技术如胶体金免疫渗滤试验(gold immunofiltration assay,GIFA)和免疫金层析试验(gold immunochromatogruphy assay, GIGA)等,已是目前应用广泛、简便、快速的检验方法。

(一) 胶体金制备与特点

胶体金也称金溶胶,是由金离子在强还原剂如鞣酸、白磷作用下,聚合成一定大小的金颗粒,并由于静电作用成为一种稳定的胶体状态。胶体金颗粒大小多在 1～100 nm。微小金颗粒稳定、均匀、呈单一分散状态悬浮在液体中,成为胶体金溶液。但不同大小的胶体金显色有一定的差别,最小的胶体金(2～5 mm)是橙黄色的,中等大小的胶体金(10～20 nm)是酒红色的,较大颗粒的胶体金(30～80 nm)则是紫红色的。胶体金具有胶体的多种特性,尤其是对电解质的敏感性。用胶体金标记抗原(抗体)即可形成免疫金。

(二) 胶体金标记技术常用类型及临床应用特点

1. 胶体金标记技术常用类型

(1) 胶体金免疫渗滤试验始创于 1985 年,最初以酶作为标志物。1989 年 Du Pont 公司推出了检测抗 HIV 抗体的胶体金免疫渗滤试验,该法只需要试剂,不需要仪器设备。20 世纪 90 年代初胶体金免疫渗滤技术得到了快速发展,用于检测各种传染病的抗体和肿瘤标志物等。

胶体金免疫渗滤试验是将抗原或抗体加在固相载体硝酸纤维素膜上,制成抗原或抗体包被的微孔滤膜,并贴置于吸水材料上,依次在膜上滴加标本、免疫金及洗涤液等,液体很快渗入吸水材料中,阳性反应膜上呈现红色斑点(图 12-16)。利用穿流现象,液体在通过微孔滤膜时,渗滤液中的抗原(抗体)与膜上相应的抗体(抗原)发生特异性结合,达到快速检测的目的,同时液体的渗入可在短时间内达到彻底洗涤的目的,简化了操作步骤,已成为 POCT(point-of-care testing)的主要方法之一。

(2) 免疫金层析试验是胶体金标记技术和蛋白质层析技术相结合,以微孔滤膜为载体的快速固相膜免疫分析技术。将各种反应试剂分点固定在试纸条上,检测标本滴加在试纸条的一端,通过层析作用使样品在层析材料上泳动,样本中的待测物与试纸条上的试剂发生特异性结合反应,形成的复合物被富集或固定在层析条上的特定区域(检测线),无关物则越过该区域而被分离,通过胶体金的显色条带判读试验结果(图 12-17)。其与金

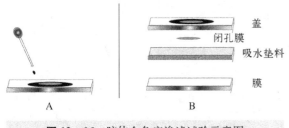

图 12-16　胶体金免疫渗滤试验示意图
A. 操作示意图;B. 装置分解图

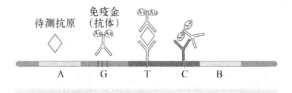

图 12-17　胶体金免疫层析试验示意图
A 为样品(抗原)吸水垫,G 为免疫金结合垫,T 为检测线,C 为质控线,B 为吸水垫

免疫渗滤试验不同点在于液体的移动是基于层析作用的横流,而不是通过直向的穿流。该方法的试剂为试纸条形式,结构简单。近年来,临床上利用胶体金免疫层析试验开发的检测试剂多达数十种,测定项目包括人绒毛膜促性激素(HCG)等激素、肿瘤标志物、心血管病标志物、传染病的抗原和抗体等。

2. 胶体金标记技术临床应用特点　　① 操作简便、快捷,操作人员不需要技术培训,无须特殊仪器设备,试剂稳定、便于保存,因此特别符合 POCT 项目的要求。② 胶体金标记技术灵敏度不及酶免疫标记技术和酶发光免疫分析技术。在临床应用中由于胶体金标记技术不能准确定量,故临床上只能进行定性或半定量试验。

六、其他新型标志物

随着生物医学、生物物理学的快速发展,一些新型标志物逐渐走向临床,一些新的免疫标记技术应运而生。

核酸标记免疫测定技术是以核酸的扩增或转录翻译为基础而建立的一类免疫测定技术。DNA 标记与其他标志物不同,其本身并无指示特性,但通过聚合酶链反应(PCR),可在数小时内扩增数百万倍,因而具有极高的检测灵敏度。而转录翻译则是将编码酶(如萤火虫荧光酶和 β-半乳糖苷酶 α 肽)的 DNA 片段标记(抗原)抗体,抗原、抗体反应后,再对 DNA 进行细胞外转录翻译成相应的酶进行测定。

纳米及纳米相关标志物免疫测定技术是近年来发展迅速的一种简便、精准免疫测定技术。各种新型的纳米材料标志物(如量子点)的不断研发与优化,使得相关的检测技术广泛运用于临床检测、食品质量检测、检验检疫等方面。随着生物分析领域的拓展,更多的纳米相关标志物,如纳米磁珠、纳米乳球、量子点等已被制备并应用于更多疾病诊断技术中。

第三节　免疫标记增敏技术

前面所讲的酶免疫标记技术、化学发光免疫分析技术以及胶体金标记技术,仅放大了反应的结果。有时候在免疫检验中仅放大反应结果仍然不能满足检测的需求,这就要求在放大检测结果的同时,进一步放大反应的过程,即免疫标记增敏技术。目前,应用最广泛的免疫标记增敏技术为生物素-亲和素系统(biotin-avidin system,BAS)。BAS 是 20 世纪 70 年代末发展起来的一种新型生物反应放大系统,可与目前应用的各种标志物结合,被广泛应用于医学检测中。生物素与亲和素之间高亲和力的结合及多级放大效应,使 BAS 免疫标记更加灵敏,而其与前面所述各种标记技术相结合,衍生出更加灵敏的免疫测定技术。

一、生物素和亲和素

生物素(biotin,B)是一种无色透明的小分子生长因子,广泛分布于动、植物组织中,在机体内以辅酶形式参与各种羧化反应。生物素在卵黄和肝组织中含量较高,分子量 244.31 kDa,有两个环状结构,即咪唑酮环(Ⅰ环)和噻吩环(Ⅱ环)。Ⅰ环是与亲和素结合的主要部位;Ⅱ环 C2 上有一戊酸侧链,其末端羧基是结合蛋白和其他生物大分子的唯一结构(图 12-18)。经化学修饰后,生物素可成为带有多种活性基团的衍生物——活化生物素或生物素衍生物。活化生物素或其衍生物可以在蛋白质交联剂的介导下,与几乎所有已知生物大分子偶联,如蛋白质、核酸、多糖、脂类及各种标志物如同位素、胶体金等。

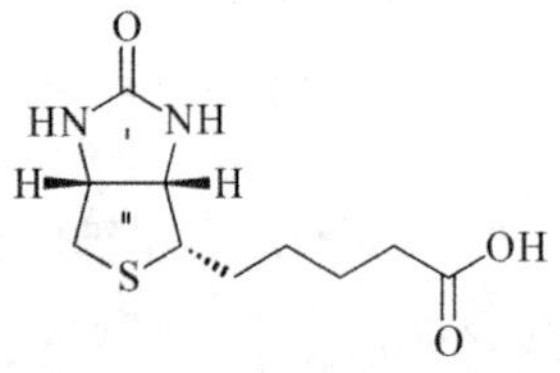

图 12-18　生物素结构图

亲和素(avidin,AV)又称抗生物素蛋白,是从卵白蛋白中提取的一种碱性糖蛋白,分子量为 68 kDa,等电点为 10.5,耐热并耐受多种蛋白水解酶的作用。亲和素由 4 个相同亚基组成,每个亚基都可以和一个生物素结合,这一特点可以用于构建多层次信号放大系统。生物素与亲和素的结合稳定性好、专一性强,不受试剂浓度、pH、有机溶剂的影响。但亲和素带有一个糖链侧链,容易和细胞表面的多糖发生非特异性结合。而链霉亲和素(streptavidin,SA)是由链霉菌分泌的一种蛋白质,分子量为 65 kDa。链霉亲和素与亲和素相似,也由 4 条相同的肽链组成,其中每条肽链都能结合一个生物素,并且不带任何糖基,因此。链霉亲和素不发生非特异性结合,其适用范围更为广泛。

二、生物素-亲和素系统的特点

BAS 的多级放大效应,使 BAS 免疫标记技术更为敏感,广泛用于微量抗原、抗体定性与定量检测,及定位检测。BAS 在临床应用中的优越性,主要体现在以下几个方面。

1. 灵敏性　　生物素与蛋白质、核酸等生物大分子结合形成的生物素衍生物,保持了大分子物质的原有生物活性,而且每个亲和素分子有 4 个生物素结合部位,可同时以多价形式结合生物素衍生物和标志物。因此,BAS 具有多级放大作用,在应用时极大地提高检测的灵敏度。

2. 特异性　　亲和素与生物素之间具有极高的亲和力和高度专一性。因此,BAS 的多层次放大作用在提高灵敏度的同时,不增加非特异性干扰。

3. 稳定性　　亲和素与生物素的亲和常数可为抗原抗体结合反应的百万倍,而且酸、碱、变性剂、蛋白溶解酶、有机溶剂均不影响其结合,呈不可逆反应。

4. 普适性　　BAS 的多功能性表现为提供一系列的研究方法。如已经获得了针对某待测分子的生物素标记抗原,那么结合亲和素的胶体金可以在电镜下观测,结合荧光标记的亲和素可以使用流式细胞仪筛选,结合酶的亲和素可以进行免疫组化检测。

5. 其他　　依据具体实验要求 BAS 可制成多种通用制剂,用于不同的反应体系;BAS 与抗原特异性一抗偶联,可大幅度减少一抗的用量,节约实验费用。此外,由于生物素与亲和素的结合快速、高效,因此可节省检测时间。

三、生物素-亲和素系统的应用

BAS 由于本身的特点而被广泛应用于生物医学微量检测,为免疫检验自动化分析做出了极大的贡献。而且在核酸探针标记、细胞和生物活性物质分离、提纯等方面也显示了其优越性。

(一) BAS 在信号放大过程中的应用

BAS 在信号放大过程中的应用主要包括两种类型:一种以游离亲和素为中间物,分别连接包含生物素化大分子的待检反应物和标记生物素,称为桥联生物素-亲和素法,即生物素-亲和素-标记生物素(bridged avidin biotin,BAB)法;后来在此基础上又改造成为亲和素-生物素化酶复合物技术,称为亲和素-生物素化酶复合物(avidin-biotin-peroxidases complex,ABC)法;另一种直接用标记亲和素连接生物素化大分子反应体系进行检测,简称 BA 法,或称标记亲和素-生物素法。

1. BAB 法　　是以游离的亲和素(或链霉亲和素)作为桥联剂,利用亲和素的多价性,将检测反应体系中生物素化抗原、抗体复合物与标记生物素(如酶标生物素)联结起来,加入相应酶作用底物后,即会产生强烈的酶促反应,从而提高检测的灵敏度。

2. ABC 法　　是在 BAB 法基础上改良而成,其原理是预先按一定比例,将亲和素(或链霉亲和素)与酶标生物素结合,形成可溶性的亲和素(或链霉亲和素)-生物素-酶复合物(ABC)。当其与检测反应体系中的生物素化抗体(直接法)或生物素化第二抗体(间接法)相遇时,ABC 中的亲和素(或链霉亲和素)剩余的结合位点即可与抗体上的生物素结合,使抗原抗体结合反应体系与 ABC 标记体系连成一体。因此,将 ABC 法应用于免疫检验时可极大地提高检测敏感性。

3. BA 法　　以标记亲和素(或链霉亲和素)直接与免疫复合物中的生物素化抗体连接进行检测。该法也有相当高的灵敏度,由于省略了加标记生物素步骤,操作较 BAB 法简便。

(二) BAS 在固相载体包被过程中的应用

BAS 亦可以用于固相化抗体或抗原的制备,即先将亲和素(或链霉亲和素)包被于固相载体,抗体或抗原也先与生物素结合,然后通过亲和素-生物素反应而使生物素化的抗体或抗原固相化,这种包被法不仅可增加固相载体上的抗体或抗原包被量,而且使其结合位点充分暴露,有利于有效进行免疫反应。此外,BAS 也适合于糖类抗原的包被。

第四节　多重免疫标记技术

　　多重免疫标记技术是利用免疫学和细胞化学原理,对同一张切片、同一个细胞、同一个标本同时采用或先后采用不同颜色的荧光色素或酶促产物,或采用不同直径大小胶体金颗粒来标记多种抗原-抗体复合物,通过使用荧光显微镜、流式细胞仪、液相系统达到在同一细胞或亚细胞水平显示不同抗原成分,或者对液相多成分进行定量的一类方法。本节主要介绍流式细胞术(flow cytometry,FCM)、Luminex 液相芯片分析系统的检测原理。

一、流式细胞术

　　流式细胞仪分析技术简称流式细胞术,是以流式细胞仪为检测工具的一项快速、精准、高通量地针对细胞(微粒)特性与功能进行多参数定性、定量和分选的新型技术。流式细胞术是集流体技术、激光技术、电子物理技术、光电测量技术、计算机技术、荧光化学技术及单克隆抗体技术等多学科交叉的结晶。

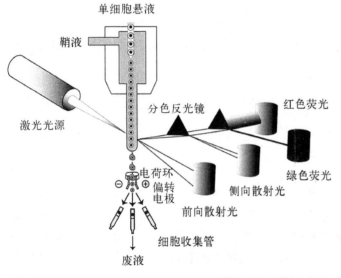

图 12-19　流式细胞仪基本结构和工作原理示意图

(一)流式细胞仪

　　1. 流式细胞仪的基本结构　　流式细胞仪主要由液流系统、光学系统、数据处理系统及分选系统 4 部分组成,前三者为流式细胞仪必须具有的组成部分(图 12-19)。

　　(1)液流系统:由流动室和液流驱动系统组成。流动室包括样品管、鞘液和喷嘴 3 部分,为流式细胞仪的核心组件,也是信号检测区域。待测样品处理后,制成样品悬液,在清洁气体压力下通过鞘液包围的样品管而进入流动室,形成样品流。鞘液的作用是将样品流约束在液流中央,形成单细胞悬液。液流驱动系统包括压缩空气泵、压力感受器、鞘液过滤器和样品压力调节器等。

　　(2)光学系统:由激光光源、分色反光镜、光速成形器、透镜组和光电倍增管组成。现代流行的流式细胞仪激发光源多采用气冷式氩离子激光器,发出的光的波长为 488 nm。

　　(3)数据处理系统:由光电转换器、放大器和信号处理系统组成,是进行实验数据分析、存储、显示的重要组件。流式细胞仪收集细胞产生的各种电信号进行数字化处理后,转入电子计算机进行数据分析,并最终以数字和图形的形式表示。

　　(4)分选系统:常采用荧光激活细胞分选仪,由电荷加载系统(电荷环)、液流断点监控系统、超声压电晶体、偏转电极、细胞收集管和气溶胶控制系统组成。

　　2. 流式细胞仪工作原理　　流式细胞仪的分析信号包括散射光信号和荧光信号,依据数据处理系统将光信号的强弱转换为电信号的强弱来分析细胞特性。简而言之,将待测样本制备成单细胞悬液,经荧光染料标记抗体染色后,进入流动室,而鞘液在高压下从鞘液管喷出也进入流动室,鞘液裹挟细胞高速流动,经过流式细胞仪的检测区。激光束与样品流垂直相交时,细胞群体由于细胞大小和细胞内颗粒的不同产生不同的散射光;同时,细胞或颗粒上的荧光染料被激发而产生特异性荧光。这两种信号被光电倍增管和光电二极管收集,经转换后进入计算机系统进行数据处理和分析,并以图像和数据的形式输出(图 12-19)。

　　3. 流式细胞仪分选的原理　　只有带有分选装置的流式细胞仪才能进行分选工作。通过分选能够将特定细胞从细胞群体中分选出来,进行体外培养与功能研究。细胞的流式分选有两种方式:捕获式和电荷式,目前应用最多的是电荷式分选。其原理是单细胞液柱通过流动室时被分隔成一连串均匀的液滴,根据预设定的分选参数,对所分选的细胞液滴充电,使其带上正电荷或负电荷;未被设定分选的细胞液滴则不带电荷,带电液滴通过静电场时发生偏转,落入收集器中,其他液体则被当作废液抽吸掉,完成细胞分选。

(二)流式细胞仪数据的显示与分析

流式细胞仪收集细胞产生的各种信号,最终以数字及图的形式表示,只有在理解图形信息的基础上,才能对实验结果进行分析。

1. **流式细胞仪基本数据参数** 流式细胞仪的数据参数包括物理参数[前向散射光(forward scatter,FS)、侧向散射光(side scatter,SS)]、荧光信号(图12-19)。

(1) FS:指激光束照射细胞时,光以相对轴较小的角度(0.5°~10°)向前方散射的光信号,又称小角度散射光。FS是反映细胞大小、表面特征的重要参数。对于同一细胞群体,FS信号强弱与细胞体积的大小成正比。

(2) SS:指激光束照射细胞时,光以90°散射的光信号,又称90°散射光。SS反映细胞或颗粒内部结构的复杂程度。SS信号强弱与细胞内颗粒结构成正比,细胞内颗粒结构越复杂,SS越大;反之,则越小。SS主要用于检测细胞内部结构属性。

(3) 荧光信号:由待检样品上标记的特异性荧光染料受激发光激发后产生。每种荧光染料都有其相应的激发光波长,激发后产生特定波长的荧光。激发光波长与荧光波长不相同,通过一些特定波长选择性滤光片,可将不同波长的散射光、荧光信号区分开,并由荧光检测器收集、检测特定波长荧光信号的强弱就可以了解细胞或颗粒的特征。

(4) 荧光补偿:在实际检测中,仅靠滤光片并不能完全消除干扰信号,激发的不同荧光信号中仍有不可避免的光信号重叠。重叠区越大,信号检测的准确性越差,采用荧光补偿的方式可消除重叠信号,提高检测精准度。进行样品检测时,若补偿不完全,可能获得的是不完全准确的荧光信号。以往在操作中,荧光补偿主要由人工调节,现在可完全由计算机软件进行自动跟踪调节,使检测的精准度大大提高。

2. **流式细胞仪数据呈现方式** 流式细胞仪测定样品时,针对每个细胞记录所采集的检测信号,这些信号经过转换后,全部输到计算机中存储并分析,以图形化的方式对数据进行显示。

(1) 单参数直方图:是在一维空间上反映相同荧光或散射光强度,可用于定性、定量分析,显示参数与细胞数量之间的关系。细胞的每一个单参数数据均可用直方图显示,图中横坐标(X轴)代表荧光或散射光信号强度,纵坐标(Y轴)表示细胞(颗粒)数目。

(2) 双参数图:显示的是两个独立参数与细胞相对数之间的关系,X轴和Y轴分别代表与细胞有关的两个独立参数,根据这两种参数可以确定细胞在双参数图上的表达位置。双参数信号常采用对数信号放大,图上每一个点代表一个细胞(颗粒)。双参数图主要有散点图、二维点图、假三维等高图。

点图由二维参数构成,根据细胞(颗粒)密度来反映相同荧光信号细胞(颗粒)数量的多少。二维等高图本质也是双参数图,是为了克服二维散点图的不足而设置的显示方法。等高图是把代表相同细胞(颗粒)数量的点依次连接起来形成密闭等高线,不同等高线代表不同细胞数量,越往里所代表的细胞数越多。等高线越密集则表示细胞变化越大,疏松则表示细胞变化较为平缓。假三维等高图是利用计算机软件在二维等高图的基础上所做的三维立体图。

(3) 三参数直方图:三参数直方图的三维坐标均为参数而非细胞(颗粒)数。这一立体图可以在FSC、SSC、FL1、FL2、FL3或FL4等参数中任意选择3个参数为X轴、Y轴、Z轴,构成一个三维图,每一群细胞各处于独立的空间位置,因此更为直观、准确,但难于对其数据进行统计分析。

(4) 多参数图:一般基于双参数图或单参数直方图,利用所得参数的两两组合并利用"设门"技术,体现参数间的相互关系。门和区域的设置是多参数分析的基础。

流式细胞术是基于特定的细胞群进行的,"设门"就是在特定的参数图上选定要分析的细胞群体,并要求该样本的所有其他参数组合图只体现该群细胞的分布情况。区域是与门相对应的另一个概念,指同一张单参数直方图或双参数图中根据信号的强弱来划定分析区域,从而计算分析区域内的细胞数量。区域可与门对应,也可包含于门中。

(三)流式细胞术的特点

1. **高速、精准** 可以达到每秒数千甚至上万个细胞。在细胞悬液中检测细胞的变异系数小,分辨率高。

2. **高灵敏度** 每个细胞上只需要带有1 000~3 000个荧光分子即能被检测出。

3. **多参数分析** 可以同时分析单个细胞(颗粒)的多种特征。

4. 保持细胞活力、高纯度分选　　可对细胞进行无损性分析、分选,分选纯度高可达到99%以上。

（四）流式细胞术的影响因素与质量控制

流式细胞术在进行科研和临床分析过程中,应清晰各个环节的影响因素,并对仪器性能进行严格的质量控制,以保证检测数据的准确性和可靠性。

1. 影响因素

（1）温度的影响:荧光染色时的环境温度对结果有一定的影响,因为温度升高时,溶剂与荧光染料分子运动加快,使荧光猝灭的可能性增大。

（2）pH的影响:每一种荧光染料都有其工作最适pH,从而保持荧光发光基团与溶剂之间电离平衡。pH改变则会造成荧光光谱改变,影响荧光强度。

（3）固定剂的影响:有些固定剂与细胞的某些物质结合后,干扰了荧光染料与细胞成分结合,造成荧光强度的改变。

（4）非特异性荧光的影响:不消除非特异性荧光将容易出现假阳性检测结果。

（5）其他:细胞浓度、溶剂的性质等都会影响检测结果。

2. 流式细胞仪的质量控制

（1）环境要求:流式细胞仪的核心元件是激光,激光的稳定性受环境的影响很大。一般要求环境温度为20~25℃,实验室内尽量减少灰尘,室内光源和仪器光源都要有良好的屏蔽作用。

（2）仪器的校正:每天上机前须用质控品校正仪器,确保仪器的状态良好,才能进行实验,此外还需要进行不同仪器间和不同实验室间的比对,保证实验的重复性和可靠性。

（3）样本要求:单细胞悬液是流式细胞仪检测的基础,制备出合格的单细胞悬液是保证分析成功的关键。

（4）设置对照:样品测定时也要进行质量控制,以保证检测结果的准确性,其中最重要的是设置同型对照,如果不设置同型对照,则测定结果的可靠性将受到影响。

（5）实验数据的获取和分析:获取实验数据前,应先调节仪器荧光补偿。分析实验数据时,要根据实验目的来圈定细胞群体,进行分析。

（五）流式细胞术的技术要求

流式细胞术是一多学科知识综合应用的复杂技术,除了对仪器各方面的性能有严格要求外,在实验设计和样品处理方面也要有扎实理论基础与操作经验,根据不同检测目的设定不同技术要求,是保证检测结果准确、可靠的前提。

1. 单细胞悬液的制备　　流式细胞仪检测的测定样本必须保证是单细胞悬液,这是进行流式细胞仪检测的关键步骤。单细胞悬液主要来源于培养细胞、外周血、新鲜实体组织等,不同来源样本制备单细胞悬液的方法也不同。

（1）外周血单细胞悬液制备:新鲜的外周血包括淋巴细胞、单核细胞、粒细胞、血小板和红细胞,是天然的单细胞悬液。但在流式细胞仪检测时,为减少干扰,在测定前需要破坏红细胞,或把某一细胞群从血液中分离出来,制成单细胞悬液后再进行标记染色。

（2）培养细胞的单细胞悬液制备:培养细胞一般以贴壁或悬浮方式生长。对于悬浮生长细胞,收集后洗涤、低速离心、重悬后即可获得单细胞悬液;而对于贴壁生长的细胞,需先用蛋白酶消化处理,其后操作步骤与悬浮生长细胞相同。

（3）新鲜实体组织单细胞悬液制备:最常用的方法是酶消化法、化学处理法、机械法和表面活性剂处理法等。但无论是哪种方法都不可避免地会对细胞表面膜结构、细胞活性和细胞DNA的完整性等造成不同程度的损伤。

（4）石蜡包埋组织单细胞悬液制备:该法的建立扩大了流式细胞仪检测的应用范围。常用方法有甲苯脱蜡法、组织清洁剂脱蜡法和甲氧-双氧水处理法。石蜡切片脱蜡须彻底,获取组织后,用酶进行消化处理,消化时间不宜过长,以免细胞核被消化溶解,经过滤、漂洗后即可获得单细胞悬液。

2. 荧光染色　　流式细胞仪所测定的荧光信号可以由细胞的自发荧光产生,也可以由被测细胞经特异性荧光标记染色后,受激发产生。因此,荧光染料的选择和荧光染色都是保证荧光信号产生的关键。

（1）荧光染料的选择:在流式细胞仪检测中适当的荧光染料需要具备以下几个条件:① 较高的量子产率和消光系数;② 对激发光有较强的吸收能力;③ 发射光谱与激发光谱之间应有较大波长差;④ 容易与抗体结合

而不影响抗体的活性。

（2）荧光染色：方法主要包括直接免疫荧光染色和间接免疫荧光染色。直接免疫荧光染色常用于细胞表面标志的分析，是荧光标记染色中最基本、最简单的方法。该法具有特异性强、荧光标记干扰因素少、结果判断简单等优点；但需购买多种荧光标记抗体，价格较为昂贵。间接免疫荧光染色主要适用于一些研究分析，不需要标记多种荧光抗体，只需要标记几类特异性不同的二抗即可，其优点为敏感性高、通用性广；但操作烦琐、干扰因素多、易产生非特异性染色。此外，在实际应用中还采用多色标记，如双色标记、三色标记甚至更多标记。多色标记简便、省时、节约成本，但是需要操作人员根据实验需要自行组合荧光标记的抗体。

（六）流式细胞术在免疫检验中的应用

流式细胞术已被广泛地应用于临床与医学科研工作中，其在免疫检验中的应用主要在以下几个方面。

1. 淋巴细胞及其亚群的分析　　淋巴细胞是参与免疫应答的主要细胞群体，主要包括 T 细胞、B 细胞、ILC、单核巨噬细胞等，不同细胞群体有各自功能不同的亚群及活化与静息状态，参与维持人体生理功能的平衡和疾病的发生、发展与转归。在疾病发生、发展过程中对不同淋巴细胞亚群、表型进行分析，有助于了解在不同的疾病环境下，各种淋巴细胞亚群的比例及动态变化，了解各种免疫相关性疾病发生机制，如获得性免疫缺陷综合征（acquired immunodeficiency syndrom，AIDS），即艾滋病和自身免疫性疾病等。

2. 淋巴细胞的分选与功能分析　　仅通过淋巴细胞表面标志的分析并不能完全了解各类淋巴细胞的功能，因此，常需要分选特定的淋巴细胞亚群，并进行体外培养与胞内细胞因子测定。目前，常用的细胞功能分析包括细胞介导的细胞毒性试验、细胞增殖/凋亡、细胞周期、胞内细胞因子染色等。

3. 淋巴造血系统分化抗原及白血病免疫分型　　流式细胞仪在血液病的发病机制、诊断、治疗和预后判断方面具有重要的实用价值。淋巴细胞表面抗原的连续检测可以了解淋巴细胞的分化过程，发现异常表型的淋巴细胞，如恶性淋巴瘤的典型特征是单一表型的单克隆淋巴细胞群。不同的白血病其发生机制不同，血细胞分化不同阶段而表达的细胞表面分化抗原也不相同，通过检测此类血细胞分化抗原对白血病的准确分类、分型是选择化疗方案和判断预后的重要依据。

4. 器官移植中的应用　　移植排斥是器官移植失败的主要障碍，其主要抗原为 HLA。因此，HLA 组织配型成为决定器官存活的主要因素。术前的交叉配型、抗体检测和术后免疫状况的监测对于尽早发现和控制移植排斥反应，延长移植物存活具有重要意义。流式细胞术检测交叉配型比传统方法更灵敏、操作时间更短，并同时检测细胞亚型、区分 IgG 和 IgM 抗体。目前，主要应用流式细胞术进行术前同种抗体的检测和术后免疫状况监测。

二、Luminex 液相芯片分析系统

20 世纪 90 年代在 ELISA 基础上发展起来的液相芯片技术，是集流式细胞术、有色微球、激光、数字信号处理、应用流体学为一体的新型生物分子检测平台。它的最大特点是高通量、快速、操作简便、测量准确，而且可以在一次实验中完成对多种目标分子的同步分析。

（一）基本原理

Luminex 液相芯片分析系统是结合荧光微球技术和流式细胞术检测建立起来的免疫检验方法。在应用的微球内部含有 3 种编码荧光，通过荧光强度的不同比例组合可以构建数百种不同荧光的微球，每种微球可以用来检测一种蛋白或基因。因此，可以同时检测高达数百个蛋白或基因。该技术利用荧光编码的微球共价交联单克隆抗体，与被测定的目标分子结合后，加入荧光素标记的检测抗体，在检测过程中使微球逐个通过检测通道，检测系统内置有激光发射器用于发射两束不同波长的激光，一束红色激光激发微球本身的荧光，用于鉴别微球的种类；另一束绿色激光激发报告分子结合的荧光，借助软件分析数据，从而对被测物质进行定量分析（图 12－20）。

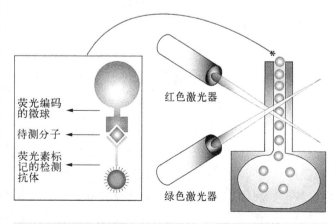

荧光编码的微球
待测分子
荧光素标记的检测抗体
红色激光器
绿色激光器

图 12－20　Luminex 液相芯片分析系统检测原理

当前市场上使用的微球直径一般为 5.6 μm 左右,主要有 4 种类型:MicroPlex 微球、SeroMap 微球、xTAG 微球和 MagPlex 微球。4 种微球的工作原理基本相同,且后 3 种都是在 MicroPlex 微球的基础上发展而来。SeroMap 微球适宜血清学检测,它可以减少血清中不同抗体与微球的非特异结合;xTAG 微球可用于核酸检测;MagPlex 微球又称为磁珠,它的最大特点是微球带有磁性,避免了人工使用滤过板,易于自动化,大大提高了检测速度和效率。

(二) Luminex 液相芯片分析系统的特点

Luminex 液相芯片分析系统与传统的固相芯片相比主要有以下优点:Luminex 液相芯片分析系统的灵活性好,可以根据需要调整检测体系,芯片制备简便;由于微球直径小,容易混悬在液体中,且液相环境可以更好地保持蛋白质的天然构象和活性,有利于生物分子间的相互作用,从而提高反应速度,克服了固相芯片在大分子检测时受表面张力、空间效应等的干扰,检测结果的稳定性和重复性大大提高。与现有经典标记技术相比,Luminex 液相芯片分析系统的主要优点在于特异、高通量、高敏感、重复性好、检测血清用量少等。

Luminex 液相芯片分析系统的主要缺点是检测血清中特异性抗体时,血清中含有的其他抗体可以直接非特异性地结合在微球表面,而这种非特异性的结合与微球呈现的抗原性无关,因此不能被系统所识别,对实验造成干扰。此外,Luminex 液相芯片分析系统不能连续监测待测样品中待测物的浓度,也不能监测样品中待测物同微球上探针的结合情况;在进行多重 PCR 时,Luminex 平台是一个开放式系统,容易造成污染。

(三) Luminex 液相芯片分析系统的应用

Luminex 液相芯片分析系统可用于免疫检验,如蛋白质、细胞因子、激素、多重病原体、肿瘤标志物等,亦可用于核酸研究,如 SNP、基因表达谱。随着抗体特异性、亲和力的不断提高,微球、分析仪器和软件的不断发展改进,Luminex 液相芯片分析系统能同时检测的靶标数目将不断增加,灵敏度也将不断提高,并逐步实现仪器微型化和自动化。

1. 细胞因子、肿瘤标志物检测   该法可同时检测同一样品中的多种细胞因子、肿瘤标志物,且特异、快速、灵活、重复性好、样品用量少,其检测范围为 3~4 个数量级,检测灵敏度也远胜于 ELISA。

2. 多种病原体检测   现有 Luminex 液相芯片分析系统可在一孔中同时检测 15 种常见导致腹泻的病原体,包括 9 种细菌、3 种病毒及 3 种寄生虫。

3. 疫苗免疫效果的评价   疫苗免疫效果尤其是评价多价疫苗接种后的效果,Luminex 液相芯片分析系统非常适合同时测定同一血清样本中的多种血清型特异性抗体。

4. HLA 血清学分型   利用 Luminex 液相芯片分析系统进行 HLA 血清学分型的灵敏度高于 ELISA,而且还可以在微球上交联各种纯化抗原,检测人血清中的 HLA I 类和 HLA II 类抗体。

5. 核酸检测   Luminex 液相芯片分析系统用于核酸检测是基于带有羟基的微球在 EMS 和 EDC 活化后可用核酸探针相连接,或使用带有 tag 的核酸探针与带有 anti-tag 标签的微球相结合,样本同微球所携带的探针相杂交,洗脱未结合的 DNA,用亲和素标记的 PE 作为报告荧光,从而对核酸进行定量、定性分析或者是对基因的多态性进行检测。

第五节　基于免疫标记技术的自动化分析

随着免疫学基本理论与免疫技术的不断发展,新的免疫技术层出不穷,一大批先进的自动化免疫分析仪应运而生。自动化免疫分析仪的出现不仅减轻了工作人员的劳动强度,缩短了分析流程,而且提高了实验结果的准确性。临床免疫检验自动化分析就是将免疫检验过程中的取样、加试剂、混合、温育、固相载体分离、信号检测、数据处理、结果报告和检测后的仪器清洗等步骤由计算机控制,仪器自动完成整个免疫检验过程。各种现代化免疫分析仪都使用一种或两种免疫分析技术,如 ELISA、生物素-亲和素技术、化学发光免疫分析技术、荧光偏振免疫分析、时间分辨荧光免疫分析技术等。

一、基于免疫标记技术的自动化分析基本原理

（一）酶免疫测定的自动化分析

酶免疫测定的自动化分析是将 ELISA 的各项人工操作步骤转换为机器操作的一类自动化分析。根据处理模式不同，通常将全自动酶免疫分析仪分为两种类型：分体机和连体机。分体机是由前处理系统即全自动标本处理工作站和后处理系统组成；连体机则是由多个模块共同组成，使用一台计算机、一套操作系统实现标本的稀释、加样、孵育、洗涤、读数和结果打印的全过程。无论是分体机还是连体机，其工作原理基本相同，等同于一台变相光电比色计或分光光度计。光源发出的光经过滤光片或单色器变成一束单色光，进入塑料微孔板中的待测标本，一部分被标本吸收，另一部分则透过标本照射到光电检测器上，光电检测器将收集到的光信号转换成相应的电信号，电信号经放大、模数转换等处理后送入微处理器进行数据处理和计算，最后由显示器显示结果。微处理机还通过控制电路控制机械驱动实现自动进样、检测过程。而另外有一些酶免疫分析仪则是采用手工移动微孔板进行检测，因此全自动酶免疫分析仪省去了机械驱动机构和控制电路，从而使仪器更小巧、结构也更简单。全自动酶免疫分析仪从原理上还可以分为光栅型和滤光片型两种。光栅型酶免疫分析仪可以截取光源波长范围内的任意波长光；而滤光片型酶免疫分析仪则根据选配的滤光片不同，只能截取特定波长的光进行检测。随着检测方式的发展，拥有多种检测模式的多功能酶免疫分析仪应运而生，可以检测吸光度、荧光强度、时间分辨荧光、荧光偏振和化学发光等多信号。

（二）荧光免疫测定的自动化分析

荧光免疫测定的自动化分析是将荧光素标记的抗原抗体结合反应、固相分离技术、荧光检测技术和计算机处理技术有机整合。荧光免疫分析仪包括标本盘、试剂盒、条码识别系统、仪器控制系统、信号检测系统、数据处理系统。目前，临床使用的荧光免疫分析仪主要包括全自动时间分辨荧光免疫分析仪、荧光偏振免疫分析仪、基于微粒子捕捉的酶免疫荧光分析仪 3 种。

1. **全自动时间分辨荧光免疫分析仪** 是将抗原抗体结合反应、荧光物质发光和时间分辨技术三者相结合而建立的全自动分析系统，其主要特点是利用稀土元素 Eu^{3+} 作为示踪标志物。稀土元素 Eu^{3+} 最大的特征是具有较大的 Stokes 位移，激发光波长为 337 nm，发射波长为 615 nm，两者相距 290 nm，测量发光信号不受发射光信号的干扰，并且完全排除自然界一般荧光的干扰。全自动时间分辨荧光免疫分析仪一般包括全自动微孔板处理器、样品处理器和工作站 3 个部分。全自动时间分辨荧光免疫分析仪具有灵敏度高、发光稳定、荧光寿命长、不受标本自然荧光的干扰、校准曲线范围宽等特点，在临床上得以广泛的应用。

2. **荧光偏振免疫分析仪** 是利用荧光素标记小分子抗原，标记的小分子抗原与抗体形成复合物后经 485 nm 的激发光照射后，吸收光能，成为激发态。激发态的荧光素不稳定，释放光子发出 525～550 nm 的偏振光，偏振光的强度与荧光素受激发时分子的转动速度成反比。抗体与荧光素标记抗原形成复合物后，因分子大、转动速度慢，激发后产生的荧光比较集中，因此，偏振光信号比未结合时强得多；而游离的荧光素标记抗原分子小，转动速度快，激发后发射的光子散向四面八方，因此，通过偏振仪检测的光信号很弱。在测定过程中待测抗原、荧光标记抗原竞争性结合特异性抗体。待测抗原越少，与抗体竞争结合的量越少，而荧光标记抗原与抗体结合量就越多，当激发光照射时，荧光偏振信号强，可以通过计算获得其含量。

3. **基于微粒子捕捉的酶免疫荧光分析仪** 以双抗体夹心法为例，已包被抗体的塑料微珠试剂中加入待测标本，温育，再加入碱性磷酸酶标记的抗体，形成"抗体-抗原-碱性磷酸酶标记抗体"复合物。然后将其转移到玻璃纤维柱上，洗涤，结合抗原抗体的塑料微珠则被留在纤维柱滤膜的上方。再加入底物 4-MUP，酶标记抗体上的碱性磷酸酶将 4-MUP 催化为 4-MU，它在 365 nm 激发光的照射下，发出 448 nm 的荧光，经过荧光读数仪的记录、放大计算出所测物质的含量。

（三）全自动电化学发光免疫分析系统

全自动电化学发光免疫分析系统是目前世界上最先进的电化学发光技术，是电化学发光和免疫测定相结合的产物。电化学发光标志物发光的原理与一般化学发光不同，是一种在电极表面由电化学反应引发的特异性化学发光反应，包括电化学反应和化学发光两个过程。其基本原理是化学发光剂 $Ru(bpy)_3^{2+}$ 和 TPA 在阳电极表面同时失去一个电子，发生氧化反应，生成强氧化剂 $Ru(bpy)_3^{3+}$。TPA 失去电子后被氧化成阳离子自由基 $TPA^+ \cdot$，它很不稳定，可自发地失去一个质子 H^+，形成自由基 $TPA \cdot$。这是一种很强的还原剂，可将一个电子

给 Ru（bpy）$_3^{3+}$,使其形成激发态的 Ru（bpy）$_3^{2+}$。激发态的 Ru（bpy）$_3^{2+}$很快发射出一个波长为 620 nm 的光子,恢复成基态。这一过程可以在电极表面周而复始地进行,产生许多光子,使光信号增强。全自动电化学发光免疫分析系统优点是灵敏度高、速度快、线性范围宽、结果稳定、自动化程度高、试剂保存期长、应用范围广等。

二、基于免疫标记技术自动化分析的选择与应用

免疫标记自动化分析仪因智能化程度高、快速、灵活、试剂稳定性好、检测项目多等特点,在临床上被广泛应用。免疫标记技术自动化分析仪的选择应充分考虑实验室实际情况、临床需求。

（一）免疫标记技术自动化分析仪的选择原则

1. 临床实际需求 不同厂家生产的自动化分析仪自动化程度、原理、价格、每小时的标本检测量均不一样,在选择时应充分考虑检测的成本、临床的使用频率与临床的标本量。应该在满足临床使用要求的前提下选择合适的自动化分析仪。

2. 仪器放置地的硬件条件 由于不同厂家生产的免疫标记技术自动化分析仪大小、外形均不一样,应根据实验室实际空间的大小选择设备。同时,实验室应根据所购设备需要的硬件设施选择安放地点。设备安放地点应充分考虑电力供应、网络、供水、通风及环境的温、湿度。

3. 仪器的性能 实验室在采购设备前必须考察设备的性能指标,如准确度、精密度、最低检出限、线性范围、临床报告区间和分析干扰等是否能够满足临床实验室的要求。另外,还需考虑实验室内部仪器所组成的检测系统的一致性和测定结果的可比性。

（二）免疫标记技术自动化分析仪的临床应用

随着免疫学、物理学、信息处理系统的不断发展,各种新型的免疫标记技术自动化分析仪不断涌入临床检验市场,使其检测的指标、检测范围越来越广。目前,自动化分析仪主要应用于以下检测。

1. 血清/血浆、体液中蛋白质的测定 免疫球蛋白、免疫球蛋白亚类、补体(C3、C4)、CRP、载脂蛋白、类风湿性因子、尿微量白蛋白等。

2. 激素水平检测 甲状腺激素,如 T_3、T_4、促甲状腺激素(thyroid stimulating hormone,TSH)、FT_3、FT_4、甲状腺球蛋白、抗甲状腺球蛋白抗体等;生殖激素,如 β - HCG、催乳素、促卵泡激素(follicle stimulating hormone,FSH)、黄体生成素(luteinizing hormone,LH)、孕酮(progesterone)、雌二醇(estradiol,E_2)、雌三醇(estriol,E_3)、睾酮等;肾上腺和垂体激素,如醛固酮、血皮质醇、尿皮质醇、人生长激素、甲状旁腺激素、促肾上腺皮质激素等。

3. 肿瘤标志物测定 如甲胎蛋白(α - fetoprotein,AFP)、癌胚抗原(carcinoembryonic antigen,CEA)、糖类抗原(CA)125、CA15 - 3、CA19 - 9、CA724、CA242、CA50、CYFRA21 - 1(Cy211)、神经元特异性烯醇化酶(NSE)、前列腺特异性抗原(PSA)、HCG、β2 - m。

4. 某些疾病特征性诊断标志物的测定 心肌标志物,如肌红蛋白(mylobin,Mb)、肌钙蛋白 T(TnT)或肌钙蛋白 I(TNI)、CK - MB;糖尿病的胰岛素、血清 C -肽、谷氨酸脱羧酶抗体(GADA)、胰岛细胞抗体(ICA)和胰岛素自身抗体(IAA)。

5. 治疗药物的检测 治疗药物监测,如茶碱、地高辛、环孢素、苯巴比妥血药浓度测定等。

本章小结

标记免疫检验技术指用荧光素、酶、放射性同位素、化学（或生物）发光剂、胶体金、量子点、稀土离子等标记抗原或抗体进行的抗原抗体结合反应,并由此产生了荧光免疫标记技术、酶免疫标记技术、化学发光免疫分析技术、胶体金免疫标记技术等。免疫标记提高了检测的灵敏性,并可结合显微镜技术、流式细胞仪等对待测物进行定位检测。标记免疫检验技术中抗原的检测方法有双抗体夹心法、竞争法、固相膜免疫分析技术,抗体的检测方法有间接法、双抗原夹心法、捕获法等。当标记技术中引入生物素-亲和素系统,可提高检测的灵敏度。ELISA是酶免疫标记技术之一,是将抗原抗体结合反应的特异性与酶促反应的专一性相结合而建立的方法。电化学发光免疫分析是以电化学发光剂标记抗原(抗体),以 TPA 为电子供体,在反应体系中与待测物形成"磁性微粒包

被"抗体(抗原)-待测抗原(抗体)-[Ru(bpy)₃]²⁺标记抗体复合物,在电极表面进行电子转移,产生化学发光。时间分辨荧光免疫分析是以镧系元素的长效荧光素标记抗原或抗体,并与时间分辨测定技术相结合而建立起来的一种新型标记技术。固相膜免疫分析技术是在 ELISA、单克隆抗体技术、胶体金免疫技术和固相膜的基础上发展起来的一项适合 POCT 的新型体外检测技术。流式细胞术是在细胞、分子水平上通过单克隆抗体对单个细胞或其他生物粒子进行多参数、快速的定量分析技术,广泛应用于淋巴细胞亚群及其功能分析、白血病分型、器官移植等。

(苏兆亮)

第十三章 免疫细胞的分离及检测

免疫细胞是免疫系统的重要组成部分,临床上的各种类型免疫缺陷病、自身免疫性疾病、肿瘤等均可出现免疫细胞亚群分布、数量和功能的改变。用体外的方法对机体各种具有免疫功能的细胞进行鉴定和功能检测,是观察机体免疫状态的一种重要手段,可以判断机体的免疫功能状态;其对于临床诊断疾病、探讨疾病发病机制、观察病情变化、判断预后、考核疗效和防治疾病等方面均具有重要意义。

第一节 免疫细胞的表型检测

免疫细胞的表型就是它的表面标志,这些标志不仅是免疫细胞在发育、分化各个阶段的基本特性,也是某些免疫细胞分离方法的理论基础。通过检测免疫细胞的表型,可以分析免疫细胞的数量及评判免疫细胞的功能。

一、T 细胞及其亚群的表型检测

T 细胞是由不同 T 细胞亚群组成的混合细胞群。所有的 T 细胞均有共同的标志性抗原 CD3 分子,而不同功能的 T 细胞亚群又有各自的标志性抗原。根据组成 TCR 分子亚基的不同,T 细胞分为 $\alpha\beta^+$T 细胞和 $\gamma\delta^+$T 细胞两个亚群。外周血中成熟的 T 细胞主要属于 TCR $\alpha\beta^+$T 细胞。而 $\alpha\beta^+$T 细胞根据细胞的免疫效应功能和表面 CD 分子表达,可将 T 细胞分为 CD3$^+$CD4$^+$CD8$^-$ Th 细胞和 CD3$^+$CD4$^-$CD8$^+$ CTL。

(一) Th 细胞表型检测

根据 Th 细胞的细胞因子分泌谱及功能不同,CD4$^+$Th 细胞分为 Th1、Th2、Th17、Tfh 细胞,以及有免疫负向调节功能的 Treg 细胞等亚群。另外,T 细胞的表面还可表达多种其他免疫分子(如 CD69、CTLA - 4 等),这些分子可用于评估 T 细胞及其亚群的功能状态。T 细胞亚群分类及其功能参见本教材第六章 T 细胞及其介导的免疫应答第二节外周抗原特异性 T 细胞的适应性免疫应答相关内容。T 细胞类型的表型标志物及其分泌的细胞因子具体见表 13 - 1。

表 13 - 1 T 细胞类型的表型标志物及其分泌的细胞因子

T 细胞类型	表型标志物	分泌的细胞因子
CD8$^+$T 细胞	CD3、CD8	
CD4$^+$T 细胞	CD3、CD4	
Th1 细胞	CXCR3、T - bet	IFN - γ、IL - 2
Th2 细胞	CRTH2、GATA - 3	IL - 4、IL - 5、IL - 13
Th17 细胞	CCR6、CD161、RORγt	IL - 17、IL - 22
Tfh 细胞	CXCR5、ICOS、PD - 1、Bcl - 6	IL - 21
Treg 细胞	CD4、CD25、FOXP3	TGF - β

(二) CTL 表型检测

CTL 主要指 CD8$^+$T 细胞,该细胞可特异性杀伤靶细胞,是机体适应性免疫应答的主要效应细胞之一。根据分泌细胞因子的不同,CD8$^+$T 细胞可分为 CD8$^+$Tc1 和 CD8$^+$Tc2 两个亚群。CD8$^+$Tc1 分泌 IL - 2、IFN - γ 等细胞因子;CD8$^+$Tc2 分泌 IL - 4、IL - 5、IL - 6 等细胞因子。

T 细胞表型最常用的分析方法是流式细胞术。流式细胞术具有高灵敏度、快速和多参数分析的特性,对血液中免疫细胞的表型检测比其他方法更方便和精确,故流式细胞术被认为是血液中免疫细胞表型分析的标准方法。T 细胞的表面标记分子、胞内细胞因子或关键蛋白磷酸化检测均可用于对 T 细胞及其亚群的免疫分型及细胞功能状态评估。实际应用时,可利用 CD3$^+$的表达确定 T 细胞群体,随后再根据其 CD4 或 CD8 表达与否,进一步分为 CD4$^+$ Th 细胞或 CD8$^+$ CTL。在此基础上,可再根据不同 T 细胞表面或胞内特异的标志物,对 T 细胞进行亚群分类及计数。

二、其他免疫细胞的表型检测

(一) B 细胞表型检测

根据细胞表面是否表达 CD5 分子,可将 B 细胞分为 CD5$^+$B1 细胞和 CD5$^-$B2 细胞两大亚群。目前,可通过选择性表达的表面分子和其他标志物,鉴定和分选不同 B 细胞亚群。未成熟 B 细胞可表达 CD19、CD20、CD34、CD38 和 CD45R,但不表达 SmIgD。而对于大多数成熟 B 细胞,则高表达 CD19 和 SmIgD。活化的 B 细胞也会表达 CD30,该分子可调节细胞凋亡。浆细胞不表达 CD19,但表达 CD78。记忆 B 细胞表达 CD20 和 CD40(表 13 - 2)。

表 13 - 2　B 细胞亚群及其细胞标志物

B 细胞亚群	标 记 物
B 细胞(除浆细胞外)	CD19
活化的 B 细胞	CD19、CD25、CD30
浆细胞	CD27、CD38、CD78、CD319、CD138
记忆 B 细胞	CD20、CD40、CD80、CXCR3、CXCR4、CXCR5、CXCR6
滤泡 B 细胞	CD21、CD22、CD23
边缘区 B 细胞	CD1、CD21、CD27、Notch2
调节性 B 细胞	CD1、CD5、CD21、CD24、TLR4、IL - 10、TGF - β

(二) NK 细胞表型检测

NK 细胞又称为自然杀伤细胞,由骨髓造血干细胞分化发育而来,包括 NK 细胞前体细胞、iNK 细胞和 mNK 细胞 3 个分化阶段,其分化依赖于骨髓微环境,不依赖于胸腺。NK 细胞表面不表达 CD3 分子和 TCR,但表达 CD16 和 CD56。目前,CD3$^-$CD16$^+$CD56$^+$作为人类 NK 细胞表面的特征性标志。

可以根据表面标志来区分 NK 细胞:① 根据 CD56 表达密度不同,可将 NK 细胞分为 CD56^{bright}和 CD56^{dim}两个亚群。② 以 CD27 为标志,人类外周血 NK 细胞大多数为 CD27^{lo}NK 细胞,属 CD56^{dim}NK 细胞。CD27^{hi}NK 既含 CD56^{bright}NK 细胞,又含 CD56^{dim}NK 细胞;但以 CD56^{bright}NK 细胞为主。③ 以 NKp46 为标志,人 NK 细胞的发育分为 3 个阶段,即前体阶段(CD122$^+$NKp46$^-$iNKR$^-$)、未成熟阶段(CD122$^+$NKp46$^+$iNKR$^-$)、成熟阶段(CD122$^+$NKp46$^+$iNKR$^+$)。成熟阶段 NK 细胞又可根据 CD107a 的表达分为 CD107a^{hi}NK 细胞和 CD107a^{lo}NK 细胞。④ 根据分泌细胞因子的不同,NK 细胞分为分泌 IFN - γ 为主的 NK1 细胞和分泌 IL - 13、IL - 5 为主的 NK2 细胞。

(三) NKT 细胞表型检测

NKT 又称为自然杀伤 T 细胞,是一类天然存在的、具有 CD1d 限制性识别脂类和糖脂类抗原的 T 细胞。其表面既表达特定 T 细胞谱系标志(如 TCR 和 CD3),又表达 NK 细胞谱系标志,故称为 NKT 细胞。

目前,根据 NKT 细胞 TCR 基因片段的不同,将 CD1d 限制性 NKT 细胞分为两个亚型:Ⅰ 型 NKT 细胞和 Ⅱ 型 NKT 细胞。Ⅰ 型 NKT 细胞,即经典的 NKT 细胞,其表达高度受限的 αβ - TCR 库。人类为 TCR Vα24 - Jα18 和 TCR Vβ11,小鼠为 TCR Vα14 - Jα18 和 TCR Vβ8.2、Vβ37 或 Vβ2。Ⅱ 型 NKT 细胞,即非经典 NKT 细胞,其 TCR 库相对多样性,但不对 α - GalCer 产生应答。另外,人外周血中还有一群 CD8$^+$CD56$^+$NKT 细胞。

NKT 细胞多用 CD3$^+$Vα24$^+$、CD3$^+$Vβ11$^+$、Vα24$^+$Vβ11$^+$或 6B11$^+$来标记 NKT 细胞。由于 NKT 细胞在识别抗原时具有 CD1d 分子的限制性,且多用 α - GalCer 来特异性活化 NKT 细胞,所以也可以选用 α - GalCer - CD1d 多聚体来标记 NKT 细胞,即 Ⅰ 型 NKT 细胞。

(四) 树突状细胞表型检测

树突状细胞主要表达的膜分子有 CD11c、MHC Ⅰ 类分子、MHC Ⅱ 类分子、共刺激分子(如 CD80、CD86、

CD40)、黏附分子(如 ICAM-1 和 VCAM-1)、趋化因子受体(如 CCR6、CCR7 和 CXCR4)等。随着树突状细胞的成熟,MHC I 类分子、MHC II 类分子、共刺激分子和黏附分子表达明显增加,趋化因子受体表达谱也发生明显改变。另外,CD83 是树突状细胞成熟的标志。以上标志均可利用免疫荧光抗体技术通过流式细胞术检测,从而鉴定树突状细胞,并可判断其数量、成熟状态的变化。树突状细胞体积和颗粒度值都要大于淋巴细胞,因此,在 FSC-SSC 流式散点图中,树突状细胞并不在淋巴细胞群中,而是在淋巴细胞群的右上侧位置;另外,树突状细胞虽然在体内分布较广,但是其比例很低,即使在脾或者淋巴结等淋巴器官内,其比例也不足 1%,因此,在检测体内树突状细胞时必须考虑其比例的问题。

(五) 单核巨噬细胞表型检测

单核巨噬细胞是机体固有免疫系统重要的组成部分,成熟单核巨噬细胞表达高水平 CD14 分子(LPS 受体)和 CD16 分子(IgG Fc 段受体),根据 CD14 和 CD16 表达强度的不同,可将人类单核细胞分为 3 个亚群:经典型单核细胞(CD14^{++}CD16$^-$)、中间型单核细胞(CD14^{++}CD16$^+$)和非经典型单核细胞(CD14$^+$CD16^{++})(表 13-3)。

表 13-3 单核细胞亚群表型的比较

单核细胞亚群	CD14^{++}CD16$^-$	CD14^{++}CD16$^+$	CD14$^+$CD16^{++}
占单核细胞总数比例	80%~90%	5%	10%
CCR2	高表达	低表达	低表达
CX3CR1	低表达	高表达	高表达
CD64 和 CD32	不表达	表达	不表达
LPS 刺激后分泌的细胞因子	IL-10	TNF-α	—
吞噬功能	弱	强	弱

目前,巨噬细胞的鉴定多根据其表面多种分子的表达谱,采用相应特异性单克隆抗体标记,经流式细胞术进行检测。常用的鉴定巨噬细胞表面分子有 CD11b、F4/80、CD14、CD16、CD32、CD64、CD68、HLA-DR 等。需注意的是,这些分子也表达于多种其他细胞表面,如 CD14 虽主要表达于单核细胞和巨噬细胞,但粒细胞也有表达;HLA-DR 也表达于 B 细胞和活化 T 细胞等;CD16 也表达于 NK 细胞;CD32 也表达于粒细胞、B 细胞和血小板,在进行结果分析时应特别注意。

第二节 免疫细胞分离技术

体外测定免疫细胞功能首先要根据不同的细胞类型,采取不同的方法从人外周血或组织中获取有活性的细胞。分离免疫细胞及其亚群的原则:① 根据各类细胞的大小、沉降率、黏附和吞噬能力进行分离。② 按照各类细胞的表面标志,包括细胞表面的抗原和受体加以选择性分离。由于淋巴细胞分离、检测的难度和技术要求相对较高,因此,本节重点介绍淋巴细胞分离与纯化技术,包括密度离梯度离心分离法、磁性微球分离法及其他方法。

一、密度梯度离心分离法

(一) Ficoll 密度梯度离心分离法

外周血单个核细胞(peripheral blood mononuclear cell,PBMC)主要包括淋巴细胞和单核细胞,其体积、形状和密度与其他血液细胞不相同。其中,人类红细胞和多核白细胞(中性粒细胞)密度较大,为 1.090 g/mL;淋巴细胞和单核细胞密度为 1.075~1.090 g/mL;血小板密度为 1.030~1.035 g/mL。以密度为 1.075~1.090 g/mL 的聚蔗糖-泛影葡胺(Ficoll-Hypaque)分离液(简称 Ficoll 液或淋巴细胞分离液)作密度梯度离心,可使不同密度的细胞按相应密度梯度分布;通过收获处在不同密度梯度的细胞,即可实现对不同白细胞的分离。Ficoll 液是一种用于单次差速密度梯度离心的分离试剂,通过调整聚蔗糖与泛影葡胺二者的比例,获得不同物种来源的单个核细胞所需密度的分离液。

分离单个核细胞时,先将分离液置于试管底层,然后将抗凝全血以 Hanks 液或磷酸盐缓冲液等缓冲液做适当稀释后,轻轻叠加在分离液液面上,使两者形成一个清晰的界面。用水平离心机离心后,离心管中会出现多个分层的液层(图 13 - 1)。其中,红细胞和粒细胞密度大于分离液,同时,因红细胞在 Ficoll 液中凝聚成串而沉于管底;血小板则因密度小而悬浮于最上层血浆中;唯有与分离液密度相当的单个核细胞富集在血浆层和分离液层之间的界面中,呈一薄白雾膜层。用细吸管轻轻吸取该层细胞,经洗涤、离心及重悬后,即为外周血单个核细胞。本法分离的单个核细胞的细胞获得率可达 80% 以上,纯度可达 95%;其中,淋巴细胞占 90%~95%。

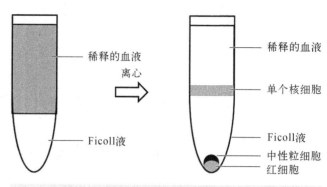

图 13 - 1 Ficoll 液密度梯度离心分离单个核细胞

（二）Percoll 密度梯度离心分离法

Percoll 液为聚乙烯吡咯烷酮(PVP)包被的硅胶混悬液,它具有等渗、黏度低、无毒性、不引起细胞聚集等优点,广泛应用于免疫细胞的分离。Percoll 液经高速离心后形成一个从管底到液面密度逐渐递减的连续密度梯度,将抗凝全血轻轻加在液面上,低速离心后,得到 4 个细胞层。表层为死细胞与血小板,底层为中性粒细胞与红细胞,中间有两层,上层富含单核细胞,下层富含淋巴细胞(图 13 - 2)。也可将 Percoll 原液用等渗缓冲液配成所需的不同浓度 Percoll 液,再依据浓度的大小依次叠加在离心管中,形成不连续密度梯度,再将待分离细胞液加在分离液的液面上,以分离目的细胞。因此,Percoll 液也常用于分离多种组织来源(如肿瘤组织、肝脏组织等)细胞悬液中淋巴细胞的分离。

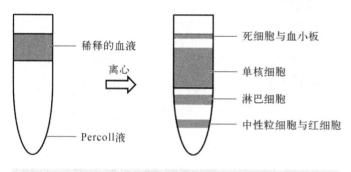

图 13 - 2 Percoll 液密度梯度离心分离法

二、磁性微球分离法

磁性微球的核心一般为金属小颗粒(如 Fe_2O_3、Fe_3O_4),将其表面包裹高分子材料(如聚苯乙烯、聚氯乙烯等)后,可结合不同的生物大分子物质(抗原、抗体、核酸等)。若微球表面包被抗体等免疫活性物质,又称为免疫磁珠(immunomagnetic bead,IMB)。免疫磁珠兼有免疫配基反应性和磁响应性两种特性。磁响应性即是其在磁场中显示磁性,移出磁场时磁性消除。

磁性微球分离法分离细胞是基于细胞表面抗原与连接有磁珠的特异性单克隆抗体相结合,形成"细胞-抗体-磁珠"复合物。当将其置于外加磁场中,通过抗体与磁珠相连的细胞则被磁吸附而滞留在磁场中;而无相应表面抗原的细胞由于不能与连接着磁珠的特异性单克隆抗体结合,则没有磁性,无法在磁场中停留而被洗脱分离。本法可直接用磁铁吸附阳性细胞,因此可快速对阳性细胞和阴性细胞进行分离。本法简单易行。在进行特异性抗体标记时,又分为直接法和间接法。其中,直接法是将特异性抗体与磁珠直接交联成分离剂,然后用于表达特定抗原细胞的直接分离。例如,用"抗 CD3 -磁珠"直接分选外周血单个核细胞中 T 细胞。间接法指先用特异性抗体(第一抗体)与待分离靶细胞结合,然后,再用磁珠交联的第二抗体(如兔抗鼠 IgG)进行免疫反应,从而在靶细胞表面形成"特异性抗体-第二抗体-磁珠"免疫复合物,实现对靶细胞的磁分选。例如,先用"抗 CD3(鼠源 IgG)"与外周血单个核细胞中的 T 细胞预结合,再加入"兔抗鼠 IgG -磁珠",即可实现对 T 细胞的间接分离。另外,在标记过程中也可引入生物素-亲和素系统的免疫标记增敏技术,以提高分选效率。

磁性微球分离法分离细胞时,根据所获目的细胞是否是免疫磁珠结合的靶细胞,又分为正选法和负选法:① 磁珠结合的细胞就是要分离的靶细胞,即为正选法;② 磁珠结合非靶细胞,则游离于上清液的细胞为需要靶细胞,即为负选法。正选法和负选法各有优缺点。正选法只需要一种抗体,得到的靶细胞纯度高,尤其适用于比例小的细胞群体分离;但其缺点是特异性抗体对靶细胞的标记可能会激活细胞,改变细胞特性。负选法的优点为所分离靶细胞没有被特异性抗体标记,细胞不被激活;缺点是需要用多种抗体标记非靶细胞,磁珠用量大、分离成本较高(图 13 -3)。

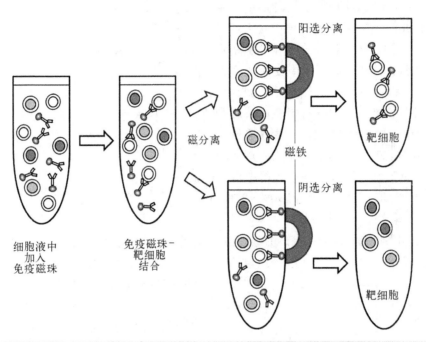

图 13 - 3　磁性微球分离法分离细胞原理示意图

三、其他分离方法

（一）贴壁黏附法

利用单核细胞具有贴壁生长的特点,将已制备的单个核细胞悬液加到玻璃或塑料平皿或扁平培养瓶中,于 37℃ 温箱中静置 1 h,单核细胞和少许粒细胞将贴附于平皿底部,而未黏附的细胞几乎全为淋巴细胞。如果用橡皮棒刮下黏附的细胞,可得到单核细胞群;但因 B 细胞也有贴壁现象,采用本法分离得到的淋巴细胞群中 B 细胞会有所损失。本法可通过调整细胞在平皿或培养瓶中的静置培养时间来控制细胞的获得率和纯度。

（二）吸附柱过滤法

同样利用单核细胞具有贴壁生长的特点,将单个核细胞悬液注入装有玻璃纤维或葡聚糖凝胶 Sephadex - G10 的层析柱中。凡有黏附能力的细胞大部分被吸附而黏滞在柱层中,从柱上洗脱下来的细胞主要是淋巴细胞,通过控制层析柱体积和洗脱条件分离所需细胞。本法对所分离细胞的损害较小。免疫细胞的黏附能力:巨噬细胞或单核细胞>树突状细胞>B 细胞>T 细胞和红细胞。

（三）流式细胞仪分离法

流式细胞术是一种对处在液流中的单个细胞进行快速定性、定量分析和分选的技术。流式细胞术可根据细胞的物理特性（如大小、胞内颗粒度等）或细胞表面或胞内特异性抗原特性,并结合荧光标志物（如荧光标记特异性抗体）,实现对靶细胞的快速分离。与磁性微球分离法相比,流式细胞术可根据细胞的多个特异标志物参数,实现对复杂细胞群体的分选。例如,可采用荧光标记的抗 TCR、抗 CD4、抗 CD45RA、CD45RO 同时标记,实现对外周血单个核细胞中"$TCR^+CD4^+CD45RA^+CD45RO^-$"和"$TCR^+CD4^+CD45RA^-CD45RO^+$"T 细胞亚群的同时分选。流式细胞仪内容参见第十二章标记免疫检验技术第四节多重免疫标记技术中流式细胞术相关内容。

第三节　免疫细胞的功能检测

免疫细胞的功能状态改变与多种疾病的发生、发展有关。临床上通过对免疫细胞进行功能检测,可辅助判断人体的免疫状态,进而评估疾病的发生、发展进程,为疾病的诊断和治疗提供依据。

一、T 细胞的功能检测

淋巴细胞功能测定可分为体外实验和体内实验。体外实验主要包括淋巴细胞的体外增殖试验、细胞毒性试验,以及活化淋巴细胞分泌细胞因子能力的测定等。体内实验主要是利用抗原(如结核菌素)诱导迟发型超敏反应,间接反映 T 细胞的功能。

(一) T 细胞体外增殖功能检测

T 细胞在体外受抗原[如纯蛋白衍生物(PPD)、破伤风类毒素]或丝裂原(PHA、刀豆蛋白 A)刺激后,细胞的代谢和形态发生变化,主要表现为胞内蛋白质和核酸合成增加,并转化为淋巴母细胞。因此,淋巴细胞增殖又称为淋巴母细胞转化(lymphoblast transformation)试验。

1. CFSE 标记法　　即用羧基荧光素乙酰乙酸(carboxy fluorescein succinimidyl ester,CFSE)标记法检测 T 细胞增殖反应。CFSE 是一种非极性分子,可自由穿透细胞膜,并在细胞内被酯酶转化成带负电荷的、具有绿色荧光的氨基反应性羧基荧光素琥珀酰亚胺酯。该代谢物不能自由地通过细胞膜。因此,CFSE 一旦进入细胞后不能从细胞中释出,并可自发、不可逆地通过赖氨酸侧链或其他可利用的胺偶联到细胞蛋白质上,并且不会被代谢降解。细胞内 CFSE 减少的唯一途径是通过细胞增殖分裂进入子代细胞。当细胞分裂时,CFSE 标志物可平均地分配到两个子代细胞中,子代细胞的 CFSE 荧光强度是亲代细胞的一半。CFSE 标记并结合流式细胞术来检测淋巴细胞的增殖已经被广泛应用。

2. ATP 化学发光法　　当细胞受损或死亡时,其胞内 ATP 水平迅速下降或消失。基于这一原理,检测细胞内的 ATP 含量,即可反映该细胞的存活状况。ATP 浓度与活细胞数密切相关。检测时先将 ATP 与提取剂充分混合,使细胞壁和细胞膜裂解,释放 ATP,再加入荧光素酶。荧光素酶在催化荧光素氧化过程中,消耗 ATP,氧化的荧光素可发出光子。ATP 含量越高,其释放磷酸基团越多,被氧化的荧光素越多,生物荧光仪检测的相对荧光强度越强。荧光素酶催化的荧光素的发光量与活细胞的 ATP 含量呈现出很好的线性关系,可用于活细胞量的定量分析。T 细胞发生增殖后,其活细胞数量增多,ATP 的量也相对增加,可用 ATP 化学发光法进行检测。

3. 形态学检测法　　分离外周血单个核细胞,与适量 PHA(或其他丝裂原物质)混合,置于37℃环境中培养72 h。取培养细胞做涂片染色,借助光学显微镜检测细胞的大小、细胞核与细胞质的比例、细胞质的染色性及有无核仁等。淋巴细胞发生母细胞化后,细胞变大,细胞质增多,核质疏松并呈现淡染,细胞核中可出现核仁。

4. ^3H-TdR 掺入法　　T 细胞增殖过程中,DNA 合成明显增加,且其增殖程度与 DNA 的合成呈正相关。在终止培养前8~16 h,若将^3H标记的胸腺嘧啶核苷(^3H-TdR)加入培养液中,即被增殖的淋巴细胞摄取而掺入新合成的 DNA 中。培养结束后,用液体闪烁仪测定淋巴细胞内放射性核素量,记录每分钟脉冲数(cpm),计算刺激指数(stimulating index,SI),判断淋巴细胞的增殖程度。

$$SI = \frac{刺激管\ cpm\ 均值}{对照管\ cpm\ 均值}$$

(二) T 细胞分泌功能检测

T 细胞分泌各类细胞因子和生物活性物质是 T 细胞的重要功能。测定经各种丝裂原或抗原刺激的体外培养的 T 细胞所分泌的各种细胞因子(如 IL-2、IL-4、IL-17、IFN-γ 等)可以反映 T 细胞功能。借助免疫学、细胞生物学及分子生物学技术(如荧光定量 PCR)可分别检测细胞因子蛋白质含量、生物学活性或基因(mRNA)表达水平。目前,最为常见的检测细胞因子蛋白水平的免疫方法主要有 ELISA、ELISPOT 及流式细胞术等。其中,流式细胞术中的 CBA 技术可实现对同一群细胞的多因子谱分析。具体参见本教材第十二章标记免疫检验技术第四节多重免疫标记技术中流式细胞术的相关内容。

(三) 人体内 T 细胞功能检测

正常机体对某种抗原建立了细胞免疫记忆后,如再用相同的抗原做皮肤试验时,可出现阳性的迟发型超敏反应。

1. 特异性抗原皮肤试验　　常用的特异性抗原皮肤试验为结核菌素皮肤试验。将定量旧结核菌素(OT)或纯蛋白衍生物 PPD 注射到受试者前臂皮内,24~48 h 局部出现红肿硬结,以硬结直径大于 0.5 cm 者为阳性反应。为避免判断失误,往往需用两种以上抗原进行皮肤试验,综合判断结果。

2. PHA 皮肤试验　将定量植物血凝素(PHA)注射到受试者前臂皮内,可非特异性刺激 T 细胞发生母细胞转化,呈现以单个核细胞浸润为主的炎性反应。一般在注射后 6~12 h 局部出现红斑和硬结,24~48 h 达高峰。通常以硬结直径大于 15 mm 者为阳性反应。PHA 皮肤试验敏感性高,比较安全可靠,临床常用于检测机体的细胞免疫功能水平。

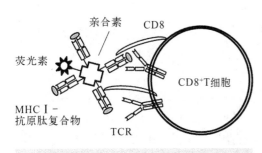

图 13-4 抗原肽-四聚体检测特异性
CD8⁺T 细胞示意图

3. 抗原特异性 T 细胞的流式细胞术　利用抗原肽-四聚体结合流式细胞术可检测外周血中抗原特异性 T 细胞的比例(图 13-4)。T 细胞对 T 细胞抗原表位的识别依赖 MHC 分子的结合,即 MHC 的限制性。目前,该方法主要用于检测 MHC Ⅰ 限制的抗原特异性 CD8⁺ CTL;也可用于抗原特异性 CD4⁺ T 细胞(MHC Ⅱ 限制性)和 CD1d 限制性的抗原特异性 NKT 细胞检测。抗原肽-四聚体的构建是将一个荧光素标记的亲和素与 4 个生物素标记的 MHC Ⅰ-抗原肽复合物结合,形成荧光素标记的特异抗原肽-四聚体。然后,利用该抗原肽-四聚体直接特异性结合 T 细胞上的 TCR,实现对抗原特异性 T 细胞的检测。该方法的应用前提是已知抗原肽序列。

4. CTL 的杀伤功能检测　CD8⁺T 细胞经抗原刺激后活化、增殖及分化产生具有靶细胞杀伤功能的效应细胞——CTL。当 CTL 再次接触、识别表达特异性抗原的靶细胞时,可通过分泌穿孔素和颗粒酶介导靶细胞的裂解,以及通过 Fas/FasL 通路介导靶细胞凋亡,从而特异性地杀伤靶细胞。CTL 杀伤功能的检测方法主要有以下 3 种。

(1) CFSE 标记法:先用 CFSE 标记靶细胞,再将 CTL(效应细胞)与靶细胞按不同的效应细胞靶细胞比混合培养。当 CTL 杀伤靶细胞后,靶细胞膜被破坏,使胞内 CFSE 释放。利用流式细胞仪可对活的 CFSE 标记靶细胞与死细胞进行区分。CFSE 标记的流式细胞术检测 CTL 细胞毒功能具有多个优点,如避免放射性试剂的应用、在杀伤早期即可检测到细胞的死亡、可进行单细胞水平的分析等。

(2) ATP 化学发光法:是通过测定细胞内 ATP 含量,实现对活细胞数的高灵敏度定量检测。再将 CTL(效应细胞)与靶细胞按不同的效应细胞与靶细胞比混合培养后,CTL 的杀细胞功能越强,靶细胞死亡越多,则培养孔中 ATP 越少,荧光强度越弱。

(3) ⁵¹Cr 同位素释放法:用 $Na_2{}^{51}CrO_4$ 标记靶细胞,若待测 CTL 能杀伤靶细胞,则⁵¹Cr 从靶细胞中释放至上清液中,用 γ 计数仪测定靶细胞释放的⁵¹Cr 放射活性。靶细胞溶解破坏越多,⁵¹Cr 释放越多,上清液的放射活性越强,通过计算⁵¹Cr 特异释放率,判断淋巴细胞的杀伤活性。但因同位素具有放射污染,目前该方法使用较少。

$$^{51}\text{Cr 特异释放率} = \frac{\text{试验孔 cpm 值} - \text{自发释放孔 cpm 值}}{\text{最大释放对照孔 cpm 值} - \text{自发释放孔 cpm 值}}$$

二、NK 细胞的功能检测

NK 细胞是固有免疫细胞,与前述的 CTL 均是细胞毒性免疫细胞,可通过细胞裂解性杀伤和诱导细胞凋亡两种方式杀伤靶细胞。因此,NK 细胞的杀伤功能检测方法可参见 CTL 的杀伤功能检测部分。但是,NK 细胞与 CTL 在对靶细胞的识别上不同。NK 细胞表面无抗原特异性受体,NK 细胞对靶细胞的识别不具有抗原特异性,也无 MHC Ⅰ 类分子的限制性。因此,在靶细胞选择上与 CTL 的检测方法有所不同。通常 NK 细胞的细胞毒性试验以人外周血单个核细胞或培养的 NK 细胞作为效应细胞,与靶细胞(如人红白血病细胞株 K562)按一定效应细胞靶细胞比混合后培养后进行杀伤功能检测。

三、B 细胞的功能检测

B 细胞功能检测的方法有受试者血清免疫球蛋白含量检测、体外 B 细胞增殖和 B 细胞产生抗体能力检测等。其中,血清中免疫球蛋白含量的检测见第十四章第三节的血液中免疫球蛋白的检测部分内容。ELISPOT 是一种既可检测抗体分泌细胞,又可检测抗体分泌量的方法。其原理是用抗原包被固相载体,加入待检的抗体产生细胞。细胞分泌的抗体与包被抗原结合,在抗体分泌细胞周围形成抗原-抗体复合物,再加入酶标记的第二抗体与复合物结合,并通过酶催化底物显色,底物颜色的深浅可反映 B 细胞活化后生成的抗体量;在镜下计数着色的斑点数可反映抗体产生细胞的数量。

ELISPOT 既可检测抗体分泌细胞,又可检测抗体分泌量,其优点是稳定、特异、抗原用量少;可同时检测不同抗原诱导的不同抗体分泌,并可定量;可检测组织切片中分泌抗体的单个细胞。该实验方法可用于感染性疾病的诊断、疫苗研究、器官移植中排斥反应的预测;自身免疫性疾病的诊断、治疗监控和预后分析;以及免疫学研究等。

四、吞噬细胞的功能检测

吞噬细胞的吞噬运动大致分为趋化、吞噬和胞内杀伤 3 个阶段,以下方法可分别对这 3 个阶段进行功能检测。

(一)趋化功能检测

1. 滤膜渗透法(Boyden 小室法)　　在上室加待测中性粒细胞,下室加趋化因子,上、下室间用微孔滤膜隔开。细胞孵育一段时间后,取滤膜进行清洗、固定和染色;然后在高倍镜下观察、计数穿越滤膜的细胞数目,从而判断其趋化能力。

2. 琼脂糖平板法　　将琼脂糖溶液倾倒在玻片上制成琼脂糖凝胶平板,在中央内孔加入白细胞悬液,左右两侧孔内分别加趋化因子或对照液。将凝胶平板孵育一段时间后,通过固定和染色,测量白细胞向左孔移动距离即趋向移动距离(A)、向右侧孔移动的距离即自发移动距离(B),计算趋化指数(A/B),判断细胞的定向移动能力。

(二)吞噬和胞内杀伤功能检测

1. 显微镜检查法　　将白细胞与葡萄球菌或白色念珠菌悬液混合温育、涂片、固定,用碱性亚甲蓝液染色。显微镜油镜下观察白细胞对细菌的吞噬情况,计数吞噬细菌和未吞噬细菌的白细胞数。对有吞噬作用的白细胞,应同时记录所吞噬的细菌数。按下式计算吞噬率(phagocyticrate);还可根据被吞噬的细菌是否着色(活菌对染色剂不着色)测定杀菌率。

$$吞噬率(\%)=\frac{吞噬细菌的白细胞数}{计数的白细胞数}\times 100$$

$$杀菌率(\%)=\frac{胞内含着染菌体的细胞数}{计数的白细胞数}\times 100$$

2. 溶菌法　　将细菌(大肠杆菌或金黄色葡萄球菌)先用新鲜人血清进行孵育处理,然后与待测白细胞悬液按一定比例混合、37℃温育。然后,每隔半小时取定量培养物(白细胞悬液),稀释后接种固体平板培养基做定量培养。37℃培养 18 h 后,计数生长菌落数,以了解中性粒细胞的杀菌能力。

3. 硝基四氮唑蓝(nitrobluetetrazolium,NBT)还原试验　　中性粒细胞在吞噬杀菌过程中需耗能、耗氧,磷酸己糖旁路的代谢活性增强,葡萄糖的代谢中间产物 6 -磷酸葡萄糖氧化脱氢转变为戊糖,其释放的氢可使中性粒细胞吞噬体中加入的硝基四氮唑蓝被还原,淡黄色的硝基四氮唑蓝被还原成点状或块状的蓝黑色甲臜颗粒,沉积于中性粒细胞的细胞质中,成为"硝基四氮唑蓝阳性细胞"。该阳性细胞的百分率可反映中性粒细胞的杀菌功能。慢性肉芽肿患者,其中性粒细胞功能下降,故而该类患者的硝基四氮唑蓝阳性细胞百分率显著降低,甚至为零。

4. 全血流式细胞仪检测法　　全血流式细胞仪检测法是一种简便而快速的方式。无荧光染料二氢罗丹明 123(dihydrorhodamine 123,DHR)在中性粒细胞吞噬作用发挥时,通过细胞的呼吸暴发使其被还原为具有高度绿色荧光的罗丹明 123(rhodamine 123,Rho123)。通过流式细胞仪检测可直观地显示中性粒细胞静止和被刺激后其功能增强的表现图。该法所需样本量小且无须单独分离中性粒细胞,尤其适用于婴幼儿。

(三)巨噬细胞胞内酶活性检测

巨噬细胞富含溶酶体酶,如酸性磷酸酶、非特异性酯酶和溶菌酶等,测定这些酶的活性也可使用相应的检验方法,如酸性磷酸酶法、非特异性酯酶法和溶菌酶法等。

本章小结

　　不同种类的免疫细胞或其亚群,以及处于不同分化阶段的免疫细胞,其表面或细胞内都表达相对特异性的标志物,也就是具有不同的表型,通过流式细胞术等手段分析表型,可以分析判断免疫细胞或其亚群的数量、比例及功能状态。根据免疫细胞密度不同等物理特性,可以使用 Ficoll 密度梯度离心分离法或 Percoll 密度梯度离心分离法分离免疫细胞,而根据细胞表面表达的特异性抗原标志,可以利用偶联相应抗体的磁性微球进行阳选或阴选磁性分离。分离得到的免疫细胞可以进行功能检测,常用方法包括淋巴细胞的体外增殖试验、细胞毒性试验和活化淋巴细胞分泌细胞因子能力的测定等,以及其他的针对某种免疫细胞的特定功能检测方法。因此,免疫细胞的分离、表型检测及功能分析可以用于反映机体免疫功能状态、辅助疾病诊断和治疗及评判预后等。

（占贞贞）

第十四章 可溶性免疫分子检测

免疫细胞在针对抗原执行免疫效应时,细胞因子、补体和免疫球蛋白作为重要的可溶性效应分子,是机体抵御疾病的重要成分。细胞因子是由细胞分泌的、具有生物活性且半衰期很短的小分子蛋白质的统称。体内细胞因子表达异常与机体免疫功能紊乱或病理性损伤有关。因此,细胞因子检测是判断机体免疫功能的一个重要指标。补体系统是人和动物在长期进化过程中获得的非特异性免疫因素之一,补体广泛参与抗体介导的抗微生物防御和免疫调节,同时也介导免疫病理损伤。免疫球蛋白是人体血清和体液中具有抗体活性或化学结构与抗体相似的一类球蛋白,具有抗菌、抗病毒和增强细胞吞噬功能的作用,并能在补体的协同下杀灭或溶解病原微生物。免疫球蛋白的检测可反映机体的体液免疫功能。因此,可溶性免疫效应分子的检测具有重要的实验研究和临床应用价值,可以作为许多疾病辅助诊断或用于病程观察、疗效判断等。

第一节 细胞因子和可溶性细胞因子受体的检测

细胞因子是体内非常重要的免疫分子,其检测方法主要有功能检测法、免疫检测法、分子生物学检测法等。功能检测法是根据细胞因子的生物学功能活性设计的检测方法,如细胞增殖测定法、集落形成试验、细胞毒功能试验、抗病毒活性试验、趋化试验等。免疫检测法主要根据细胞因子的免疫原性检测其蛋白含量。细胞因子在临床标本中的含量低,常采用标记免疫技术进行检测,如 ELISA、化学发光免疫分析技术、流式细胞术和 ELISPOT 等。以上所述检测方法的基本原理已在相关章节中进行了介绍。分子生物学检测法主要检测细胞因子的基因表达水平,常采用反转录 PCR 技术和实时定量 PCR 技术进行定性或定量检测细胞因子的 mRNA 表达水平。可溶性细胞因子受体是细胞因子膜受体脱落或因受体 RNA 的不同剪接而生成,其胞外区氨基酸与膜型受体相同,该类受体可采用免疫方法检测。

一、细胞因子的功能检测法

各种细胞因子具有不同的生物学活性,根据细胞因子特定的生物学效应而设计的检测方法,即是细胞因子的功能检测法。细胞因子的生物学功能非常复杂,以下仅对常用的检测方法做举例性简单介绍(表 14-1)。

表 14-1 常用细胞因子功能检测法举例

细胞因子	功能检测法
IL-1	EL-4 细胞增殖法 A352 细胞增殖抑制法 CTLL-2 细胞增殖法
IL-2	CTLL-2 细胞增殖法
TNF-α/β	L929 细胞毒法
EPO	红系集落形成试验
GM-CSF	粒-单系集落形成试验
IFN-γ	Wish 细胞病变抑制法、L929 细胞病变抑制法
IL-8	中性粒细胞趋化试验

1. 细胞增殖测定法 某些细胞因子具有生长因子活性,能促进细胞因子依赖的细胞株或某些原代细胞发生增殖。因此,测定细胞增殖情况可评估该待测细胞因子的活性。例如,IL-2 依赖株 CTLL-2 在不含 IL-2 的培养基中很快死亡,加入 IL-2 后则可在体外长时间培养。在一定浓度范围内,CTLL-2 细胞增殖的程度与 IL-2 的含量成正比,因此,可通过测定细胞增殖情况测定 IL-2 的含量。

2. 集落形成试验 根据不同 CSF 能诱导干细胞或定向造血祖细胞形成特定细胞集落的特点,通过细胞培养后,计算形成集落的数量,反映待测标本中 CSF 的种类和活性。例如,EPO 可刺激骨髓中红细胞样前体细胞产生红细胞样集落形成单位,巨噬细胞集落刺激因子(M - CSF)可刺激骨髓造血细胞——巨噬细胞集落的形成。

3. 细胞毒功能试验 某些细胞因子能在体外直接杀伤靶细胞,其杀伤效率与细胞因子的量呈正相关。靶细胞多选择体外长期传代的肿瘤细胞株。例如,TNF - α 与某些肿瘤细胞膜表面的 TNF - α 受体结合后,可导致这些肿瘤细胞发生凋亡。因此,可通过检测对肿瘤细胞的杀伤率来反映 TNF - α 的生物学活性。

4. 抗病毒活性试验 病毒感染细胞后,可产生细胞病变效应,造成靶细胞损伤,IFN 有抗病毒活性,可抑制受病毒感染细胞所产生的细胞病变效应,或降低病毒的产量。根据 IFN 抑制病毒所致细胞病变的程度,可计算待测标本中 IFN 活性。常用于检测 IFN 抗病毒活性的细胞株有 Wish、Hep2/c、L929、A549、Ratec 和 MDBK 等。其中 Wish 细胞株和 Hep2/c 细胞株用以检测人 IFN,L929 细胞株用于检测小鼠 IFN,Ratec 细胞株用于检测大鼠 IFN,而 MDBK 细胞株则可用于检测多种属的 IFN - α 和 IFN - γ。常用于攻击细胞的病毒有滤泡性口炎病毒(VSV)、鼠脑心肌炎病毒(EMCV)等。

5. 趋化试验 某些细胞因子对某些特定细胞有定向趋化活性,诱导该细胞向趋化因子化学浓度高的方向定向移动,其趋化效能与细胞因子的浓度有关,如 MCP - 1 对单核细胞的定向趋化。

细胞因子的功能检测法敏感性高且可直接测定生物学功能,但该方法不适用于所有细胞因子的检测;另外,功能检测法试验步骤复杂,周期较长,易受培养基、血清、pH、药物等因素的影响;有的细胞因子间功能还有重叠。因此,该方法有一定的局限性。另外,该法检测的是有生物活性的细胞因子,细胞因子的前体分子和降解片段、与结合蛋白或可溶性受体结合的细胞因子、细胞因子聚合物均不能被此法检测。

二、细胞因子的免疫检测法

细胞因子均为蛋白质或多肽,有较好的免疫原性。只要能制备某一细胞因子的特异性抗血清或单克隆抗体,就可采用免疫检验方法定量或定性检测该细胞因子的量。在实际应用中,根据检测方法的不同,还可区分该待测因子是体内可溶性细胞因子,还是细胞内细胞因子。细胞因子的免疫检测法均采用标记免疫检验技术,以提高检测灵敏度。这些方法包括 ELISA、流式细胞术、ELISPOT 和化学发光免疫分析等,相关方法的原理和特点请见第十二章第一节中标记免疫检验技术的检验方法部分。

1. ELISA 是广泛应用的非均相酶标记免疫检验方法,由一步或多步抗原抗体结合反应和酶促反应组成,可做定性或定量检测;并可引入生物素-亲和素系统,提高了 ELISA 的检测灵敏度。

2. 流式细胞术 是基于荧光抗体染色技术并借助流式细胞仪的高分辨率所建立的方法,主要检测细胞膜表面细胞因子受体、胞内细胞因子,也可检测可溶性细胞因子。流式细胞仪所显示的荧光阳性细胞平均荧光强度和百分率,与细胞因子含量及其细胞数量成正比。胞内细胞因子检测是测定细胞因子的前体分子。用适当条件先活化待测细胞,刺激其合成待检测的细胞因子,然后,结合高尔基体蛋白质转运抑制剂破膜剂和特定的荧光标记抗体,可使细胞因子分泌细胞标记上荧光素,实现细胞因子的流式分析。可溶性细胞因子也可通过流式细胞术实现高通量检测。例如,市场上商业化开发的流式微球阵列技术及 Flowcytomix 技术均可同步定量分析体液或培养液中的多个细胞因子,实现对单一样品中多个细胞因子的蛋白定量检测。

3. 液相芯片技术 Luminex 液相芯片分析系统,又称液相芯片技术,是近年来新发展的一项蛋白质液相检测技术。该技术利用免疫胶乳颗粒的载体特性,结合多荧光标记和高通量分析技术实现对多细胞因子的分析。

4. ELISPOT 是在单细胞水平检测分泌细胞因子的技术,该技术不仅可分析细胞因子蛋白分泌水平,还可确定产生细胞因子的细胞数量。因此,ELISPOT 较 ELISA 更好地反映体内免疫功能效应,常用于疫苗体内有效性的评估但实际应用中尚需建立其标准化程序以确保结果的可靠性。

5. 化学发光免疫分析技术 细胞因子的定量分析可采用自动化免疫检验技术。由于血清或体液中细胞因子含量较低,目前多采用化学发光免疫分析技术进行定量检测,包括酶免疫化学发光法和电化学发光法。化学发光免疫分析技术结合了抗原抗体结合反应和光信号检测技术,具有检测灵敏度高、特异性强、自动化等优势;但也存在捕获抗体制备要求较高,且易受内源性酶干扰等问题。

免疫检测法可用于几乎所有细胞因子的检测,与功能检测法相比,此类方法的优点是特异性高、简便快速、影响因素少、重复性好、方法容易标准化。但是,细胞因子的免疫检测法仅检测呈现该因子免疫原性的蛋白质(肽)含量,不反映其真正的生物学活性功能。

三、可溶性细胞因子受体的检测

细胞因子受体除膜型受体外,还存在可溶性细胞因子受体(soluble cytokine receptor,sCKR)。可溶性细胞因子受体的检测可采用免疫检测法,方法学有 ELISA、化学发光免疫分析技术等。

虽然可溶性细胞因子受体存在于体液和血清中,但仍有结合细胞因子的功能。因此,可溶性细胞因子受体可与膜型细胞因子受体竞争结合细胞因子。临床上利用化学发光免疫分析技术检测某些可溶性细胞因子受体的水平有助于相关疾病的诊断及病程发展和转归的判断。例如,血清或其他体液中 sIL-2R 水平与多种疾病如自身免疫性疾病、器官移植排异反应、病毒性感染、恶性肿瘤、创伤等的病情、病程密切相关;多发性骨髓瘤患者血浆中 sIL-6R 水平明显升高;RA 患者血清 sTNF-R 水平异常增多,关节腔滑液中亦可检出高水平 sTNF-R,且活动期水平明显高于非活动期。目前临床上已开发出多种检测可溶性细胞因子受体的 ELISA 检测试剂盒。

第二节　补体的检测

补体是存在于人和脊椎动物血清及组织液中的一组具有酶原活性的蛋白质,包括 30 余种可溶性蛋白及膜结合蛋白,广泛参与机体免疫防御和免疫调节,在固有免疫应答和适应性免疫应答中发挥作用。在正常情况下,补体活性及含量相对稳定;但在某些病理状态下,补体系统被活化,补体蛋白含量可发生波动。因此,补体含量与活性的检测,对评价机体免疫状态和某些疾病的诊断具有重要意义。补体的检测主要包括血清总补体活性测定和单个补体成分的检测。

一、总补体活性的检测

血清总补体活性的检测主要反映补体的系统性功能,是检测补体被激活后最终引起靶细胞溶解效应的方法。补体激活有 3 条途径,不同的激活物可活化不同的补体途径(请参见本教材第三章可溶性免疫分子第一节补体的相关内容)。常用的测定方法有用于检测经典激活途径的 CH-50(CP-CH50)和脂质体均相免疫溶破试验及用于检测旁路激活途径的 CH50(AP-CH50)。

1. CP-CH50　　检测原理是利用绵羊红细胞与相应抗体(溶血素)结合成复合物后,可激活血清中的补体,导致绵羊红细胞表面形成跨膜小孔(补体 MAC),使细胞外水分渗入,引起绵羊红细胞肿胀而发生溶解(溶血)。当绵羊红细胞和溶血素量一定时,在规定反应的时间内,溶血程度与补体量及活性呈正相关,但并非直线关系。以溶血百分率为纵坐标,补体(常用豚鼠血清作为标准品)含量为横坐标作图,可得 S 形曲线(图 14-1)。在轻微溶血和接近完全溶血时,补体量的变化不敏感;但溶血在30%~70%时纵、横坐标间近似直线关系,说明此阶段溶血程度对补体量的变化非常敏感,补体量的细微变化可引起溶血程度的明显改变,故实验中常以 50% 溶血作为最敏感的结果判定终点,这一方法称为补体 50% 溶血试验(the 50% haemolytic complement activity,CH50)。引起 50% 溶血所需要的最小补体量为一个 CH50 单位(U),通过计算可测定出待测血清中总补体溶血活性,以 CH50(kU/L)表示。

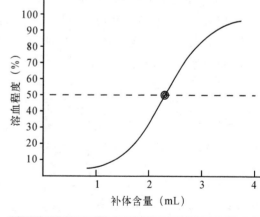

图 14-1　溶血程度与补体含量的关系

CH50 总补体活性测定主要检测补体经典激活途径活化总补体的溶血功能,所得结果反映补体 C1~C9 等 9

种成分的综合补体功能水平,该方法简单快速,但敏感性低、重复性差,影响因素较多,不能直接定量。

2. 脂质体均相免疫溶破试验　　检测原理是用脂质体作为固相载体,该脂质体内包有荧光素、有色染料或酶类物质,脂质体表面偶联抗原。当脂质体表面抗原与相应的抗体特异性结合后,通过经典激活途径激活补体,导致脂质体溶破。释放出的脂质体内容物的量与补体活性呈正相关。在脂质体的内部水相中包入水溶性的葡萄糖-6-磷酸脱氢酶,在其脂质双层内偶联抗原2,4-二硝基酚(DNP)。当抗DNP抗体与脂质体上抗原DNP结合,形成抗原-抗体复合物,待测血清中的补体被激活,攻击并破坏脂质体的膜(图14-2)。脂质体膜破坏后释放出的葡萄糖-6-磷酸脱氢酶与酶底物葡萄糖-6-磷酸和烟酰胺腺嘌呤二核苷酸(NAD)发生反应,产生的还原型烟酰胺腺嘌呤二核苷酸(NADH)在340 nm处测定吸光度,吸光度与血清中补体活性呈一定比例关系。此方法不使用绵羊红细胞,血清用量少、影响因素少、操作方便、快速准确,适用于自动化分析仪测定。

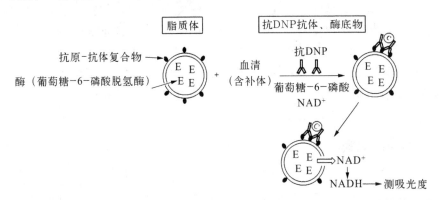

图14-2　脂质体均相免疫溶破试验原理图

3. AP-CH50　　该试验的检测原理是利用兔红细胞未经致敏即可直接激活人血清中的B因子,引起旁路激活途径活化,导致兔红细胞溶解。当红细胞量一定时,在规定反应时间内,溶血程度与血清中参与旁路激活途径的补体量及活性呈正相关。与CP-CH50测定相似,可计算出待检血清中补体旁路激活途径的溶血活性,以kU/L表示。经典激活途径激活补体时需要Ca^{2+}和Mg^{2+}参与,而旁路激活途径激活补体时只需要Mg^{2+}参与,测定缓冲液中加入乙二醇双氨基四乙酸可与待测血清中的Ca^{2+}螯合,阻断补体经典激活途径。兔红细胞用柠檬酸盐抗凝,经洗涤后配成0.5%兔红细胞悬液备用。该方法主要反映旁路激活途径的溶血功能,其结果与C3、B因子、P因子、D因子及C5~C9各组分的量及活性均有关系。

二、单个补体成分的检测

补体系统包含30余种成分,因此,测定机体血清中单个补体成分的含量或活性可对机体的免疫功能和疾病的发病原因进行诊断和评价。根据WHO和国际免疫学会报告,在30多种补体成分中,C3、C4、C1q、B因子和C1酯酶抑制物等5种成分常被用作单个补体成分的检测指标。测定方法有免疫溶血法和免疫化学法。

(一)免疫溶血法

免疫溶血法主要用于检测补体系统单个成分的活性。该法主要是利用抗原(绵羊红细胞)与其特异性抗体(溶血素)结合后可激活补体的经典激活途径,导致绵羊红细胞溶血。绵羊红细胞和溶血素两者组合作为指示系统,观察溶血情况。反应中有两组补体参与,先加入指示系统的一组是作为实验反应系统的补体,选用或制备缺乏待测补体成分的试剂,此类试剂可选用先天缺乏某单一补体成分的动物或人血清(如某些人可天然缺乏C2、豚鼠缺C4、小鼠缺C5、家兔缺C6);也可利用化学试剂人为灭活正常血清中某种成分,制备缺乏该成分的补体试剂(如用氨或肼处理使豚鼠血清中C4被破坏,用酵母多糖灭活C3)等。此时,由于补体连锁反应体系中缺乏某种补体成分,不能使补体发生级联反应,因此不发生溶血。后加入的另一组为待测血清中的补体,加入待检血清后,原来缺乏的补体成分得到补充,补体成分齐全后级联反应恢复,产生溶血。溶血程度与待测补体成分活性有关,仍以50%溶血为结果检测终点。该法无须特殊设备,快速、简便,但敏感性低,影响因素较多,且不能定量。

(二)免疫化学法

免疫化学法分为单向免疫扩散、火箭免疫电泳、ELISA、速率散射免疫浊度检测等。前两种方法手工操作烦琐,消耗时间长,影响因素多,结果重复性差,已逐渐被淘汰。ELISA和速率散射免疫浊度检测是目前临床上常用的检测方法。正常血清中各补体成分的含量相差较大,对补体组分含量进行测定时,因各组分血清浓度不同,可选择检测灵敏度合适的检测方法。在30多种补体成分中,目前临床上主要检测补体C3和C4组分,常用速率散射免疫浊度检测进行测定。商品化的ELISA检测试剂盒也可对单个成分样本进行定性或定量检测,目前,单个补体成分(如C1~C9的11种蛋白、B因子、D因子、P因子等)及补体的裂解产物(如C4a、C4b、C2a、C3a、C3b等)等均有商品化的ELISA检测试剂盒。

(三)补体检测的临床意义

CH50主要测定总补体活性,当其出现异常时,需要明确是哪种补体成分含量异常,此时需要检测单个补体组分的量。补体含量的异常与以下疾病密切相关。

(1)先天性补体成分缺陷:某些补体成分先天性缺陷可引起的疾病① C1抑制物缺陷与遗传性血管神经性水肿相关。② C3缺陷导致严重感染。③ 细胞表面CR1缺陷与循环免疫复合物清除障碍相关。④ I因子、H因子缺陷与肾小球肾炎相关。⑤ DAF缺陷与阵发性夜间血红蛋白尿等相关。⑥ C1q、C1r、C4、C2缺陷与免疫复合物性血管炎(包括肾炎)相关。

(2)在某些自身免疫性疾病(如SLE、RA和强直性脊柱炎等)患者,其血清补体含量可随病情发生变化,常表现为疾病活动期补体活化过度,血清补体因消耗增加而含量下降;而在病情稳定后补体含量又反应性增高;在严重肝脏疾病或营养不良时,蛋白合成发生障碍可引起血清补体含量的下降。因此,补体的检测可用作对某些疾病的诊断、治疗效果评价、预后判断的参考指标。在糖尿病、大叶性肺炎、心肌梗死、甲状腺炎、妊娠等情况下,血清补体含量常可增高;在革兰氏阴性细菌感染时,血清补体含量可降低。

第三节　免疫球蛋白的检测

免疫球蛋白是人体血清或其他体液中具有抗体活性和(或)抗体样结构的一类蛋白质。根据重链的不同,可将免疫球蛋白分为5类:IgG、IgM、IgA、IgD、IgE。根据同类免疫球蛋白铰链区氨基酸和重链氨基酸组成的较小差异及二硫键数目和位置不同,将同类免疫球蛋白分为不同的亚类,如IgG可分为IgG1~IgG4。不同类的免疫球蛋白在体液中的含量不同,生物学功能也各有特点。免疫球蛋白具有抗菌、抗病毒、增强巨噬细胞吞噬作用,并能在补体的协同下,杀灭或溶解病原微生物,是机体抵御疾病的重要免疫组分。免疫球蛋白也参与机体免疫病理过程,可造成免疫组织或器官的损伤。因此,免疫球蛋白的检测可反映机体的体液免疫功能。免疫球蛋白的检测标本可以是人体血液、尿液、脑脊液等体液。检测时,可根据标本来源选择合适的检测方法。

一、血液中免疫球蛋白的检测

1. 血液中IgG、IgA、IgM的检测方法及临床意义

(1)检测方法:在体液免疫球蛋白检测中,最常检测的是IgG、IgA、IgM;检测方法可有单向免疫扩散反应、ELISA、放射免疫试验、透射免疫浊度检测、散射免疫浊度检测、免疫固定电泳等。单向免疫扩散反应和放射免疫试验临床已基本不用;ELISA可实现批量检测,但因检测时间长,临床上较少应用;免疫固定电泳主要用于M蛋白测定。目前,国内实验室普遍采用免疫浊度检测来测定免疫球蛋白的含量。

(2)临床意义

1)年龄因素:不同年龄阶段血液中免疫球蛋白含量有一定变化。新生儿由母体获得经胎盘转移的IgG,血液中IgG含量较高,接近成人水平。而婴幼儿体液免疫功能尚不成熟,IgG于出生后3个月开始合成,3~5岁后才接近成人水平。

2)免疫球蛋白增高相关疾病:最常见的是B细胞异常增殖所致外周血免疫球蛋白异常增多,或尿中出现异常免疫球蛋白,临床上称之为免疫球蛋白病。根据免疫球蛋白性质可分为单克隆免疫球蛋白病和多克隆免疫球蛋白病。① 单克隆免疫球蛋白病指患者血清中某一类免疫球蛋白显著增殖。该免疫球蛋白理化性质单一且无抗体活性,称为单克隆蛋白即M蛋白。而患者血清中的正常免疫球蛋白含量显著降低,多样性减少,免疫功

能下降。此类疾病包括多发性骨髓瘤、巨球蛋白血症、恶性淋巴瘤、重链病、轻链病等。② 多克隆免疫球蛋白病如多克隆高免疫球蛋白血症是多克隆增殖性疾病,常见于慢性活动性肝炎、原发性胆汁性肝硬化(primary biliary cirrhosis,PBC)、结缔组织病、恶性肿瘤、艾滋病,慢性细菌感染如肺结核、麻风、慢性支气管炎等血中 IgG 也可升高。另外,自身免疫性疾病患者的免疫球蛋白均可升高,如 SLE 患者以 IgG、IgA 升高较多见,RA 患者以 IgM 升高为主。宫内感染时脐血或出生后的新生儿血清中 IgM 含量可增高。

3) 免疫球蛋白缺陷或低下相关疾病:先天性低免疫球蛋白血症可见于体液免疫缺陷病和联合免疫缺陷病。其中,某些疾病是免疫球蛋白全缺失,如布鲁顿无免疫球蛋白血症(Bruton's agammaglobulinemia)。此患者血中 IgG 常小于 1 g/L,IgA 与 IgM 含量也明显降低为正常人的 1%。而某些疾病是选择性免疫球蛋白缺失,如选择性 IgA 缺乏患者易发生反复呼吸道感染。而选择性 IgG 缺乏时,患者易发生化脓性感染。选择性 IgM 缺乏时,患者易发生革兰氏阴性细菌败血症。当发生获得性低免疫球蛋白血症时,患者血清中 IgG 常小于 5 g/L。引起此类疾病的原因较多,如大量蛋白质丢失性疾病(烧伤、剥脱性皮炎、肾病综合征等)、淋巴系统肿瘤(白血病、霍奇金淋巴瘤等)、感染性疾病、长期使用免疫抑制剂等。

2. 血液中 IgE 和 IgD 的检测方法及临床意义　　IgE 是正常人血清中含量最少的免疫球蛋白,常与 I 型超敏反应发生有关。血液中 IgE 的测定方法有 ELISA、荧光酶免疫分析、化学发光免疫分析等。具体请参见本教材第十六章 I 型超敏反应性疾病的免疫检验相关内容。

正常人血清中 IgD 的含量很低,且 IgD 的生物学功能目前尚不清楚。临床上 IgD 定量检测基本不做,定性检测主要采用免疫固定电泳。血液中 IgD 升高主要见于 IgD 型骨髓瘤等免疫增殖性疾病。

3. 血液中 IgG 亚类检测方法及临床意义

(1) 检测方法:IgG 是血清中含量最高的免疫球蛋白,占血清中总免疫球蛋白的 75%~80%。IgG 是血液和细胞外液中的主要抗体成分,发挥免疫调理、ADCC 及抗感染等免疫效应。人类 IgG 可分为 IgG1、IgG2、IgG3 和 IgG4,虽然这 4 种 IgG 亚型重链区的氨基酸序列 95% 以上相同,但铰链区氨基酸有明显不同,故 IgG 各亚型有不同的结构,其生物学活性也有一定差别。临床常选用操作简单、成本低廉的 ELISA 进行 IgG 亚类检测。散射免疫浊度检测因高灵敏度、高准确性及可自动化分析而在临床中广泛应用。

(2) 临床意义

1) 年龄因素:IgG 亚类的含量随年龄的不同而变化,IgG1 和 IgG3 的含量在 3 岁时达成年人水平,而 IgG2 和 IgG4 产生较晚,1 岁时其含量为成年人的 25%,3 岁时其含量为成年人的 50%,直到青春期才达到成年人水平。某一 IgG 亚类含量降低时可形成 IgG 亚类缺陷。在儿童时期,男性 IgG 亚类缺陷比女性常见,其比例为 3∶1;成年男女比例为 2∶1。儿童 IgG2 缺陷最常见,成年人 IgG1 和 IgG3 缺陷最常见。

2) IgG 亚类缺失或低下:临床上有些患者 IgG 亚类异常,但总 IgG 正常甚至还偏高,因此认为 IgG 亚类测定有时比 IgG 测定更有价值。IgG 亚类缺陷可见于:① IgA 缺陷症常伴有 IgG2 缺陷。② 某些病毒感染时,IgG1、IgG2、IgG3 显著下降。③ 在肾病综合征出现低 IgG 血症时,IgG 亚类并非成比例降低,而以 IgG1 下降为主,IgG3 则代偿性增高。④ 糖尿病患者以 IgG1 下降为主。

3) IgG4 相关性疾病:是一组以血清 IgG4 水平升高、受累组织 IgG4 阳性浆细胞浸润及纤维化为特征的疾病。该病可累及全身多个组织器官,受累器官因纤维化、慢性炎症等出现增生肿大,从而导致相应压迫阻塞症状或功能障碍。变态反应性患者(I 型超敏反应)血清中的 IgG4 含量可明显增加。在某些自身免疫性疾病如 RA、SLE 等也可发现 IgG4 型自身抗体或 IgG4 阳性浆细胞浸润,血清 IgG4 水平升高,部分患者免疫学指标如 ANA 及 RF 也可出现异常,且临床表现随受累组织不同而呈现出差异。

二、其他体液中免疫球蛋白的检测

1. 脑脊液中 IgG、IgA、IgM 的检测　　神经系统疾病的发生、发展与中枢神经系统内发生的免疫应答有关。因此,脑脊液中免疫球蛋白含量的检测对某些神经系统疾病的诊断、疗效观察和预后判断均有一定的临床意义。

生理情况下,血液中的免疫球蛋白可通过通透性正常的血脑屏障进入脑脊液中,IgG 因分子量略低于 IgA,易于通过血脑屏障;IgA 略难通过;而 IgM 分子量较大,更难通过。病理情况下,脑部脉络丛通透性增加,血脑屏障受损,可使得脑脊液中免疫球蛋白组分发生改变。因正常人脑脊液中免疫球蛋白含量低,临床上采用灵敏度高的散射免疫浊度检测法测定脑脊液中的免疫球蛋白,同时也测定脑脊液和血液中白蛋白。因白蛋白分子量小,易通过血脑屏障。通过计算白蛋白商值的大小来反映血脑屏障受损程度。计算公式为 $Q_{Alb} = (Alb_{CSF}/Alb_S) \times 1\,000$($Alb_{CSF}$ 为脑脊液中白蛋白含量;Alb_S 为血清中白蛋白含量)。Q_{Alb} 轻度升高常见于急性感染、慢性感染、多发性硬化症、神经梅毒、带状疱疹性神经节炎、脑萎缩等神经系统疾病;Q_{Alb} 中度升高常见于急性神经疏螺旋体病、条件致病性脑膜炎、吉兰-巴雷综合征等;Q_{Alb} 重度升高常见于化脓性脑膜炎、单纯疱疹性脑炎、结核性脑膜炎等严重细菌感染性疾病。

也可通过计算 IgG 生成指数(IgG index)来反映鞘内免疫球蛋白生成情况。其计算公式:IgG 生成指数 = $(IgG_{CSF}/Alb_S)/(IgG_S/Alb_{CSF})$($IgG_{CSF}$ 为脑脊液中 IgG 含量,Alb_S 为血清中白蛋白含量,IgG_S 为血清中 IgG 含量,Alb_{CSF} 为脑脊液中白蛋白含量)。IgG 生成指数升高时,表明脑脊液中的 IgG 主要由中枢神经系统鞘内合成,多见于多发性硬化症。脑脊液以 IgG 增高为主可见于脑血栓、蛛网膜下腔出血、SLE 脑病、神经梅毒、重症肌无力(myasthenia gravis,MG)等;脑脊液中 IgG、IgA 均增高可见于化脓性脑膜炎及结核性脑膜炎;神经系统肿瘤患者脑脊液中以 IgA 和 IgM 升高为主;精神分裂症患者脑脊液中 IgG 和 IgM 可明显升高。

2. 尿液中 IgG、IgA、IgM 的检测　　尿液免疫球蛋白的测定方法包括 ELISA、散射免疫浊度检测等。目前,临床上广泛应用灵敏度高、准确性好、自动化程度高的散射免疫浊度检测进行测定。

临床上常采用同时测定尿液和血液中的转铁蛋白及 IgG 的含量,计算选择性蛋白尿指数(selective proteinuria index,SPI),以此判断尿液免疫球蛋白测定的临床意义。SPI 计算公式为 SPI = (尿 IgG/血清 IgG)/(尿 TRF/血清 TRF)(TRF 为转铁蛋白)。

正常人尿液中的免疫球蛋白含量极微量,当机体免疫功能异常引起肾脏疾病时,肾小球滤过膜分子屏障或电荷屏障受损,引起球蛋白及其他大分子蛋白质漏出增多。在肾小球滤过膜损伤较轻微时,以中分子量的尿微量白蛋白和转铁蛋白等渗出增多为主。随着肾小球滤过膜损伤加重,尿液中出现 IgG,当肾小球滤过膜损伤较为严重时,尿液除 IgG 被滤出外,分子量较大的 IgM 也可被滤出。故临床上常用 SPI 来评估肾小球滤过膜破坏程度及观察治疗效果和预后。当 SPI≤0.1 时,表明肾脏高选择性排出分子量较小的蛋白质;当 SPI≥0.2 时,表明肾脏是非选择性排出分子量较大的蛋白质。微小病变型肾病的 SPI 大多≤0.1,而膜性肾病、膜增殖性肾炎与肾病综合征的 SPI 通常≥0.2。尿液中 IgG 在原发性肾小球肾炎和慢性肾炎时含量较高,其他类型肾小球疾病时 IgG 仅轻度增高;尿内 IgA 在原发性肾小球肾病和慢性肾炎肾病时含量最高,在慢性肾炎高血压型及普通型可轻度增高,而在隐匿性肾炎及急性肾炎时含量很少;尿内 IgM 仅出现在慢性肾炎,而原发性肾小球肾炎和隐匿性肾炎时含量甚微。故可根据尿内免疫球蛋白增高的类型来帮助鉴别诊断肾小球疾病的种类。

本章小结

可溶性免疫效应分子包括细胞因子、补体、免疫球蛋白等,参与机体的固有免疫应答及适应性免疫应答。细胞因子的检测包括功能检测法和免疫检测法等。其中,功能检测法比较敏感,可直接测定其生物学活性,但方法烦琐、重复性与通用性差。免疫检测法快速、简单,但不反映其生物学活性。补体的检测包括血清总补体活性测定和单个补体成分的测定。其中,血清总补体活性的测定包括检测经典激活途径的 CP－CH50、脂质体均相免疫溶破试验和用于旁路激活途径的 AP－CH50。单个补体成分的测定可采用免疫溶血法和免疫化学法,如速率散射免疫浊度检测和 ELISA。免疫球蛋白的检测可采用散射免疫浊度检测进行测定。不同组织来源的不同类或亚类免疫球蛋白检测的临床意义不尽相同。

（王　荟）

第十五章

临床免疫检验的质量控制

目前,临床免疫检验既有定性检测,又有定量检测;操作既有手工,又有以各种免疫学新技术、新方法为基础的自动化检测。临床检验要求:定量免疫检验方法的检测结果要有溯源性;同一实验室日常对同一指标的检测结果要有可重复性;不同实验室间对同一样本检测结果要有可比性。要满足这些基本要求,就需要对免疫检验过程及结果进行质量控制。

第一节　概　述

临床免疫检验的质量控制(quality control of clinical immunoassay)指临床实验室对某一产品或服务满足特定的质量要求而提供的所有方法和措施。整个临床免疫检验流程复杂,影响检验结果的因素众多,包括样本收集、实验室测定过程、检验报告的审核和发送、与临床进行沟通等流程。本章从全面质量管理的角度,结合临床免疫检验的特点,将检验流程分为检验前、检验中、检验后3个阶段来阐述临床免疫检验中的质量控制(图15-1)。

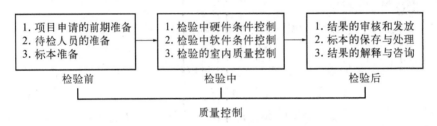

图 15-1　临床免疫检验各步骤的质量控制

一、质量控制的基本概念

室内质量控制(internal quality control,IQC)是由实验室工作人员采取一定的方法和步骤,连续评价本实验室工作的可靠性程度,旨在监测和控制本实验室常规工作的精密度,提高本实验室常规工作中批内、批间标本检验的一致性;并确定当批的测定结果是否可靠、可否发出检验报告。

室间质量评价(external quality assessment,EQA)是为客观地比较某一实验室的测定结果与指定值的差异,由具有法律地位和能够承担法律责任的实体采取一定的方法,客观地评价该实验室的结果,发现误差并校正结果,最终使各实验室之间的结果具有可比性。这是对实验室操作和实验方法的回顾性评价,而不是用来决定实时测定结果的可接受性。通过参与室间质量评价,实验室可从室间质量评价报告中得出有关自身能力的结论;出现不合格成绩时,应对失败的原因进行分析并采取纠正或预防措施。当室间质量评价作为实验室执业许可或实验室认证的目的而评价实验室操作时,常描述为实验室能力验证(proficiency testing,PT)。虽二者名词表达有异,但所代表的实质内涵基本相同。

二、与统计学有关的主要概念

敏感性(sensitivity)指某检验方法可以将样品中分析物检出的最小可测量。可测量越小,该试验方法就越敏感。

特异性(specificity)指可以确定某种免疫检验特异性的方法,以确保实验结果无交叉反应。

阳性预测值(predictive value of a positive)是将实际患病者正确地判断为阳性(真阳性)的百分率。

阴性预测值(predictive value of a negative)是将实际无病者正确地判断为阴性(真阴性)的百分率。

正确度(trueness)是无穷多次重复测量所得量值的平均值与参考量值间的一致性程度,通常以偏倚来衡量。

偏倚指同一实验室用同种方法对一分析物重复多次测定,所得均值与参考量值之间的差异,测量正确度与系统测量误差有关,与随机测量误差无关。

精密度(precision)是在规定条件下同一被测对象重复测量所得结果之间的一致性程度。以不精密度来间接表示,反映上述结果的离散程度。测定不精密度的主要来源是随机误差,以标准差(SD)和变异系数(CV)具体表示。标准差或变异系数越大,表示重复测定的离散度越大,精密度越差;反之则越好。

准确度是待测物的测定值与其真值的一致性程度。准确度涵盖了正确度与精密度,既正确又精密的结果才是准确的。

第二节　检验前质量控制

检验前阶段指从临床医师开出医嘱起,按时间顺序进行的各步骤,包括检验项目申请的前期准备、待检人员的准备、标本准备。检验前质量控制管理是决定检验结果正确、可靠的前提,涉及包括检验人员、临床医师、护士、护工及受检者本人等各个要素,任何环节的疏漏或不规范均可导致检验结果的误差。临床实验室在检验步骤开始前,还必须保证所应用的检测系统的完整性和有效性。

一、检验项目申请的前期准备

(一)检验项目的选择原则

临床医师可根据就诊者的疾病诊疗需求而选择合适的检验项目,并注意检验项目选择的针对性、有效性、时效性和经济性。

(二)检验项目选择中临床实验室的责任

临床实验室应为医师提供《检验项目手册》,至少应包括检验项目名称、英文缩写、采用的方法、标本类型、参考范围、主要临床意义、检测时间、报告时间等。临床实验室应主动与临床沟通,协助临床医师选择检验项目,特别是检验医师应在其中发挥更重要的作用。检验人员必须不断地为临床医护人员提供和更新临床免疫检验专业知识,有必要向临床介绍新项目的特点、临床价值及与已有项目的异同点,并为临床医师选择检测项目提供建议。

(三)申请单格式和填写

检验申请单的基本信息至少应包括患者信息、标本唯一性编号、临床的初步诊断、标本类型、检验项目、临床医师签字、申请日期及标本采集时间与标本接收时间(具体到时、分)等。检验申请单的填写须按规定逐项填写,各栏项目不得遗漏,以保证为后续检验流程提供必需的信息。二级及以上医院必须建立标本条码系统;采集标本前必须认真核对患者、标本容器和检验申请信息是否一致,严防标记错误。

二、待检人员的准备

待检人员的准备直接影响测量结果的正确性,这些影响因素包括剧烈运动、情绪影响、体位、昼夜生理变化和患者的饮食、药物影响等。检验人员需要将相关的要求和注意事项通过合适的途径告知患者,以获得待检人员的配合,保证所采集标本能客观真实反映当前待检人员的病理生理状态。

三、标本准备

(一)标本的采集

血清是临床免疫检验中最常见的标本,在特定检测的情况下,也会用到粪便、尿液、脑脊液和唾液等标本。标本的正确采集是确保检测结果准确性的关键环节。实验室应为标本采集人员提供《检验标本采集手册》,内容至少包括检验项目名称、标本种类、采集最佳时间、待检者状态的要求、标本采集量、采集容器、是否需抗凝(如需抗凝则用何种抗凝剂、用量及与标本的比例)、是否需防腐(如需防腐则用何种防腐剂、防腐剂的用量)、标本保存方法、运送时间及注意事项等。标本采集时需核对患者基本信息、检验项目、标本类型、抗凝剂选择、采集量等,按照正确的标本采集途径、规范的操作方法采集合格的标本。

对于治疗类及激素类药物测定所采集的血清标本,要注意收集时间及体位对测定结果可能产生的影响。例如,可的松在早餐时段会出现峰值,FSH、LH、生长激素等均通过阵发性的方式进行释放。检验人员应全面了解分析前质量控制的影响因素,与医护人员进行沟通,使其充分了解标本采集过程和要求,为标本的正确采集做出相应的指导。

(二) 标本的运送

标本采集结束后应在规定的时限内及时送检,避免因暂存环境和时间延缓等因素而影响标本检测结果的准确性。标本传送过程中应保证标本的密闭、防震、防漏、防污染;运输过程应尽可能快捷,标本应有专人送检,负责标本运送人员应掌握相关知识。检验实验室应与护理、院感染管理等部门共同制订完整的标本运输指南,临床相关工作人员可以方便获取,并且标本能够全程跟踪,标本周转时间明确可查,标本交接记录完整,标本保存符合规范。

(三) 影响检测结果的标本常见内源性干扰因素

1. RF　主要存在于RA患者中,也可存在于其他疾病患者及3%~5%的健康人群中,是一类以自身变性IgG为靶抗原的自身抗体,多为IgM型。RF可与IgG Fc片段结合,因而,可桥联结合捕获抗体和检测抗体,引起干扰。在ELISA测定中,其可与固相上包被的特异抗体IgG,以及随后加入的酶标特异抗体IgG结合,从而出现假阳性。RF干扰在测定IgM抗体中尤为突出,因为此时固相包被的抗体为抗人μ链抗体,RF的存在可使其与固相载体上的抗μ链抗体结合,从而产生假阳性的结果。在检测时,可加入还原剂如2-巯基乙醇去除RF,或者使用特异性的鸡源抗体IgY作为标记或包被固相载体。

2. 补体　在ELISA法中固相特异抗体和酶结合物均有激活人补体系统的功能。补体可与Fc片段结合,暴露C1q的结合位点,将捕获抗体和检测抗体连接起来,从而出现假阳性结果。另外,活化补体可与固相抗体结合,从而封闭抗体的特异性结合位点,引起假阴性结果或使定量测定结果偏低。56℃ 30 min加热可以使标本中的补体C1q失活。

3. 异嗜性抗体　天然异嗜性抗体的产生可能与使用动物蛋白或免疫球蛋白进行免疫治疗、接触动物和疫苗等有关。异嗜性抗体可通过交联固相或酶标的单克隆抗体或多克隆抗体而出现假阳性反应。使用靶特异的非免疫球蛋白亲和蛋白代替固相包被或标记抗体可减小干扰。例如,采用噬菌体展示技术和SPA联合文库表达制备的人IgA结合亲和蛋白,用于IgA的测定时,可不受异嗜性抗体的影响。

4. 自身抗体　是针对自身抗原成分产生的一类抗体,如抗甲状腺球蛋白抗体、抗胰岛素抗体等。自身抗体能与相应靶自身抗原结合形成复合物,改变相应抗原的浓度,在ELISA中可干扰相应抗原的测定。

5. 溶菌酶　能结合等电点较低的免疫球蛋白,可桥联固相抗体和酶结合物导致假阳性。如免疫球蛋白等电点约为pH 5,因此在双抗体夹心法ELISA测定中,溶菌酶可在包被IgG和酶标IgG间形成桥接,从而导致假阳性。Cu^{2+}离子和卵白蛋白可有效地封闭溶酶菌,防止其连接IgG。

(四) 影响检测结果的常见标本外源性干扰因素

1. 患者的饮食(含饮料和抽烟)　进食后一定时间内可使血液中许多化学成分发生变化。餐后采集的血液标本其血清常呈乳糜状,现在全自动化学发光仪的很多项目的标本吸样量可低至10 μL左右,如为餐后标本,则吸样时吸取的可能都是乳糜层而非患者的血清,从而影响许多测定结果的准确性。一些饮料如咖啡可使TSH等升高;吸烟可使儿茶酚胺、促胃液素、皮质醇、生长激素等升高,使免疫球蛋白降低。

2. 药物的影响　很多药物都会通过药理作用和对测定方法的影响,对患者的某些检验结果产生或大或小的干扰。

3. 标本溶血　标本严重溶血会导致血清中出现高浓度血红蛋白,血红蛋白可表现出过氧化物样活性,使酶反应底物显色,干扰ELISA等酶免疫标记技术的检测结果。

4. 标本被细菌污染　细菌生长后,其分泌的一些酶类会对抗原抗体产生解离作用,并且细菌的内源性酶,如大肠杆菌的β-半乳糖苷酶本身也会对相关的测定方法产生非特异性干扰。

5. 标本处理不当　标本在2~8℃下保存时间过长,会导致IgG聚合成多聚体,在间接法免疫测定中导致本底过深或者假阳性;离心不充分的血标本,其血清中残存部分纤维蛋白原,易造成假阳性结果;反复冻融导致标本中的待测靶蛋白降解,造成假阴性。

第三节　检验中质量控制

检验中质量控制指从标本前处理到标本检测完成,最终形成报告结果的过程。其质量控制内容包括实验室环境、仪器的鉴定与校准、试剂方法的性能验证、标准操作程序、人员培训、室内质控品的选择、室内质量控制与评价、实验室间比对等。该阶段是决定检验结果正确、可靠的关键节点,也是临床免疫检验全程质量控制的最重要环节。

一、检验中硬、软件条件控制

(一)实验室环境条件

作为临床免疫实验室,首先应有充分的空间、充足的照明、良好的通风、空调和生物安全设备,应避免灰尘、振动、阳光直射、过于潮湿及温度波动过大等。实验室仪器设备应保养良好,必须定期进行严格的维护保养,从而保证其良好的准确度和精密度。

(二)试剂方法的性能验证

根据《医疗机构临床实验室管理办法》的要求,临床实验室在使用商品化试剂前,要对试剂进行质量检查,根据试剂说明书所标明的性能指标进行验证,以保证所选用的试剂盒达到临床实验室要求。实验室自建的免疫检验试剂或方法,则需要先建立并确认相应的性能指标,性能指标主要包括精密度、准确度、线性、可报告范围、检测限、参考区间、抗干扰能力等。

(三)标准操作程序规程

在免疫测定中,试剂准备、加样、温育、洗板、显色(或测量信号激发)和测定等每一步骤均对检测结果产生较大的影响。确保检测结果可靠性需要将每个操作步骤标准化,并形成标准操作程序。所有实验技术人员在进行相关测定时,必须严格按相应的标准操作程序进行操作。如得到最新版本的仪器说明书或厂家提供了新的维护和保养要求时,实验室应组织有关人员及时更新。检验项目标准操作程序内容应包括文件控制标识、检验项目名称、实验原理或检验目的、性能参数、标本种类及收集要求、试剂和仪器、校准、操作步骤、质量控制、干扰、计算方法、参考范围、临床意义、操作注意事项、参考资料等内容。

(四)人员培训

临床免疫检验的项目类型众多,检验方法与原理不尽相同,既有手工操作,又有自动化仪器操作,这就要求实验人员需具有一定的专业技术知识,如实验原理、操作过程、仪器设备的使用与维护、质量控制、生物安全、结果报告和解释等。实际上,未经规范培训的操作者对同一检测实验所得到的测定结果往往差异很大,因此人员的培训非常重要,应根据实际工作需要建立各项标准操作程序,定期进行规范的培训。

二、检验的室内质量控制

室内质量控制可通过控制精密度,提高常规工作中批内、批间标本检测的一致性。通过室内质量控制的统计学分析,及时发现误差及分析误差产生的原因,采取措施加以避免。因此,在开展室内控制前,应尽量控制产生误差的因素,这是做好室内控制的前提,也是常规检验工作质量控制的先决条件。

(一)室内质控品的选择

1. 质控品的分类　　质控品按其用途可分为室内质控品、室间质量评价标本和质控血清等类型;按其物理性状可分为冻干质控品、液体质控品;根据测定方法的不同又分为定性质控品和定量质控品。室内质控品主要用于控制临床标本分析中的误差,以检测和控制实验室常规操作的精密度,其定值应可溯源至二级标准品。质控血清为经筛选得到的明确阴、阳结果的原血清标本,主要用于定性免疫试剂盒的质量评价和排除非特异性干扰物。

2. 质控品的选择　　质控品基质应尽可能与待测常规实验的待测标本一致,以避免可能的"基质效应"。

质控品一般选择在规定的条件下如2~8℃或-20℃可以保存6个月以上的室内质控品,质控品的数量应满足一个批号至少半年的实验量。每批定量免疫室内质控品宜选择2个或多个水平的室内质控品,所含待测物浓度一

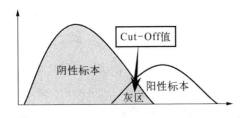

图15-2 质控品反应判断值
Cut-Off值即临界值,是判断检测结果的标准

个宜接近医学决定水平,另一个可选用在报告范围的上下限浓度的质控品,以便更好地反映质量控制的效果。定性免疫检测的室内质控品每批至少安排一个弱阳性质控品(建议浓度在 2×Cut - Off 值左右)(Cut - Off 值即临界值,是判断检测结果的标准)和一个阴性质控品(建议浓度在 0.5×Cut - Off 值左右),检测位置应随机放置。质控品需无已知的感染危险性;可以是定值或未定值,但预期结果已确定(图15-2)。

临床实验室根据分析项目的特点,一般会同时使用至少两个浓度水平的质控品。特殊情况下,如分析项目在不同的浓度范围,但均有极其重要意义的情况下,会同时使用 3 个或者 3 个以上浓度水平的质控品。

（二）室内质量控制数据的统计学分析

在开展统计质量控制前,应尽量对可能产生误差的因素加以控制,这不但是做好室内质量控制的前提,也是保证常规检验工作质量的先决条件。通过室内质量控制数据的统计学分析,可以及时发现误差的产生,并分析误差产生的原因。免疫检验的室内质量控制工作流程如图15-3所示。

1. 基线测定 英国学者 Whitehead 认为室内质量控制的前提是需要基线测定,即使用质控品确定实验在最佳条件下的变异(optimal conditions variance,OCV)和常规条件下的变异(routine conditions variance,RCV)。OCV 指在仪器、试剂和实验操作者等可能影响实验结果的因素均处于最佳实验室条件下,连续测定同一浓度、同一批号质控制品 20 批以上,即可得到一组质量控制数据,经计算可得到其均值($\bar{X}$)、标准差(S)和变异系数(CV)。此 CV 即为 OCV,通常代表本室所能达到的最好精密度。RCV 则指在仪器、试剂和实验操作者等可能影响实验结果的因素均处于通常的实验室条件下时,连续测定同一浓度不同批号质控品 20 批次以上,即可得一组质量控制数据,经计算可得到其 $\bar{X}$、S 和 CV,此批间 CV 即为 RCV。常规工作中常使用 RCV。

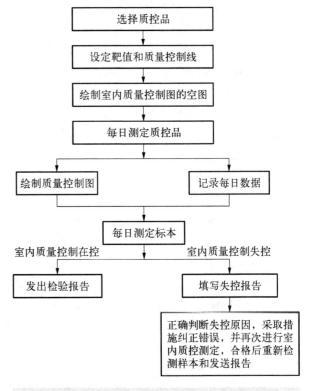

图15-3 免疫检验的室内质量控制工作流程图

当 OCV 变异出现波动过大、超出范围、持续偏离正常值等情况时,应分析原因并采取解决措施。当 RCV 接近或小于2OCV 时,则 RCV 是可以接受的;否则,就需要对常规条件下的操作水平采取措施加以改进。通常在免疫检验中 ELISA 测定的 OCV 应小于 15%,使用自动化免疫分析仪测定的 OCV 则应小于 10%。

2. 靶值的设定 室内质量控制开始时,首先要设定质控品的靶值。各实验室应对新批号质控品自行确定靶值。靶值必须在实验室内使用各自现行的测定方法进行确定。

（1）暂定靶值设定:先连续测定同一批的质控品20 d,根据获得的 20 次质量控制测定结果,将计算出的平均数作为暂定靶值。以此暂定靶值作为下一个月质量控制图的靶值进行室内质量控制。一个月结束后,将该月在控结果与前 20 个质量控制结果汇集在一起,计算累计平均数(第一个月),以此累积的平均数作为下一个月质量控制图的靶值。连续 3~5 个月重复上操作过程。

（2）常用靶值的设定:以最初 20 个数据和 3~5 个月在控数据汇集的所有数据的累积 $\bar{X}$ 作为质控品有效期内的常用靶值,并以此作为以后室内质量控制图的 $\bar{X}$、S。

（三）临床免疫检验质量控制图

质量控制图是一种具有质量控制界限的图形。实验室在应用质量控制图时,必须要先设定质量控制图的中

心线和质量控制限,才能应用质量控制规则来判断数据是否在控。常用的质量控制图包括 Levey-Jennings 质量控制图、Westgard 多规则质量控制图、累积和(cumulative sum,CUSUM)质量控制图、"即刻法"质量控制图。

1. Levey-Jennings 质量控制图　　也称 shewhart 质量控制图,是常用的质量控制图。该质量控制图由 Levey 和 Jennings 将其引入临床检验的质量控制,并经 Henry 和 Segalove 改良。其基本特点如下:

(1)根据 RCV 计算中的 $\bar{X}$ 和 S 确定质量控制限。以 $\bar{X}\pm 2S$ 为警告限,$\bar{X}\pm 3S$ 为失控限判断质量控制结果。其基本的统计学含义是在稳定条件下,在 20 个室内质量控制结果中不应有多于 1 个结果超过 $2S$(99.5%可信限)限度;在 1 000 个测定结果中超过 $3S$(99.7%可信限)的结果不多于 3 个。因此如以 $\pm 3S$ 为失控限,假失控的概率为 0.3%。

(2)待质控品应如同患者标本一样,不能进行特殊处理,质控品在控才能报告该批患者标本的测定结果。否则需要重新测定在控后报告。

(3)当使用一个以上浓度的质控品时,在同一张质量控制图描点时,质量控制图上 $\bar{X}$ 和 S 可不标具体数据,而仅以 $\bar{X}$ 和 S 表示。

(4)若以 $\bar{X}\pm 2S$ 为失控限,假失控的概率太高,通常不能接受;以 $\bar{X}\pm 3S$ 为失控限,假失控的概率低,但误差检出能力不强。

2. Westgard 多规则质量控制图　　是以 Levey-Jennings 质量控制图结合 Westgard 多规则质量控制建立的一种图(图 15-4),常用的有 6 个质量控制规则,即 1_{2S} 规则、1_{3S} 规则、2_{2S} 规则、R_{4S} 规则、4_{1S} 规则和 10_X 规则,其中 1_{2S} 规则作为警告规则。质量控制结果的判断步骤如下:当质量控制测定值违反 1_{2S} 规则时,则启动 1_{3S} 规则进行判断;如在控,则按 2_{2S} 规则→R_{4S} 规则→4_{1S} 规则→$10_{\bar{X}}$ 顺次进行判断。1_{3S} 规则和 R_{4S} 规则反映的是随机误差,而 2_{2S} 规则和 $10_{\bar{X}}$ 规则反映的是系统误差,系统误差超出一定的程度,也可从 1_{3S} 规则和 R_{4S} 规则反映出来。该图的主要特点有以下几项。

(1)具有 Levey-Jennings 质量控制图的优点,可通过相似的质量控制图来进行分析。

(2)具有低假失控和假警告概率。

(3)误差检出能力增强。当失控时,能确定产生失控的分析误差的类型和误差范围,由此可帮助确定失控的原因,从而有助于采取相应的措施进行改正。

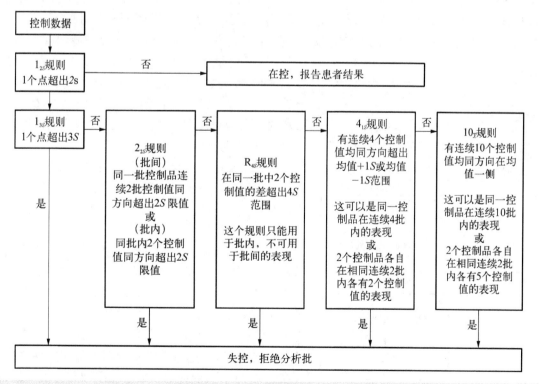

图 15-4　Westgard 多规则质量控制图

3. 累积和质量控制图　　该图也由 Westgard 等提出,对系统误差有较好的测出能力。其质量控制规则也是以 $\bar{X}$ 和 S 为基础测定。

4. "即刻法"质量控制图　　实质是一种统计学方法,即 Crubs 异常值取舍法,只要有 3 个以上的数据即可决定是否有异常值的存在。在基层医院的临床免疫检验中,通常不是每天都有测定,由于"即刻法"质量控制图只要有连续 3 批质量控制测定值,即可对第三次测定结果进行质量控制,所以可以在获得 20 次室内质量控制测定值前使用。

（四）失控后的处理

1. 失控情况处理　　发现质量控制数据违背了质量控制规则,应填写失控报告单或失控记录,上交上级主管,由专业主管人员决定是否发出与失控相关的临床检验报告。

2. 失控原因分析　　检查操作过程、仪器状态、试剂等是否有误。正确判断失控原因,采取措施改正错误,并再次进行质量控制测定,合格后重新检测样本和发送报告。

寻找失控原因和处理的步骤包括立即重新测定同一室内质控品、新开一瓶室内质控品重新检测、进行仪器维护或更换试剂重测失控项目、重新校准等。如仍无法纠正,则应暂缓失控项目标本的检测,并寻求包括检测系统厂商技术支持人员等在内的所有可能的技术支援,寻找失控的原因。

（五）室内质量控制的数据管理

除每天观察室内质量控制结果是否在控外,还应定期对室内质量控制数据进行汇总、分析和保存。通常在每月月末汇总相关信息,并统计得到当月的室内质量控制重要指标,如 $\bar{X}$、S、CV 等,注意分析这些结果与累计结果的差异,并决定是否有必要对质量控制图的这些参数进行修改,以达到更好的室内质量控制的目的。室内质量控制原始结果、质量控制图应随汇总结果等被妥善保存,以备回顾性分析时使用。

（六）室内质量控制的局限性

室内质量控制可确保每次测定与确立的质量标准一致,但不能保证在单个的测定样本中不出现误差,如标本鉴别错误、标本吸取错误、结果记录错误等。此类误差的发生率在不同的实验室有所不同,会存在于测定前、测定中和测定后的不同阶段。

（七）半定量及定性免疫测定的室内质量控制

半定量及定性免疫测定方法较多,主要有沉淀试验、凝集试验、荧光免疫标记技术、化学发光免疫分析技术和酶免疫标记技术等,测定结果的判断为反应性或非反应性、阴性或阳性。此类测定控制要点是测定下限,应选择靶抗原（抗体浓度）接近试剂盒或方法测定下限的质控品进行室内质量控制,并与临床标本的测定同时进行,以判断检测方法的有效性。例如,荧光免疫标记技术检测自身抗体时,每次测定都应至少带一个已知的弱阳性对照,从而有助于判断临床标本的检测结果是否有效。此外,根据所用方法的特点,如 ELISA 中的一步法,还须用高浓度质控品进行质量控制,以防止前带现象的发生。

半定量及定性的免疫测定室内质量控制结果,由于结果判读、记录容易,一般不需要像定量免疫测定项目一样使用质量控制图进行判断。

（八）室间质量控制

室间质量控制可以通过室间质量评价的方式实现。室间质量评价是为了客观地比较某一实验室的测定结果与靶值的差异,由组织者选择室间质量评价的标本,同时分发给参加计划的实验室进行检测,组织者将各检测值与靶值比对后,以确定某一实验室该项检测与其他实验室的异同。作为一种质量控制工具,室间质量评价可以帮助实验室发现并分析实验中存在的质量问题,促使临床实验室采取相应的措施,提高检验质量（图 15-5）。这是对实验室操作和实验方法的回顾性评

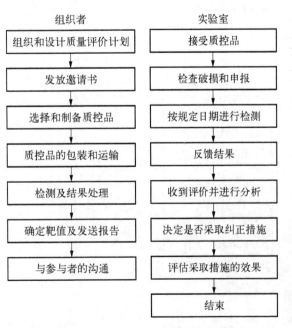

图 15-5　室间质量评价的工作流程

组织者
- 组织和设计质量评价计划
- 发放邀请书
- 选择和制备质控品
- 质控品的包装和运输
- 检测及结果处理
- 确定靶值及发送报告
- 与参与者的沟通

实验室
- 接受质控品
- 检查破损和申报
- 按规定日期进行检测
- 反馈结果
- 收到评价并进行分析
- 决定是否采取纠正措施
- 评估采取措施的效果
- 结束

价,而不是用来决定实时测定结果的可接受性。

1. 室间质量控制的实现途径和步骤 室间质量控制可通过实验室能力验证(proficiency testing,PT)来实现,指多家实验室分析同一标本并由外部独立机构收集、反馈实验室上报结果,并评价实验室检测能力的活动。目前世界各地均有国家级的 PT 计划,以保证和评估本地医学实验室的检测质量。国际上获得公认的 PT 机构包括美国病理学家协会(College of American Pathologist,CAP)、英国国家室间质量评价计划(National External Quality Assessment Schemes,NEQAS)。国内最大的室间质量评价组织机构是国家卫生健康委员会临床检验中心(National Center for Clinical Laboratories,NCCL)。室间质量控制的实施步骤主要包括选定适合的室间质控品、确定靶值、比对频率、质控品水平的确定和转运、室间质量评价结果的评价、室间质量评价结果的发放。

2. 室间质量控制的局限性 室间质量控制的缺陷之一是所得到的 PT 评价结果不一定是实验室的正常水平,而可能是它的最高水平。为了得到一个较好的 PT 成绩,有些实验室未将 PT 样本按常规标本去做,而选用最好的实验人员采取多次实验的方法。有时受 PT 质控品基质效应与添加物的影响、PT 结果的计算或换算错误、检测系统的差异(PT 统计时未根据检测系统分组)、PT 组织者靶值确定出现偏差等影响,PT 成绩并不理想,但这并不代表实验室质量不好。另外,PT 的结果并不能反映分析前和分析后存在的多种问题,如患者确认、患者准备、标本收集、标本处理、实验结果给申请者的传送等。同时,由于获得 PT 结果的整个过程时间较长,实验室不能及时得到反馈结果而及时纠正存在的偏倚等。

第四节 检验后质量控制

检验后质量控制指对获得检验结果后的主要过程进行质量控制,是全程质量控制管理的最后一道关口,是质量控制进一步完善和检验服务于临床的延伸。该部分主要包括检验结果的审核和发放、检验后标本的保存与处理及为患者和医护人员提供咨询服务(即检验结果准确的解释及其在临床诊治的合理应用过程)等。

一、检验结果的审核与发放

在分析和确认检验结果可否发出时,首先要注意:标本的质量、实验结果与临床资料的吻合性、检验结果与临床数据分析、筛查结果的报告方式和确诊流程、仪器的运转。检验报告由有关人员审核后发出,应有双签字(急诊和特殊项目除外)。检验报告审核由相关实验室已获相应专业技术资格的人员签发。异常结果及室内质量控制失控时,需采用一定措施处理后由专业主管审核发出。特殊项目的检验报告(如抗 HIV 阳性的报告单、诊断为白血病或恶性肿瘤的报告单、发现罕见病原体的报告单等)需临床实验室主任或由主任授权的人员复核无误并签名后方可发出。

随着实验室信息系统(laboratory information system)功能的不断发展,有条件的实验室可根据实际情况发展报告自动审核系统(results auto-verification system),通过设定一定规则,如与历史结果的比对、与参考范围比对等方式实现部分检测结果的自动发送,降低审核者的劳动强度,保证审核者将精力放在真正需要复核的报告中。需要注意的是,设置的自动审核规则在应用前,应使用既往数据进行审核,要求与人工审核的符合率为 95%以上。

二、检验后标本的保存与处理
(一)检验后标本的保存

被测标本在检验报告发出后还应进行必要的备查性保留,以便复查或与重新采集的标本进行比对分析。对于临床免疫检验后的标本保存时间和保存方法(室温、4℃冰箱、-20℃低温冷藏等)应根据工作需要及分析物的稳定性而定。检验后标本的保存必须尽可能保证分析物稳定,以保证复检中获得的结果与新鲜标本的结果一致。因此,在选择保存条件时,实验室应对各种保存条件及主要分析物稳定性的影响进行确认,必要时应分离血清、血浆、细胞成分等并对其进行分别保存。对于敏感、重要的标本应加锁重点保管、专人专管。对于超过保存时限的标本可清除以节省资源和空间。要建立配套的标本存放信息管理系统,设定每个标本的有效存放和最终销毁时间,并可通过患者信息快速定位找到标本存放位置。

（二）检验后标本的处理

检验后标本的处理应根据《医疗机构临床实验室管理办法》等有关法律法规对照二级生物实验相关规定的要求按潜在生物危害的物品处理方式进行处理。对于临床实验室的标本、被污染物要保存于专用的、有明显生物危险标识的废物储存袋中;从实验室取走前,要经过高压消毒,最后送到无公害化处理中心进行处理。

三、检验结果的解释与咨询

实验室应主动为患者和医护人员提供检验结果的解释和咨询服务,以使检验结果在诊断、治疗中发挥更大的作用。为医护人员提供咨询服务的工作人员不仅限于检验医师,也包括具有丰富工作经验的技术人员。在提供咨询服务时,实验室工作人员应对由于检测系统、疾病的自然发展过程、标本质量等因素造成检测结果的影响做出解释,并对由于参考范围、临界值、医学决定水平不同而对检测结果的影响做出解释。由于免疫测定对象相对微量,且可随生理活动而出现较大范围的变动,因此向临床提供咨询服务的优劣将直接影响到临床医护人员对免疫测定结果的认同。

本章小结

临床免疫检验的质量控制是临床实验室为保证提供给患者临床诊疗或临床试验研究数据的有效性而采取的一系列控制措施。根据临床免疫检验的整个流程,质量控制过程可分为检验前、检验中、检验后3个阶段。其中,检验前的质量控制包括检验项目申请的前期准备、待检人员的准备、标本准备。检验中的质量控制包括检验中硬、软条件控制和检验的室内质量控制。检验后质量控制需注意检验结果的审核与发放,检验后标本的保存与处理,以及对检验结果的解释与咨询。

（芮　楝　姚永良）

第三篇
临床应用篇

第十六章

Ⅰ型超敏反应性疾病免疫检验

免疫应答是机体的一种正常生理反应,在研究免疫保护作用的同时,人们发现与免疫保护现象截然相反的另一种现象,称之为超敏反应。超敏反应是机体对异己抗原过度应答引起的功能紊乱或病理损伤。1902年,法国科学家 Charles Richet 和 Paul Portier 首先报道了过敏反应,他们在研究中将海葵(actinia equina)毒液注射给狗,经过3~4 d 才可能引起部分狗的死亡;而部分存活的狗,在首次注射3~4周后,再次注射,不仅未发现保护作用,而且即使注射原注射量的1/20,狗也会立即出现严重反应并死亡。

1906年,Von Pirquet 首先用变态反应的概念来描述因接种抗原异物而引起的异常反应。无论是超敏反应还是变态反应,结果都会造成机体的免疫损伤。因此,超敏反应与免疫保护作用形成免疫应答的两个不同结果,但二者的生物学意义均为清除"异己"成分,维持内环境稳定性的保护反应。

超敏反应符合免疫应答的基本规律,是已致敏的机体在再次接触相同抗原时所发生的功能紊乱或组织损伤,它同样涉及细胞免疫与体液免疫两方面。前者与正常细胞免疫应答的机制基本相同,而后者多是发生于自身组织细胞上的抗原抗体结合反应。

能够导致超敏反应的抗原称为变应原,变应原可以是完全抗原,如异种动物血清蛋白、异体组织细胞、微生物等;也可以是半抗原,常见的有青霉素、磺胺等药物和某些小分子化合物。此外,改变的自身成分作为自身抗原也可导致超敏反应。抗原的刺激是发生超敏反应的重要因素,但针对同一种抗原,不同个体可表现出完全不同的结果,有的无反应;有的反应程度轻;有的反应程度重;部分甚至达到致死程度。可见超敏反应的发生除了取决于变应原的质和量、进入机体的途径外,与个体的遗传因素、机体的免疫状态等因素有关。

关于超敏反应的分类,最早是根据反应出现的时间分为抗体参与的速发型超敏反应和与 T 细胞介导的迟发型超敏反应。但这种分类方法并不全面,因而在1963年,Gell 和 Coombs 根据免疫病理损伤机制将超敏反应分为Ⅰ型超敏反应~Ⅳ型超敏反应,分别为反应素型超敏反应、细胞毒型超敏反应、免疫复合物型超敏反应及 T 细胞介导的迟发型超敏反应。而后 Roitl 和 Irvine 在前4型的基础上又先后提出了第Ⅴ型超敏反应(即抗体与细胞膜抗原特异结合,刺激细胞分泌增加、功能亢进的刺激型超敏反应)及第Ⅵ型超敏反应(即 NK 细胞介导的 ADCC 参与的Ⅵ型超敏反应)。1975年,Gell 和 Coombs 对其1963年所提出的Ⅰ型超敏反应~Ⅳ型超敏反应分类做了进一步补充,并将Ⅴ型超敏反应、Ⅵ型超敏反应归入Ⅱ型超敏反应。此外,Suarez‐Chacon 曾提出两大类9型的分类法,将由淋巴细胞介导的分为细胞毒反应、肉芽肿反应、嗜碱细胞反应及刺激型反应4型和抗体介导的5型(过敏反应、细胞毒反应、免疫复合物型超敏反应、刺激型及中和型超敏反应)。目前,通常使用 Gell 和 Coombs 提出的4型分类法。本章主要介绍Ⅰ型超敏反应及其相关疾病的免疫检验,其他型超敏反应见第十七章。

第一节　Ⅰ型超敏反应

Ⅰ型超敏反应又称过敏反应,系由 IgE(或 IgG4)抗体介导,具有反应迅速、强烈、消退较快的特点。致敏的机体再次接触相同变应原后数分钟至1 h 即可出现局部或全身反应,所以亦称速发型超敏反应。反应过程中一般不破坏组织细胞,主要引起生理功能紊乱,并且具有明显的个体差异及遗传倾向。

一、Ⅰ型超敏反应的发生机制

(一)变应原

变应原是触发变态反应的首要条件。能够引起Ⅰ型超敏反应的变应原很多,其进入机体的途径各异。常见的变应原有以下几种:

1. 花粉　　豚草(ragweed)花粉为强变应原。King 等于1964年分离提纯其有效成分,并命名为抗原

E(AgE),而后 King 又从豚草花粉中分离出另一种不同于 AgE 的抗原 K(AgK),后者的抗原性较前者弱。在欧美国家及日本,豚草花粉是引起Ⅰ型超敏反应的主要变应原。豚草花粉颗粒小且易随风飘散传播,因而呼吸道吸入是其致病主要途径。

我国引起Ⅰ型超敏反应的花粉,不同地区不尽相同。例如,长江流域以法国梧桐、杨枫、柏、藜、葎草、黄蒿、雪松和豚草花粉为主,而在东北地区秋季花粉以蒿属为主。此外,杂草花粉也是春季花粉过敏的主要因素。

2. 屋尘与尘螨　　屋尘的成分复杂,包括霉菌、动物皮屑、昆虫尸体等。尘螨的分泌物、排泄物及其皮壳碎片均具有很强的变应原性,也是临床上常见的变应原。

3. 异种动物血清　　临床上经常使用一些动物免疫血清作为免疫制剂,以预防或治疗疾病,如破伤风抗毒素(tetanus autitoxin)等。异种动物血清具有抗原性,因此能够刺激人体产生抗体而使机体呈现出过敏状态;当再次接受同样免疫血清治疗时,就有可能导致Ⅰ型超敏反应。若能经胃蛋白酶对 IgG Fc 段进行酶解处理,获得精制 IgG 的免疫制剂,则可减少或避免Ⅰ型超敏反应的发生。

4. 某些药物　　引起Ⅰ型超敏反应最常见的药物是青霉素。此种抗生素并不能直接刺激机体产生抗体,但其降解产物青霉噻唑和青霉烯酸系半抗原,与体内蛋白质结合后构成完全抗原则可导致机体产生过敏性休克。

此外,其他药物及青霉素制备过程中的残留物也可引起Ⅰ型超敏反应,但引发过敏性休克的情况比较少见。

5. 食物　　引起Ⅰ型超敏反应的食物主要包括一些海产品及动物蛋白,如鱼、虾、蟹类和牛奶、蛋类等。鱼体的肌浆蛋白、牛奶中的 β 乳蛋白、鸡蛋中的卵白蛋白等均系有效变应原成分,其导致的Ⅰ型超敏反应以出现消化道症状为主,偶可引起全身症状甚至休克。

(二) 发生机制

Ⅰ型超敏反应的发生机制大致可分为 3 个阶段,即致敏阶段、发敏阶段及效应阶段。

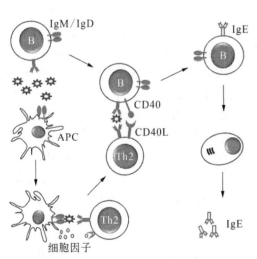

图 16-1　Ⅰ型超敏反应中 IgE 的产生机制

1. 致敏阶段　　变应原第一次进入机体可诱导机体出现致敏状态。在致敏过程中,APC 捕获变应原并与其表面 MHC Ⅱ类抗原分子交联,交由 Th0 细胞识别,在 IL-4 的作用下分化为 Th2 细胞。B 细胞通过表面抗原受体识别变应原,在 Th2 细胞产生的 IL-4 和 IL-13 作用下,B 细胞分化成为产生抗体的浆细胞并发生免疫球蛋白类别转换,产生 IgE。IgE 又以其 Fc 段与表达高亲和力的 Fc(ε)RⅠ的靶细胞(组织中的肥大细胞或血液中的嗜碱性粒细胞)结合。在该阶段并不导致免疫损伤效应发生,只有以一定的方式再次接触相同的变应原时才可导致发病状态(图 16-1)。除 IgE 外,某些 IgG 亚类(主要是 IgG4)也可以作为亲细胞性抗体参与Ⅰ型超敏反应。

2. 发敏阶段　　多价变应原通过其表面的 2 个(或以上)表位与同一靶细胞上的 2 个 IgE 分子结合,在 IgE 之间形成"桥联"现象。由于 IgE 在致敏阶段已经结合至 Fc(ε)RⅠ的靶细胞上,因而该"桥联"结构可导致细胞膜表面受体发生迁移和聚集。受体的聚集也可以非抗原的方式实现。例如,能够与 IgE 分子特异性结合的抗体、抗 Fc(ε)R 的抗体,以及能够与 IgE 或 Fc(ε)RⅠ分子上的糖基结合的植物凝聚素等均可引起受体的聚集。因此,Ⅰ型超敏反应并非仅在变应原交联 IgE-Fc(ε)R 复合物时才被触发。

Fc(ε)R 交联的结果是引起细胞膜移动并聚集成索,这种聚集并流动的受体为固有受体,其可能诱导与受体分子相连的细胞结构改变,一些抗原、IgE-Fc(ε)R 复合物可以被内在化。受体的聚集形成了一种信号,此信号通过细胞内一系列事件最终导致细胞脱颗粒(图 16-2)。目前研究发现,Fc(ε)RⅠ由 α 链、β 链和 2 条 γ 链组成,α 链主要识别 IgE Fc 段,β 链和 γ 链的胞内段包含 ITAM,其参与细胞活化信号的细胞内传递过程。在肥大细胞中参与活化信号传递的 Src 家族分子是 Lyn,其一方面可使 ITAM 上酪氨酸发生磷酸化,另一方面可激活 Syk,介导 PLCγ 活化并启动磷脂酰肌醇途径,还可介导 Ras-MAPK 途径。上述活化信号可激活肥大细胞,启动细胞分泌脂类介质,从而引发细胞骨架的重排,介导细胞脱颗粒过程。

3. 效应阶段　　肥大细胞和嗜碱性粒细胞被活化后,导致细胞发生脱颗粒现象,释放颗粒中预存的介质,同时触发 PG 和白三烯等继发介质的生物合成,分别导致即刻相反应和迟缓相反应。肥大细胞和嗜碱性粒细胞是 I 型超敏反应的主要效应细胞,其释放的介质可导致各种临床症状。此外,在迟缓相反应中,淋巴细胞、嗜中性粒细胞和单核巨噬细胞等亦发挥一定的作用。

（1）肥大细胞与嗜碱性粒细胞释放的介质与效应:肥大细胞合成或释放的主要介质是组胺、PGD_2、肝素、中性蛋白酶及酸性水解酶（β-已糖酶、β-葡萄糖苷酸酶、芳香基硫酸酯酶、MPO 和超氧化物歧化酶）。组胺具有多种生物学活性,可刺激平滑肌、血管内皮细胞和神经末梢,导致毛细血管扩张和通透性增加、平滑肌收缩及呼吸道、消化道等部位的腺体分泌增加。组胺的刺激作用受 PGD_2 的间接抑制。此外,该细胞释放的酶类物质也可造成组织损伤。

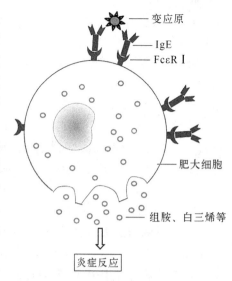

图 16-2　I 型超敏反应中肥大细胞脱颗粒机制

嗜碱性粒细胞释放和合成的介质包括组胺、白三烯（如 LTC_4、LTD_4、LTB_4）、血小板活化因子（platelet activating factor,PAF）、肝素、激肽释放酶、激肽释放酶前体激活剂和芳香基硫酸酯酶等。组胺对平滑肌和神经末梢的刺激作用能被 LTC_4、LTD_4 抑制,而对血管平滑肌和血管内皮细胞的刺激作用则受到 PAF 的对抗。PAF 也能刺激嗜酸性粒细胞、嗜中性粒细胞和单核细胞活化,细胞释放的酶具有产生血管扩张剂、痉挛素、激肽、缓激肽等作用。上述各种介质作用于靶器官,分别引起平滑肌收缩、血管通透性增加、血压下降、黏液分泌增加,以及红肿、疼痛和瘙痒等临床症状。这些症状在第二次接触变应原数分钟内即发生,并在 30~60 min 消失,此即传统的 I 型超敏反应。目前,人们仍将上述症状视为所有 I 型超敏反应的表现。

事实上,在这些症状之后还存在着一种延长的效应,称为迟缓时相反应（late-phase reaction）,其发生于抗原刺激后的 2~8 h,并可持续 1~2 d 或更长时间。迟缓时相反应是 I 型超敏反应发生中继发介质的释放所触发的炎症反应,是 I 型超敏反应的特殊形式,其特殊性与继发产生的介质有关,包括炎症因子、肝素、糜蛋白酶或胰蛋白酶。这些介质具有趋化粒细胞、单核巨噬细胞和淋巴细胞的活性,使上述细胞迁移至炎症部位。典型的迟缓相特征是炎症部位浸润各种白细胞,其中,约有 30% 的嗜酸性粒细胞、30% 的嗜中性粒细胞、30% 的淋巴细胞和 10% 单核细胞及少量嗜碱性粒细胞。

（2）其他效应细胞:包括构成迟缓相损伤特征的嗜酸性粒细胞、嗜中性粒细胞、单核细胞和淋巴细胞等。嗜酸性粒细胞可以通过细胞结合的 IgE 或 IgG4 直接针对变应原产生应答（或间接通过 C3d 受体）。活化的嗜酸性粒细胞释放一些酶类和其他抗寄生虫的物质,但在超敏反应中也产生攻击自身组织细胞的嗜酸性粒细胞。该细胞亦可被 IgG、淋巴因子、趋化性多肽、血栓素（thromboxane,TX）A_2、LTB_4 和 PAF 等活化。

活化的嗜中性粒细胞分泌溶酶体酶、酸性水解酶、MPO 和酯酶等,在炎症部位损伤组织。淋巴细胞也可通过低亲和性 $Fc(\varepsilon)R$ 或抗原受体结合变应原而被激活。活化的淋巴细胞产生淋巴因子,参与其他炎症细胞的活化。单核巨噬细胞具有低亲和性,因此也能被变应原活化。活化的巨噬细胞产生丰富的介质,如 PG、白三烯、PAF、IL-1 和各种酶类,其中有些介质对组织发挥直接毒性作用。

此外,在 I 型超敏反应的不同时期均涉及血小板的聚集与活化,血小板的活化有直接和间接两种途径。激活的血小板产生血栓素、5-羟色胺（5-hydroxy tryptamine,5-HT）、PAF 及各种组织损伤酶类。上述各种细胞和介质复杂的相互作用导致了以压痛、触觉损伤、红斑和硬结为特征的迟缓相反应。

（三）与 I 型超敏反应发生相关的因素

1. 神经-内分泌系统的影响　　即刻型和迟缓相型 I 型超敏反应均受患者生理条件的影响。动物试验表明,去除豚鼠控制副交感神经系统的腺垂体可减轻症状;而去除支配交感神经系统的神经垂体可增强 I 型超敏反应的症状。在神经反射弧中,输出神经终止于效应器官或组织（平滑肌、血管、腺体等）。热、压力和化学物质的刺激导致感觉神经末端产生冲动,经中间神经传递至输出神经,并导致神经递质释放至效应细胞。与 I 型超敏反应有关的递质有神经多肽（P 物质、血管内肽）、乙酰胆碱及去甲肾上腺素。神经递质与效应细胞上相应受体(肾上腺能受体或胆碱能受体)互相作用,并使效应细胞活化。肥大细胞具有肾上腺能和胆碱能受体,因而,可受到副交感神经的影响。

此外,神经肽及内分泌激素亦可以在Ⅰ型超敏反应发挥调控作用,可通过直接和间接的两种方式参与Ⅰ型超敏反应。例如,某些神经肽可通过皮肤、平滑肌、血管、上皮细胞等产生直接的生物效应,引起局部和全身化学和物理性组织损伤;同时,还可通过对肥大细胞、嗜碱性粒细胞等的作用,间接地调节速发型超敏反应的介质释放。能够发挥对上述细胞调节作用的神经肽有P物质、生长激素释放抑制因子(somatostaion,SOM)、血管活性肠肽(VIP)、β-内啡肽、缓激肽、神经降压素(neurotensin,NT)等,但这些物质对不同组织、不同类型的靶细胞选择性不同,此差异导致各种神经肽生物效应的多样性。

2. 遗传因素　　Ⅰ型超敏反应的遗传倾向首先由Cooke和Vander通过临床统计所证实,约48%的患者有家族史,且父母双方皆有过敏反应史的儿童比父母仅一方有过敏反应史的儿童具有更高的发病率(68%:51%)。Ⅰ型超敏反应与人类MHC复合物密切有关。例如,带有$HLA-DRB_1^*02$等位基因者对变应原豚草敏感;而带有$HLA-B^*08$等位基因和DRB^*03等位基因者则对黑发草敏感。有明显遗传倾向的Ⅰ型超敏反应临床疾病包括哮喘、花粉症和特应性皮炎等。

3. 环境因素　　许多环境因素与Ⅰ型超敏反应的发生有关,如地理区域、季节、饮食、气候等。在芬兰,二~四月出生的儿童对桦木花粉的敏感性最高,而四~五月出生者则对艾蒿花粉敏感,若在七~八月出生则对所有花粉变应原都不敏感。这主要是由于不同季节变应原在空气中的浓度不同所致。

饮食与Ⅰ型超敏反应发生的关系尚有争论。一些研究者发现,母乳喂养的儿童比人工喂养者发生Ⅰ型超敏反应的危险性降低;非牛奶和鸡蛋喂养的儿童发生Ⅰ型超敏反应的频率高于此两种食物的喂养者,但也有报道,两组儿童发生Ⅰ型超敏反应的频率相同。

气候也影响着Ⅰ型超敏反应性疾病的发生。温度、湿度、大气压等因素皆与Ⅰ型超敏反应性疾病的发生有关。已证明,潮湿对哮喘、花粉症患者极为不利。多种大气污染物,尤其是二氧化硫也明显加剧哮喘和花粉症的严重程度。由于这些因素难以与其他影响因素分离,所以在触发超敏反应性疾病方面各自的作用机制尚不清楚。

4. 感染与免疫因素　　哮喘及花粉症患者的临床观察表明,病原微生物的感染也是诱发Ⅰ型超敏反应的重要因素。如有患者在病毒性呼吸道感染之后立即出现哮喘等临床症状,因而,有研究者们认为某些呼吸道病毒感染可导致短暂的支气管高反应性,并有引起超敏反应的倾向。

免疫系统缺陷也是Ⅰ型超敏反应的重要原因,先天或后天产生的血清免疫球蛋白水平,尤其是IgA,在Ⅰ型超敏反应患者有降低的倾向。与健康对照组相比,Ⅰ型超敏反应患者的调理吞噬作用有缺陷,有22%的患者C_2和结合珠蛋白(结合珠蛋白可抑制PG的合成)的血清水平降低。此外,此类患者常表现T细胞数目的降低。反复发作的Ⅰ型超敏反应患者血清中IgE含量可比正常人高数倍至数十倍,这与遗传因素有一定关系。

5. 变应原剂量及其侵入机体的途径　　引起Ⅰ型超敏反应的变应原又称过敏原,其可通过多种途径引起机体的致敏状态。然而,过敏原再次刺激导致发敏反应时,必须按照一定的途径直接与致敏组织接触。可溶性抗原经静脉或直接心脏注射易引起过敏症状,细胞性抗原(细菌等)仅引起弱的过敏反应。致敏所需的抗原剂量变化很大,然而,在某些情况下抗原剂量太少仅诱发机体的免疫保护作用而并不介导致敏状态。反复使用的小剂量抗原可逐渐消耗过敏反应性抗体,以致不能触发过敏症状。在一些情况下,脱敏亦可通过优先诱导封闭抗体(IgG)来取代IgE的产生。IgG类抗体的产生多在反复注射小剂量抗原的后期,当IgG产生时,IgE的产生受到抑制。脱敏状态仅是短暂的,在大多数情况下仅维持2周左右,以后致敏状态又可复现。

二、常见的Ⅰ型超敏反应疾病

不同个体或动物种属易受过敏介质攻击的组织或器官的类型与器官反应性各不相同,加之引起超敏反应的变应原种类繁多,且进入机体的途径各异,因此,超敏反应发生的临床表现在不同的个体表现出很大的差异。

(一)临床常见Ⅰ型超敏反应性疾病

在人类,超敏反应常累及皮肤、肺、胃肠道及循环系统等组织器官。临床表现可因受累器官的不同而有较大差异,包括全身或局部症状。

1. 过敏性休克　　　　是一种严重的全身性超敏反应性疾病,多数患者发生于再次接触变应原数分钟内,出现胸闷、气急及呼吸困难。由于喉头水肿、支气管平滑肌痉挛,可导致呼吸道阻塞等一系列严重症状,如不及时抢救可危及生命。

(1) 药物过敏性休克:少数人注射青霉素后,可在数分钟出现胸闷、气急、呼吸困难及冷汗、肢体冰冷、脉搏细速、血压下降等循环衰竭症状;近年来发现多种药物,如链霉素、氨基比林等也可引起类似青霉素的药物过敏性休克。值得注意的是,也有初次注射即发生过敏性休克者,其可能原因是曾经空气吸入过某些能产生青霉素样物质的真菌孢子,如青霉菌孢子或其他霉菌孢子等。

(2) 血清过敏性休克(血清过敏症):初次注射抗毒素或抗病毒血清进行被动免疫者,若用同种动物制备的免疫血清再次注射时则在注射后 30 min 发生反应。患者可表现为烦躁不安、喉鼻发痒、呕吐、心音减弱、呼吸困难、血压下降、出冷汗等症状。若免疫血清经过纯化或用胃蛋白酶处理后制成精制抗血清,则可有效地预防此种血清过敏症。此外,初次一次性注射大量血清亦可引起血清病,但该病的发生机制属于Ⅲ型超敏反应。

2. 呼吸道过敏反应　　　少数人因吸入花粉、屋尘、动物毛屑、工业粉尘,或进食鱼、蛋、牛奶、虾、蟹等可出现哮喘或过敏性鼻炎。哮喘是由于支气管平滑肌痉挛而引起气喘、呼吸困难等症状。哮喘常表现为急性发作,但值得注意的是,该病程中可有迟缓相反应。此外,某些患者哮喘的发生与感染有关,主要是因该类患者的过敏反应可使呼吸道反应性增高,并当因反复感染而发病。

阿司匹林、吲哚美辛、布洛芬、氨基比林等药物,尤其是阿司匹林也可引起哮喘急性发作,发病者症状严重,常伴有大量流涕、颜面发红、瘙痒、荨麻疹,有时出现低血压甚至意识障碍,有人称此哮喘为"阿司匹林病"。鼻息肉、阿司匹林和哮喘合称为"阿司匹林哮喘三联症"。

引起哮喘的变应原对某些个体也可引起过敏性鼻炎、过敏性结膜炎,其临床表现为鼻黏膜或眼结膜水肿,分泌物增加、局部出现发痒、流涕、喷嚏等症状。

3. 消化道过敏反应　　　由于食用了鱼、虾、蟹、蛋、牛乳或其他异种蛋白所引起的胃肠道过敏反应。主要表现为呕吐、腹部痉挛性疼痛、腹泻等胃肠道症状,严重者亦可出现过敏性休克。发病原因与遗传、机体的发育等多种因素引起的患者肠壁通透性增高有关,也与胃肠道黏膜 sIgA 的缺乏或减少有关。胃肠道黏膜处 sIgA 的缺乏或减少,削弱了胃肠道黏膜的机械屏障作用、降低了局部的抗微生物感染的能力,使得食物中异种蛋白未经充分消化分解即进入血流,成为刺激 B 细胞产生 IgE 的变应原。

4. 皮肤过敏反应　　　主要表现为皮肤荨麻疹、湿疹和血管神经性水肿,可由摄入某些食物或服用某些药物引起。由药物引起的皮肤黏膜炎症反应统称为药物性皮疹,或称"药疹"。

三、Ⅰ型超敏反应的防治原则

Ⅰ型超敏反应是由摄入某种变应原引起的一系列临床症状。对已致敏的机体而言,避免再次接触相应的变应原是最为有效的预防措施。因此,针对过敏反应体质人群,其变应原的确定十分重要。避免接触药物或食物性变应原相对容易,但避免吸入性变应原更具有挑战。检测吸入性变应原必须排除屋尘等因素的影响,倘若未能检出变应原必须采取药物治疗。目前,抗过敏反应的药物很多,根据症状可选用不同的药物。例如,抗组胺药、拟交感胺(sympathomimetic amines)类药物、茶碱(theophylline)类药物、皮质类固醇类药物及色甘酸钠(吸入)或酮体芬(口服)等。药物治疗的主要机制是抑制肥大细胞的活性介质释放和拮抗活性介质的生物学作用。

Ⅰ型超敏反应性疾病的防治亦可采取免疫疗法。免疫学防治的基础是诱导对特异性变应原的无应答性。为此,过敏体质者需接受变应原的多次重复免疫,即开始以不至于引起全身性过敏反应的低剂量变应原注射,然后逐渐增加至大剂量。具体有两种免疫方案,即长年免疫法和季节前免疫法。前者根据患者的情况坚持每 2~6 周注射 1 次,患者一旦获得对注射变应原的无应答性,则可终年保持这种状态;后一方案即在自然接触变应原(如花粉)之前 3~6 个月反复注射,并在花粉季节到来时终止免疫,如此每年重复。在花粉症、哮喘和膜翅目昆虫叮咬过敏症等患者中已有成功应用免疫疗法的报道。免疫治疗的效果可能与诱导产生的变应原特异性 IgG 有关,诱导产生的 IgG 与变应原的结合竞争性阻断了变应原与 IgE 结合,从而使得变应原不触发肥大细胞和嗜碱性粒细胞脱颗粒。也有研究显示,通过变应原的重复注射,可诱导变应原特异性抑制 T 细胞的产生,抑制变应原特异性 IgE 的合成与分泌。

第二节　I 型超敏反应疾病的免疫检验

变应原和 IgE 是超敏反应发生的主要参与成分,目前临床主要开展变应原和 IgE(包括血清总 IgE 和血清特异性 IgE)的检测。下文主要从体内检测方法和体外检测方法两方面论述。

一、体内检测方法

(一)皮肤试验

通过注射、划痕或者挑刺等方式使变应原进入受试者皮肤,在 30 min 内观察受试者局部皮肤是否出现变化,如果出现红斑、红晕、风团及瘙痒症状即为皮肤试验阳性,若未出现上述症状为皮肤试验阴性。

1. **皮内试验**　受试者皮肤消毒后,用微量注射器将 $10\sim20$ μL 变应原提取物注入皮内,肉眼可见 $2\sim3$ mm 直径的皮丘,注射结束后 $15\sim25$ min 观察结果。I 型超敏反应皮内试验的阳性结果以出现风团为主要表现,结果判读标准参见表 16-1。

表 16-1　I 型超敏反应皮内试验和挑刺试验结果判读标准

结　果	皮　内　试　验	挑　刺　试　验
－	无反应、小于对照侧	无反应、小于对照侧
＋	出现风团($3\sim5$ mm),红晕<20 mm	红晕>对照侧,<20 mm
＋＋	出现风团($6\sim9$ mm),伴红晕	红晕> 20 mm
＋＋＋	出现风团($10\sim15$ mm),伴红晕	红晕伴风团
＋＋＋＋	出现风团(>15 mm),伴红晕	红晕伴伪足及风团

2. **挑刺试验**　将变应原和对照溶液分别滴于受试者前臂内侧皮肤上,将针尖穿过变应原液滴,与皮肤呈 45°角进行点刺,以不出血为度,1 min 后搽去溶液,15 min 后观察结果,阳性结果以红晕为主,结果判读标准参见表 16-1。如果同时测试多种变应原,需要避免不同变应原的交叉干扰,防止出现错误结果。挑刺试验的安全性好于皮内试验,假阳性少,但敏感性低于皮内试验。

(二)激发试验

激发试验指在模拟自然发病条件下,采用少量变应原引发的超敏反应,主要用于确定变应原。根据患者发病部位的不同,可以进行不同器官的激发试验,通常包括支气管激发试验、鼻黏膜激发试验和结膜激发试验等。激发试验可排除皮肤试验中的假阳性反应和假阴性反应,特别是在皮肤试验或其他试验不能判定结果时,可采用该法。

二、体外检测方法

(一)血清总 IgE 检测

由于 IgE 是健康人血清中含量最少的一种免疫球蛋白,其血清浓度较低(<240 ng/mL)。目前,临床主要采用免疫浊度检测法、ELISA 和化学发光免疫分析法等进行检测。

(1)免疫浊度检测法:主要包括散射免疫浊度检测法和透射免疫浊度检测法,利用抗人 IgE 抗体与待检血清中 IgE 特异性结合,形成可溶性抗原-抗体复合物,根据抗原-抗体复合物的浊度进行定量检测。目前,临床上主要采用特定蛋白检测仪进行测定。

(2)ELISA:利用抗人 IgE 抗体作为包被抗体,HRP-抗人 IgE 抗体作为检测抗体,采用双抗体夹心法测定血清中 IgE 含量。

(3)化学发光免疫分析:将发光物标记抗人 IgE 抗体,与待检血清中 IgE 特异采用性结合,采用化学发光免疫分析法定量检测血清中 IgE 含量。

（二）特异性 IgE 检测

血清特异性 IgE 检测是采用纯化的变应原作为抗原检测血清中特定 IgE,反映的是血清中能与特定变应原结合的 IgE 水平,因而,其可精准评估患者对于变应原的体内应答状态。早期采用放射性变应原吸附试验(radioallergosorbent test,RAST);目前,临床实验室大多采用 ELISA 或免疫印迹法进行检测。

（1）放射性变应原吸附试验:通常将纯化的变应原吸附在固相载体,分别加入待测血清及标准品,然后与放射性同位素标记的抗人 IgE 抗体结合,最后测定固相载体的放射性活性,计算待测血清中特异性 IgE 含量。该方法虽然是特异性 IgE 检测的经典方法,但由于使用放射性同位素,会造成放射性污染,因此已逐渐被其他方法取代。

（2）ELISA:原理与放射性变应原吸附试验相似,将特异性变应原吸附在固相载体反应板,加入待检血清,然后与酶标抗人 IgE 抗体结合,根据酶促反应程度定量计算特异性 IgE 含量。

（3）免疫印迹法:将多种标准变应原包被于固相膜(如硝酸纤维素膜),与待测血清进行反应,标本中特异性 IgE 与变应原相结合,加入酶标抗人 IgE 抗体,通过显色反应,与标准条带进行比对,从而可以确定待检血清中与变应原结合的特异性 IgE。该方法虽然是定性试验,但仅需少量血清即可检测多种变应原的特异性 IgE 检测,是目前临床实验室常用的筛选试验。

（三）IgG4 检测

在超敏反应发生时,部分患者血清中会出现特异性变应原 IgG4 升高。目前,临床主要采用免疫浊度检测法、ELISA 等方法检测血清中 IgG4 浓度。具体的实验技术方法及原理参见本教材第二篇检验技术篇中相关章节内容。

（四）细胞脱颗粒检测

肥大细胞和嗜碱性粒细胞脱颗粒是引发超敏反应的重要事件,如果患者嗜碱性粒细胞被特异性变应原致敏,那么细胞上会结合有特异性 IgE,将特异性变应原加入患者嗜碱性粒细胞悬液,将会发生脱颗粒反应,表现为细胞发生膨胀,继而释放出细胞质内的颗粒,可在显微镜下观察。通常取患者肝素化静脉血,分离细胞,将细胞悬液置于载玻片上,加入特异性变应原孵育,然后固定、染色、镜检,计算细胞脱颗粒百分率。脱颗粒后的嗜碱性粒细胞中不再显示嗜碱性颗粒,可与正常的嗜碱性粒细胞区别。与对照比较,脱颗粒细胞数减少 30% 以上为阳性结果,该方法简便易行,但结果判定存在主观因素的影响。

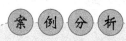

案　例　分　析

患儿,男性,12 岁。随父母去海滨城市旅游,在餐厅就餐时食用大量海蟹,用餐结束时突然出现面色苍白、冷汗、心慌、胸闷、呼吸急迫、嘴唇肿胀、口舌及四肢发麻、并伴有恶心、呕吐症状。经询问,其母亲有哮喘史。查体:体温 37.6℃,脉搏 122 次/分,血压 70/50 mmHg。患者呼吸困难,神志欠清,背部皮肤有少量红斑,浅表淋巴结不大,双瞳孔等大。实验室检查:血红蛋白 142 g/L,白细胞 7.8 ×10^9/L,血小板 155 × 10^9/L。尿常规:阴性,肝肾功能未见异常。

【分析思考】

1. 根据患者症状及病史,考虑何种情况最有可能?

参考要点:Ⅰ型超敏反应。

2. 血压下降的原因是什么? 如果不能及时处理,会导致何种后果?

参考要点:血压下降是由毛细血管扩张、血管通透性增加所致;如果不能及时处理可导致过敏性休克。

3. 可以增加哪些实验室检查?

参考要点:血清总 IgE 检测,抗原特异性 IgE 检测。

本章小结

超敏反应是机体收到变异原刺激后产生的以组织损伤或功能紊乱为特征的异常免疫应答,通常包括Ⅰ型超敏反应、Ⅱ型超敏反应、Ⅲ型超敏反应和Ⅳ型超敏反应。本章主要介绍Ⅰ型超敏反应,是由IgE(或IgG4)抗体介导、肥大细胞或嗜碱性粒细胞参与、通过释放活性介质引发机体出现生理功能紊乱或局部组织损伤,其症状发生快、消退也快,常见有过敏性哮喘、过敏性鼻炎、全身过敏性休克等疾病。临床上对于该型超敏反应的检验主要是皮肤试验和血清特异性IgE(或IgG4)检测。

(王胜军)

第十七章　自身免疫性疾病免疫检验

正常情况下,免疫系统具备免疫防御、免疫内环境稳定和免疫监视的生理功能。免疫系统能识别"自己"和"非己"成分,清除"非己"成分,而对"自己"成分不产生免疫应答,维持自身免疫耐受。在某些情况下,自身耐受遭到破坏,机体免疫系统对自身成分发生免疫应答,这种现象称为自身免疫。由自身免疫产生的自身抗体或自身反应性 T 细胞攻击并破坏自身组织细胞,导致机体出现病理改变和临床症状,即称为自身免疫性疾病。

第一节　自身免疫性疾病概述

一、自身免疫性疾病的分类

目前,自身免疫性疾病的分类尚无统一标准。一般根据受累组织器官的范围分为器官特异性和非器官特异性两大类(表 17 - 1)。

表 17 - 1　常见自身免疫性疾病的分类

类　别	疾　病	自　身　抗　原
器官特异性	慢性甲状腺炎	甲状腺球蛋白、微粒体
	格雷夫斯眼病(Graves 病)	甲状腺表面 TSH 受体
	艾迪生病	肾上腺皮质细胞
	青少年型胰岛素依赖型糖尿病	胰岛 B 细胞
	萎缩性胃炎	胃壁细胞
	溃疡性结肠炎	结肠上皮细胞
	原发性胆汁性肝硬化	胆小管细胞、线粒体
	重症肌无力	乙酰胆碱受体
	多发性硬化症	髓鞘碱性蛋白
	自身免疫性溶血性贫血	红细胞
	特发性血小板减少性紫癜	血小板
非器官特异性	类风湿关节炎	变性 IgG、类风湿相关核抗原
	干燥综合征	细胞核成分(SSA、SSB)、唾液腺管
	系统性红斑狼疮	细胞核成分(DNA、DNP、SNP、Sm)
	系统性硬化病	细胞核成分(拓扑异构酶 I、着丝粒蛋白 B)
	混合性结缔组织病	细胞质成分(线粒体、微粒体)
		红细胞、血小板、细胞核成分(RNP)

二、自身免疫性疾病的共性

(1) 多数病因不明,且病程一般较长,慢性迁延。

(2) 有遗传倾向,属于多基因复杂性疾病,已有研究表明,某些特定基因与自身免疫性疾病的发病密切相关。

(3) 大部分患者为女性,女性的疾病易感性高于男性,且发病率随着年龄的增长而升高。

(4) 自身免疫性疾病患者体内可检测出高滴度自身抗体或针对自身组织细胞的致敏 T 细胞,自身抗体在不同的自身免疫性疾病中有交叉重叠现象。

（5）在某些实验动物中可复制出相应的疾病模型，且输注自身抗体或自身反应性T细胞可使疾病在同系动物中被动转移。

（6）有疾病重叠的现象，同一患者可同时患两种或两种以上自身免疫性疾病。

第二节　自身免疫性疾病发生机制

一、自身免疫性疾病的发生因素

（一）抗原因素

某些因素使得自身抗原释放或自身组织细胞的性质发生改变，引起机体产生针对自身抗原的免疫应答反应，从而导致自身组织细胞的损伤。引起自身抗原产生的因素主要有以下几种。

1. 隐蔽抗原的释放　　隐蔽抗原指在正常情况下从未与免疫细胞接触过的体内某些器官或组织成分（如眼内容物、脑、睾丸、精子等）。然而，当外伤、手术或感染等情况发生时，隔绝屏障被破坏，这些隐蔽抗原可释放入血或淋巴液。免疫系统则将其误认为是"非己"物质，激活自身反应性淋巴细胞，从而导致自身免疫性疾病的发生。例如，眼外伤导致伤侧眼球晶体蛋白等的释放，刺激机体产生自身免疫应答，从而导致健侧眼球发生自身免疫性交感性眼炎。

2. 自身组织成分的改变　　自身组织成分受到物理因素（如冷、热、电离辐射等）、化学因素（如药物等）或生物因素（如细菌、病毒感染等）作用后，抗原性质发生变化。机体将抗原改变的自身组织视为"非己"物质而发生免疫应答反应，从而导致自身免疫性疾病。例如，某些药物与血细胞结合后，可改变血细胞的免疫原性，引起自身免疫性溶血性贫血或粒细胞减少症等；变性的IgG可刺激机体产生抗变性IgG的抗体，即为RF。RF与自身变性IgG结合形成中等大小的免疫复合物，若其沉积于关节处，则引起RA。

3. 分子模拟　　某些外来抗原（如细菌、病毒）与正常人体某些组织细胞有相似的抗原表位，机体针对这些外来抗原产生的抗体或效应性淋巴细胞可与具有相同表位的自身组织细胞发生交叉反应，引起自身免疫性疾病。例如，A型溶血性链球菌的多种抗原蛋白与人体心内膜和肾小球基底膜有共同抗原表位，感染该链球菌后产生的抗体可与心脏和肾脏部位的组织发生交叉反应，引起风湿性心脏病和急性肾小球肾炎。

（二）机体遗传因素

自身免疫性疾病有家族遗传倾向。现已发现，多种自身免疫性疾病与某些*HLA*基因密切相关（表17-2）。例如，强直性脊柱炎与*HLA-B27*基因有关，RA与*HLA-DR4*基因有关。

表17-2　*HLA*基因与自身免疫性疾病的关系

自身免疫性疾病	*HLA*基因	相对危险值
强直性脊柱炎	*B27*	10
多发性硬化症	*DR2*	4.1
艾迪生病	*DR3*	6.3
Graves病	*DR3*	3
重症肌无力	*DR3*	2.5
系统性红斑狼疮	*DR3*	5.8
类风湿关节炎	*DR4*	4.2
慢性淋巴细胞性甲状腺炎	*DR5*	3.2
恶性贫血	*DR5*	5.4
青年型类风湿关节炎	*DR5*	5.2

注：相对危险值＝pd(1-pc)/[pc(1-pd)]，pd与pc分别为患者与对照中抗原的阳性百分率。

除HLA系统之外，某些非*HLA*基因也与自身免疫性疾病的易感性有关，主要包括一些参与免疫复合物清除的补体成分基因、共刺激分子基因、参与抗原提呈的基因和凋亡基因等。例如，补体C1q、补体C3或补体C4基因缺陷的个体,免疫复合物的清除障碍导致 SLE 的发生;抑制性共刺激分子 CTLA-4 的基因异常参与自身免疫性甲状腺炎、糖尿病等的发生。

(三) 免疫耐受异常

机体通过建立中枢耐受和外周耐受来维持机体的免疫耐受。除此之外,机体具有精密而复杂的免疫调控机制,使得正常机体内存在的一些自身反应性淋巴细胞被控制在很低的水平,不足以引起强烈的自身应答而导致疾病。然而,由于某些因素导致免疫系统的功能异常,使得上述免疫耐受机制发生障碍,可导致自身免疫性疾病。

1. 淋巴细胞的旁路活化 正常体内存在针对自身抗原的 T 细胞克隆、B 细胞克隆,但由于缺乏足够的活化信号而处于耐受状态。然而,一些致病因素可通过不同的旁路激活途径激活处于静息状态的自身反应性 T 细胞、B 细胞,导致自身免疫性疾病的发生。

(1) Th 细胞的旁路活化:B 细胞对自身抗原成分发生应答需要 Th 细胞的辅助作用,否则不会导致机体发生自身免疫应答。正常情况下,Th 细胞常处于免疫耐受状态,故即使自身反应性 B 细胞功能正常,仍无法引起自身免疫性疾病。某些外来抗原具有与自身抗原相同或相似的 B 细胞抗原表位。当这类抗原进入机体后,可引起识别外来抗原表位的 Th 细胞活化,从而辅助自身反应性 B 细胞活化,产生自身免疫应答,即称为 Th 细胞旁路活化。

(2) 多克隆刺激剂的旁路活化:某些多克隆刺激剂如超抗原、病毒和细菌组分,可直接激活多克隆 T 细胞、B 细胞(包括自身反应性 T 细胞、B 细胞)引起自身反应性 T 细胞、B 细胞的克隆活化,引发自身免疫应答。例如,EB 病毒(Epstein-Barr virus,EBV)感染后,患者体内可检测到多种自身抗体,如抗红细胞抗体、抗淋巴细胞抗体、抗平滑肌抗体、抗核蛋白抗体等;金黄色葡萄球菌外毒素毒性休克综合征毒素-1(toxic shock syndrome toxin-1,TSST-1)作为超抗原,可非特异性激活自身反应性 T 细胞。

2. T 细胞亚群的功能失衡 $CD4^+Th$ 细胞的功能亚群(包括 Th1、Th2、Th17 及 Treg 细胞)在维持内环境的稳定中起非常重要的作用。机体受到感染或其他因素而影响体内 Th 细胞亚群的分化或功能为自身免疫性疾病的发生机制之一。

(1) Th1 细胞/Th2 细胞的失衡:正常个体中的 Th1 细胞和 Th2 细胞处于动态平衡,这一平衡维持着机体正常的细胞免疫和体液免疫功能。然而,某些因素导致 Th1 细胞/Th2 细胞失衡会引发某些自身免疫性疾病。Th1 细胞主要参与器官特异性自身免疫性疾病,如 1 型糖尿病(type 1 diabetes mellitus,T1DM)、多发性硬化症和自身免疫性甲状腺炎等。Th2 细胞或 Th2 型细胞因子(如 IL-4、IL-10 等)能够抑制此类疾病的发生。Th2 细胞数量或功能过高也会引起一些自身免疫性疾病的发生,如 SLE。Th1 细胞或 Th1 型细胞因子(如 IFN-γ、IL-12 等)可拮抗 SLE 的发生、发展。

(2) Th17 细胞的数量和功能的上调:目前研究已证实,Th17 细胞和自身免疫性疾病的发生、发展密切相关。例如,RA 患者外周血及关节滑液内有大量的 Th17 细胞聚积,且 Th17 细胞的数量与疾病的严重程度呈正相关。同时,在胶原诱导的关节炎小鼠模型中,基因敲除 IL-17 或抗 IL-17 治疗可有效抑制和缓解关节炎小鼠的发病。

(3) Treg 细胞的缺陷:Treg 细胞是非常重要的免疫负向调控细胞,在维持机体的免疫平衡及自身免疫耐受中发挥着重要的作用。Treg 细胞的分化或功能发生障碍会引起自身免疫性疾病的发生。例如,人或小鼠的 Foxp3 功能缺失可导致糖尿病、甲状腺炎等疾病的发生;多种自身免疫性疾病,如重症肌无力、1 型糖尿病、多发性硬化症等疾病患者或相应的小鼠模型中都会检测到 Treg 细胞数量或功能的下降,而体内过继转移 Treg 细胞可起缓解疾病的作用。

3. 调节性 B 细胞的缺陷 近几年研究发现,一群具有免疫负向调控功能的调节性 B 细胞与某些自身免疫性疾病的发生相关。例如,调节性 B 细胞的分化或功能障碍参与了 RA 和多发性硬化症的发病。

二、自身免疫性疾病的损伤机制

研究发现,自身免疫性疾病与超敏反应密切相关,可分为由Ⅱ型超敏反应、Ⅲ型超敏反应和Ⅳ型超敏反应介导的自身免疫性疾病。因而,可根据其发生机制来区分各类自身免疫性疾病。

(一) Ⅱ型超敏反应的发生机制及其介导的自身免疫性疾病

1. Ⅱ型超敏反应的发生机制 Ⅱ型超敏反应又称细胞溶解型(cytolytic type)超敏反应或细胞毒型

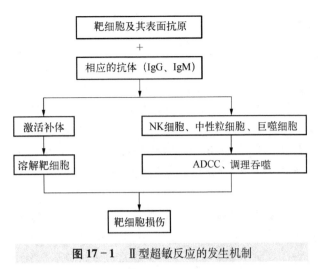

图 17 - 1　Ⅱ型超敏反应的发生机制

(cytotoxic type)超敏反应,指 IgG 或 IgM 类的抗体与靶细胞表面的抗原结合后,通过激活补体系统、调理吞噬和ADCC 引起靶细胞的损伤(图 17 - 1)。

(1)靶细胞及其表面抗原:靶细胞表面的抗原主要包括① 同种异型抗原,如 ABO 血型抗原、Rh 抗原等。② 受理化因素或感染因素改变的自身抗原。③ 外源性抗原与正常组织细胞之间具有的共同抗原的表位,从而可引发交叉反应,如链球菌细胞壁的成分与心脏瓣膜之间的共同抗原。④ 吸附在自身组织细胞表面的外来抗原或半抗原。如某些药物抗原吸附于自身组织细胞表面,刺激机体产生相应的抗体,介导Ⅱ型超敏反应。

(2)Ⅱ型超敏反应的杀伤机制:参与Ⅱ型超敏反应的抗体类型主要是 IgG 和 IgM。抗体与靶细胞表面抗原结合后,通过激活补体系统、巨噬细胞、中性粒细胞和 NK 细胞,从而杀伤靶细胞。其主要杀伤机制是:① 抗体与靶细胞表面抗原结合后,通过经典激活途径激活补体系统,最终溶解靶细胞。② IgG 与靶细胞特异性结合后,通过其 Fc 段与巨噬细胞和(或)NK 细胞表面的 FcR 结合,引发调理吞噬和(或)ADCC,介导吞噬细胞或 NK 细胞杀伤靶细胞。

2. Ⅱ型超敏反应介导的自身免疫性疾病　由Ⅱ型超敏反应引起的自身免疫性疾病的损伤机制是自身组织细胞表面的抗原与自身抗体结合后,通过上述的激活补体、调理吞噬及 ADCC 破坏靶细胞,导致自身组织细胞的损伤。常见的此类型自身免疫性疾病如下。

(1)细胞表面抗原自身抗体介导的自身免疫性疾病:自身免疫性溶血性贫血(autoimmune hemolytic anemia,AIHA)分为原发性自身免疫性溶血性贫血和继发性自身免疫性溶血性贫血两类。其主要由于自身抗体与红细胞结合,激活补体系统或调理吞噬作用,导致红细胞直接溶解或吞噬清除。该疾病的特点:① 体内出现抗红细胞自身抗体,Coombs 试验阳性。② 红细胞的寿命缩短。根据抗体性质的不同,可将抗红细胞抗体分为三类:① 温抗体,属于 IgG,37℃时可与红细胞结合,从而引起自身免疫性溶血性贫血。② 冷凝集素,为 IgG,低温时与红细胞结合并使其凝集,引起冷凝集素综合征(cold agglutinin syndrome,CAS)。③ Donath - Landsteiner 抗体,为 IgG,低温时先与两种补体成分结合,当温度升高至 37℃时,激活补体系统而引起溶血,导致阵发性冷性血红蛋白尿症(paroxysmal cold hemoglobinuria,PCH)。

免疫性血小板减少性紫癜(immunologic thrombocytopenic purpura,ITP)是一种常见的血小板减少症,好发于儿童和青壮年,ITP 根据病因和临床表现可分为特发性 ITP 和继发性 ITP。ITP 患者血清中存在抗血小板抗体,该抗体可以缩短血小板寿命。

(2)细胞表面受体自身抗体介导的自身免疫性疾病:毒性弥漫性甲状腺肿(即 Graves 病)患者血清中有抗促甲状腺激素受体(thyroid stimulating hormone receptor,TSHR)的 IgG 型自身抗体。该自身抗体与 TSHR 结合后,可模拟 TSH 的作用,持续刺激甲状腺激素的分泌,导致甲状腺功能亢进。

重症肌无力患者体内存在神经肌肉接头乙酰胆碱受体的抗体。该自身抗体可竞争性抑制乙酰胆碱与受体结合,并使乙酰胆碱受体内化、降解,导致肌细胞对乙酰胆碱的反应性降低,引起骨骼肌运动无力。

(3)细胞外抗原自身抗体介导的自身免疫性疾病:肺出血肾炎综合征(即 Goodpasture 综合征)患者血清中可检测到抗肾小球基底膜Ⅳ型胶原抗体。由于肺泡基底膜与肾小球基底膜上存在共同抗原,所以该抗体也可同时作用于肺组织。该自身抗体与肾小球和肺泡基底膜中的Ⅳ型胶原结合,通过激活补体或免疫调理作用,导致肾小球肾炎和肺出血。

（二）Ⅲ型超敏反应的发生机制及其介导的自身免疫性疾病

1. Ⅲ型超敏反应的发生机制　　Ⅲ型超敏反应又称免疫复合物型超敏反应或血管炎型超敏反应,指抗原和抗体结合形成中等大小的可溶性免疫复合物,若免疫复合物不能被及时清除,则可沉积于局部或全身多处毛细血管基底膜,激活补体,在中性粒细胞、血小板、嗜碱性粒细胞等的参与下,引起以中性粒细胞浸润、充血水肿和局部坏死为主要特征的炎症反应和组织损伤(图 17 - 2)。

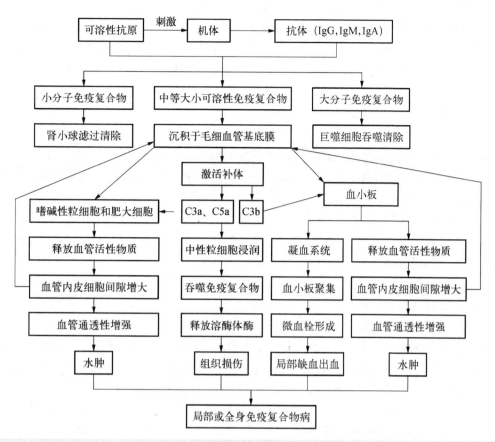

图 17-2 Ⅲ型超敏反应的发生机制

（1）可溶性免疫复合物的沉积：正常情况下,体内形成免疫复合物有利于机体通过单核巨噬细胞吞噬清除异物。但在某些情况下,当可溶性免疫复合物不能被有效清除时,可沉积于毛细血管基底膜,导致组织损伤。免疫复合物的沉积取决于多种因素：

1）抗原的持续存在：这是形成大量免疫复合物的先决条件。例如,RA 患者体内出现变性 IgG,可不断刺激机体产生抗变性 IgG 的抗体,进而形成大量免疫复合物;持续性感染时血液中会出现大量微生物抗原,从而形成足量抗微生物抗体促使免疫复合物的形成。

2）免疫复合物本身的特性：免疫复合物的大小与体内抗原和抗体的比例有关。当抗原抗体比例合适时,主要形成大分子免疫复合物,容易被巨噬细胞吞噬而清除;当抗原或抗体过剩时,则形成小分子免疫复合物,主要通过肾小球滤过从尿液排出;只有抗原抗体在一定比例时才能形成中等大小免疫复合物,既不易被吞噬,也不能够通过肾小球滤过排出,故易造成沉积。此外,抗原或抗体的理化特性(如荷电性、结合价、亲和力等)也影响免疫复合物的沉积。例如,带正电荷的抗原(DNA 抗原)形成的免疫复合物易与带负电荷的肾小球基底膜结合,造成持久的组织损伤。

3）机体清除免疫复合物能力降低：免疫复合物的清除主要通过调理吞噬和免疫黏附作用,补体、CR 或 FcγR 缺陷使清除免疫复合物能力降低,有利于血液中免疫复合物沉积。

4）血流动力学和组织学因素：免疫复合物易沉积于血管通透性增加处、血流缓慢的血管分叉处、血管内高压且易产生涡流处。而血小板活化后释放的活性因子等引起的血管内皮细胞间隙增大可促进免疫复合物在毛细血管基底膜的沉积。

（2）免疫复合物沉积引起组织损伤的机制

1）补体的作用：免疫复合物通过经典激活途径激活补体,产生补体裂解片段 C3a 和 C5a。C3a 和 C5a 与肥大细胞或嗜碱性粒细胞上的 CR 结合,活化肥大细胞和嗜碱性粒细胞,使其释放血管活性物质,导致毛细血管通透性增强,引起水肿;同时,C3a 和 C5a 还可趋化中性粒细胞聚积于免疫复合物沉积处,释放多种溶酶体酶,损伤局部组织。

2）血小板的活化：沉积的免疫复合物或 C3b 可激活血小板，释放血管活性物质，引起血管扩张和通透性的增加，导致水肿；此外，血小板的聚集可激活凝血机制，形成微血栓，导致局部组织的缺血、出血和坏死。

2. Ⅲ型超敏反应介导的自身免疫性疾病　自身抗体与相应的抗原结合形成中等大小的免疫复合物，沉积于毛细血管壁基底膜处，激活补体，活化肥大细胞、嗜碱性粒细胞，趋化中性粒细胞的聚积，并激活血小板，导致局部组织损伤和坏死。

（1）SLE：是一种累及多器官、多系统的小血管及结缔组织疾病，好发于中青年女性。SLE 患者体内可产生大量的 ANA 和其他自身抗体，这些自身抗体与相应的抗原结合形成的免疫复合物沉积在肾小球基底膜、心血管结缔组织、关节滑膜和小血管壁上，激活补体后趋化中性粒细胞浸润，导致局部组织的慢性炎症和损伤。

（2）RA：多发于青壮年，女性患者较多。其特征是手、足小关节的向心性、对称性的关节炎症，可出现关节畸形和功能丧失，常伴有关节外器官受累，如血管炎、皮肤和肌肉萎缩、淋巴腺病等。患者体内出现的变性 IgG 作为自身抗原刺激免疫系统产生抗变性 IgG 的自身抗体，即 RF。变性的 IgG 与 RF 结合形成免疫复合物沉积于关节滑膜等部位，激活补体后引起慢性炎症性的关节组织损伤。

（3）干燥综合征：其疾病特征为外分泌腺体功能异常，常累及泪腺和唾液腺。临床表现为皮肤和黏膜干燥、眼干、口干。部分患者可出现非霍奇金淋巴瘤。本病可分为原发性和继发性两种，多见于女性患者。体内可检测到抗 SSA/RO 抗体、抗 SSB 和抗 SSA。

（4）硬化症：临床表现为皮肤变紧、变硬。当病变仅累及皮肤而不伴有内脏损害时，称为局限性硬化症即硬皮病（scleroderma，Scl）。当病变累及皮肤及内脏器官时则称为进行性系统性硬化症（progressive systemic sclerosis，PSS），其特异性抗体是抗 Scl-70。

（5）多发性肌炎（polymyositis，PM）及皮肌炎（dermatomyositis，DM）：多发性肌炎是以肌肉损伤为主要表现的自身免疫性疾病，若同时伴有皮肤损伤，则称为皮肌炎。其临床表现为四肢近端、颈部、咽部等的肌肉无力，并伴有触痛。严重者可出现呼吸肌无力，危及生命。多发性肌炎较特异的自身抗体是抗 Jo-1、抗 Mi 抗体。

（三）Ⅳ型超敏反应的发生机制及其介导的自身免疫性疾病

1. Ⅳ型超敏反应的发生机制　Ⅳ型超敏反应又称迟发型超敏反应，是由致敏的 T 细胞再次接触相同的抗原后，引起以单个核细胞浸润和组织损伤为主要特征的炎症反应（图 17-3）。Ⅳ型超敏反应发生较慢，一般在再次接触抗原后 24~72 h 出现。

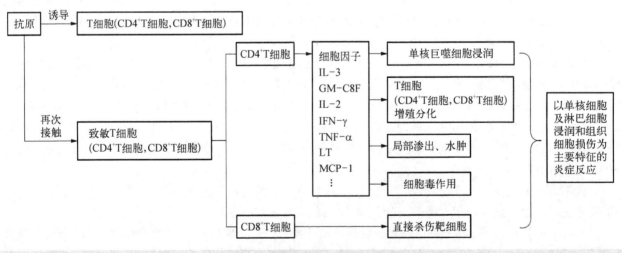

图 17-3　Ⅳ型超敏反应的发生机制

（1）抗原与致敏 T 细胞：引起Ⅳ型超敏反应的抗原主要有病毒、胞内寄生菌（如结核杆菌等）、寄生虫、某些化学物质（如三硝氯苯等）和细胞抗原（如移植细胞）。这些抗原经 APC 摄取、加工、提呈给 T 细胞识别，使之活化、增殖和分化为效应 T 细胞，此时机体成为致敏状态。

（2）T 细胞介导的组织损伤机制

1）CD4$^+$Th1 细胞介导的炎症反应和组织损伤：致敏的 Th1 细胞再次识别相同抗原后，活化并释放多种细胞因子和趋化因子。例如,分泌的 IL - 3 和 GM - CSF 可刺激骨髓产生更多的单核细胞;淋巴素(lymphotoxin,LT)和 TNF - α 诱导局部血管内皮细胞表达黏附分子,促进巨噬细胞黏附于血管内皮,继而穿越血管壁聚集到抗原存在部位,引起组织损伤;MCP - 1 可趋化单个核细胞到达抗原部位;TNF - α 和 IFN - γ 可活化巨噬细胞,进一步释放促炎症细胞因子 IL - 1、IL - 6 和 IL - 8 等加重炎症反应;Th1 细胞还可利用 FasL 杀伤表达 Fas 的靶细胞。Th1 细胞分泌的 IL - 2、IFN - γ 可引起 CD4$^+$T 细胞、CD8$^+$T 细胞的增殖、分化与活化。

2) Th2 细胞和 Th17 细胞介导的炎症反应和组织损伤:反复发生的 I 型超敏反应可发展为以 Th2 细胞浸润为主的慢性炎症反应。例如,过敏性哮喘发生时,支气管上皮细胞分泌大量的 CCL5 和 CCL11,不断趋化 Th2 细胞、嗜酸性粒细胞和嗜碱性粒细胞的浸润,从而加重局部炎症反应且长期发作,此为 Th2 细胞介导的 IV 型超敏反应。另外,近年来研究还发现,Th17 细胞亚群也参与了慢性炎症反应,Th17 细胞分泌的 IL - 17 通过募集大量的中性粒细胞和单核细胞至局部参与组织损伤。

3) CTL 介导的细胞毒作用:CTL 与靶细胞表面抗原结合后,通过释放穿孔素和颗粒酶等,使靶细胞溶解或凋亡;通过其表面的 FasL 与靶细胞表面的 Fas 结合,诱导靶细胞凋亡。

2. IV 型超敏反应介导的自身免疫性疾病　　致敏 T 细胞对自身抗原的免疫应答可引起自身组织细胞损伤,引发由 T 细胞介导的自身免疫性疾病,如 1 型糖尿病、多发性硬化症等。

(1) 1 型糖尿病:发病过程中,CD8$^+$T 细胞和 CD4$^+$T 细胞参与组织损伤。活化的 CTL 表达 FasL,与胰岛 B 细胞表面的 Fas 相互作用,特异性地杀伤胰岛 B 细胞,最终使其丧失分泌胰岛素的功能。另外,浸润胰岛组织局部的 Th1 细胞可通过分泌相应的细胞因子引发炎症反应并损伤胰岛细胞。

(2) 多发性硬化症:发病中,髓鞘碱性蛋白(myelin basic protein,MBP)作为自身抗原可致敏 Th 细胞,当致敏的 Th 细胞再次与 MBP 接触而发生免疫应答反应,从而导致神经系统损伤。

三、自身免疫性疾病的防治原则

由于自身免疫性疾病是免疫耐受异常所引起的对自身抗原的应答,因此,免疫治疗策略主要有消除引起免疫耐受异常的因素;抑制对自身抗原的免疫应答;重建或恢复免疫系统对自身抗原的特异性免疫耐受。

(一) 消除引起免疫耐受异常的因素

1. 预防和控制微生物感染　　微生物可诱发自身免疫性疾病,采用疫苗或抗生素控制微生物的感染可降低某些自身免疫性疾病的发生率。

2. 谨慎使用药物　　谨慎使用能引发自身免疫性疾病的药物。

(二) 抑制对自身抗原的免疫应答

1. 免疫抑制剂疗法　　免疫抑制剂是目前治疗自身免疫性疾病的有效药物。例如,环孢素 A 和 FK - 506 可抑制 T 细胞活化和增殖,一般用于治疗由自身反应性 T 细胞介导的自身免疫性疾病。

2. 细胞因子阻断疗法　　应用抗细胞因子及其受体的抗体或阻断剂进行治疗,如 TNF - α 单克隆抗体、IL - 1 受体拮抗蛋白(IL - 1Ra)治疗 RA。

3. 抗免疫细胞表面分子抗体治疗　　用抗体阻断相应免疫细胞的活化,或清除自身反应性 T 细胞、B 细胞克隆来抑制自身免疫应答。例如,抗 CD3 和抗 CD4 的单克隆抗体抑制自身反应性 T 细胞活化;抗自身反应性 T 细胞的 TCR 单克隆抗体可清除 T 细胞,抗 CD20 抗体可清除自身反应性 B 细胞。

(三) 重建免疫系统对自身抗原的免疫耐受

治疗自身免疫性疾病的理想方法是重新建立机体对自身抗原的特异性免疫耐受。迄今在实验动物模型上已进行了多种尝试,但临床应用尚需时日。

1. 口服自身抗原诱导免疫耐受　　口服自身抗原可诱导免疫耐受。例如,口服重组胰岛素可预防和治疗糖尿病;口服 II 型胶原可预防和治疗 RA。

2. 模拟胸腺阴性选择诱导免疫耐受　　胸腺基质细胞表达的自身组织特异性抗原是胸腺阴性选择中清除自身反应性 T 细胞的关键。因此,其可通过诱导胸腺髓质树突状细胞表达自身组织特异性抗原,模拟阴性选择清除自身反应性 T 细胞。例如,通过诱导树突状细胞表达蛋白脂质蛋白(proteolipid protein,PLP)或髓鞘少突神经胶质细胞糖蛋白(myelin oligodendrocyte glycoprotein,MOG),可使实验性变应性脑脊髓炎的动物产生免疫耐受。

第三节　自身免疫性疾病自身抗体检测

一、常见的自身抗体

自身抗体是自身免疫性疾病的重要标志。每种自身免疫性疾病都有其相对特征性的自身抗体。临床检测到患者血液中存在的高效价自身抗体是确诊自身免疫性疾病的重要依据之一。除此之外,自身抗体的检测有助于鉴别诊断或预测自身免疫性疾病,并对判断疾病的活动程度、观察治疗效果及指导临床用药具有重要的临床意义。表17-3列举了常见自身免疫性疾病的自身抗体。

表 17-3　常见自身免疫性疾病的自身抗体

常见自身免疫性疾病	自 身 抗 体
系统性红斑狼疮	抗 dsDNA 抗体、抗 ssDNA 抗体、抗核小体抗体、抗 Sm 抗体、抗组蛋白抗体、抗核 RNP 抗体、抗 SSA 抗体、抗 SSB 抗体、抗 PCNA 抗体、抗 ARPA 抗体、RF、抗磷脂抗体、抗中性粒细胞胞质抗体
类风湿关节炎	RF、AKA、抗 CCP 抗体、抗核 RNP 抗体、抗组蛋白抗体、抗中性粒细胞胞质抗体
原发性干燥综合征	抗 SSA 抗体、抗 SSB 抗体、RF、抗核 RNP 抗体
多发性肌炎、皮肌炎	抗 Jo-1 抗体、抗核 RNP 抗体、RF
系统性硬化病	抗 Scl-70 抗体、抗核 RNP 抗体、RF、抗线粒体抗体
混合性结缔组织病	抗核 RNP 抗体、RF
血管炎	抗中性粒细胞胞质抗体、抗内皮细胞抗体
自身免疫性肝病	抗平滑肌抗体、抗肝肾微粒体抗体、抗肝细胞胞质抗体 1 型抗体、抗 SLA/LP 抗体、抗线粒体抗体、抗核点抗体、抗核膜抗体、抗中性粒细胞胞质抗体
慢性淋巴细胞性甲状腺炎	抗甲状腺球蛋白抗体、抗甲状腺微粒体抗体
1 型糖尿病	抗谷氨酸脱羧酶抗体、抗胰岛细胞抗体、抗酪氨酸磷酸酶抗体、抗胰岛素抗体

(一) ANA

ANA 是一组将真核细胞的各种细胞核成分作为靶抗原的自身抗体总称。ANA 主要是 IgG,也有 IgM、IgA 和 IgD。该类抗体无器官和种属特异性,故可与所有动物的细胞核起反应。ANA 的检测是自身免疫性疾病诊断的一项重要指标,主要存在于血清中,也可存在于尿液、胸腔积液和关节滑膜液中。

ANA 在临床诊断与鉴别诊断中是一个重要的筛查抗体。大多数的自身免疫性疾病中均可检测到 ANA 阳性,如 SLE、RA、干燥综合征、混合性结缔组织病(mixed connective tissue disease,MCTD)、硬化症等,且处于疾病活动期的 ANA 的滴度较高。然而,ANA 阳性并不一定都是自身免疫性疾病,如正常的老年人血清中也可检测到 ANA,但滴度很低。

细胞核成分比较复杂,根据细胞内靶抗原的理化特性与分布部位的不同,可将 ANA 分为四大类,即抗 DNA 抗体、抗组蛋白抗体、抗非组蛋白抗体和抗核仁抗体。每一大类又因不同的抗原特性再分为许多亚类。不同的自身免疫性疾病中可出现各种 ANA 的不同组合,从而形成各种疾病特征性抗体谱。ANA 阳性者进一步检测各 ANA 亚类,对明确诊断、临床分型、病情观察、预后和疗效评价都具有重要的意义。

(二) 抗双链 DNA 抗体

双链 DNA(double-strand DNA,dsDNA)是重要的遗传物质,由碱基和磷酸组成。抗双链 DNA 抗体(抗 dsDNA 抗体)是抗 DNA 抗体的一种,抗体的反应位点位于 DNA 脱氧核糖磷酸框架上。抗 dsDNA 抗体是 SLE 患者血清中的标志抗体,参与 SLE 患者的发病和组织损伤,是诊断 SLE 的重要标准。另外,抗 dsDNA 抗体滴度与疾病活动程度密切相关,可用于监测疗效。抗 dsDNA 抗体诊断 SLE 的特异性高达 95%~100%;但其敏感性较低,为 30%~50%,因此,抗 dsDNA 抗体阴性不能排除 SLE。

(三) 抗核小体抗体

核小体(nucleosome)是真核生物细胞核染色质的基本单位,由 145~147 个碱基的 DNA 缠绕组蛋白八聚体组成。凋亡细胞是核小体的重要来源,细胞凋亡过程中释放核小体至细胞外。SLE 患者的吞噬细胞对凋亡细胞的清除能力受损,导致体内核小体大量存积,进而刺激机体产生抗核小体抗体(anti-nucleosome antibody,AnuA)。与抗 dsDNA 抗体类似,抗核小体抗体对 SLE 也具有较高的诊断特异性,可达 95%,且由于抗核小体抗体在 SLE 患者中出现时相较早,因此,联合检测抗核小体抗体和抗 dsDNA 抗体可提高 SLE 的检出率。

(四)抗 ENA 抗体

可提取核抗原(extractable nuclear antigens,ENA)指可用盐水或磷酸盐缓冲液从细胞核中提取的一类蛋白抗原的总称。ENA 为酸性蛋白抗原,属于小核糖核蛋白家族,是由许多小分子 RNA 与各自对应的特定蛋白质组成的核糖核蛋白颗粒。目前已发现有 20 多种抗 ENA 抗体,常见的包括抗 Sm 抗体、抗 RNP 抗体、抗 SSA/Ro 抗体、抗 SSB/La 抗体、抗 Jo-1 抗体、抗 Scl-70 抗体等自身抗体,其他的还有抗 PCNA 抗体、抗着丝点抗体、抗核小体抗体、抗核糖体 P 蛋白抗体等。不同的自身免疫性疾病可产生不同的抗 ENA 抗体,且不同特性的抗 ENA 抗体在各种自身免疫性疾病中的阳性率有所差异。因此,进一步检测抗 ENA 抗体,有助于诊断和鉴别诊断自身免疫性疾病。

1. 抗 Sm 抗体 是 SLE 的血清标志抗体,对 SLE 的诊断有较高的特异性,已被列入 SLE 的诊断标准。但其敏感性较低,因此,抗 Sm 抗体阴性不能排除 SLE。抗 Sm 抗体水平与 SLE 疾病活动程度无相关性,治疗后的 SLE 患者也可为抗 Sm 抗体阳性。抗 Sm 抗体的检测对早期、不典型 SLE 或经治疗缓解后 SLE 的回顾性诊断有很大的帮助。

2. 抗核 RNP 抗体 是诊断 MCTD 的重要血清学标志,已列入 MCTD 的诊断标准。因其抗原为含有 U1RNA 核蛋白复合物,亦称为 U1RNP。抗核 RNP 抗体在 MCTD 患者中的检出率可高达 95%,在疾病的活动期或缓解期均可检测到高滴度的抗核 RNP 抗体。抗核 RNP 抗体在多种自身免疫性疾病(如 SLE、干燥综合征、RA、进行性系统性硬化病和皮肌炎等)中均可检测到,因此无疾病特异性。

3. 抗 SSA/Ro 抗体和抗 SSB/La 抗体 这两种抗体是干燥综合征最常见的自身抗体。抗 SSA/Ro 抗体的敏感性较好,而抗 SSB/La 抗体的特异性较好,故两种抗体同时检测可提高系统性硬化病的诊断率。另外,一些 SLE 患者也可检测到抗 SSA/Ro 抗体和抗 SSB/La 抗体,亚急性红斑狼疮(SCLE)、补体缺陷的 SLE 和新生儿狼疮患者体内可检测到抗 SSA/Ro 抗体,且该抗体参与多种组织细胞的损伤。

4. 抗 Scl-70 抗体 是进行性系统性硬化病特异性的血清标志抗体,几乎仅在进行性系统性硬化病患者中能够检测到,而在其他自身免疫性疾病中极少有阳性检出。

5. 抗 Jo-1 抗体 又称抗 PM-1 抗体,最常见于多发性肌炎。该抗体是多发性肌炎的特异性抗体,且与疾病的活动程度相关,而在其他自身免疫性疾病中几乎检测不到,因此该抗体对多发性肌炎的临床诊断具有重要的临床意义。

6. 抗增殖性细胞核抗原(proliferating cell nuclear antigen,PCNA)抗体 为 SLE 特异性抗体,但其阳性率很低,约为 3%。抗 PCNA 抗体可能与 SLE 患者发生弥散性增殖性肾小球肾炎相关。

7. 抗核小体抗体 主要见于 SLE 患者血清中,是 SLE 诊断中特异性较高的自身抗体。

8. 抗核糖体 P 蛋白抗体(anti-ribosomal P protein antibody,ARPA) 为 SLE 特异性自身抗体,在干燥综合征、多发性肌炎/皮肌炎、进行性系统性硬化病中未检出。

9. 抗组蛋白抗体 可识别 5 种组蛋白亚型,最常见的为抗 H1 抗体和抗 H2B 抗体。抗组蛋白抗体常见于药物(普鲁卡因胺、异烟肼和肼屈嗪等)诱导的红斑狼疮。部分非药物诱导的红斑狼疮及 RA 患者中亦可检测到抗组蛋白抗体。

(五)RA 相关的自身抗体

1. RF 是一种以变性 IgG 的 Fc 片段为靶抗原的自身抗体。RF 易与人和动物的变性 IgG 结合,而不与正常的 IgG 发生结合。RF 与体内变性的 IgG 结合形成免疫复合物后可通过活化补体或介导调理吞噬,导致组织炎性损伤,发生骨关节炎及血管炎。RF 是 RA 患者血清中常见的自身抗体,阳性率约为 80%。高滴度 RF 有助于早期 RA 的诊断,且 RF 的滴度与患者疾病活动程度和临床表现有关。另外,RF 可出现在多种自身免疫性疾病中,如 SS、SLE、进行性系统性硬化病和皮肌炎等。几种自身免疫性疾病的 RF 阳性率具体见表 17-4。

表 17-4　几种自身免疫性疾病 RF 阳性率

自身免疫性疾病	RF 阳性率(%)
类风湿关节炎	79
系统性红斑狼疮	30
干燥综合征	95
硬皮病	80
皮肌炎	80
混合性结缔组织病	25

尽管 RF 在多种自身免疫性疾病中均可为阳性,但抗体滴度较低(<40 U/mL)。随着 RF 滴度增加,其对 RA 诊断的特异性增高。常见的 RF 有 IgM 型、IgG 型、IgA 型和 IgE 型,IgM 型是 RF 的主要类型,也是临床最常测定的类型。IgM 型 RF 效价>80 U/mL 并伴有严重关节功能障碍时,提示预后不良;RA 患者血清或滑膜液中 IgG 型 RF 与滑膜炎、血管炎和关节的症状密切相关,且常与高滴度 IgM 型 RF 同时出现。沉积于关节软骨表面的 IgG 型 RF 可通过激活补体引起关节的炎性损伤;约有 10% 的 RA 患者血清或滑膜液中可检出 IgA 型 RF,IgA 型 RF 与关节炎症状的严重程度和骨质破坏密切相关;IgE 型 RF 在关节液、胸腔积液中的水平常高于血清水平。

2. 抗角蛋白抗体(anti-keratin antibody,AKA)　又称为抗丝集蛋白抗体(anti-filaggrin antibody,AFA)或抗角质层抗体(anti corneum antibody,ASCA),主要见于 RA 患者,阳性率为 30%~55%。该抗体在其他的自身免疫性疾病中很少检出,对 RA 疾病诊断的特异性很高,但敏感性较低,因此,AKA 阴性也不能排除 RA。AKA 对 RA 的早期诊断和预后判断具有重要的意义。高滴度 AKA 的 RA 患者常常病情严重,预后较差。

3. 抗环瓜氨酸肽(anticyclic citrullinated peptide,anti-CCP)抗体　是 RA 特异且敏感的早期诊断指标。特异性高达 96%,敏感性为 50%~78%,近 80% 的早期 RA 患者可检测出抗 CCP 抗体阳性。此外,抗 CCP 抗体还对 RA 患者关节侵蚀性病变具有重要的预测价值,抗体阳性者易出现严重的关节骨质破坏。

(六)血管炎相关的自身抗体

1. 抗中性粒细胞胞质抗体(anti-neutrophil cytoplasmic antibodies,ANCA)　是一组以中性粒细胞胞质成分为靶抗原的自身抗体,与多种小血管炎性疾病密切相关。ANCA 包括胞质型 ANCA(cytoplasmic,cANCA)和核周型 ANCA(perinuclear,pANCA)。cANCA 靶抗原主要是蛋白酶 3(proteinase3,PR3),为中性粒细胞嗜天青颗粒的主要成分,能水解弹性蛋白酶、IV 型胶原等多种组织成分。此外,杀菌性/通透性增强蛋白(bactericidal/permeability-increasing protein,BPI)、MPO 也可成为 cANCA 的靶抗原。pANCA 的靶抗原有 MPO、BPI、人类白细胞弹性蛋白酶(human leukocyte elastase,HLE)、组织蛋白酶 G(cathepsin G,CG)和乳铁蛋白(lactoferrin,LF)等。

ANCA 是系统性血管炎的血清标志性抗体,对血管炎的诊断、疗效判断及预后具有重要意义。该抗体的滴度与疾病活动度相关,滴度升高提示病情恶化或复发。ANCA 滴度升高往往出现在疾病复发之前,故动态监测 ANCA 对预测疾病复发具有重要意义。

常见的疾病如韦格纳肉芽肿(Wegener's granulomatosis,WG)、坏死性新月体型肾小球肾炎(necrotizing crescentic glomerulonephritis,NCGN)、原发性局灶节段坏死性肾小球肾炎(idiopathic focal segmental necrotizing glomerulonephritis,IFSNGN)、结节性多动脉炎(polyarteritis nodosa,PAN)等均可检出 ANCA 阳性。另外,在继发性血管炎、慢性炎性肠病(chronic inflammatory bowel disease,CIBD)、自身免疫性肝炎(autoimmune hepatitis,AIH)、SLE、RA 等疾病中也可测出该抗体阳性。cANCA 在 WG 中的检出阳性率可达 90%,其主要特异性抗原是 PR3;在 NCGN 患者中 ANCA 的阳性为达 80%,抗 MPO 抗体是诊断的特异性指标。

2. 抗内皮细胞抗体(anti-endothelial cell antibody,AECA)　是与内皮细胞结合的自身抗体,有 IgG 型 AECA、IgM 型 AECA 和 IgA 型 AECA,主要为 IgG 型 AECA。常见的疾病可分为 4 类:① 原发性血管炎,如 WG、显微镜下多动脉炎(microscopic polyangiitis,MPA)、Churg-Strauss 综合征、特发性视网膜血管炎、Takayasu 动脉炎、巨细胞动脉炎(giant cell arteritis,GCA)、白塞病等。② 继发于全身性自身免疫性疾病的血管炎,如 SLE、RA、干燥综合征、多发性肌炎/皮肌炎和 MCTD,且常提示 SLE 患者有肾脏受累、RA 患者有血管炎表现或硬化症患者有外周血管闭塞等。③ 器官移植。④ 其他疾病,Huremic Emolytic 综合征、多发性硬化症、先兆子痫、1 型糖尿病、慢性哮喘、突发性感觉神经性听力损伤等。

（七）自身免疫性肝病相关的自身抗体

自身免疫性肝病（autoimmune liver disease，AILD）是由自身免疫反应引起肝损伤的一组肝脏疾病的总称，包括 AIH、PBC 和原发性硬化性胆管炎（primary sclerosing cholangitis，PSC）。其中，AIH 是一组病因不明，发病机制尚不完全明确的肝慢性炎症性疾病，常见的自身抗体包括以下几项。

1. 抗平滑肌抗体（anti-smooth muscle antibody，ASMA）　　是 AIH 的血清学标志抗体，阳性率可达 90%。高效价的 ASMA 对 AIH 诊断特异性可高达 100%。病毒性肝炎或某些系统性自身免疫性疾病也可出现 ASMA 阳性，但滴度较低。

2. 抗肝肾微粒体（LKM-1）抗体和抗肝细胞胞质抗体 1 型（LC-1）抗体　　均为 Ⅱ 型 AIH 的血清学标志。抗 LKM-1 抗体的靶抗原是细胞色素 P450 Ⅱ D6，抗 LC-1 抗体的靶抗原是亚胺（代）甲基转移酶-环化脱氨酶。尽管约 7% 的慢性丙型肝炎患者也可检测到 LKM-1 抗体阳性，但其抗体滴度远远低于 AIH 患者。抗 LC-1 抗体对 AIH 诊断的特异性很高，可达 99%，阳性率约为 50%。

3. 抗可溶性肝抗原/肝胰抗原（anti-soluble liver antigen/liver pancreatic antibody，SLA/LP）抗体　　是 AIH 最特异的诊断标志。虽然敏感性较低，但阳性预测值几乎为 100%。

4. 抗线粒体抗体（anti-mitochondria antibody，AMA）　　是诊断 PBC 的重要指标。该抗体是针对细胞质中线粒体内膜和外膜蛋白质成分的自身抗体，目前已知有 9 种亚型（M1~M9），其中 M2 亚型是兼具特异性和敏感性的 PBC 诊断指标，但抗线粒体抗体与 PBC 疾病的严重程度、疗效及预后无相关性。其他慢性肝脏疾病和进行性系统性硬化中也可检 M2 亚型抗体，但效价均较低。

5. 抗核点抗体和抗核膜抗体　　抗核点抗体通常包括抗 sp100 抗体、抗早幼粒细胞白血病（PML）蛋白抗体。抗核膜抗体有抗 gp210 抗体、抗 p62 抗体、抗 Lamin 蛋白抗体。这几种自身抗体可辅助诊断 PBC，尤其在抗线粒体抗体阴性的患者中阳性率较高，且与疾病的活动程度和预后有关。

（八）抗磷脂抗体

抗磷脂抗体（anti-phospholipid antibody，APLA）是针对含有磷脂结构抗原物质的自身抗体。其包括抗心磷脂抗体（anti-cardiolipid antibody，ACLA）、抗磷脂酸抗体（anti-phospholipid acid antibody，APAA）和抗磷脂酰丝氨酸抗体（anti-phosphatidylserine antibody，APSA）等。抗磷脂抗体可分为 IgG 型 APLA、IgM 型 APLA 和 IgA 型 APLA。IgG 型 APLA 最为常见，IgM 型 APLA 次之。抗磷脂抗体的靶抗原是血浆中的磷脂结合蛋白，常见的有 β_2-糖蛋白 1（β_2-GP1）、凝血酶原或这些蛋白与心磷脂的复合物。抗磷脂抗体可与内皮细胞或血小板膜上的磷脂结合，破坏细胞功能，减少前列腺素的释放、增强血小板的黏附凝集功能，引起血栓。ACLA 是抗磷脂抗体中研究最多、最具代表性的一种，其特异性最强。ACLA 阳性或持续升高与抗磷脂综合征（anti-phospholipid syndrome，APS）密切相关。ACLA 在一些自身免疫性疾病中的检测是了解疾病进展及是否伴发 APS 的实验室指标。ACLA 在 SLE 患者中的阳性率可达 70%~80%，该抗体阳性的 SLE 患者发生血管炎、溶血性贫血、心脏及中枢神经系统损害的比例明显高于阴性者。在急性脑血管疾病患者中高效价的 IgG 型 ACLA 是预后不良的危险信号。

（九）内分泌疾病相关的自身抗体

1. 慢性淋巴细胞性甲状腺炎（即桥本甲状腺炎）相关的自身抗体　　慢性淋巴细胞性甲状腺炎是一种慢性自身免疫性甲状腺炎，甲状腺内淋巴细胞、浆细胞和巨噬细胞的浸润与组织损伤是引起甲状腺功能低下的重要原因。慢性淋巴细胞性甲状腺炎患者血清中常检测到抗甲状腺球蛋白抗体（anti-thyroglobulin antibody，ATGA）及抗甲状腺微粒体抗体（anti-thyroid microsome antibody，TMA）。ATGA 的靶抗原为甲状腺球蛋白，TMA 的靶抗原为甲状腺过氧化物酶（thyroid peroxidase，TPO）。ATGA 与 TMA 联合检测对慢性淋巴细胞性甲状腺炎的诊断阳性率可高达到 98%，ATGA 与 TMA 阴性结果可排除慢性淋巴细胞性甲状腺炎。

2. 糖尿病相关的自身抗体　　糖尿病可分为两型，即 1 型糖尿病（T1DM）和 2 型糖尿病。其中，1 型糖尿病又称胰岛素依赖型糖尿病（IDDM），主要是由于胰岛 B 细胞被破坏，导致胰岛素缺乏所引起的自身免疫性疾病。1 型糖尿病患者中可查出多种自身抗体，如谷氨酸脱羧酶抗体、胰岛细胞抗体、酪氨酸磷酸酶抗体和胰岛素抗体等。这些抗体是 1 型糖尿病较为特异的疾病诊断指标，对患 1 型糖尿病的风险评估具有重要的意义。

二、自身抗体的检测方法

自身抗体是自身免疫性疾病的重要标志。在进行自身抗体检测时,应注意不同自身抗体敏感性和特异性的差异;在进行筛查性实验和确诊性实验时,应合理组合使用相应指标。同时,在选用自身抗体的检测方法时,也要考虑到不同方法学之间灵敏度和特异性之间的差异,制订好合适的检测方案和流程。目前,常用的自身抗体检测方法包括间接免疫荧光法、ELISA、免疫印迹法和免疫扩散法等。

(一)ANA 的检测方法

ANA 的常用检测方法有间接免疫荧光法和 ELISA。ELISA 只能用来判断 ANA 阳性与否和抗体滴度,无法进行核型分析。间接免疫荧光法则为最常用的 ANA 筛查试验。该方法的检测原理是以人喉癌上皮细胞 Hep-2 细胞系或灵长类动物器官(肝脏、心肌)的冷冻切片作为抗原与受检血清反应。血清中若存在 ANA,则会与核抗原形成抗原-抗体复合物,再加入荧光标记的二抗,形成荧光标记抗体-抗原-抗体复合物,在荧光显微镜下就可以观察到不同的荧光图形。常见的荧光图形有以下几种。

1. 均质型(homogeneous,H)　细胞核均匀着染荧光,有些核仁部位不着色,分裂期细胞染色浓集,荧光强于分裂间期的细胞。与均质型相关的自身抗体主要有抗 dsDNA 抗体、抗核小体抗体、抗组蛋白抗体。高滴度均质型 ANA 主要见于 SLE 患者,低滴度均质型可见于 RA、慢性肝脏疾病、药物诱发的狼疮患者等。

2. 颗粒型(speckled,S)　又称斑点型。细胞核内出现颗粒状荧光,散在分布,大小不一。分裂期细胞染色体无荧光显色,分裂间期细胞核质染色呈斑点状,核仁不着色。与颗粒型相关的自身抗体有抗核 RNP 、抗 Sm、抗 SSA/Ro、抗 SSB/La 等抗体。高滴度的颗粒型常见于 MCTD,同时也见于 SLE、干燥综合征、硬化症等自身免疫性疾病。

3. 核膜型(membranous,M)　又称周边型。荧光着色显示核膜型抗体在细胞核的周边形成荧光环,或在均一的荧光背景上核周边荧光增强,而核中央染色较弱或阴性。分裂期细胞浓缩染色体阴性。核膜型相关抗体主要是抗板层素(A、B、C)、核孔复合体(gp210、P62、Tpr)与内膜(LAP1、LAP2、LBR、MAN1)抗体。高效价的核膜型抗体主要见于 PBC 患者。

4. 核仁型(nucleolar,N)　荧光着色主要在核仁区,分裂期细胞染色体无荧光着色。相关抗体有抗 RNA 多聚酶 I 抗体、抗原纤维蛋白抗体、抗 Scl-70 抗体、抗 PM-Scl 抗体等。高滴度的核仁型抗体对诊断系统性硬化病有较好的特异性。

(二)抗 dsDNA 抗体的检测方法

目前,抗 dsDNA 抗体的检测方法有间接免疫荧光法、ELISA 和 RIA。其中,间接免疫荧光法是最常用的方法。原理是以绿蝇短膜虫为基质,因为绿蝇短膜虫的动基体由环状 dsDNA 构成,除此以外,通常不含有其他细胞核抗原。因此,能与动基体起反应的自身抗体只有抗 dsDNA 抗体,所以具有高度的特异性。

(三)抗核小体抗体的检测方法

ELISA 是最常用的检测方法。除此之外,免疫沉淀、染色质包被微珠乳胶凝集、免疫印迹等方法也可进行检测。

(四)抗 ENA 抗体的检测方法

检测抗 ENA 抗体的方法有免疫扩散法、免疫印迹法和 Dot-ELISA,目前常用的是免疫印迹法。其原理是 ENA 抗原经 SDS-PAGE 电泳后,按分子量大小形成区带,继而转印于固相膜载体(如硝酸纤维膜)后制成 ENA 抗原吸附的载体膜。该载体膜与待测血清反应,若血清中存在抗 ENA 抗体,即与载体膜上相应区带的抗原结合,加入酶标二抗后形成抗原-抗体-酶标抗体复合物,加入底物后显色,参照标准的区带位置,判读出抗 ENA 抗体的类型。该方法灵敏度高,特异性好,操作简便。

(五)RA 相关自身抗体的检测方法

1. RF 的检测方法

(1)胶乳凝集试验:将 IgG 吸附于聚苯乙烯胶乳颗粒上作为抗原,是检测 IgM 型 RF 的常用方法。

(2)速率散射免疫浊度检测法:此法检测 RF 准确、快速,能定量分析,该方法已逐渐替代胶乳凝集法,但仍只能检测 IgM 型 RF。

(3)ELISA 法:该法可测定不同类型的 RF。

2. AKA 的检测方法　常用间接免疫荧光法,以大鼠食管中段黏膜组织作为抗原。AKA 的靶抗原为食管角质层蛋白、上皮层角质基底层蛋白和角质棘层蛋白。

3. 抗 CCP 抗体的检测方法　　常用 ELISA 法,采用合成的含修饰过精氨酸残基的 CCP 作为抗原包被固相载体。

（六）血管炎相关自身抗体的检测方法

1. ANCA 的检测方法　　总 ANCA 检测通常采用间接免疫荧光法。将中性粒细胞固定于载玻片上作为抗原,cANCA 在细胞质中可见粗大至细小的颗粒型荧光,细胞质荧光清晰地勾画出分叶核的轮廓,分叶核之间荧光增强。pANCA 在乙醇固定的中性粒细胞载玻片上呈现细胞核周围平滑的带状荧光,荧光阳性的细胞质集中在分叶核周围,形成环状或不规则的块状。在甲醛固定的中性粒细胞载玻片中仍呈现细胞质颗粒着染的荧光图形。

特异性 ANCA 检测最常用的是 ELSA 法。用纯化的特异性中性粒细胞胞质抗原包被微孔板进行检测。

2. AECA 的检测方法　　常用间接免疫荧光法进行检测。以人脐静脉内皮细胞作为抗原,阳性表现为细胞质颗粒型荧光。此外,也可采用 ELISA、免疫印迹、免疫沉淀、放射免疫等方法进行检测。

3. 自身免疫性肝病相关自身抗体的检测方法　　ASMA 的检测主要采用间接免疫荧光法,以大鼠胃、肾、肝组织或猴的肝组织作为抗原,待测血清中的 ASMA 与抗原结合后,再加入荧光标记的二抗,荧光显微镜下观察。抗 LKM - 1 抗体、抗 LC - 1 抗体、抗线粒体抗体、抗核点抗体、抗核膜抗体常采用间接免疫荧光法或 ELISA 法进行检测,抗 SLA/LP 抗体常采用免疫印迹法或 ELISA 法检测。

（七）APLA 的检测方法

ACLA 常采用 ELISA 法检测,用纯化的心磷脂包被固相反应微孔,加入样本进行反应,可根据加入的酶标二抗类型的不同(IgG、IgM、IgA)分别检测不同类型的 ACLA。

（八）内分泌疾病相关自身抗体的检测方法

慢性淋巴细胞性甲状腺炎患者中 ATGA 和 TMA 主要采用电化学发光法进行检测,1 型糖尿病的多种自身抗体目前主要采用免疫印迹的方法检测。

第四节　自身免疫性疾病的其他免疫检验

一、可溶性免疫分子检测

（一）细胞因子的检测

自身免疫性疾病患者体内 T 细胞亚群的失衡会导致许多细胞因子的表达异常,这些异常表达的细胞因子参与自身免疫性疾病的免疫病理损伤。目前,临床上已开始采用生物合成的抗细胞因子抗体或细胞因子受体拮抗剂治疗某些自身免疫性疾病,如抗 TNF - α 抗体能有效缓解 RA 患者关节部位的病理损伤。因此,在疾病病程中检测某些细胞因子,不仅有助于研究疾病的病理机制,还能挖掘新的治疗策略和监测治疗效果。

（二）补体的检测

以 II 型超敏反应、III 型超敏反应为发生机制的自身免疫性疾病中均有补体参与,这类患者在疾病活跃期时由于消耗大量补体,其总补体活性(CH50)及单一补体含量均明显降低。当疾病处于缓解期时,补体含量又逐渐恢复正常。检测补体含量的变化对了解疾病的进展和治疗效果具有重要意义。

（三）免疫球蛋白的检测

自身免疫性疾病患者体内存在大量的自身抗体,故血清中免疫球蛋白含量往往高于正常值。其中 IgG 升高最明显,IgM、IgA 也会升高。自身免疫性疾病患者体内免疫球蛋白含量与疾病活动度之间具有一定的相关性,动态监测患者体内免疫球蛋白水平的变化有助于分析和了解患者的疾病状态。

二、免疫复合物检测

自身免疫性疾病患者体内存在大量的免疫复合物,这些免疫复合物且不能被及时清除,沉积在机体局部或全身多处毛细血管基底膜后,引起组织炎症和损伤。除了沉积于局部的免疫复合物,还有游离于体液中的可溶性免疫复合物和随血液循环的循环免疫复合物。检测体内免疫复合物的含量对某些自身免疫性疾病的诊断、病情进展、疗效观察和预后判断等具有重要意义。

三、淋巴细胞检测

虽然自身免疫性疾病多与自身抗体有关,但在发病机制中起主导作用的是淋巴细胞。例如,B 细胞的数量和功能的变化,T 细胞亚群的(Th1、Th2、Th17 细胞等)变化,这些均可反映自身免疫性疾病患者体内免疫细胞的状况,为临床治疗提供参考指标。

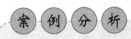

患者,女性,32 岁。因"关节疼痛近 2 年、眼睑水肿 16 个月、干咳 1 个月、神志欠清 20 d"于 2014 年 12 月 23 日收入院。2 年前患者无诱因出现双手近端指间关节疼痛。16 个月前出现上眼睑水肿、脱发,外院查尿蛋白(+)。14 个月前出现发热,体温最高 40℃,外院查尿蛋白(+++),诊断"肾炎"(具体不详),予泼尼松 30 mg/d,2 d 后症状消失,10 d 后泼尼松减量,每 2 周减 2.5 mg,至 12.5 mg/d 维持。2 个多月前劳累后再次出现高热伴四肢近端肌肉疼痛无力,泼尼松增量至 30 mg/d,症状略有好转。1 个月前出现失眠焦虑,并咳嗽无痰,先后予红霉素、头孢呋辛、头孢他啶(复达欣)等抗感染治疗,咳嗽无好转。20 d 前出现躁狂,无故打人骂人,急诊入院。面部蝶形红斑、口腔溃疡、光过敏、雷诺现象。无结核和结核接触史,无肝病、肾病史,无药物过敏史。家族史:家族中无类似疾病史。查体:体温 39.4℃,脉搏 130 次/分,呼吸 28 次/分,血压 125 /70 mmHg。神志欠清,躁狂;皮肤黏膜未见皮疹出血点,浅表淋巴结不大,双瞳孔等大,光反射存在,颈无抵抗。实验室检查:血红蛋白 78 g/L,白细胞 5.2 ×10^9/L,血小板 120 ×10^9/L。尿常规:蛋白 5 g/L。血白蛋白 18 g/L,肝肾功能未见异常。肌酶谱:肌酸激酶(CK)、谷草转氨酶正常。红细胞沉降率 98 mm /h。补体 C3 409 mg/L。

【分析思考】

1. 根据以上临床资料,该患者可初步考虑为何种疾病?

　参考要点:该患者可初步考虑为 SLE。

2. 若临床上需进一步筛查和确证,还需要做哪些免疫学指标的检测?这些检测可采用何种免疫检验方法?

　参考要点:若临床上需进一步筛查和确认,还需要做相关自身抗体的检测。首先进行 ANA 的检测,进行初筛。若 ANA 为阴性,可基本排除 SLE。若 ANA 阳性且高滴度,可进一步进行确证试验的筛查。ANA 检测包括抗 dsDNA 抗体、抗 Sm 抗体、抗 Rib 抗体等自身抗体的检测,进一步确诊。

　这些检测可采用间接免疫荧光法、ELISA、免疫印迹法和免疫扩散法。

本章小结

自身免疫性疾病是由于体内产生针对自身组织成分的自身抗体或自身反应性 T 细胞,而导致自身组织器官损伤或功能障碍所致的疾病。其发生因素包括抗原因素、机体遗传因素和免疫耐受异常。根据其免疫机制可分为Ⅱ型超敏反应、Ⅲ型超敏反应和Ⅳ型超敏反应引起的自身免疫性疾病。自身抗体是自身免疫性疾病诊断的重要标志。不同的自身免疫性疾病有其特征性的自身抗体谱。抗 dsDNA 抗体、抗核小体抗体和抗 Sm 抗体是 SLE 患者的特征性标志抗体。抗 ENA 抗体谱中,高滴度的抗核 RNP 抗体是诊断 MCTD 的重要血清学标志;抗 SSA/Ro 抗体和抗 SSB/La 抗体与干燥综合征密切相关;抗 Scl-70 抗体几乎仅见于进行性系统性硬化病;抗 Jo-1 抗体常见于多发性肌炎。其他疾病相关的自身抗体还有与 RA 相关的 RF、AKA、抗 CCP 抗体;与血管炎相关的 ANCA;与自身免疫性肝病相关的 AMSA、抗 SLA/LP 抗体、抗线粒体抗体等;与抗磷脂综合征相关的抗磷脂抗体;与慢性淋巴细胞性甲状腺炎相关的 ATGA 和 TMA 等。自身抗体的检测方法有间接免疫荧光法、ELISA、免疫印迹等。

（田　洁）

第十八章

免疫增殖性疾病免疫检验

免疫活性细胞对抗原刺激产生的增殖反应,是一个正常的自我调节及限制的过程。免疫细胞失去正常调控而出现异常增殖时将呈现病理状态,从而引起免疫增殖性疾病。此类疾病常以增殖细胞的表面标志进行分类。本章主要探讨与单克隆浆细胞恶性增殖相关的免疫增殖性疾病及其检验方法。异常免疫球蛋白的检测可为该病提供重要的诊断依据。

第一节 免疫增殖性疾病概述

免疫增殖性疾病(immunoproliferative disease,IPD)指免疫器官、免疫组织或免疫细胞异常增生所引起机体病理损伤的一组疾病。此类疾病可表现为良性和恶性。良性免疫增殖性疾病中,免疫细胞的增殖反应为多克隆性、自限性;而在恶性免疫增殖性疾病中,免疫细胞多呈现单克隆性细胞增殖。在临床上,免疫增殖性疾病通常指恶性免疫增殖性疾病。

一、概念与分类

免疫增殖性疾病指免疫系统异常增殖所导致的一组疾病,以浆细胞、淋巴细胞和巨噬细胞异常增生为特征,表现为免疫功能异常及免疫球蛋白质和量的变化。以往对免疫增殖性疾病的研究和分类主要根据细胞形态和临床表现;现在常以增殖细胞表面标志进行分类(表 18 - 1)。

表 18 - 1 按增殖细胞表面标志对免疫增殖性疾病进行分类

细胞类型	免疫增殖性疾病
B 细胞	慢性淋巴细胞白血病
	原发性巨球蛋白血症
	多发性骨髓瘤
	重链病
	轻链病
	传染性单核细胞增多症
	Burkitt 淋巴瘤及其他多数淋巴瘤
T 细胞	急性淋巴细胞白血病
	淋巴母细胞瘤
	部分非霍奇金淋巴瘤
	Sezary 综合征
	蕈样真菌病
裸细胞	急性淋巴细胞白血病
	部分非霍奇金淋巴瘤
组织-单核细胞	急性单核细胞白血病
	急性组织细胞增多症
其 他	霍奇金淋巴瘤、毛细胞白血病

在表 18 - 1 所示的免疫增殖性疾病中,与免疫学检验最为密切的是 B 细胞异常增殖所引起的免疫球蛋白异常及水平增高,其不是一种单一的疾病,而是一组复杂的病理现象。这类疾病中,异常免疫球蛋白片段在外周血中异常增高或在尿中出现,且多数没有正常的生物活性,可导致血液的黏滞度增高,而正常的免疫球蛋白水平降低。此类疾病又称为免疫球蛋白病。因免疫球蛋白电泳位置位于丙种球蛋白区域,亦称为丙种球蛋白病(gammopathy)。

按照异常增加的免疫球蛋白的性质,免疫球蛋白病可分为多克隆免疫球蛋白病和单克隆免疫球蛋白病。在多克隆免疫球蛋白病中存在两个克隆以上的浆细胞同时增生,机体内多种免疫球蛋白异常增高和(或)尿中出现游离轻链或重链;但此类疾病多为良性反应性增殖,预后较好。由单株浆细胞异常增殖所产生的理化性质均一的单克隆蛋白(monoclonal protein,MP),常简称 M 蛋白;其在患者血清和尿中异常增高,导致的疾病为单克隆免疫球蛋白病。此类病多呈恶性发展趋势,预后不佳。单克隆免疫球蛋白病按病因和病情分为 3 类:原发性恶性单克隆免疫球蛋白病、原发性良性单克隆免疫球蛋白病和继发性单克隆免疫球蛋白病(表 18-2)。

表 18-2　按病因及病情对单克隆免疫球蛋白病分类

病因及病情	疾病名称
原发性恶性单克隆免疫球蛋白病	多发性骨髓瘤
	原发性巨球蛋白血症
	重链病
	轻链病
	孤立性浆细胞瘤
	淀粉样变性
	半分子病
	恶性淋巴瘤
	慢性淋巴细胞白血病
原发性良性单克隆免疫球蛋白病	一过性单克隆丙种球蛋白病
	持续性单克隆丙种球蛋白病
继发性单克隆免疫球蛋白病	非淋巴网状系统肿瘤
	单核细胞白血病
	风湿性疾病
	慢性炎症
	冷球蛋白血症
	原发性巨球蛋白血症性紫癜
	丘疹性黏蛋白沉积症
	家族性脾性贫血

在临床上,常见的单克隆免疫球蛋白病主要有如下疾病。

1. 多发性骨髓瘤　　是单株浆细胞异常增生的恶性肿瘤,亦称浆细胞瘤,是免疫增殖性疾病中最常见的一种类型。发病年龄为 40~70 岁,男女比例为 1.6:1。本病起病缓慢,呈进行性,患者早期可无特殊症状,仅表现为红细胞沉降率增大,血中检出 M 蛋白或不明原因蛋白尿。典型患者的临床表现和病理变化为骨骼破坏、贫血和出血、高黏滞综合征、感染、肾功能损害和髓外浸润。

根据血清中 M 蛋白的类别不同,可将浆细胞骨髓瘤分成不同类型,其中多为 IgG 型(>50%),其次为 IgA 型(20%~25%)、IgD 型(1%~2%),IgM 型和 IgE 型罕见。也有少数骨髓瘤患者存在两个克隆的浆细胞同时恶变,可出现双 M 蛋白。例如,两个 IgM 类 M 蛋白并存或 IgG 类 M 蛋白与 IgM 类 M 蛋白并存,此类双 M 蛋白血症患者在临床上多表现为巨球蛋白血症或淋巴瘤。典型的多发性骨髓瘤具有以下特征:① 血清中出现大量 M 蛋白和(或)尿中出现大量单克隆轻链。② 骨髓中浆细胞明显增多(>15%)并有幼稚浆细胞出现,或组织活检证实为骨髓瘤。③ 正常的免疫球蛋白水平明显下降。④ 广泛性骨质疏松和(或)溶骨性病变。

2. 原发性巨球蛋白血症　　又称 Waldenstrom 巨球蛋白病,是以分泌 IgM 的浆细胞恶性增殖为病理基础的疾病,病因不明,多见于老年男性。主要表现为 IgM 过多所致的血液高黏滞综合征。由于有些 IgM 分子具有冷球蛋白(cryoglobulin)的特征,患者可伴有雷诺现象;约 40% 的患者可出现本周蛋白(Bence-Jones protein,BJP)尿。原发性巨球蛋白血症的免疫学特征:① 血清中单克隆 IgM 含量增加,约为 10 g/L。② 红细胞正色素性贫血、白细胞和血小板减少。③ 骨髓中有淋巴细胞样浆细胞浸润。④ 血清相对黏度增加。⑤ 10%~30% 患者可有本周蛋白尿。

3. 重链病　　是由于浆细胞发生突变和异常增殖,合成功能障碍,只产生免疫球蛋白的重链或有缺陷的重链,不能与轻链组成完整的免疫球蛋白分子,致使血清和尿中出现大量游离的无免疫功能免疫球蛋白重链所致的疾病。重链病根据重链类型的不同可进行免疫分型,分为 IgG(γ)重链病、IgA(α)重链病、IgM(μ)重链病和 IgD(δ)重链病,但 IgD(δ)重链病极为罕见。

4. 轻链病　　是由于浆细胞突变和异常增殖,产生过多的轻链,而重链的合成相应减少,过多游离轻链片段在血清或尿液中大量出现而导致的疾病。本病患者血和尿中可检出大量轻链蛋白。根据轻链类型可将本病分为 λ 型和 κ 型,λ 型肾毒性较强。轻链病的临床表现随着单克隆蛋白在器官沉积的部位及程度的不同而呈现出差异,以发热、贫血和严重肾功能损害为特点,有淀粉样变性。轻链病的免疫学特征:① 血清中异常轻链水平升高,正常免疫球蛋白水平下降或明显下降。② 尿中和血清中可检出同类型的轻链片段。③ 本周蛋白尿。免疫学检查可见各种免疫球蛋白正常或减少,轻链 κ/λ 值异常,血清和尿中可同时检出轻链。

5. 良性单克隆免疫球蛋白病(benign monoclonal gammopathy,BMG)　　指正常人出现高水平免疫球蛋白和低水平 M 蛋白(IgG 常见),不呈现进行性增加,不伴有浆细胞恶性增殖的疾病,其自然病程、预后和转归暂时无法确定,因此,又称为意义未定的单克隆免疫球蛋白病(monoclonal gammopathy of undetermined significance,MGUS)。本病一般无症状,可发生于 50 岁以上或 70 岁以上的正常人群中,只有很少数最终进展为多发性骨髓瘤。良性单克隆免疫球蛋白病的免疫学特征:① 血清中 M 蛋白水平不高。② 血清和尿中无游离的轻链和重链。③ 血清中有高水平免疫球蛋白,但通常低于恶性浆细胞病,IgG<30 g/L、IgA<20 g/L、IgM 不定,其他免疫球蛋白大多正常或轻度减少。④ 骨髓中浆细胞<10%,形态正常。恶性单克隆免疫球蛋白血症和良性单克隆免疫球蛋白病的鉴别诊断见表 18-3。

表 18-3　恶性单克隆免疫球蛋白血症与良性单克隆免疫球蛋白病的鉴别诊断

	恶性单克隆免疫球蛋白病	良性单克隆免疫球蛋白病
症状	淋巴瘤或骨髓瘤的症状	无症状或原有基础疾病的症状
贫血	几乎都出现	一般无
骨损害	溶骨性损害普遍	除转移性骨疾病外,不常见
骨髓象	浆细胞>10%,形态正常或异常	浆细胞<10%,形态正常或异常
M 蛋白	常高于 20 g/L,随病情而增高	低于 20 g/L,保持稳定
正常免疫球蛋白	降低	增高或正常
游离轻链	常出现在血清和尿中	一般呈阴性

6. 冷球蛋白血症(cryoglobulinemia)　　冷球蛋白指温度低于 30℃时易自发形成沉淀、加温后又可溶解的免疫球蛋白。当血中含有冷球蛋白时称为冷球蛋白血症,常继发于感染、自身免疫性疾病和某些免疫增殖性疾病等。冷球蛋白血症可分为三型:① 单克隆型(Ⅰ型)冷球蛋白血症。② 混合单克隆型(Ⅱ型)冷球蛋白血症。③ 混合多克隆型(Ⅲ型)冷球蛋白血症。

二、免疫损伤机制

本章涉及的免疫细胞增殖是异常增生,完全不具有免疫活性,主要造成免疫系统的直接损害,或通过其分泌相关物质进一步损伤正常的免疫细胞和正常组织,从而导致疾病。在此以浆细胞恶性增生为例阐述相关免疫损伤机制。

(一)浆细胞异常增殖

浆细胞异常增殖通常指单克隆浆细胞异常增殖,并伴有单克隆免疫球蛋白或其多肽链亚单位合成的异常。浆细胞异常增殖的原因至今尚未阐明,是内因和外因两大因素相互作用的结果。内因包括造血干细胞异常、遗传学改变、免疫调节异常、细胞因子异常、HLA 抗原和染色体变异等。外因则包含物理、化学及生物等因素。

(二)正常体液免疫抑制

正常的体液免疫是由 B 细胞活化、增殖、分化为浆细胞,并产生效应的过程。细胞因子在此过程中对 B 细胞功能进行有序调控,使其发挥正常的体液免疫功能。IL-4 启动静止期的 B 细胞进入 DNA 合成期;IL-5 促进 B 细胞继续增殖;IL-6 促使 B 细胞分化为浆细胞,并可反馈抑制 IL-4 控制 B 细胞的增殖分化过程。以上过程构成了一个生物信息调节回路,从而控制体液免疫应答过程,使其有序进行。IL-6 异常增高直接抑制了 IL-4 的正常产生,从而抑制了体液免疫反应过程而致病。另外,大量无抗体活性的免疫球蛋白可通过其 Fc 段与具有 FcR 的细胞结合,使这些细胞表面被无活性的免疫球蛋白封闭,影响了生物信息的传递,最终导致体液免疫抑制。

(三) 异常免疫球蛋白增生造成的病理损伤

浆细胞异常增殖产生大量无正常免疫活性和抗体功能的单克隆免疫球蛋白或其片段,如重链或轻链。大量单克隆免疫球蛋白或其重链、轻链沉积于组织,造成组织变性或引起淋巴细胞浸润,导致器官的功能障碍,如肾损伤、淀粉样变性等。单克隆免疫球蛋白浓度过高可致血液黏稠度增加,从而引起一系列病理损伤,如视力障碍、脑血管意外及高黏滞综合征等。

(四) 溶骨性病变

溶骨性病变与浆细胞的恶性增殖关系密切,是骨髓瘤患者疾病恶化的重要原因之一。骨髓瘤大多伴有溶骨性病变,主要是由于骨质形成细胞调节功能紊乱,如患者体内高水平的 IL-6 是破骨细胞数量增多和功能亢进的重要调节因子;另外,IL-6 也与肿瘤在骨髓中浸润生长导致其直接破坏有关。

第二节　免疫增殖性疾病检验

一、异常免疫球蛋白的分子特点

异常免疫球蛋白指理化和生物学性质发生变化的免疫球蛋白。免疫增殖性疾病中的免疫球蛋白合成异常主要体现在 3 个方面:① 突变的 B 细胞转化为活性高的浆细胞,其可快速合成免疫球蛋白。② 重链和轻链的合成时间短。正常重链和轻链合成分别需要 18 min 及 10 min,异常重链和轻链的合成分别只需 2.5 min 及 1 min。③ 多余轻链产生并由尿中排出。以上因素导致异常免疫球蛋白在血中含量高于正常人数倍到数十倍,且其理化性质十分均一、无免疫活性;免疫球蛋白多样性降低,免疫功能下降。

异常免疫球蛋白包括血液中 M 蛋白、血液和尿中轻链蛋白等。M 蛋白是由浆细胞单克隆性增殖而大量产生的类别、亚类、基因型和独特型均呈高度均一性的免疫球蛋白。M 蛋白结构与正常免疫球蛋白相似,但没有抗体活性和正常的免疫功能,所以又称副蛋白(paraprotein)。M 蛋白可以是完整的免疫球蛋白分子,即为 IgG、IgA、IgM、IgD 或 IgE 中的任何一种类型;也可以是单纯的游离重链或者轻链。因轻链分子量小(45 000 Da),M 蛋白可通过肾小球滤过,从尿中排出(轻链),在尿中测出轻链故又称之为本周蛋白,它是在 1847 年由 Bence - Jones 在尿中检出轻链而命名。此蛋白在 40~60℃ 的条件下发生沉淀,100℃ 时沉淀消失。

二、异常免疫球蛋白的检测方法

异常免疫球蛋白的检测方法涉及血液学和免疫学方法,其中免疫学方法尤为常用。其检测方法包括血清蛋白区带电泳、免疫球蛋白定量、尿本周蛋白定性、免疫电泳、免疫固定电泳、免疫球蛋白亚型定量、血清及尿中轻链定量及比值计算等。对于阳性检测结果,一般应采用两种以上的检测方法互相印证。对有临床表现者一般以血清蛋白区带电泳、免疫球蛋白定量和尿本周蛋白定性作为初筛实验。对于阳性者再进行免疫电泳、免疫固定电泳、免疫球蛋白亚型定量、血清及尿中轻链蛋白定量作为确证实验。

(一) 血清蛋白区带电泳

正常情况下,各种蛋白质维持一定的浓度。但在某些病理条件下,蛋白质出现异常;各种蛋白质的浓度失衡;出现疾病特有蛋白质的质和量的异常等。各蛋白质因所带电荷及分子量大小不同,在电场作用下泳动的速度和方向不同,因而在血清蛋白区带电泳图上处于不同位置。根据待测样本形成的血清蛋白区带电泳图与正常的电泳图谱进行比较,可了解待测样本中各种蛋白质的组分。同时,对血清蛋白区带电泳图进行扫描可计算出各种蛋白质的含量。

血清蛋白区带电泳是测定 M 蛋白的一种定性试验,常用乙酸纤维素膜和琼脂糖电泳两种方法。血清蛋白质经过电泳可划分成 5 个不同区带,依次为白蛋白、α1-球蛋白、α2-球蛋白、β-球蛋白和 γ-球蛋白。正常人血

清中 γ-球蛋白区带宽而颜色较浅,扫描图显示为较低矮的蛋白峰(图 18-1A)。单克隆免疫球蛋白增高时常在 γ-球蛋白区呈现狭窄而浓缩的集中带,即 M 区带,经扫描显示为一高尖的蛋白峰(图 18-1B)。血清蛋白区带电泳可检出 M 蛋白,但不能检出是哪一类型的 M 蛋白;M 区带的电泳位置可大致反映免疫球蛋白的类型,但最终还需用特异性抗体进行确定。多克隆免疫球蛋白增高时,γ-球蛋白区带宽而浓密,扫描图上显示一宽大蛋白峰(图 18-1C)。有些轻链病、重链病的 M 蛋白峰并不明显,需与尿中本周蛋白检测或尿蛋白电泳联合检测。

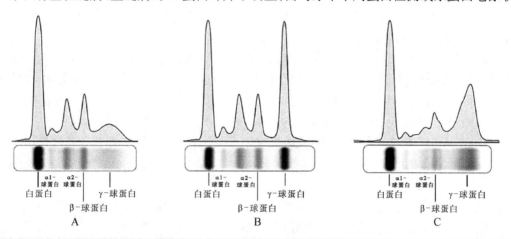

图 18-1　血清蛋白区带电泳和扫描图谱

A. 正常人血清蛋白区带电泳(下)和扫描图谱(上)。B. M 蛋白血症患者的血清蛋白区带电泳(下)和扫描图谱(上)。C. 多克隆免疫球蛋白病患者的血清蛋白区带电泳(下)和扫描图谱(上)

(二)免疫电泳

免疫电泳是将琼脂糖电泳和免疫双向扩散有机结合的一项技术。血清标本先经血清蛋白区带电泳将各种蛋白成分分离开,继而加入特定的抗血清进行免疫扩散,凝胶中的抗原与抗体做双向扩散,在比例合适处可形成免疫复合物的沉淀线。实验采用抗人 IgG、IgM、IgA、κ 轻链和 λ 轻链 5 种抗血清,根据抗血清的种类、电泳位置及沉淀弧的形状可以对蛋白做出判定。正常人血清与上述抗体进行免疫电泳时也可出现沉淀线,但其沉淀线是均匀的弧形,M 蛋白与相应抗体发生反应所形成的沉淀弧较普通沉淀弧宽,呈现出弓形或船形。如果待测血清与某型免疫球蛋白重链及轻链抗血清产生相同迁移度的异常沉淀弧,提示存在某型别的 M 蛋白,不同的病种出现不同的电泳图形。某些 M 蛋白的四级结构会阻碍轻链抗原表位与相应抗血清结合,而误诊为重链病,这时需在血清中加入 β-巯基乙醇处理,暴露出轻链表位,才可检出轻链。将尿标本与血标本一同进行免疫电泳分析会减少检验误差,可以观察到血清中同时存在的 M 蛋白和轻链以及尿中存在的本周蛋白。做游离轻链分析时,由于轻链分子量小、扩散速度快,电泳过程中应随时观察结果。

免疫电泳是一项经典的定性实验,但由于影响沉淀线形态的因素较多,扩散时所需抗血清量较大,结果判断需有丰富的实验室经验,目前逐渐被免疫固定电泳所代替。

(三)免疫固定电泳

免疫固定电泳是血清蛋白区带电泳与沉淀反应相结合的定性实验。血清蛋白区带电泳后,分别在电泳条上加入 γ、α、μ、κ 和 λ 的抗血清,必要时还可加抗 Fab、抗 Fc 等特殊抗血清;当抗体与某区带中的免疫球蛋白结合后,便形成复合物沉淀下来,经漂洗和染色处理后,便可清晰地显示出抗原抗体结合反应带。多克隆增生或正常血清 γ-球蛋白显示为宽、弥散而浅染的区带,M 蛋白在免疫固定电泳中显示狭窄而界限分明的深染区带。根据免疫固定电泳的结果,可对多发性骨髓瘤进一步鉴定和分型(图 18-2)。

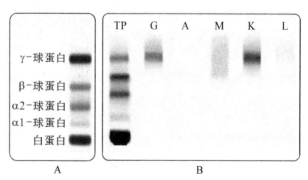

图 18-2　IgG/κ 型骨髓瘤患者的血清免疫固定电泳图谱

A. 显示骨髓瘤患者血清蛋白免疫电泳图。B. 显示骨髓瘤患者血清免疫固定电泳图

TP 为抗正常人血清;G 为抗 IgG 血清;A 为抗 IgA 血清;M 为抗 IgM 血清;κ 为抗 κ 血清;λ 为抗 λ 血清

与免疫电泳相比,该方法具有检测时间短、敏感性高、分辨清晰和结果易于分析等优点。特别是在免疫电泳结果似是而非时,该技术有着明显的优越性。

(四) 免疫球蛋白亚型定量

通过免疫电泳和免疫固定电泳可检出 M 蛋白的类型,但不能准确确定其含量。免疫球蛋白定量检测有助于对免疫球蛋白病的诊断,对疾病的良恶性鉴别有一定价值,同时也是判断病情程度、观察治疗效果和预后的指标。免疫球蛋白亚型定量的方法有单向免疫扩散法与散射免疫浊度检测,前者无须特殊设备,准确度差;后者准确迅速,是目前临床广泛采用的方法。

恶性单克隆免疫球蛋白病常呈现某一类免疫球蛋白的显著增高,并伴有正常免疫球蛋白含量的降低。M 蛋白含量的多少常可反映病情的轻重;对于同一患者,M 蛋白含量明显增高常提示病情恶化,如有效治疗后,M 蛋白含量逐渐下降,而正常免疫球蛋白的含量则由低水平趋向正常。在良性单克隆免疫球蛋白病的标本中,M 蛋白的升高幅度不如恶性单克隆免疫球蛋白病高,且 M 蛋白以外的免疫球蛋白含量一般在正常范围之内。多克隆免疫球蛋白病患者的血清中常有多种类型的免疫球蛋白水平同时升高,每一类上升幅度均不十分明显,但免疫球蛋白总水平明显增高。

(五) 尿本周蛋白定性

本周蛋白即尿中游离的免疫球蛋白轻链,其分子量小,容易由肾小球滤过后,随尿液排出,故在血清标本中不易检出。本周蛋白可损伤肾小管,引起肾功能障碍,还可沉淀于各种脏器引起淀粉样变性,在多发性骨髓瘤、轻链病及原发性巨球蛋白血症等患者尿液中均可检出本周蛋白。

在 pH 5.0 的条件下,尿中本周蛋白被加热至 50~60℃时,可出现沉淀,继续加热至 90℃时又重新溶解,故又称其为凝溶蛋白。根据这一特点,可用热沉淀反应法进行检测,即将尿液标本置 56℃水浴 15 min,如有混浊或沉淀,再将试管放入沸水中煮沸 3 min,如混浊变清则提示本周蛋白阳性。此方法简便易行,但敏感度较低,且不能确定轻链的型别。轻链-白蛋白-戊二醛免疫电泳法可明显提高本周蛋白检测的敏感度和特异性。也可用抗 κ 轻链抗血清和抗 λ 型轻链抗血清进行免疫电泳或免疫固定电泳分析,电泳前将尿标本通过透析浓缩可提高检出率;也可采用定量检测方法对尿中 κ 型轻链和 λ 型轻链进行定量分析。

(六) 免疫球蛋白轻链型筛选

正常人免疫球蛋白的两种轻链型比例基本稳定(成人 κ：λ≈2：1),当产生 M 蛋白时,轻链型比值将发生改变。因此,检测 κ 型免疫球蛋白与 λ 型免疫球蛋白含量或比,可用于 M 蛋白的初步筛选。采用抗 κ 血清或抗 λ 血清免疫浊度检测进行定量测定,当 κ：λ 大于 4：1 或小于 1：1 时应考虑 κ 型 M 蛋白血症或 λ 型 M 蛋白血症。

(七) 冷球蛋白检测

冷球蛋白是血清中的一种特殊蛋白质,具有可逆性冷沉淀的特性,即在 4℃时自发沉淀,加温至 37℃时又可溶解,故常利用这种特性对其进行测定。即抽取患者静脉血,分离血清,并注入红细胞比积管至刻度 10 处;其余血清移至尖底离心管中;均置于 4℃,7 d 后取出并于 4℃离心,观察比积管中冷沉淀物的比容,正常情况下沉淀物的比容应小于 0.4%。弃去尖底离心管中上层血清,用冰冷的 9.0 g/L NaCl 洗涤沉淀物,4℃离心,再将沉淀物用适量 9.0 g/L NaCl 重悬,置于 37℃溶解后测蛋白质含量。正常人冷球蛋白含量一般不超过 80 mg/L。溶解的冷沉淀物可用免疫电泳或免疫固定电泳等方法进行成分鉴定。冷纤维蛋白原、CRP -白蛋白复合物和肝素沉淀蛋白等也具有冷沉淀特性,实验时须加以区别。

当临床上怀疑 MM、巨球蛋白血症、重链病、轻链病或其他浆细胞恶性病变时,一般应采用两种以上的检测方法互相印证。通常按下列程序进行：① 通过血清蛋白区带电泳分析发现异常球蛋白区带。② 免疫球蛋白定量检测或尿本周蛋白定性检测。③ 对阳性者做免疫电泳或免疫固定电泳分类鉴定。④ 通过免疫球蛋白亚型定量和血清及尿中轻链定量及比值计算等测定进行确证。⑤ 根据轻重链含量和比值区别良性与恶性。⑥ 结合骨髓和影像学、病理学检测做出正确诊断。

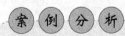

患者,女性,57 岁。2015 年 7 月不慎从电动车上摔下后出现腰背疼痛,给予对症处理及卧床休息 50 余天症状无好转。2015 年 11 月腰背疼痛加重,活动明显受限,并伴有头晕乏力、鼻出血。否认家族性遗传病

病史。实验室检查:白细胞 $8.2×10^9/L$,血红蛋白 75 g/L,血小板 $160×10^9/L$,红细胞沉降率 55 mm/h,24 h 尿蛋白定量 0.91 g/24 h,外周血涂片显示分类异常细胞占 7%,该细胞质量丰富,呈深蓝色,胞核圆,偏位明显,可见核仁,形态似原幼浆细胞。X 线示腰第四椎体(L_4)及双髂骨散在虫蚀样骨质吸收区,腰第四椎体(L_4)楔形变,骨髓示浆细胞占 6.5%~16%。骨髓活检示散在或成堆浆细胞。

【分析思考】

1. 多发性骨髓瘤的临床免疫学特点是什么?

参考要点:多发性骨髓瘤的临床免疫学特点有① 血和尿中出现大量的 M 蛋白。② 血清中正常免疫球蛋白含量明显降低。③ 骨髓中可见大量不成熟的浆细胞。④ 原发性溶骨损害或广泛性骨质疏松。

2. 诊断多发性骨髓瘤,临床上常做哪些实验室检查?

参考要点:一般先以血清蛋白区带电泳、免疫球蛋白定量或尿本周蛋白定性作为初筛试验。如果发现有异常球蛋白区带,继而进行免疫电泳和免疫固定电泳、免疫球蛋白亚型定量和血清及尿中轻链定量及比值计算等检测,以进一步定量分析和免疫球蛋白分类鉴定。

3. 诊断单克隆免疫球蛋白病有关实验的选择原则?

参考要点:单克隆免疫球蛋白病的实验室诊断,一般应采用两种以上的检测方法互相印证,通常按下列程序进行:① 通过血清蛋白区带电泳分析发现异常球蛋白区带。② 免疫球蛋白定量检测或尿本周蛋白定性检测。③ 对阳性者做免疫电泳或免疫固定电泳分类鉴定。④ 通过免疫球蛋白亚型定量和血清及尿中轻链定量及比值计算等测定进行确证。⑤ 根据轻重链含量和比值区别良性与恶性。⑥ 结合骨髓和影像学、病理学检测做出正确诊断。

本章小结

免疫增殖性疾病是以浆细胞、淋巴细胞和巨噬细胞异常增殖为特征的疾病,其中,B 细胞异常增殖或其他导致免疫球蛋白异常见。外周血中异常增高免疫球蛋白或尿中出现异常免疫球蛋白片段的疾病称为免疫球蛋白病。免疫球蛋白多克隆增殖多为良性反应性增殖;免疫球蛋白的单克隆增殖多呈恶性发展趋势。浆细胞异常增殖可产生大量的异常免疫球蛋白,此免疫球蛋白无正常功能及完整的结构。单克隆免疫球蛋白增殖病产生的免疫球蛋白又称 M 蛋白,该蛋白有免疫球蛋白结构,但无抗体活性。其分子量较小,可通过肾小球从尿中排出,在尿中检出的免疫球蛋白轻链又称本周蛋白。多发性骨髓瘤是单株浆细胞异常增生的恶性肿瘤。良性单克隆免疫球蛋白病指正常人血清中出现 M 蛋白,但不伴有浆细胞恶性增殖的疾病。单克隆免疫球蛋白病的实验室诊断,一般应采用两种以上的检测方法互相印证。

(王　芳)

免疫缺陷病是一类免疫系统发育或免疫应答障碍引发复杂临床表现和免疫学特征的疾病,分为原发性免疫缺陷病(primary immunodeficiency disease,PID)和继发性免疫缺陷病(secondary immunodeficiency disease,SID)。该病实验室诊断常采用多方面、综合性的检测方法,包括血液学检测方法、分子生物学检测方法和免疫学检测方法等。免疫学检测方法一般包含免疫球蛋白浓度测定、抗体功能测定、淋巴细胞和吞噬细胞数量和功能测定等。

第一节 免疫缺陷病概述

在正常情况下,机体免疫系统不仅能识别并清除病原体等外来入侵的抗原性异物,还能及时识别并清除体内发生突变的肿瘤细胞和衰老、死亡的细胞,肩负着免疫防御、免疫监视、免疫内环境稳定三大方面的免疫功能,维护机体健康。先天免疫遗传基因异常或后天其他因素(如病毒感染、肿瘤等疾病与药物应用)导致免疫系统发育或免疫应答障碍而引起的机体免疫功能不全或缺失,称为免疫缺陷;由此而引起机体一系列临床综合征,表现为反复或持续性感染,并易伴发过敏性疾病、恶性肿瘤、自身免疫性疾病等,称为免疫缺陷病(图 19 - 1)。

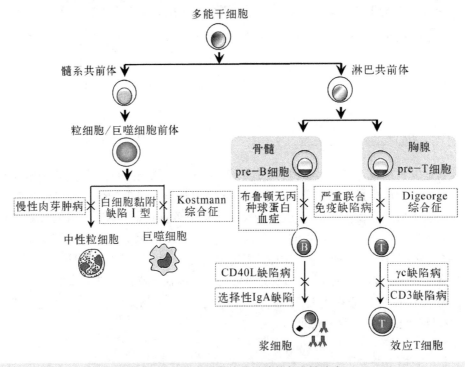

图 19 - 1 免疫发育缺陷导致的免疫缺陷病

一、免疫缺陷病的分类与特点

(一) 免疫缺陷病分类

按其病因,免疫缺陷病分为两大类: PID 和 SID。

PID 是由遗传因素或先天免疫系统发育不良造成免疫功能障碍而引发的疾病,又称为先天性免疫缺陷病(congenital immunodeficiency disease,CID)。PID 属于罕见病,种类繁多且发病率相对较低,一般认为 PID 发病率应为 1/5 000。因其发病机制及病因未完全阐明,其命名和分类在不断更新,特别是近几年高通量测序广泛应用于临床疾病,PID 疾病检出率明显增加。国际免疫学会联合会(IUIS)PID 专家组每 2~3 年召开会议更新 PID

分类。2017 年 2 月在伦敦召开的专家会对 PID 进行了最新的分类和阐述,共纳入 354 种疾病,分为九大类:① 联合免疫缺陷病。② 伴有典型症状的免疫缺陷病。③ 抗体免疫缺陷病。④ 免疫失调性疾病。⑤ 吞噬细胞缺陷。⑥ 固有免疫缺陷。⑦ 自身炎症性疾病。⑧ 补体缺陷。⑨ 免疫出生缺陷的拟表型。多数 PID 有遗传倾向性,约 1/3 为常染色体遗传,1/5 为性染色体遗传。15 岁以下 PID 患者 80% 以上为男性;50% 以上 PID 患者从婴幼儿开始发病,年龄越小病情越重,治疗难度越大。

SID 是后天由恶性肿瘤、感染、代谢性疾病、营养不良和其他疾病等诱发因素造成免疫功能障碍而引发的疾病,又称获得性免疫缺陷病(acquired immunodeficiency disease,AID)。SID 可发生在任何年龄段,但因其免疫系统本身并无缺陷,一般去除疾病诱因后,疾病会有明显改善。

(二)免疫缺陷病特点

不同类型免疫缺陷病因其所累及免疫系统的成分、程度及范围不同,导致疾病的严重程度及临床症状具有高度异质性。一般来说,免疫缺陷病均具有以下共同临床特征。

1. 易发感染　对各种感染的易感性增加是免疫缺陷病最主要和常见的临床表现。感染的部位以呼吸道最常见,反复性感染病情常难以控制,也是导致患者死亡的主要原因。免疫缺陷的类型及程度决定感染的性质及严重程度。通常,抗体免疫缺陷者以化脓性细菌感染为主;T 细胞免疫缺陷者以病毒、真菌、胞内寄生菌及原虫、结核杆菌感染多见;T 细胞、B 细胞联合免疫缺陷者易感病原体为化脓性细菌合并胞内寄生病原体,并以对各种病原体机会性感染为特点;吞噬细胞缺陷和补体缺陷者以化脓性链球菌感染为主,补体缺陷常见脑膜炎链球菌和淋球菌感染(表 19 - 1)。

表 19 - 1　免疫缺陷诱发的感染特点

发生的免疫缺陷	易感染的病原体	感染类型
抗体免疫缺陷	以化脓性链球菌为主的细菌感染	脓毒症、气管炎等上呼吸道感染、心内膜炎等
T 细胞免疫缺陷	以胞内寄生病原体感染为主,如病毒、真菌、结核杆菌等	深部真菌感染、重型病毒感染、结核病
T 细胞、B 细胞联合免疫缺陷	化脓性细菌合并胞内寄生病原体感染	全身重度细菌及病毒感染、顽固性腹泻等
吞噬细胞缺陷和补体缺陷	以化脓性链球菌为主的细菌感染;补体缺陷常见脑膜炎链球菌和淋球菌感染	全身性肉芽肿、败血症、气管炎等上呼吸道感染、脓皮病等

2. 易伴发恶性肿瘤　PID 尤其是以 T 细胞免疫缺陷者恶性肿瘤的发病率比正常人群高 100~300 倍。恶性肿瘤以白血病和淋巴系统肿瘤等居多。

3. 伴发自身免疫性疾病　免疫缺陷病患者自身免疫性疾病的发病率高达 14%,远远高于正常人群 0.001%~0.01% 的自身免疫性疾病的发病率,PID 患者尤为显著。多以 SLE、RA 和恶性贫血等自身免疫性疾病为常见发病类型。

二、常见的免疫缺陷病

(一)PID

1. 联合免疫缺陷病　是以 T 细胞缺陷为主要表现,同时伴有不同程度其他细胞(如 B 细胞、NK 细胞)缺陷的异质性疾病。该类缺陷病通常是由于 T 细胞膜表面分子或胞内信号传导分子缺陷导致 T 细胞功能不全或缺失,由于 T 细胞对 B 细胞功能有辅助调节作用,会一定程度上影响体液免疫。该类型包括 49 种不同基因突变所致疾病,其中 32 种是普通型联合免疫缺陷、17 种是严重联合免疫缺陷病(severe combined immunodeficiency,SCID)。

(1)γc 缺陷病:属于 X 连锁隐性遗传的 SCID,是由于 IL - 2R γ 链基因突变,导致 T 细胞发育停滞于 T 细胞早期祖细胞阶段,成熟 T 细胞和 NK 细胞缺乏或严重不足,B 细胞数量正常但功能受损,血清免疫球蛋白水平降低,特异性应答反应下降。该类疾病约占 SCID 的 50%。

(2)CD3 缺陷病:属于常染色体隐性遗传联合免疫缺陷病,是由于 CD3 分子基因变异导致 T 细胞识别抗原及将抗原信号传递入细胞内受阻,严重影响细胞免疫功能。CD3 δ 链、ε 链和 ζ 链基因突变常导致 SCID,表现为成熟 T 细胞缺乏或严重不足,NK 细胞、B 细胞数量正常但功能受损,血清免疫球蛋白水平降低,特异性应答反应下降;CD3γ 链基因突变则只出现 TCR 信号下降,T 细胞、NK 细胞、B 细胞数量及血清免疫球蛋白水平均正常。

(3)腺苷酸脱氨酶(adenosine deaminase,ADA)缺陷病:属于常染色体隐性遗传联合免疫缺陷病,是由于腺苷酸脱氨酶基因突变导致该酶的缺乏,腺苷和脱氧腺苷分解障碍,使对 T 细胞、B 细胞发育早期有毒性作用的核苷酸代谢产物 dATP 或 dGTP 在细胞内大量积聚,从而影响淋巴细胞生长发育成熟。该类疾病约占 SCID 的 20%。

2. 伴有典型症状的免疫缺陷病　　指具有免疫缺陷并伴有特征性临床表现的一类已明确的免疫缺陷病。本类疾病共包括 67 种,因临床特征突出,比较容易辨识。依据疾病特征将其分为先天性血小板减少性免疫缺陷、胸腺缺陷伴先天性畸形、高 IgE 综合征、免疫-骨发育不良性疾病、钙通道缺陷等 10 个大类。每大类都包含若干具有特殊临床表现的疾病。

(1)共济失调毛细血管扩张性综合征:又称 Louis - Bar 综合征,属于常染色体隐性遗传免疫缺陷病,是由于定位于染色体 11q22~23 的共济失调毛细血管扩张突变基因(ataxia telangiectasia-mutated gene,ATM 基因)突变,导致细胞在不断分裂过程中,受损的 DNA 得不到修复,从而引起染色体不稳定。临床以进行性共济失调、皮肤和球结膜的毛细血管扩张为特点。免疫学主要特征可见胸腺发育不全或缺失,扁桃体、淋巴结和脾中淋巴组织减少。该疾病易患恶性肿瘤、对 X 线敏感。

(2)先天性胸腺发育不全综合征:又称迪格奥尔格综合征(DiGeorge 综合征),属于非遗传性免疫缺陷病,90%以上患者的染色体 22q11.2 区域有缺失。该病是由于妊娠早期胚胎第三、四咽囊发育障碍,导致起源于该部位的器官,如胸腺、甲状腺、主动脉弓、耳等发育不全。患者表现为特殊面容、眼距增宽、"鱼形"嘴等,并伴有心脏和大血管畸形,易发生细菌、病毒等反复感染。免疫学主要特征表现为外周血 T 细胞显著减少、B 细胞数量正常、血清免疫球蛋白正常或下降。

3. 抗体免疫缺陷病　　是一组以抗体生成及抗体功能缺陷为主,临床一般均以血清免疫球蛋白的减少或缺乏为表现的免疫缺陷病。一般认为,该类疾病是由于 B 细胞先天发育、分化受阻,或 B 细胞与 Th 细胞信号传递受阻等导致抗体合成或分泌障碍。

(1)Btk 缺陷病:又称布鲁顿无丙种球蛋白血症、X 连锁无丙种球蛋白血症,属于常见 X 连锁隐性遗传的原发性 B 细胞缺陷病,是由于 B 细胞信号转导分子 Btk 缺乏或突变,导致 B 细胞发育过程中停滞于 pre－B 细胞阶段。临床常有结膜、咽、皮肤、中耳、气管和肺部反复化脓感染表现。该病的免疫学主要特征为外周血中 B 细胞数目减少或缺失,血清中各类免疫球蛋白皆很低或测不出,但 T 细胞数量及功能正常。

(2)CD40L 缺陷病:又称 X 连锁高 IgM 综合征,属于较罕见的 X 连锁隐性遗传的原发性 B 细胞缺陷病,是由于 X 染色体上 CD40L 基因突变,引起 T 细胞与 B 细胞间的 CD40L－CD40 的相互作用受阻,导致 B 细胞活化增殖及抗体类别转换障碍,只能分泌 IgM。临床表现为反复性化脓性细菌感染,尤其呼吸道感染,易发自身免疫性疾病。该病免疫学特征为血清 IgM 水平升高,IgG、IgA、IgE 水平降低,IgD 水平正常或增高;外周血 B 细胞数量正常,几乎全是 mIgM 和 mIgD 表达的 B 细胞。

(3)选择性 IgA 缺陷:属于常染色体显性或隐性遗传的常见体液免疫缺陷病,一般认为是表达 mIgA 的 B 细胞发育障碍,分化为 IgA 分泌的浆细胞过程受阻,但明确的发病机制仍不清楚,胚胎期风疹病毒感染或接触药物亦可引起。该病临床表现不一,大多数无症状或偶尔出现呼吸道感染和腹泻,极少数人出现极重的反复感染,并可伴有自身免疫性疾病,部分进展为普通变异型免疫缺陷病。该病免疫学主要特征为血清与外分泌 IgA 水平显著降低,sIgA 缺陷,其他各类免疫球蛋白水平正常。

(4)普通变异型免疫缺陷病(common variable immunodeficiency,CVID):是一种常见的抗体缺陷病,确切发病机制尚不清楚,但一般认为是由于 B 细胞分化成熟功能失调所致,只有 10%~20%患者具有阳性家族史,约90%患者无明确致病基因,且多为散发病例,表明其发生可能与环境因素和基因多态性相关。临床主要表现是反复细菌感染,常有慢性腹泻、乳糖耐受不良、吸收不良和蛋白质丢失性肠病。免疫学主要特征为血清 IgG、IgA 水平降低,IgM 不定;外周血 B 细胞数量正常,但不能分化为记忆细胞和浆细胞,特异性抗体应答受损。

4. 免疫失调性疾病　　免疫调节是通过免疫系统内部的免疫细胞和免疫分子之间、神经内分泌系统和免疫系统之间的相互作用,使得机体能最适当地识别和排除抗原性异物,维持自身生理动态平衡与相对稳定的精细、复杂过程。免疫失调性疾病是一类能引起免疫调节出现障碍或缺失的免疫缺陷病。

（1）白细胞异常色素减退综合征：又称 ediak - Higashi 综合征，属于常染色体隐性遗传疾病，是由于定位于 1 号染色体 q42.1~42.2 的溶酶体运输调节因子基因突变，导致溶酶体相关的细胞器出现功能异常。家族有近亲婚配史的一般易发，临床主要表现为眼皮肤色素减退（部分呈现白化病）、肝脾与淋巴结肿大、出血倾向及外周神经病变等，病情加剧阶段则会有以过度的炎症反应为特征的噬血综合征表现。患者血涂片中出现巨大的细胞质内溶酶体颗粒的典型特征。免疫学主要特征为活化 T 细胞增多，NK 细胞与杀伤性 T 细胞功能下降，中性粒细胞减少，B 细胞数量和功能正常。

（2）X 连锁淋巴细胞异常增生症（X linked lymphopro-liferative disease，XLP）：是一种罕见的 T 细胞、B 细胞均发生缺陷的联合免疫缺陷病，是由于 X 染色体 *sh2d1a* 基因和 *XIAP* 基因突变，导致信号淋巴细胞活化分子相关蛋白（SLAM - accociated protein）SAP 蛋白和 X 连锁凋亡抑制蛋白 XIAP 蛋白表达缺失而引发的疾病。目前，根据致病基因的不同，该病可分为以 *sh2d1a* 基因突变的 XLP - 1 和以 *XIAP* 基因突变的 XLP - 2 两型。该病常由 EBV 感染诱发，大多数在出现症状前都呈隐匿性，临床症状复杂，表现呈现多样性，临床常为噬血淋巴组织细胞增生症或致死性传染性单核细胞增生症、丙种球蛋白血症、恶性淋巴瘤等症状或多个症状重叠出现。免疫学主要特征为活化 T 细胞正常或增多，NK 细胞与杀伤性 T 细胞功能部分缺陷或易凋亡，记忆 B 细胞减少或正常。

5. 吞噬细胞缺陷 主要涉及中性粒细胞、单核细胞、巨噬细胞和树突状细胞等，主要表现为细胞数量减少和功能障碍。

（1）Kostmann 综合征：属于常染色体隐性遗传性的中性粒细胞减少症，是定位于 1 号染色体 q21.3 的 *HAX1* 基因突变导致调控中性粒细胞生产的信号传导受阻及促进细胞凋亡发生。临床表现为呼吸道、皮肤、消化道和泌尿系统的反复细菌感染，易引发白血病。免疫学主要特征为骨髓系粒细胞停滞在早幼粒细胞/中幼粒细胞阶段，外周血中性粒细胞减少或缺乏。

（2）白细胞黏附缺陷 I 型（leukocyte adhesion deficiency type I，LAD - 1）：属于常染色体隐性遗传性的白细胞趋化黏附缺陷病，是由于定位于第 21 号染色体 q22.3 的 *ITBG2* 基因突变，导致整合素 β2 表达缺陷，白细胞不能聚集到炎症部位发挥杀菌作用。临床表现主要为皮肤黏膜反复细菌性感染，可形成进行性软组织坏死或溃疡、牙周炎、白细胞增多、新生儿因脐带感染而致脐带脱落延迟。免疫学主要特征为外周血中性粒细胞显著增高、趋化及吞噬功能障碍，T 细胞和 B 细胞的增殖反应下降，血清免疫球蛋白水平在正常范围。

（3）X 连锁慢性肉芽肿病（X linked chronic granulomatous disease，X - CGD）：属于 X 连锁染色体遗传性疾病，是由于定位于 X 染色体 q21.1 的 *CYBB* 基因突变，引起 NADPH 氧化酶的 β 亚单位 gp91phox 缺陷，无法产生超氧化物，导致吞噬细胞呼吸爆发受阻，杀菌能力减弱或丧失。该病占慢性肉芽肿病的 60%~65%。临床表现为反复严重的细菌和（或）真菌感染，以及过度炎症反应在淋巴结、皮肤、肺等器官形成慢性肉芽肿或伴有瘘管形成。

6. 固有免疫缺陷

（1）无汗外胚层发育不良伴免疫缺陷（ectodermal dysplasia with immunodeficiency，EDA - ID）：属于 X 连锁染色体隐性遗传疾病，是由 NF - κB 必需调节亚基 NEMO（NF - κB essential modulator，NEMO）编码基因 *IKBKG* 发生突变，引起 NEMO 功能受损或部分缺失时，导致 NF - κB 信号通路失调，引起男性出现无汗性外胚层发育不良伴免疫缺陷。临床表现主要有：① 无汗性外胚层发育不良的表现：少汗或无汗，毛发稀疏；出牙延迟，无牙或少牙，门齿、犬齿等呈锥形，患者往往对热的耐受性差。② 反复发生严重感染：最常见的病原微生物为化脓性细菌，常表现为反复发生呼吸道、皮肤和软组织、骨和胃肠道的细菌感染、脑膜炎和败血症。免疫学特征为低免疫球蛋白血症，尤其特异性抗体缺失，淋巴细胞及单核巨噬细胞功能障碍。

（2）WHIM 综合征：属于常染色体显性遗传病，是由于定位于染色体 2q21 的 *CXCR4* 基因发生突变，引起 CXCR4 蛋白与其配体趋化因子 CXCL12 信号调控异常，导致骨髓粒细胞发育受阻。临床主要表现为人乳头瘤病毒（human papilloma virus，HPV）所导致的疣（warts）、低丙种球蛋白血症（hypogammaglobulinemia）、反复细菌感染（recurrent bacterial infections）及骨髓粒细胞缺乏（myelokathexis）的四联症，"WHIM 综合征"正是以其临床表现来命名的。免疫学特征为外周血中性粒细胞数量显著下降，其吞噬功能、趋化性及细菌杀伤能力正常，B 细胞明显减少，免疫球蛋白水平多呈轻至中度下降。

7. 自身炎症性疾病　　该病是由于免疫系统某些炎症反应信号传导途径或调控因子相关基因突变引起的炎性疾病，一般出现发热、皮疹、关节炎等局部炎症反应。该疾病与自身免疫性疾病不同，患者体内检测不到高效价的自身抗体或特异性 T 细胞。

Muckle－Wells 综合征：属于常染色体显性遗传性疾病，是由 NLRP3（也称 CIAS1）基因发生突变，引起其编码 cryopyrin 蛋白功能高度活化，导致机体异常炎症反应。临床主要表现为周期性发作的皮疹、发热和关节疼痛；随着病情发展会出现渐进性听力损失和淀粉样变性诱发的肾脏损害。免疫学特征为单核巨噬细胞明显活化、血清中相关炎症因子水平明显升高，如 IL－1β、IL－18。

8. 补体缺陷　　是由于补体系统的组成成分出现遗传性缺陷而引发的疾病。大部分补体缺陷基因频率低，通常由无效突变引起的纯合子蛋白表达缺失，近亲结婚人群中常见该病。杂合补体缺陷不增加感染风险。

（1）遗传性血管神经性水肿：属于常染色体显性遗传的补体缺陷病，是由于定位于第 11 号染色体的 p11.2～q13 的补体 C1 酯酶抑制剂（complement 1 esterase inhibitor，C1－INH）基因缺陷，引起 C1－INH 基因缺乏，导致 C1 酯酶活性不可控制性增加，产生过多 C2a，释放血管活性肽和激肽，使得血管通透性增高。临床表现为急性反复发作的一过性血管神经性水肿，主要发生部位在皮肤、消化道和呼吸道黏膜。

（2）MAC 阻断因子（CD59）缺陷：是由于定位于第 11 对染色体的 p14～p13 区的 CD59 基因缺失，促进膜反应性攻击复合物形成，红细胞对补体介导溶解作用高度敏感，导致夜间阵发性血红蛋白尿。临床典型表现以慢性血管内溶血、血红蛋白尿及静脉血栓为主。

9. 免疫出生缺陷的拟表型　　是由体细胞基因突变或自身抗体及细胞因子导致的与经典 PID 类似的疾病。

体细胞 FAS 突变诱导的自身免疫性淋巴细胞增殖综合征（autoimmune lymphoproliferative syndrome，ALPS）：根据突变的基因类型及位置可将 ALPS 分为以下 4 型，该病是 I 型中的一种。该病属于常染色体显性遗传疾病，是由于定位于染色体 10q24 的编码 Fas 的肿瘤坏死因子受体超家族成员 6（tumor necrosis factor receptor superfamily 6，TNFRSF6）基因发生突变，导致细胞凋亡信号缺陷。临床主要表现为淋巴结和（或）脾大，易并发淋巴瘤，可见溶血性贫血。免疫学特征为淋巴细胞增生、皮肤迟发型过敏反应和抗多糖抗原的抗体反应减弱，血清 IgG、IgA 和 IgM 呈单克隆性升高，含有红细胞和血小板的自身抗体。

（二）SID

SID 的诱发因素主要包括感染性因素和非感染性因素；感染性因素是由于病毒、细菌及寄生虫等病原体感染后不同程度降低机体的免疫功能，重者引发 SID。常见病原体主要包括 HIV、麻疹病毒、CMV 等。其中，HIV 感染引发的艾滋病对人类危害最大。非感染性因素包括恶性肿瘤，特别是淋巴系统的恶性肿瘤，如白血病等。这些因素都直接或间接导致免疫系统发育及功能障碍，从而引发免疫缺陷。

艾滋病是由 HIV 感染机体后引发的一种以细胞免疫功能严重缺陷，常并发机会感染、恶性肿瘤和神经系统病变的临床综合征。

1. 致病机制　　HIV 携带者和艾滋病患者是主要传染源，HIV 存在于血液、精液、阴道分泌物、乳汁、唾液和脑脊液中。HIV 传播方式主要包括：① 性传播，即同性或异性间的性行为传播。② 血液传播，多见于静脉吸毒者共用 HIV 污染的注射器械或输入 HIV 污染的血液制品等。③ 母婴垂直传播，即感染 HIV 的孕妇将 HIV 经胎盘、血液或乳汁直接传播给婴儿。HIV 进入机体主要攻击的靶细胞是 $CD4^+T$ 细胞，也包括表达 CD4 的单核巨噬细胞、树突状细胞和神经小胶质细胞等。HIV 通过其包膜糖蛋白 gp120 与 T 细胞表面 CD4 分子高亲和性结合或者也可与趋化因子受体 CXCR4 和 CCR5 结合，使得被掩盖的 gp41 显露，gp41 插入细胞膜，介导病毒包膜与靶细胞融合，从而使病毒核衣壳进入靶细胞。

2. 临床特征　　HIV 感染后，临床可分为急性期、无症状潜伏期和发病期。

（1）急性期：出现在初次感染 HIV 后 6～8 周，患者无明显症状或仅表现为流感样症状，可自行缓解。患者血浆中可检测出 HIV RNA、p24 抗原，以及抗病毒外膜蛋白 gp41、gp120 和抗核心蛋白 p24 的抗体。此期具有传染性。

（2）无症状潜伏期：患者无任何临床表现，一般持续 6 个月至数年，甚至可长达 10 年。除血清学可检测出病毒及抗体相关指标外,患者外周血 CD4$^+$T 细胞减少,而 CD8$^+$T 细胞相对不变,CD4$^+$T/CD8$^+$T 细胞比值缩小甚至倒置;此期患者的淋巴结和脾是 HIV 复制和储存的主要场所。

（3）发病期:出现艾滋病。主要临床表现为艾滋病相关综合征(细胞免疫缺陷),出现各种机会性感染和肿瘤。患者体液中 CD4$^+$T 细胞数低于 200~300/μL。机会感染是艾滋病患者死亡的主要原因,卡波西肉瘤(Kaposi 肉瘤)和恶性淋巴瘤也是艾滋病患者死亡常见原因。有约 60% 的艾滋病患者会伴有中枢神经病变的痴呆症。

3. 免疫学特点

（1）体液中含有 HIV 抗原及抗体,具体检测参见本教材第二十二章感染性疾病的免疫检验中抗原、抗体检测部分内容。

（2）CD4$^+$T 细胞数量明显减少,CD4$^+$T/CD8$^+$T 细胞比例失调,常低于 0.5。这是 HIV 感染患者免疫系统损伤的重要指标,也是艾滋病临床分期、疗效评价和预后判断的重要依据。

（3）APC 功能降低,并促进病毒传播。

（4）B 细胞功能异常,表现为多克隆激活、高丙种球蛋白血症和产生多种自身抗体。

三、免疫缺陷病的防治原则

依据免疫缺陷病的特点,其防治原则主要包括以下几个方面。

1. 控制病原体感染　　对于免疫缺陷患者,一般需要利用抗生素、抗真菌、抗支原体和抗病毒等抗感染药物控制和长期预防感染。

2. 免疫制剂及酶的替代疗法　　抗体缺陷患者通常需要通过长期输注免疫球蛋白 IgG 替代治疗来预防细菌感染;腺苷酸脱氨酶缺陷病患者,通常采用每周肌内注射乙二醇偶联的牛腺苷酸脱氨酶的酶替代疗法进行治疗。

3. 免疫移植重建　　通常进行胸腺、骨髓或干细胞移植的方法进行患者免疫系统重建,该法对某些 PID 可达到长期或永久性治疗效果。

4. 基因疗法　　是治疗由淋巴细胞前体细胞基因缺陷所引起的 PID 的理想疗法。近几十年来,基因疗法已被成功应用于腺苷酸脱氨酶联合免疫缺陷病、X 连锁慢性肉芽肿病、威斯科特-奥尔德里奇综合征等疾病的治疗。

第二节　常见免疫缺陷病的免疫检验

免疫缺陷病常涉及免疫系统中的免疫细胞、免疫分子等多种组分,因此,检测内容一般包括固有免疫细胞(中性粒细胞、单核巨噬细胞、NK 细胞等)功能检测、体液免疫(免疫球蛋白、补体等)检测、细胞免疫(T 细胞及亚群)功能检测等。检测目的是用于疾病的辅助诊断和评估机体免疫系统状态。PID 常能通过分子生物学方法进行遗传缺陷检测,其对疾病的确诊十分重要。

一、免疫细胞检测

（一）固有免疫细胞检测

固有免疫细胞是机体固有免疫的重要参与者之一,包括中性粒细胞、NK 细胞及单核巨噬细胞等。这些固有免疫细胞吞噬和杀伤、趋化等功能的正常发挥是机体抵抗病原体及异物入侵的固有免疫屏障的重要体现。吞噬细胞缺陷病大部分涉及这些细胞的缺陷,表现为细胞数量减少和功能缺陷。

1. 中性粒细胞检测

（1）中性粒细胞计数:外周血中中性粒细胞约占白细胞总数的 50%~70%。目前临床都采用全自动细胞计数仪进行中性粒细胞计数。当成人中性粒细胞<1.8×10^9/L、儿童中性粒细胞<1.5×10^9/L、婴儿中性粒细胞<1.0×10^9/L 时,可认为是中性粒细胞减少。

（2）趋化功能检测(滤膜小室法):中性粒细胞可对趋化性刺激物(如趋化因子)产生强烈反应,表现为向趋化因子富集区运动。滤膜小室法又称 Boyden 小室法,通过检测从滤膜穿过的中性粒细胞数来判定受检患者的中性粒细胞趋化功能。

（3）吞噬和杀伤功能检测：中性粒细胞通过表面的各种受体来识别和结合细菌,吞噬后则通过胞内溶酶体的多种蛋白水解酶、杀菌物质及代谢过程中产生的大量氧自由基来发挥杀伤功能。目前检测方法包括白色念珠菌法、硝基四氮唑蓝还原试验等。

1）白色念珠菌法：通过亚甲蓝染色法,观察中性粒细胞对念珠菌的吞噬杀伤情况。

2）硝基四氮唑蓝还原试验：中性粒细胞吞噬细菌后,胞内反应产生的氧自由基,能将黄色水溶性的硝基四氮唑蓝还原成蓝黑色颗粒性甲䐶,沉积于细胞质中,为硝基四氮唑蓝阳性细胞。

2. 中性粒细胞检测临床意义

（1）中性粒细胞趋化功能缺陷见于 Chediak - Higashi 综合征、高 IgE 综合征等免疫缺陷病。

（2）硝基四氮唑蓝还原试验为慢性肉芽肿病检测的筛选试验,性连锁家族致死性肉芽肿病患者的阳性细胞数常<10%;基因携带者呈中间值,硝基四氮唑蓝阳性细胞在 35%~65%。

（二）特异性免疫细胞检测

细胞免疫的主要参与者是淋巴细胞,按照不同的细胞表面分子标志,淋巴细胞亚群可分为 T 细胞亚群、B 细胞亚群等。T 细胞通过测定细胞膜上 CD3、CD4 和 CD8 的表达进行分类。CD3 是所有 T 细胞特有标志,CD4 是 Th 细胞标志,CD8 是 CTL 标志。B 细胞表面标志主要为 mIgM 和 mIgD 及 CD19、CD20、CD22 等。目前,对淋巴细胞亚群的检测主要采用流式细胞仪检测;而功能检测有混合培养法和转化试验。

1. T 细胞检测

（1）T 细胞总数及亚群检测：通常采用流式细胞仪检测 T 细胞 CD3,从而反映外周血中 T 细胞总数;CD3$^+$CD4$^+$反映 Th 细胞亚群;CD3$^+$CD8$^+$反映 CTL 亚群。依据 T 细胞亚群表型标志,用适当荧光素标记特异性单克隆抗体与其表面抗原结合反应,流式细胞仪检测后,即可了解不同标志阳性细胞的百分比和荧光强度。

临床意义：临床常采用阳性细胞百分比和绝对细胞计数的表达方式报告结果。一般建议的参考区间为 CD3$^+$T 细胞：61%~85%;CD3CD4$^+$T 细胞：28%~58%;CD3CD8$^+$T 细胞：19%~48%;CD4$^+$T/CD8$^+$T 细胞：1.5~2.5。各实验室可以建立自己的参考区间,采用文献或说明书的参考区间,应先加以验证。

1）T 细胞在外周血中占 60%~80%,当 T 细胞总数低于 $1.2×10^9$/L 时,可提示有细胞免疫缺陷存在。

2）CD4$^+$T 细胞减少可见于联合免疫缺陷、先天胸腺发育不全综合征等免疫缺陷病;CD4$^+$T 细胞绝对值变化可用于 SID -艾滋病的免疫状态分析、疗效观察及预后判断。

3）CD4$^+$T/CD8$^+$T 细胞显著降低可见于艾滋病患者。

（2）T 细胞增殖转化试验：通过非特异性刺激剂或特异性抗原体外刺激 T 细胞,观察 T 细胞增殖和转化能力来反映机体的细胞免疫功能,是常见的体外检测 T 细胞功能的方法。方法学请参见本教材第十三章免疫细胞的分离及检测第三节免疫细胞的功能检测中 T 细胞的功能检测相关内容。

临床意义：

1）T 细胞缺陷患者会表现增殖和转化能力下降,下降水平与免疫受损程度一致,如共济失调毛细血管扩张症可见转化率明显降低。

2）新生儿出生 1 周后,若其淋巴细胞表现出对非特异性刺激剂有反应,可排除严重细胞免疫缺陷病的可能。

2. B 细胞检测

（1）B 细胞总数及亚群检测：常用方法同 T 细胞检测。CD10 只出现于 pre - B 细胞,CD19 为 B 细胞共有表面标志,CD20 在 B 细胞激活后逐渐消失,而 CD22 只存在成熟的 B 细胞中。因此,常用 CD19 来反映外周血中 B 细胞数量,而不同发育分化阶段 B 细胞的检测,需要联合特定阶段分化抗原标志进行检测。

临床意义：临床常采用阳性细胞百分比和绝对细胞计数的表达方式报告检测结果。一般建议的参考区间为 B 细胞：11.74%±3.73%。各实验室可以建立自己的参考区间,采用文献或说明书的参考区间,应先加以验证。CD19 阳性细胞降低常见于体液免疫缺陷病（如布鲁顿无丙种球蛋白血症）及 SCID（如腺苷酸脱氨酶缺陷病）。

（2）B 细胞功能检测：参见下文血清免疫球蛋白检测。

二、体液免疫分子检测

免疫球蛋白、补体是参与体液免疫的重要免疫分子。免疫球蛋白是由 B 细胞经抗原刺激分化的浆细胞合成和分泌的一类具有抗体活性的球蛋白。血清免疫球蛋白检测在原发性 B 细胞免疫缺陷病中是重要辅助指标之一。补体是一组参与免疫防御及免疫调节的、具有酶原活性的蛋白质。补体缺陷病常进行补体含量及功能相关检测。

(一)血清免疫球蛋白检测

血清免疫球蛋白的临床常用检测方法有 ELISA、免疫浊度检测等,具体参见本教材第十四章可溶性免疫分子检测第三节免疫球蛋白的检测相关内容。

1. 免疫浊度检测　　包括透射免疫浊度检测、散射免疫浊度检测及胶乳增强透射免疫浊度检测。

2. 临床意义　　血清免疫球蛋白降低常发生在原发性免疫缺陷病,包括抗体免疫缺陷病和联合免疫缺陷病,如各类免疫球蛋白的减少见于布鲁顿无丙种球蛋白血症,该病患者的血清 IgG 常<1 g/L,IgM 与 IgA 含量也显著降低。

(二)抗体产生能力的测定

常针对特异性抗体产生能力进行检测。通过某种抗原接种后,检测该抗原特异性抗体产生的水平,以判断机体是否存在体液免疫缺陷。其检测方法包括 ELISA、凝集试验、免疫扩散等,具体参见本教材第二篇检验技术篇及第二十二章感染性疾病的免疫检验中抗原、抗体检测相关内容。

(三)补体的测定

检测补体的方法包括经典的免疫溶血法、免疫扩散、免疫电泳及免疫浊度检测。目前临床常用检测方法是透射免疫浊度检测和散射免疫浊度检测,参见上文血清免疫球蛋白的检测。补体系统活性和各成分检测,如 CH50、AH50、C4、C3 等降低多见于先天性补体缺陷病,但需要注意与自身免疫性疾病鉴别。

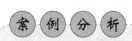

　　患儿,男性,9 个月。足月剖宫产,无产伤和窒息史。生长发育正常,按时预防接种。半岁以内健康。半岁后经常发热、反复呼吸道感染,每年患急性扁桃体炎或咽炎约 8 次,患支气管炎 2 次,无中耳炎或肺炎病史,无传染病和药物过敏史。家族史:患儿有 2 个舅舅幼年时去世,均有反复发热病史,父母无类似病史,家族中无肿瘤和血液病病史。查体:无皮疹、色素沉着或脱失,浅表淋巴结无肿大。肝脾不大,四肢和神经系统无异常。实验室检查:血常规示白细胞总数 4.41×10^9/L、中性粒细胞绝对值 0.93×10^9/L,免疫球蛋白定量 IgG 0.86 g/L、IgA<0.07 g/L、IgM 1.38 g/L、C3 0.63 g/L、C4 0.121 g/L;T 细胞亚群:CD3$^+$T 细胞 84%、CD4$^+$T 细胞 44%、CD8$^+$T 细胞 42%、CD19$^+$B 细胞 12%、CD16$^+$NK 细胞 4%。CD40L 流式细胞术检查:患儿 CD3$^+$T 细胞表面 CD40L 蛋白表达基本缺失(患儿 0.65%,正常对照 61.14%)。

【分析思考】

1. 本案例中的实验室检查项目中用到哪些免疫学检测技术? 这些检测项目在该案例中有何临床诊断价值?

　　参考要点:

　　(1) 免疫球蛋白定量检测项目,一般常用免疫浊度检测,该指标反映体液免疫功能。该案例患者血清 IgM 水平升高,IgG、IgA 水平降低;提示 B 细胞功能存在异常。

　　(2) T 细胞亚群检测项目和 T 细胞表面标志物 CD40L 检测,采用流式细胞仪检测,该指标反映细胞免疫功能。该案例患者外周血 T 细胞、B 细胞数量比例正常,但 T 细胞表面 CD40L 蛋白表达缺失,结合 CD40L 缺陷病的临床特征与患者临床表现一致,可初步提示 CD40L 缺陷病(X 连锁高 IgM 综合征)。

2. 请利用免疫学原理解释 CD40L 在 B 细胞特异性应答中的作用?

　　参考要点:

　　(1) B 细胞对于胸腺依赖抗原的特异性应答,抗体的类型转换需要 T 细胞的辅助。

　　(2) CD40/CD40L 是 B 细胞活化的重要共刺激分子,没有此分子信号的激活,抗原特异性应答 B 细胞不能有效活化和分泌抗体的类型转换、不能形成免疫记忆,即不能分泌 IgG、IgA。

本章小结

　　免疫缺陷病是由于先天免疫遗传基因异常或后天其他因素(如感染病毒、肿瘤等疾病和药物)导致免疫系统发育或免疫应答障碍而引起的机体免疫功能不全或缺失,从而引起机体一系列临床综合征。免疫缺陷病分为 PID 和 SID 两大类,共同临床表现为反复或持续性感染,并易伴发过敏性疾病、恶性肿瘤、自身免疫性疾病等。PID 又分为九大类,发病常见于儿童。其中,布鲁顿无丙种球蛋白血症和先天性胸腺发育不全综合征是具有代表性的免疫缺陷病,而 SCID 是重度的免疫缺陷病。SID 最具代表性的疾病是艾滋病,通过 HIV 感染引起机体严重细胞免疫缺陷,并影响体液免疫功能。免疫缺陷病的免疫学检测主要针对免疫系统中的免疫细胞、免疫分子等多种组分的数量及功能,可用于疾病的辅助诊断和评估机体免疫系统状态。

(朱小飞)

肿瘤是危害人类健康的重要疾病。我国无论是肿瘤发病率还是死亡率都位居全球第一。从全球的情况看，肺癌是发病率最高的肿瘤，其次是乳腺癌、结肠直肠癌、前列腺癌和胃癌；死亡率最高肿瘤仍然是肺癌，其次结直肠癌、胃癌、肝癌、乳腺癌。肺癌是"男性头号杀手"，乳腺癌则是"女性头号杀手"。我国的现状也类似。大量的研究表明，早期癌症平均治愈率在80%以上；早期宫颈癌、肺癌的治愈率甚至可达100%；早期乳腺癌及直肠癌的治愈率为90%。由此可见，早诊断、早治疗是肿瘤治疗的关键。然而，由于肿瘤的病因学及发生、发展的机制尚未完全阐明，许多肿瘤缺乏特异的早期标志物，这使得肿瘤的早期诊断困难重重。

肿瘤免疫(tumor immunity)指在肿瘤发生、发展过程中，机体针对肿瘤抗原所产生的固有免疫应答和适应性免疫应答。1909年英国免疫学家Ehrlich在总结前人研究抗感染免疫的基础上，提出了肿瘤免疫的概念。1953年，Foley通过皮下注射甲基胆蒽诱导C3H小鼠发生肿瘤，并通过移植的方法证明了肿瘤抗原和肿瘤免疫的存在。随后Burnet提出了免疫监视理论，认为免疫系统能识别并杀伤转化的细胞，即一旦肿瘤形成，机体免疫系统也将通过免疫应答清除肿瘤，肿瘤免疫学也由此逐渐被建立起来。肿瘤免疫学是研究机体免疫系统与肿瘤发生、发展和转归相互关系的一门科学，阐明机体免疫监视以及识别突变细胞、肿瘤细胞和衰老细胞，进而激发免疫应答清除突变细胞、肿瘤细胞和衰老细胞或激发抗肿瘤逃逸的机制，达到早预防、早诊断、早治疗和最终战胜肿瘤的目的。肿瘤免疫检验是肿瘤免疫学的一个分支，是采用免疫学或免疫学衍生方法对肿瘤的发生、发展、治疗、预后进行监测和患者免疫状态的评估，为临床全面诊断、治疗肿瘤提供依据。

近年来，随着生命科学和其他科学技术的交融和发展，人类揭示了越来越多的肿瘤发生、发展的机制，发现了许多新的标志物，包括新的肿瘤抗原和各种肿瘤相关的微小RNA(microRNA, miRNA)、长非编码RNA(long non-coding RNA, lncRNA)、循环肿瘤RNA(circulating tumor RNA, ctRNA)、循环肿瘤DNA(circulating tumor DNA, ctDNA)等。这些肿瘤标志物有可能在肿瘤的早期诊断中发挥重要的作用。同时，近年来肿瘤治疗也取得了突破性进展，特别是靶向治疗，尤其在PD-1、PD-L1和CTLA-4检查点(check point)阻断抗体和嵌合抗原受体T(chimeric antigen receptor T, CAR-T)细胞等免疫治疗方面取得了举世瞩目的成效。正因为此，2018年的诺贝尔生理或医学奖授予了CTLA-4和PD-1的发现者美国的James·P.Allison和日本的本庶佑。

第一节 肿瘤抗原与肿瘤免疫应答

机体对肿瘤的免疫应答与抗感染免疫类似，也包括了固有免疫应答和适应性免疫应答。但因肿瘤组织往往来源于组织突变，其特异性抗原与正常机体组织之间差异很小，有时甚至只有一个氨基酸的差别，因此抗原性很弱，难以有效激发机体的免疫应答；或者其过表达正常抗原而存在免疫耐受现象。此外，肿瘤细胞通过表达调控隐匿了正常细胞表达的一些分子，如MHC分子，导致抗原提呈障碍，不能激发机体的免疫应答，从而逃避免疫系统的攻击。

一、肿瘤抗原

肿瘤抗原(tumor antigen, TA)指肿瘤发生、发展过程中新出现的抗原或者过度表达的抗原。肿瘤抗原与肿瘤标志物(tumor marker, TM)不完全相同，肿瘤标志物指在肿瘤的发生、发展过程中机体异常出现的，并能反映肿瘤发生、发展和消亡状态的一类物质。肿瘤标志物存在于肿瘤患者的组织、体液和排泄物中，可由肿瘤自身产生，也可由肿瘤刺激机体产生；其可以是抗原性物质，也可以是非抗原物质。因此，肿瘤抗原与肿瘤标志物既有联系，又有区别，后者的范围要比肿瘤抗原更加宽泛，在基础和临床研究中切勿将两者混为一谈。

(一) 肿瘤抗原的分类

肿瘤抗原根据其特异性可以分为肿瘤特异性抗原(tumor specific antigen, TSA)和肿瘤相关性抗原(tumor associated antigen, TAA)。

1. **肿瘤特异性抗原**　　指在肿瘤发生发展过程中新出现的、只表达于肿瘤中的异常抗原物质。肿瘤特异性抗原是否真正存在一直是业界争议的问题。Foley 首先通过甲基胆蒽诱导肿瘤，并在移植瘤实验中证明了肿瘤可被机体排斥；1957 年 Prehn 和 Main 重复这一实验，进一步证实了肿瘤特异性抗原的存在，当时肿瘤特异性抗原也被称为肿瘤特异性移植抗原（tumor specific transplantation antigen，TSTA）或肿瘤排斥抗原（tumor rejection antigen，TRA）。1989 年 Seigler HF 采用同种黑色素瘤细胞系联合 IL－2 刺激患者自身外周淋巴细胞，从而获得了受 HLA－Ⅰ类分子限制的活化 CTL，证明了肿瘤特异性抗原的存在。1991 年 Boon T 等采用类似的方法，率先从黑色素瘤中克隆了黑色素瘤相关抗原 1（melanoma-associated antigen 1，MAGE－1）。1992 年 Rosenberg SA 等在黑色素瘤中发现了可被 TIL 所识别且受 HLA－A2 限制性的 T 细胞识别黑色素瘤抗原（melanoma-associated antigen recognized by T-cells，MART）。但这些抗原是否是特异性抗原尚有一定争议，因为 MAGE 家族抗原等后来被证实除了在肿瘤中表达，还表达于睾丸，属于癌-睾丸抗原（cancer testis antigen，CTA）。

2. **肿瘤相关性抗原**　　指在肿瘤发生、发展过程中异常过度表达的抗原。这些抗原在正常情况下处于低水平表达或在胚胎期高表达。这一类抗原严格说并不属于肿瘤抗原，但其确与肿瘤的发生发展相关，可用于肿瘤的临床诊断和疗效监测，常见的有 AFP 等胚胎抗原、分化抗原和 *ras* 癌基因等过度表达的癌基因产物。

（二）肿瘤抗原的产生机制

肿瘤抗原可来源于各种机体组织，且产生机制各不相同，大致可分为以下几类。

1. **理化因素诱发的肿瘤抗原**　　甲基胆蒽、氨基偶氮染料和二乙基亚硝胺等化学致癌剂或同位素、紫外线和各种射线等物理致癌因素作用于机体的某些基因，诱导其发生突变。此类致癌因素诱发的肿瘤抗原具有特异性强、高度异质性的特点。同一种化学或物理致癌因素在不同基因的个体，甚至同品系、同一个体不同部位诱发的肿瘤，其肿瘤抗原特异性也各不相同。突变蛋白氨基酸序列改变的随机性使这类肿瘤抗原相互间很少有交叉成分，因此，很难用免疫方法进行此类肿瘤的诊断和免疫学治疗，幸运的是大部分人类肿瘤抗原不属于该类抗原。

2. **自发性肿瘤抗原**　　肿瘤自发性表达的抗原大部分为突变基因的产物，如突变的 *ras* 癌基因、*p53* 抑癌基因及白血病中出现的 bcl-abl 融合蛋白等。有些自发性肿瘤类似于理化因素诱发的肿瘤，具有各自独特的抗原性，彼此间很少或几乎不发生交叉反应；部分自发性肿瘤则类似于病毒诱发的肿瘤，具有共同的抗原特异性和免疫原性。

3. **病毒诱发的肿瘤抗原**　　DNA 和 RNA 病毒，特别是反转录病毒感染宿主细胞后整合入宿主细胞的基因组 DNA，诱导宿主细胞恶变并表达突变基因的产物。人类某些肿瘤的发生与病毒感染有密切关系（表 20－1）。此类肿瘤表达的抗原具有病毒特异性，故也称病毒相关的肿瘤抗原。同一病毒诱发的肿瘤均表达相同的肿瘤抗原，且免疫原性较强；不同病毒诱导的肿瘤抗原，其分子结构和生物学特性各异。

表 20－1　人类某些肿瘤及与其相关的病毒

肿　　瘤	病　　毒
人类原发性肝癌	乙型肝炎病毒、丙型肝炎病毒
人类宫颈癌	人乳头瘤病毒、单纯疱疹病毒
人鼻咽癌和 Burkitt 淋巴瘤	EB 病毒（EBV）
人 T 细胞白血病	Ⅰ型人类嗜 T 细胞白血病病毒和Ⅱ型人类嗜 T 细胞白血病病毒

4. **正常细胞成分的异常表达抗原**　　正常细胞发生癌变时，抗原合成发生异常变化，或正常情况下隐蔽状态的抗原表位异常暴露。异常表达的正常细胞成分主要分为以下几种类型。

（1）分化抗原：组织细胞从幼稚向成熟分化、发育过程中表达或消失的正常抗原分子。恶性肿瘤细胞往往基因突变，从而导致细胞停止分化、发育，停留在某个幼稚时期，其形态和功能均类似于未分化的胚胎细胞或早期分化阶段，这一状态被称为肿瘤细胞的去分化（dedifferentiation）或逆分化（retro-differentiation）。分化抗原是正常细胞的一部分，如淋巴瘤表达的 CD19、CD20 等抗原和胃癌细胞表达的 ABO 血型抗原等。分化抗原常具有组织特异性,如前列腺癌患者表达 PSA。由于分化抗原产生于胚胎期,形成中枢免疫耐受,因此其不能诱导机体产生抗肿瘤免疫应答,但可用于肿瘤的诊断和免疫靶向治疗。

(2)胚胎抗原:胚胎发育阶段由胚胎组织产生的正常成分,出生后因编码这些抗原的基因受阻遏或关闭,而逐渐消失或仅微量表达,发育成熟的组织一般不表达,如 AFP 和癌胚抗原(carcinoembryonic antigen,CEA)等。胚胎抗原的免疫原性很弱,且在胚胎期表达,形成中枢免疫耐受,亦难以激发机体免疫系统的抗肿瘤免疫效应。

(3)过度表达的抗原:发生癌变后的组织细胞过度表达某些抗原,特别是一些信号转导分子具有很强的促进肿瘤生长、存活和抵抗死亡作用,如正常或突变的原癌基因产物如 HER-2/neu、ras 和 c-myc 等。

(4)细胞突变产生的独特型抗原:正常人 T 细胞和 B 细胞表面分别表达 TCR 和 BCR,其可变区具有独特型抗原决定簇,是正常细胞成分。但当 T 细胞和 B 细胞发生肿瘤时,TCR 和 BCR 独特型决定簇等分子也表达于这些肿瘤细胞表面,较为典型的就是骨髓瘤细胞可表达一些特殊的独特型抗原,其可作为肿瘤细胞诊断标志物和免疫治疗的靶点。

(5)异常糖蛋白:多种肿瘤可过度表达某些糖类抗原(CA),如卵巢癌高表达 CA125,胰腺癌或结、直肠癌表达 CA19-9;也可表达异常糖基化修饰的蛋白(如神经节苷脂,gangliosides)。这些抗原也在组织炎症时上调表达,但若其表达持续升高,则应考虑来源于肿瘤的概率大大提高。

(6)CTA 和癌-胎盘抗原(cancer-placenta antigen,CPA):主要表达于正常的生殖细胞(精原细胞、精子、卵母细胞、卵子、滋养层细胞)或肿瘤组织,属于一类特殊的胚胎抗原。CTA 表达具有以下特点:① 共同表达模式,表达于生殖细胞中,而在各种肿瘤中以不同丰度表达,且具异质性。② 多数 CTA 的编码基因位于性染色体上,特别是 X 染色体。③ 常以家族形式存在,已发现 157 个基因家族 276 个 CTA,由其中 128 个定位于 X 染色体,9 个定位于 Y 染色体。根据 CTA 编码基因定位是否在 X 染色体上,可将 CTA 基因分为两大类:① X-CTA,定位于 X 染色体上,如 MAGE、癌-睾丸抗原 G 抗原(GAGE)、黑色素瘤 B 抗原(B melanoma antigen,BAGE)和纽约食管鳞状细胞癌抗原 1(New York esophageal squamous cell carcinoma antigen 1,NY-ESO-1)等,其中 NY-ESO-1 是最有望成为肿瘤疫苗的 CTA。② NonX-CTA,则定位在非 X 染色体上,如 SCP-1、CT9。

(三)肿瘤细胞的免疫原性

多数情况下肿瘤抗原的免疫原性取决于来源,化学致癌剂、理化因素和病毒感染所导致肿瘤免疫原性比较强。其他与肿瘤相关的抗原如过度表达的分化抗原、胚胎抗原,在免疫细胞发育过程中已经通过中枢免疫耐受机制删除了相关克隆,故机体对其处于免疫耐受状态。即使是自发突变抗原,由于其突变的氨基酸数量非常少,多数氨基酸一级结构和三级或空间构象改变很小,因此其免疫原性比较弱。

二、机体抗肿瘤免疫机制

正常个体每天约有 10^{11} 个细胞处于分裂中,核酸复制导致的细胞突变概率为 $10^{-9} \sim 10^{-7}$,虽然大多数突变为致死性突变,但仍有少数细胞突变后可存活。机体免疫系统能够及时识别并清除这些突变的细胞,从而防止肿瘤的发生;如果这些突变细胞逃脱了宿主的免疫监视,则有可能发展为肿瘤。

机体抗肿瘤的免疫机制十分复杂,可分为固有免疫应答和适应性免疫应答两个方面,后者根据参与免疫应答细胞的不同,分为 T 细胞介导的免疫应答和 B 细胞介导的免疫应答。多数学者认为,细胞免疫在机体抗肿瘤免疫中发挥主要作用,而体液免疫发挥次要的协同作用,但近年来的研究发现也不尽然。由于肿瘤的组织来源和产生机制等不同,肿瘤抗原的 T 细胞表位和 B 细胞表位数量和种类也不同,尤其是免疫原性的强弱差别很大,因此,不同类型肿瘤诱导的机体抗肿瘤免疫应答各异。此外,也受到肿瘤细胞表达 MHC 分子水平、机体的免疫功能状态和其他因素的影响。

(一)固有免疫应答抗肿瘤机制

在固有免疫中也存在体液和细胞两方面机制参与抗肿瘤免疫。

1.体液相关的抗肿瘤固有免疫应答机制　　主要涉及以下几个方面。

(1)各类细胞因子

1)IL-2:高剂量的 IL-2 可非特异性活化 T 细胞和 NK 细胞等。Rosenberg 曾将其用于制备淋巴因子激活的杀伤细胞(lymphokine activated killer,LAK)过继治疗肿瘤,其有可能也在肿瘤疫苗的治疗过程中发挥重要作用。但低剂量 IL-2 能促进 Treg 细胞的增殖和生物学活性,因此 IL-2 的作用取决于在肿瘤局部的浓度,即在高浓度时促进机体抗肿瘤和引发免疫炎症,而低浓度时抑制抗肿瘤作用。

2) IL-15:属于 IL-2 家族成员。活化 IL-15 信号通路可诱导 T 细胞、B 细胞和 NK 细胞的活化和增殖,还可促进 Treg 细胞向效应 T 细胞转化,有利于打破免疫耐受。然而,也有研究发现其既可促进 T 细胞的增殖,又可促进肿瘤细胞的增殖。

3) IL-24:也称为黑色素分化相关基因 7(melanoma differentiation associated gene-7,MDA-7),具有促进创口修复,保护机体抵抗伤寒沙门菌、结核杆菌和铜绿假单胞菌等病原体感染,并高表达于 RA 等自身免疫性疾病患者体内。IL-24 可选择性诱导肿瘤细胞凋亡和毒性自噬,抑制乳腺癌等肿瘤的生长、侵袭、转移、血管生成和肿瘤干细胞的产生,但不损伤正常细胞和组织。

4) IFN:可分为 I 型 IFN、II 型 IFN 和 III 型 IFN。

A. I 型 IFN 有 IFN-α(共 13 个亚型)、IFN-β、IFN-ε、IFN-κ 和 IFN-ω。研究较多的主要有 IFN-α 和 IFN-β。IFN-α 来源于 T 细胞、单核巨噬细胞和 pDC,IFN-β 主要来源于成纤维细胞,具有抗病毒、上调 MHC I/MHC II 分子的表达,促进抗原提呈作用,也具有抗肿瘤作用。

B. II 型 IFN 主要有 IFN-γ,来源于活化的 T 细胞和 NK 细胞。IFN-γ 有活化单核巨噬细胞和树突状细胞,促进其 MHC I/MHC II 分子的表达和抗原提呈作用,促进 NK 细胞的活化,诱导 Th1 细胞分化和抑制 Th2 细胞分化,促进 CTL 的功能。

C. III 型 IFN 是一类新发现的 IFN,主要有 IFN-λ,包括 IL-28α(IFN-λ2)、IL-28β(IFN-λ3)及 IL-29(IFN-λ1)3 个家族成员。III 型 IFN 与其他 IFN 一样,也具有抗乙型肝炎病毒(hepatitis B virus,HBV)、抗丙型肝炎病毒(hepatitis C virus, HCV),甚至抗 HIV 的作用,此外还具有抗肿瘤作用。IFN-λ 通过上调 p21 和下调 Ki67 表达,诱导肿瘤细胞发生细胞周期阻滞和凋亡,抑制其增殖、转移。IFN-λ 介导的抗肿瘤作用部分依赖于诱导 IFN-γ 发挥作用,且与 I 型 IFN 具有协同作用。此外 IFN-λ 上调 MHC I 类分子表达,还间接通过中性粒细胞、NK 细胞和 CD8⁺T 细胞发挥抗肿瘤作用。

5) 其他细胞因子:GM-CSF 和 G-CSF 促进造血干细胞分化为单核巨噬细胞和树突状细胞,增强 APC 功能。IL-18 则可促进 T 细胞和 NK 细胞的增殖和细胞毒作用。

(2) 补体:在肿瘤发生过程中,局部存在的慢性炎症和肿瘤细胞的死亡可通过旁路激活途径或者凝集素途径活化补体;抗肿瘤抗原特异性抗体与补体一起介导补体依赖的细胞毒作用杀伤肿瘤细胞。补体活化后的过敏毒素 C3a、C4a、C5a 可趋化和活化炎症细胞,C5a 与巨噬细胞表面的 C5aR 结合,上调巨噬细胞表达的活化性 FcγRⅢ,下调抑制性 FcγRⅡB,从而促进 ADCC。C3a 和 C5a 也具有招募淋巴细胞,促进 T 细胞极化和细胞因子分泌的作用;C3a 还促进 T 细胞上调表达 Bcl-2 抵抗细胞凋亡;吞噬细胞和 NK 细胞表达的 CR3 可通过 iC3b 介导针对肿瘤的细胞毒作用。

2. 细胞相关的抗肿瘤固有免疫应答机制　　NKT 细胞、巨噬细胞、树突状细胞、γδT 细胞和 ILC 等固有免疫细胞发挥着重要的免疫监视和抗肿瘤作用。

(1) NKT 细胞:通过 TCR 和 NKR-P1 两类受体识别糖脂类抗原,杀伤肿瘤细胞,其作用机制类似于 NK 细胞;NKT 细胞还可分泌 IFN-γ、IL-4 促进 Th0 细胞向 Th1 细胞和 Th2 细胞极化,促进 T 细胞抗肿瘤免疫应答。

(2) 巨噬细胞:肿瘤微环境外围的 M1 型巨噬细胞具有抗肿瘤作用,而内部的 M2 型巨噬细胞则促进肿瘤生长。巨噬细胞通过以下机制发挥抗肿瘤功能:① 吞噬肿瘤细胞,降解后的抗原肽与 MHC 结合,提呈给 T 细胞,从而促进 T 细胞免疫应答。② 释放溶酶体酶溶解肿瘤细胞。③ 通过表面 FcR,介导 ADCC 杀伤肿瘤细胞。④ 分泌 TNF、IFN 及一氧化氮等杀伤或抑制肿瘤细胞(图 20-1)。

(3) 树突状细胞:成熟树突状细胞高表达 MHC I、MHC II、CD80 和 CD86 等免疫相关分子,发挥抗原提呈作用;分泌 IL-12 和 IFN-γ 等激活 T 细胞和巨噬细胞,促进其抗肿瘤作用。

(4) γδ⁺T 细胞:识别脂类抗原,在抗结核和抗肿瘤中发挥重要作用,可不受 MHC 限制直接杀伤肿瘤细胞;分泌 IL-2、IL-4、IL-5、GM-CSF 和 TNF-α,发挥抗肿瘤作用。

(5) ILC:在肿瘤发生发展过程中,不断有肿瘤细胞死亡,其释放的核酸和蛋白质产物如高迁移率族蛋白 B1(HMGB1)、DNA 等通过结合固有免疫细胞表面表达的 TLR、NLR、晚期糖基化终末产物(advanced glycation end

products，AGE）、RIG-Ⅰ和环鸟苷酸-腺苷酸合成酶（cyclic GMP-AMP synthase，cGAS）等 PRR 活化固有免疫细胞。ILC 的分类和特性参见本教材第五章固有免疫应答第一节固有免疫细胞的种类与功能相关内容。

1）NK 细胞：不受 MHC 限制直接杀伤肿瘤细胞，机制主要有① 释放穿孔素和颗粒酶介导细胞的溶解和诱导细胞凋亡。② 通过 Fas/FasL 途径诱导肿瘤细胞凋亡。③ 通过 FcγR 与肿瘤特异性抗体结合，介导 ADCC。

2）ILC1：高表达 T-bet，在 IL-12、IL-15 和 IL-18 的刺激下可分泌 IFN-γ 和 TNF-α，类似于 Th1 细胞，其产生的 TNF-α 可招募和活化巨噬细胞、树突状细胞，上调 MHC 表达，促进巨噬细胞和树突状细胞的抗原提呈功能；而 IFN-γ 促进 Th1 细胞的极化和巨噬细胞、CTL、NK 细胞活化及细胞毒作用。

3）ILC2：可诱导 MDSC 的产生，分泌 TGF-β，从而促进肿瘤增殖和转移。

4）ILC3：在 IL-1β 和 IL-23 刺激下分泌 IL-17 和 IL-22 等，促进肿瘤细胞生长。

由此可见 ILC 具有比较复杂的多样性，在抗肿瘤中具有两面性。

（6）其他细胞：如粒细胞、肥大细胞等免疫细胞可能在肿瘤的发生、发展过程中也有作用，如中性粒细胞等，但其抗肿瘤作用尚存在争议，也是近年的研究热点之一。

（二）适应性免疫应答抗肿瘤机制

在适应性免疫应答中，发挥抗肿瘤作用的主要效应细胞包括 T 细胞和 B 细胞。抗原致敏的 T 细胞包括 CD8⁺CTL 和 CD4⁺Th 细胞，CD8⁺CTL 主要发挥细胞毒效应，而 CD4⁺Th 细胞产生大量的细胞因子，不仅能促进 CD8⁺CTL 的细胞毒效应，还能促进其他 T 细胞和 B 细胞分化，产生细胞因子和抗体。

1. T 细胞介导的抗肿瘤免疫应答机制

（1）CD4⁺T 细胞：APC 直接从血液循环中捕获可溶性的肿瘤抗原，或通过吞噬肿瘤细胞及其死亡后的碎片获得肿瘤抗原，通过加工成多肽，以 MHCⅡ肿瘤抗原肽复合物的形式提呈给 APC。肿瘤抗原特异性 CD4⁺T 细胞接受 APC 提呈的抗原活化后，分泌 IL-2、IL-6、IFN-γ 和 TNF 等细胞因子，诱导巨噬细胞、NK 细胞和 CD8⁺CTL 的活化，进而发挥抗肿瘤作用（图 20-1）；CD4⁺Th 细胞也可通过 TNF 和 FasL 等的介导杀伤肿瘤，且在抗肿瘤细胞免疫应答的诱导及免疫记忆的维持中发挥作用。此外，CD4⁺CTL 也识别 MHCⅡ类分子提呈抗原肽杀伤肿瘤细胞。

（2）CD8⁺CTL：通过分泌穿孔素、颗粒酶溶解或诱导肿瘤细胞凋亡；分泌 IFN-γ、TNF 等杀伤肿瘤细胞；通过 FasL/Fas 途径和 TRAIL 途径诱导肿瘤细胞的凋亡（图 20-1）。

2. B 细胞介导的抗肿瘤免疫应答　　主要有以下几个方面：① 抗原提呈，B 细胞通过 BCR 捕获肿瘤患者体液中存在的肿瘤抗原，加工处理后与 MHCⅠ/MHCⅡ类分子结合，提呈给 CD8⁺CTL 和 CD4⁺T 细胞，促进 T 细胞抗肿瘤效应。② 抗体介导的抗肿瘤效应：肿瘤抗原特异性 B 细胞在捕获肿瘤抗原活化 T 细胞的同时，接受 Th 细胞分泌的细胞因子和 CD40/CD40L 等共刺激信号后活化，分化为浆细胞，分泌抗体，通过免疫调理巨噬细胞功能、CDC 和 ADCC 杀伤肿瘤细胞（图 20-1）。此外，抗体可封闭肿瘤细胞表面某

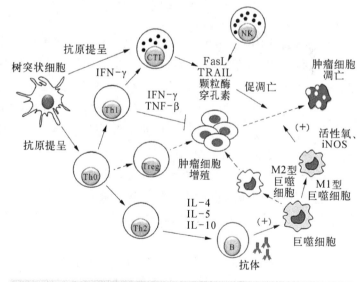

图 20-1　抗肿瘤免疫应答

些受体，抑制受体介导的功能，如阻断肿瘤细胞表面转铁蛋白受体与转铁蛋白结合，抑制肿瘤细胞的生长；抗体阻断肿瘤细胞与血管内皮细胞或其他细胞表面黏附分子间的相互作用，抑制肿瘤细胞黏附和转移等。

三、肿瘤的免疫逃逸

在发生的早期，肿瘤需要逃避机体的免疫监视才能生存，此后肿瘤细胞与机体免疫系统不断博弈。绝大部分肿瘤细胞，尤其是表达强免疫原性的肿瘤细胞可被免疫系统清除，而少数免疫原性较弱的肿瘤细胞通过肿瘤

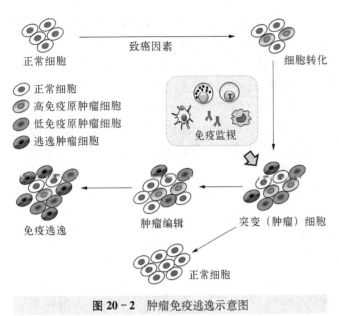

图 20-2 肿瘤免疫逃逸示意图

免疫编辑"重塑"自身,并建立独特的肿瘤微环境,抑制机体免疫系统功能,最终逃脱免疫系统的"追杀"而存活下来,形成肿瘤。因此,肿瘤免疫逃逸是机体罹患肿瘤的重要原因,其机制主要有以下几个方面(图 20-2)。

1. 肿瘤抗原免疫原性过低 肿瘤细胞来自正常细胞的突变,肿瘤发生初期不仅抗原表达量很低,而且仅有少数核酸突变引起的单个或数个氨基酸的突变,空间构象变化很小,很难有效激活机体免疫系统。

2. 免疫系统不识别胚胎抗原和过表达正常抗原 许多肿瘤细胞不表达肿瘤特异性抗原,而主要表达胚胎抗原;也有部分肿瘤细胞过表达正常蛋白,如 Ras 等,从而导致细胞增殖。机体免疫系统发育过程中接触过这些蛋白,已经建立了对这些抗原的免疫耐受,致使免疫系统无法针对这些抗原发生免疫应答,从而不能杀伤肿瘤细胞。

3. 抗原调变或抗体封闭作用 肿瘤细胞早先表达的抗原活化 B 细胞产生抗体后,抗体与肿瘤特异性抗原结合引起抗原内化,导致肿瘤抗原减少或消失甚至脱落至体液中,与抗体结合阻断 ADCC 和 CDC 效应。部分不完全抗体,不能介导 CDC 效应和 ADCC,反而阻断机体免疫系统对其识别,起封闭作用,从而导致免疫系统无法攻击肿瘤细胞。此外,某些特异性抗体在特殊条件下干扰 CTL 的细胞毒作用,促进肿瘤生长。

4. MHC Ⅰ类分子或共刺激分子表达缺失 有些肿瘤细胞在发生过程中低表达甚至丢失 MHC Ⅰ类分子,导致其不能有效提呈肿瘤抗原并活化 CD8$^+$CTL;此外,有些肿瘤不表达共刺激分子,导致 T 细胞不能有效活化。

上述这些效应都可能导致机体免疫系统对存在的肿瘤细胞产生所谓的"视而不见"的现象,称为免疫忽视(immunological ignorance)。

5. 非经典 MHC Ⅰ类分子的异常表达 在正常情况下,经典 MHC Ⅰ类分子与 NK 细胞上的杀伤抑制性受体结合,抑制 NK 细胞的细胞毒效应。当肿瘤细胞丢失经典 MHC Ⅰ类分子,逃脱 CD8$^+$CTL 攻击时,其对 NK 细胞的抑制作用也随之消失,NK 细胞就能杀伤肿瘤细胞,但部分肿瘤细胞可表达非经典 MHC Ⅰ类分子,如 HLA-G、HLA-H 和 HLA-I 等,从而使肿瘤细胞既逃避了 CD8$^+$CTL 的攻击,又躲避了 NK 细胞的"追杀"。

6. 肿瘤诱导产生豁免区域 肿瘤细胞分泌多种分子,如胶原蛋白,在肿瘤周围形成物理屏障,阻止淋巴细胞、APC 抗原提呈细胞进入肿瘤区。

7. 肿瘤诱导的免疫耐受或免疫抑制作用 肿瘤可表达 TGF-β、IL-10、IDO、CTLA-4、PD-1 或 PD-L1 等免疫抑制性分子直接抑制 T 细胞的共刺激信号,或诱导和招募 Treg 细胞、M2 型巨噬细胞、MDSC 和中性粒细胞等,抑制抗肿瘤免疫作用(图 20-1);表达 FasL 直接诱导活化的免疫细胞凋亡;通过高表达 CD47 抵抗巨噬细胞的吞噬和躲避免疫监视。

8. 肿瘤抵御外部不利因素能力增强 肿瘤细胞高表达 bcl-2 等抗凋亡基因产物,下调自身 Fas 的表达,有利于逃脱免疫细胞的杀伤;表达低氧诱导因子-1(hypoxia inducible factor-1,HIF-1)抵御局部缺氧;增强自噬等方式消除不利于生存因素,同时为自身提供能量,从而生存下来。

9. 肿瘤细胞直接破坏作用 肿瘤直接侵犯免疫系统和抑制免疫效应细胞。

10. 肿瘤微环境因素 肿瘤微环境往往伴有长期的炎症,可以产生大量的炎症因子,如 IL-1、IL-6、IGF、TNF-α、IL-17、IL-22 和 IL-23 等,可诱导局部的造血细胞成为 MDSC、ILC2 和 ILC3,促进 M1 型巨噬细胞向 M2 型巨噬细胞转化,诱导 Treg 细胞。这些抑制性细胞、负性调控免疫应答的细胞因子,以及肿瘤细胞、基质细胞和免疫细胞表达的 CTLA-4、T 细胞免疫球蛋白黏液素 3(T cell immunoglobulin and mucin-3,TIM3)、(T cell immunoreceptor with Ig and ITIM domains)、PD-1、PD-L1 等共同构成抑制机体抗肿瘤免疫应答的肿瘤微环境。

四、肿瘤的免疫防治

目前,抗肿瘤免疫治疗主要有五大类:① 免疫调节剂(immunoregulation modulators,IRM)。② 小分子抑制剂。③ 抗体的抗肿瘤治疗。④ 免疫细胞过继肿瘤治疗。⑤ 肿瘤疫苗治疗。

（一）免疫调节剂

免疫调节剂属于主动非特异性免疫治疗剂,可用于多种肿瘤的辅助治疗,如转移性肾癌、恶性黑色素瘤等。常用免疫调节剂有细胞因子(如 IL‐2、INF)、左旋咪唑、转移因子、卡介苗、短小棒状杆菌、免疫核糖核酸、poly I：C、明矾、氢氧化铝、胸腺素、胸腺短肽和人参、党参、黄芪等中草药。

（二）小分子抑制剂

在肿瘤微环境中存在许多免疫抑制分子,如 IDO 可介导肿瘤的免疫逃逸。采用 IDO 抑制剂可促进巨噬细胞、树突状细胞等 APC 功能,解除对 T 细胞的抑制,提高 PD‐1/PD‐L1 抗体的疗效。

（三）抗体的抗肿瘤治疗

抗 HER‐2 抗体主要针对过表达的 HER‐2,作用于 HER‐2ECDⅣ区,可以阻断非配体依赖的异二聚体形成,抑制下游信号通路,使得 HER‐2 内化、降解,从而下调表达,进而阻滞磷酸化 p95‐HER‐2 的形成,稳定并激活抑癌基因 *PTEN*,最终抑制 HER‐2 阳性的乳腺癌细胞生长。抗 CTLA‐4 抗体除了阻断负性共刺激信号通路外,更主要依赖于 Fc 介导的 ADCC 清除肿瘤内 Treg 细胞,改善肿瘤微环境从而发挥抗肿瘤作用。抗血管内皮细胞生长因子受体(抗 VEGFR)可通过抗肿瘤血管生成而实现抗肿瘤效应。PD‐1 和PD‐L1抗体的主要作用机制是阻断肿瘤细胞、基质细胞或活化 T 细胞表达的 PD‐1 和 PD‐L1 等负性共刺激分子对 T 细胞发挥的抑制效应,同时激活 T 细胞的 OX40 等信号通路,打破肿瘤细胞介导的免疫耐受,从而促进 $CD8^+CTL$、$CD4^+T$ 的抗肿瘤作用,避免了肿瘤免疫逃逸。抗 CD47 的抗体阻断 CD47‐SIRPα(signal regulatory protein α)信号通路,使得巨噬细胞通过 ADCC 杀伤肿瘤细胞,还可通过 *STING*(即干扰素刺激基因,stimulator of interferon genes)‐IFN‐γ 信号途径介导的树突状细胞交叉提呈肿瘤细胞抗原,激活效应 T 细胞,杀伤肿瘤细胞。针对结直肠癌细胞 CEA 抗原和可活化 T 细胞 CD3 分子的双特异性抗体 CEA‐TCB,促进 $CD8^+CTL$ 杀伤肿瘤细胞。此外,抗体还与补体、NK 细胞、巨噬细胞和中性粒细胞发挥协同作用,通过 ADCC 和 CDC 效应杀伤肿瘤细胞。但还有部分机制不清,如抗 PD‐1/PD‐L1 抗体对微卫星序列不稳定的患者普遍有效,而 JAK 突变的肿瘤细胞会导致 PD‐1 抗体治疗耐药(图 20‐3)。

除了抗体直接应用于治疗,肿瘤治疗还可采用抗体偶联药物(antibody-drug conjugates,ADC)、抗体介导的光敏疗法(antibody-directed phototherapy,ADP),如抗 CD30 嵌合抗体与单甲基奥利斯他汀 E 偶联物治疗淋巴瘤,光敏剂卟啉钠偶联抗体治疗膀胱癌等。

（四）免疫细胞过继抗肿瘤治疗

免疫细胞的过继免疫治疗主要经历了 3 个阶段:第一个阶段是非特异性细胞因子活化的抗肿瘤杀伤细胞,如 LAK 细胞、抗 CD3 抗体活化的杀伤细胞(anti‐CD3 monoclonal antibody activated killer,CD3AK);第二个阶段是具有特异性的 TIL;第三个阶段是嵌合 CAR‐T,这些细胞的杀伤机制都类似于 $CD8^+CTL$,但是在杀伤肿瘤的特异性和效率上有很大的差异(图 20‐3)。

1. LAK 细胞　采用高剂量的 IL‐2 诱导外周血 T 细胞和 NK 细胞的活化,属于非特异性抗肿瘤免疫细胞。因使用高剂量 IL‐2,易导致细胞 AICD。此外,机体内很难维持高水平的 IL‐2,需要补充外源性的 IL‐2,导致其毒副作用较大,临床出现高热和渗漏综合征,临床治疗效果欠佳,但可改善肿瘤患者的自觉症状和生存质量,部分患者可延长生存时间。

2. CD3AK 细胞　采用抗 CD3 和 CD28 抗体及 PHA 活化 T 细胞,活化效率高于 LAK 细胞,且不易发生 AICD,但仍属非特异性活化的 T 细胞,临床疗效与 LAK 细胞类似,但略优。

3. NK 细胞　通过 IL‐2 和 IL‐15 扩增,已用于黑色素瘤、肺癌和肾癌的治疗,并取得了一定疗效。

4. CIK 细胞　分离的外周血单个核细胞经抗 CD3 单克隆抗体、IL‐2 和 IFN‐γ 等诱导的 NKT 细胞,但临床效果不确定。

5. TIL 细胞　从患者肿瘤组织中分离浸润的特异性 T 细胞,经 IL‐2、抗 CD3 抗体和抗 CD28 抗体诱导活化的 $CD4^+T$ 细胞和 $CD8^+T$ 细胞,具有肿瘤特异性和 MHC 限制性,且能直接或间接特异性杀伤肿瘤细胞。在临

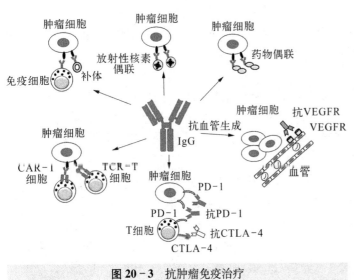

图 20-3　抗肿瘤免疫治疗

床疗效上优于 LAK 细胞和 CD3AK 细胞。但有文献报道,部分 TIL 细胞存在 CD3 分子和 TCR 信号转导缺陷,不能被 CD3 抗体有效活化。

6. CAR-T 细胞　　新兴的 T 细胞过继治疗方法,用 ScFv 和 CD3 和 CD28 胞内活化区域重构抗原识别受体,整合 B 细胞识别肿瘤抗原的可变区于 T 细胞中,使得 T 细胞无须通过 APC 识别肿瘤抗原,同时不受 MHC 限制,并通过 CD3 和 CD28 等分子活化功能域向 T 细胞转导了 TCR-CD3 和共刺激两种信号,使 T 细胞快速活化。但缺点是仅能特异性识别 B 细胞的表位。

7. TCR-T 细胞　　类似于 CAR-T 细胞疗法,不过是将分离的 TIL 细胞用特异性 TCR 基因改造,提高 T 细胞对特异性肿瘤抗原的识别和杀伤能力。

(五)肿瘤疫苗

肿瘤疫苗治疗指将肿瘤抗原、肿瘤相关蛋白、负载多肽的树突状细胞,表达肿瘤抗原的载体等,导入患者体内,活化患者免疫特异性 T 细胞,从而发挥抗肿瘤作用。常用肿瘤疫苗分为预防性疫苗和治疗性疫苗。前者如宫颈癌疫苗,能够有效预防 HPV 相关的宫颈癌。肿瘤治疗性疫苗,如用于前列腺癌治疗的 Sipuleucel-T 疫苗。

第二节　肿瘤的免疫检验

肿瘤标志物是由 Herberman 于 1978 年首先提出,1979 年在英国第七届肿瘤发生生物学和医学会议上被认定,从而逐渐被业内专家认可。

一、肿瘤标志物检测

(一)肿瘤标志物概述

肿瘤标志物(tumor marker)指在肿瘤发生、发展过程中,由肿瘤细胞、基质细胞合成、分泌或机体应对肿瘤细胞的反应而产生的一类物质,可存在于肿瘤细胞和组织,也可存在于体液中,并可被检测。

理想的肿瘤标志物应符合以下条件:① 敏感性高,利于肿瘤的早期诊断。② 特异性强,仅为肿瘤组织产生。不同来源的肿瘤产生不同的标志物,能鉴别肿瘤的良恶性、类型或来源。③ 其水平与肿瘤大小、转移、恶性程度有关,半衰期短,能快速反映体内肿瘤的实际情况,并有助于进行临床分期和预后判断,具有可靠的临床预测价值。④ 存在于体液中,特别是血液中,易于检测。

(二)常见肿瘤标志物及临床意义

1. AFP　　由胚胎肝脏和卵黄囊合成的一种血清糖蛋白,至少有 3 种异质体(AFP-L1、AFP-L2、AFP-L3)。AFP 于妊娠期第四周可检出,胎儿出生后 AFP 含量降至 50 ng/mL,周岁末期接近成人水平。孕妇 AFP 明显升高,但一般不超过 400 μg/L,产后 3 个月恢复至正常。AFP 在肝癌诊断中的临床意义:① 对高危人群进行筛查,特别是对 HBV 和 HCV 肝硬化患者,若 AFP>20 ng/mL,且持续上升者,需进一步全面检查。② AFP 结合肝脏超声、CT 有助于早期发现肝癌。③ AFP 持续性升高有助于肝癌的诊断。④ 肝癌患者 AFP 浓度急剧升高提示预后不良。⑤ 血清 AFP-L3 与癌细胞的门静脉侵犯有关。

2. CEA　　来源于胎儿胃肠道上皮组织、胰和肝细胞的一种可溶性糖蛋白,高表达于 2~6 个月的胎儿,出生后血清 CEA 水平很低。在肺腺癌、大细胞肺癌、结直肠癌、乳腺癌及其他多种恶性肿瘤中高表达。此外,在老年人和肠道慢性炎症等非肿瘤性疾病中表达升高。CEA 对肿瘤诊断的特异性差,单一水平升高并不能诊断恶性肿瘤,但其在早期无症状直肠癌人群中的检出率低,故不适用于结直肠癌的筛查,但可用于疗效、复发转移监测及预后评价。

3. 糖类抗原

（1）CA125：在卵巢癌中高表达，但在卵巢炎症患者中也可检出。CA125不宜用于筛查，但联合经阴道/盆腔超声及人类附睾蛋白4（human epididymis protein 4，HE4）等检测可提高特异性。CA125用于卵巢癌的联合诊断、卵巢良恶性鉴别、疗效检测和预后判断。

（2）CA15-3：乳腺癌相关抗原，对转移性乳腺癌诊断的敏感性和特异性均优于其他标志物，常用于转移性乳腺癌患者治疗监测和预后判断。

（3）CA19-9：胰腺癌、胆囊癌、胆管癌、结肠癌和胃癌等恶性肿瘤的标志物，用于肿瘤转移复发监测。早期敏感性较低，不宜用于胃癌的筛查和早期诊断。

（4）CA242：唾液酸化的鞘糖脂类抗原，与CA50和CA19-9有共同抗原决定簇。CA242是胰腺癌、直肠癌和胃癌的标志物，常作为CEA的补充。

（5）CA50：一种唾液酸酯和唾液酸糖蛋白，与CA19-9有共同抗原决定簇，当细胞恶变时，糖基化酶被激活，导致细胞表面糖基结构改变。其主要表达于胰腺癌、胆管癌、卵巢癌、宫颈癌、肝癌、肺癌、结直肠癌，但在胃癌、膀胱癌、黑色素瘤、淋巴瘤等肿瘤中也有相当比例的检出率，其同时在溃疡性结肠炎、肝硬化和自身免疫性疾病等疾病患者也有表达。

（6）CA549：与CA15-3是同种分子中不同抗原决定簇，故与CA15-3所反映的临床意义类似，但CA549特异性更高，用于乳腺癌诊断和复发、转移的检测。

（7）CA72-4：不存在于正常组织，而表达于胚胎组织和乳腺癌、结直肠癌、胃癌等肿瘤组织中，常用于肿瘤的实验室诊断，也是肿瘤分期、胃肠道癌手术后肿瘤残存判断的良好指标。高水平CA72-4常提示预后不良。CA72-4的敏感性不高，常与CEA联合应用，而不单独使用。

4. PSA　由前列腺上皮细胞分泌，存在于精液中的蛋白酶，具有高度器官特异性。血中总PSA（total PSA，t-PSA）有游离PSA（free PSA，f-PSA）和结合PSA两种形式。f-PSA占t-PSA的5%~40%。部分前列腺癌患者PSA水平正常，而50%左右的良性前列腺疾病患者PSA水平也可增高，当t-PSA为4~10 ng/mL时，f-PSA/t-PSA值可用于前列腺良恶性增生的鉴别诊断。若t-PSA、f-PSA同时升高，且f-PSA/t-PSA值降低<10%时，有助于前列腺癌的诊断。美国国家临床生物化学学会（National Academy of Clinical Biochemistry，NACB）对检验医学中肿瘤标志物临床实践应用的最新指南建议PSA不再作为前列腺癌筛查标志，而是作为疾病复发和治疗监测标志。

5. NSE　催化糖原酵解途径中甘油分解的酶，有αα、ββ、γγ、αγ、βγ等5种同工酶。γγ同工酶生理状态下仅存在于神经元、轴突和神经内分泌细胞内。高表达于小细胞肺癌（small cell lung cancer，SCLC）等神经内分泌组织起源的肿瘤中，是SCLC首选肿瘤标志物，阳性率可达65%~100%，用于SCLC的鉴别诊断、疗效监测。

6. 胃蛋白酶原（pepsinogen，PG）　由胃主细胞及颈黏液细胞合成分泌的胃蛋白酶前体，分为PGⅠ和PGⅡ。PGⅠ与PGⅠ/PGⅡ值反映胃黏膜功能，与胃黏膜萎缩范围及严重程度显著相关，是胃癌的早期诊断标志。当PGⅠ<70 ng/mL，PGⅠ/PGⅡ<3时其特异性为73%。

7. 去饱和-γ-羧基-凝血酶原（des-γ-carboxy-prothrombin，DCP）　也称PIVKAⅡ，是一种异常凝血酶原，但缺乏凝血活性。DCP与肝癌大小、分级相关，对鉴别肝硬化和肝癌的敏感性和特异性高于AFP。联合AFP能明显提高肝癌，特别是小肝癌诊断的敏感性，也可用于肝癌预后判断。

8. 雌激素受体（estrogen receptor，ER）和孕激素受体（progesterone receptor，PR）　用于乳腺癌初次诊断，为指导内分泌治疗的标志物。其联合HER-2，结合肿瘤分期、分级等指标可对术后复发、转移和预后进行评估。

9. 胃泌素释放肽前体（pro-gastrin-releasing peptide，ProGRP）　是GRP的前体，主要表达于胃肠道、呼吸道和中枢神经系统。ProGRP常用于SCLC的诊断、疗效监测及预后判断，诊断敏感性为47%~86%，特异性接近100%，作为单个肿瘤标志物的特异性要高于NSE。

10. CYFRA21-1　是细胞角蛋白19（cytokeratin 19，CK19）的可溶性片段，广泛表达于支气管上皮细胞等正常组织，肺癌发生时释放入血液。CYFRA21-1诊断鳞状细胞癌、大细胞癌阳性率均为67%，腺癌阳性率稍低，约46%，但对SCLC敏感性很低。因其血清浓度随肺癌的分期增加而升高，且与肿瘤的恶性程度和转移一致，故可用于非小细胞肺癌（non-small cell lung cancer，NSCLC）预后评估。

11. **鳞状上皮细胞癌抗原**(squamous cell carcinoma antigen,SCCA) 来源于子宫颈鳞状细胞抗原 TA－4 的亚组分,其酸性组分仅见于恶性细胞。SCCA 主要表达于子宫颈、食管、头颈和肺等器官的鳞状上皮细胞癌, SCCA 阳性率约 60%,而其他类型肺癌时阳性率不足 30%。其浓度与鳞状细胞癌分化程度有关,可用于肿瘤的诊断、疗效监测和预后判断,特别是肺鳞状细胞癌。

12. **磷脂酰肌醇蛋白聚糖-3**(GPC－3) 即 MER7,是细胞表面的一种糖蛋白。正常人群和肝炎患者的肝细胞中不表达,可表达于 75% 的肝癌患者,常用于肝癌的诊断,但也可高表达于部分恶性黑色素瘤患者。

13. **HE4** 来源于正常附睾上皮组织和卵巢癌的一种分泌型糖蛋白。HE4 对上皮性卵巢癌诊断效能较高,并与卵巢癌分期显著相关,是目前诊断 I 期卵巢癌患者最灵敏的标志物;也常用于子宫内膜异位症和卵巢癌的鉴别诊断。卵巢恶性肿瘤风险评估法则(risk of ovarian malignancy algorithm,ROMA)是 HE4 和 CA125 联合应用的重要评价指标,联合应用可减少 30%~50% 生物标志物阴性卵巢癌的漏诊,能更好地鉴别卵巢良恶性肿瘤。

14. **其他肿瘤标志物** $\beta2－m$、铁蛋白等在多种肿瘤发生时升高;异常的免疫球蛋白或其重链、轻链表达于多发性骨髓瘤。此外,肿瘤易感基因、lncRNA、miRNA、循环肿瘤细胞(circulating tumor cell,CTC)、ctDNA、ctRNA 和外泌体等的检测在肿瘤诊断及预后价值等方面引起了广泛的关注,成为研究的热点。但这些标志物不属于临床免疫检验的范围,本书不做叙述。

(三) 肿瘤标志物的检测及其临床应用原则

1. **肿瘤标志物的免疫检测** 主要有 RIA、ELISA、流式细胞仪检测、化学发光免疫分析和 FIA 等技术,后两者因灵敏度高、高度自动化,是目前主要的临床检测方法。液体芯片检测技术系统具有高通量、检测时间短等特点,在肿瘤早期筛查方面显示了广阔的应用前景,有可能成为将来筛查和诊断的主流方法。相关免疫学检测技术参见本教材第十二章标记免疫检验技术相关内容。

2. **肿瘤标志物的临床应用原则** 多数肿瘤标志物的敏感性和特异性尚不够理想,主要用于肿瘤的疗效观察及治疗、复发监测。同一标志物往往可被多种肿瘤高表达;而同一种肿瘤可表达众多的肿瘤标志物,单一的肿瘤标志物难以对多数肿瘤做到早发现、早诊断,也很难准确反映肿瘤的复杂性。科学、合理和联合检测肿瘤标志物将有助于对肿瘤进行早期发现、有效诊断、鉴别诊断、疗效观察、复发监测和预后评价。

(1) 肿瘤高危人群的跟踪随访:如对慢性 HBsAg 携带者、慢性活动性乙型肝炎和丙型肝炎患者进行 AFP 检测,结合超声或 CT 等影像诊断方法可早期发现肝癌。NACB 有关检验医学中肿瘤标志物临床实践应用的指南提出,CA125 与阴道超声联合可作为卵巢癌高危女性的早期诊断指标。肿瘤标志物不能代替影像学和病理学检查,只能作为辅助诊断指标,但部分标志物可作为筛查指标。

(2) 肿瘤的鉴别诊断和临床分期:通过临床症状、体征和影像学诊断方法获得足够证据证明患者可能罹患某脏器肿瘤,但多数很难区别肿瘤的良恶性或分期,而肿瘤标志物往往能提供信息帮助鉴别肿瘤的良恶性、肿瘤类型,如 CEA 和 NSE 可辅助区分胃肠道肿瘤是腺癌(CEA 阳性、NSE 阴性),还是类癌(CEA 阴性、NSE 阳性)。此外,血清肿瘤标志物升高的水平通常与肿瘤的大小和分化程度有关,其定量检测有助于临床分期的判断。

(3) 肿瘤临床治疗的疗效监测:肿瘤标志物有助于明确手术、放疗或药物治疗是否有效。通常在肿瘤完全切除和有效化疗后,肿瘤标志物即明显下降,若下降至正常或治疗前水平的 95% 即认为治疗成功;若术后肿瘤标志物未如预期下降,说明手术未能完全切除肿瘤。

(4) 肿瘤的复发、转移和预后监测:血清肿瘤标志物的动态测定是监测病情的最佳方法。经手术或放疗、化疗后,若血清肿瘤标志物降至正常后再升高,常表明肿瘤复发或转移;若稳定于术前水平,或轻微下降后持续升高常提示有残存肿瘤或早期复发。例如,CEA 可作为结直肠癌肝转移,乳腺癌骨、肺转移的监测指标,CA125 可反映卵巢癌手术或化疗疗效,若治疗后水平降低超过 50%,说明患者预后较好。

(5) 个体化精准医疗靶标检测:个体化精准医疗的基础之一是基因测序,准确检测某些肿瘤特定标志物(靶标)是评估肿瘤个体化医疗依据之一。例如,检测肺癌 *EGFR*、结直肠癌 *k-ras*、乳腺癌 *c-kit* 等突变基因可用于患者相应靶向药物治疗指导。

(6) 肿瘤标志物的联合检测:如 AFP、HCG 和乳酸脱氢酶(lactate dehydrogenase,LDH)可作为睾丸癌诊断、临床分期、预后、复发和治疗监测联合指标;HE4 和 CA125 联合应用可更好地区分卵巢良恶性疾病。常见肿瘤及其常用联合标志物见表 20－2。

表 20-2 常见肿瘤及其常用联合检测标志物

恶性肿瘤类型	常用联合检测标志物
肺 癌	NSE、CYFRA21-1、ProGRP、SCCA、CEA、CA125
乳腺癌	CA15-3、CEA
胃 癌	PG I、PG II、PG I/PG II、CA72-4、CEA、CA19-9
结直肠癌	CEA、CA242、CA19-9、FOBT
前列腺癌	t-PSA、f-PSA、f-PSA/t-PSA
卵巢癌	HE4、CA125、ROMA
胰腺癌	CA19-9、CEA

二、肿瘤患者免疫功能检测

尽管肿瘤患者的免疫功能不能全面反映患者抗肿瘤免疫应答效应,但肿瘤的发生与机体的免疫功能密切相关,特别是固有免疫和适应性免疫应答细胞的免疫功能。因此,在临床针对患者的免疫功能,特别是细胞免疫功能的检测对机体抗肿瘤免疫的功能状态、肿瘤疫苗的应答能力、放疗和化疗对机体免疫功能的影响甚至是转归均具有参考价值。

目前,常用于机体免疫功能评价的指标主要有 T 细胞、B 细胞及其亚群的数量、比例和功能测定;树突状细胞、巨噬细胞和 NK 细胞功能测定;血清中抗体、补体和主要抗肿瘤的免疫效应分子或免疫负向调节因子,如 IL-2、IL-12、IL-27、IL-28、IFN、TNF-α、CD28、CTLA-4、PD-1、PD-L1/PD-L2 等测定。此外,为确认机体对特异性疫苗的有效应答,也可采用四聚体技术检测特异性应答细胞和 ELISPOT 检测应答细胞产生的各种细胞因子的频数,从而确认疫苗或其他治疗措施是否有效激发了机体的特异性抗肿瘤免疫应答。

(一)免疫细胞的总数、比例、亚群和功能测定

各种免疫细胞总数、比例、亚群和功能在肿瘤发生时通常会发生改变。采用不同的免疫细胞表面标志荧光标记抗体的组合染色,通过流式细胞仪检测可反映机体 T 细胞、B 细胞、树突状细胞、巨噬细胞和 NK 细胞的绝对值、比例,如果配合特定的转录因子、效应分子(CTL 和 NK 细胞的穿孔素、颗粒酶;Treg 细胞的 CTLA-4)或细胞因子(Th1 的 IL-2、Th2 的 IL-10 和 Treg 细胞的 TGF-β)的染色,还可反映出相应的细胞亚群及其部分功能。通过流式细胞仪或磁珠分选获取特定的细胞全体,还可进行相关细胞亚群的特定功能的检测。例如,采用液体芯片、流式细胞仪、ELISA 和化学发光等技术检测 T 细胞、树突状细胞和巨噬细胞的细胞因子;细胞毒试验检测 CTL 和 NK 细胞的细胞毒性;增殖抑制试验检测 Treg 细胞和 MDSC 的免疫抑制功能等。

恶性肿瘤患者的早期免疫功能改变不明显,中晚期和复发患者通常出现 CD4+T/CT8+T 细胞下降,晚期严重者可出现 CD4+T/CD8+T 细胞比例倒置,而 Treg 细胞比例上调等现象。高水平的 Treg 细胞浸润表明预后较差,Treg 细胞表达 CTLA-4、IDO、IL-10 和 TGF-β 抑制局部 T 细胞、巨噬细胞和树突状细胞的抗肿瘤功能,甚至诱导 T 细胞和 M1 型巨噬细胞分别向 Treg 细胞和 M2 型巨噬细胞分化,促进肿瘤细胞的生长。但 Th17 细胞与肿瘤之间的关系尚不确定。NK 细胞是重要的免疫监视细胞,在恶性肿瘤发生时,NK 细胞比例往往低下;成熟的树突状细胞具有很好的抗原提呈功能,未成熟的树突状细胞往往诱导 T 细胞免疫耐受,而肿瘤微环境产生的许多因子不利于树突状细胞的成熟;肿瘤局部浸润的巨噬细胞与肿瘤患者的预后也有密切关系,M1 型巨噬细胞具有很好的抗肿瘤作用,而 M2 型巨噬细胞不仅不抗肿瘤,反而有利于肿瘤的生长。此外,肿瘤细胞和肿瘤微环境基质细胞分泌的大量 G-CSF 和 GM-CSF,在 IL-6、IL-1β 和 TNF-α 等炎症因子存在的情况下,诱导骨髓造血干细胞分化为 MDSC,从而抑制局部的免疫效应细胞。

(二)各种细胞因子的测定

长期慢性炎症是肿瘤产生的重要因素,而肿瘤形成之后,肿瘤细胞及其微环境中的各种细胞也可产生各种细胞因子,如各种炎症因子、生长因子和趋化因子等。肿瘤局部的炎症不同于感染等急性炎症,其导致的炎症细胞浸润并没有起保护机体的作用,相反,其中的炎症因子趋化的巨噬细胞和 MDSC 等细胞促进肿瘤的发展。此外,肿瘤组织在生长到一定程度后往往处于低氧状态,产生更多的 TNF-α、IL-6 和 IL-1,促进肿瘤的发展。在抗肿瘤免疫中 T 细胞、NK 细胞和树突状细胞等也可产生大量的细胞因子,如 IL-2、IL-12、IL-15 和 IL-27

等,发挥重要的抗肿瘤作用。因此,细胞因子对肿瘤的发生、发展和转归有重要影响,细胞因子的测定对肿瘤的发生发展和抗肿瘤效应和毒副作用的检测具有重要的临床意义和价值。

1. TNF-α 可诱导 DNA 损伤、一氧化氮和活性氧的产生,参与肿瘤的发生;TNF-α 通过 NF-κB 信号途径上调肿瘤细胞的抗凋亡分子的表达,从而促进肿瘤细胞存活;还可促进肿瘤血管新生与肿瘤转移,甚至抑制 T 细胞应答和巨噬细胞的活化等免疫监视作用。恶性肿瘤晚期高水平的 TNF-α 预示着患者预后不良。

2. IL-6 在多发性骨髓瘤细胞中,肿瘤细胞和骨髓基质细胞均可产生 IL-6,其通过自分泌和旁分泌作用的方式促进肿瘤细胞的生长;可诱导细胞周期素及相应激酶的表达,促进肿瘤细胞增殖和抑制细胞凋亡。

3. IL-1 可高表达于多种肿瘤微环境,促进肿瘤细胞的增殖、侵袭和转移。

上述 3 种细胞因子还可与 G-CSF、GM-CSF 一起诱导 MDSC 的产生。在抗 PD-1 抗体、抗 PD-L1 抗体和 CAR-T 等肿瘤免疫治疗时,三者也是细胞因子释放综合征(cytokine release syndrome,CRS),即细胞因子风暴(cytokine storm)的重要指标,它意味着免疫治疗有效,但严重升高时也会导致患者的死亡。

4. TGF-β 可由多种肿瘤细胞、Treg 细胞和肿瘤微环境中间充质干细胞等基质细胞产生,是典型的免疫抑制性细胞因子。早期可通过抑制炎症而抑制肿瘤的发生,但是在肿瘤产生后可抑制 T 细胞、B 细胞、树突状细胞、NK 细胞等多种免疫细胞的抗肿瘤免疫应答,促进肿瘤的发展。肿瘤通过自分泌或旁分泌方式获取大量 TGF-β,诱导肿瘤发生上皮—间质转换(epithelial-mesenchymal transition,EMT),从而促进侵袭和转移。TGF-β 还可通过 AP-1 和低氧诱导因子-1(hypoxia-Inducible Factor,HIF-1)上调血管内皮细胞生长因子的表达从而诱导新生血管的产生,为肿瘤细胞提供足够的营养,促进肿瘤的发展。

5. 趋化因子 多数肿瘤细胞可产生 CXC 和 CC 两个亚家族的多种趋化因子(chemokine),在募集炎症细胞浸润于肿瘤微环境中发挥至关重要的作用。CXC 类趋化因子可趋化中性粒细胞和淋巴细胞,而 CC 类趋化因子主要趋化单核细胞、嗜酸性粒细胞、树突状细胞、淋巴细胞和 NK 细胞。趋化因子可诱导肿瘤细胞的转移、改变肿瘤微环境和促进肿瘤的生存和增殖。例如,IL-8 可促进胰腺癌细胞转移;而 CC 类趋化因子在黑色素瘤、卵巢癌、乳腺癌、头颈癌及胶质瘤的巨噬细胞和淋巴细胞浸润发挥作用。

细胞因子的检测方法大多数可采用 ELISA、流式细胞仪、液体芯片等方法检测,在之前各章已有详细阐述,在此不再赘述。

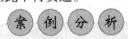

患者,男性,40 岁。20 年前发现乙型肝炎,实验室诊断为"大三阳(HBsAg、HBeAg 和 HBcAb 阳性)",17 年前曾采用 IFN 治疗约 1 年,肝功能恢复正常,现为"小三阳(HBsAg、HBeAb 和 HBcAb 阳性)",因右上腹胀痛 5 周,到医院就诊,查体:除右上腹有轻微压痛外其余无明显异常。无药物过敏史,但有肝癌家族史,其父亲 50 岁、叔父 41 岁先后死于肝癌。腹部 B 超检查:肝右叶有一回声光团,约 4.0 cm×3.0 cm 大小,CT 发现肝右叶有一 4.5 cm×3.2 cm×2.7 cm 占位病变。谷丙转氨酶 29 U/L,谷草转氨酶 29 U/L,总胆红素 163 μmol/L,白蛋白 26 g/L,γ-GT 24 U/L,碱性磷酸酶 63 U/L。

【分析思考】

1. 本案例中,如果要进一步进行实验室检查,应该检查哪个肿瘤标志物? 可采用何种技术?

参考要点:

(1) AFP 和乙肝五项(HBsAg、HBsAb、HBeAg、HBeAb、HBcAb)检测,通常可采用化学发光免疫分析、ELISA 等技术。

(2) 免疫功能评估可检测 CD3、CD4+T 细胞、CD8+T 细胞等 T 细胞亚群、NK 细胞和巨噬细胞等,还可以检测 IL-2 和 INF。

2. 如果确诊为肝癌,手术后,为预防转移和复发,经肿瘤组织鉴定其 NY-ESO-1 阳性,欲采用 NY-ESO-1 进行免疫疫苗的治疗,可采用哪些指标对其免疫功能进行评估? 治疗时应采用何种指标评估机体的对 NY-ESO-1 的特异性应答? 肿瘤的复发应随访哪项指标?

参考要点:

(1) 对 NY-ESO-1 的应答可采用四聚体技术和 ELISPOT 等技术检测特异性 T 细胞应答的群体和频数。

(2) 如果患者 AFP 阳性,则应该采用 AFP 进行随访。

本章小结

　　肿瘤抗原指肿瘤发生、发展过程中新出现的抗原或者过度表达的抗原。按肿瘤抗原的特异性可分为肿瘤特异性抗原和肿瘤相关性抗原；按肿瘤抗原产生机制可分为理化因素诱发的肿瘤抗原、自发性肿瘤抗原、病毒诱发的肿瘤抗原和正常细胞成分的异常表达抗原。机体的抗肿瘤免疫学机制十分复杂，主要是通过细胞免疫发挥作用。肿瘤标志物指在肿瘤发生、发展过程中，由肿瘤细胞、基质细胞合成、分泌或机体应对肿瘤细胞的反应而产生的一类物质，主要有 AFP、CEA、糖类抗原、PSA、NSE 等。科学、合理地应用现有的肿瘤标志物进行联合检测将对肿瘤诊断、疗效监测、预后判断和肿瘤个体化精准医疗等具有重要的意义。目前，肿瘤的免疫治疗主要由抗体治疗、过继免疫细胞和肿瘤疫苗治疗等。通过测定各种细胞因子，免疫相关表面分子，免疫细胞的数量、比例、亚群和功能的测定评估机体的免疫状态对判断临床治疗疗效、肿瘤患者的预后具有重要意义。

（邵启祥）

移植指用手术或其他方法,将正常细胞、组织或器官植入异体(或自体),从而取代或置换病变的或功能缺损的相应细胞、组织、器官,以维持或重建机体生理功能。被移植的细胞、组织或器官称为移植物,提供移植物的个体称为供者,接受移植物的个体称为受者或宿主。受者进行同种异体移植后,供者的移植物作为"异己成分"被受者免疫系统所识别,两者相互作用,产生免疫应答,由此引起针对移植物的攻击、破坏和清除等免疫反应,称为移植排斥反应。移植免疫(transplantation immunity)是研究移植后产生的免疫应答和由此引起的移植排斥反应的机制,减轻移植排斥反应,延长移植物存活时间的方法等。数十年来,随着组织配型技术、短期低温器官保存技术、血管吻合技术等外科手术方法、高效免疫抑制剂等方面的全面发展和不断突破,器官移植的应用范围日趋扩大,移植物存活率不断提高,移植术已成为治疗多种终末期脏器功能衰竭的有效手段,使患者短期和长期存活率有了明显提高。

第一节 移植免疫概述

根据移植物来源和供者与受者之间遗传背景的差异,移植分为 4 种类型(图 21 - 1):① 自体移植(autologous graft 或 autograft),指移植物来源于同一个体,不发生排斥反应,移植物可长期存活。② 同系移植(syngeneic graft 或 syngraft),移植物来源于遗传基因与宿主完全相同的供者(如同系纯种动物或单卵双生个体),一般也不产生排斥反应。③ 同种异体移植(allogeneic graft 或 allograft),指同一种系、不同个体、不同基因型之间的移植,一般均会引起不同程度免疫应答,导致移植排斥反应,是最常见的移植手段。④ 异种移植(xenogeneic graft 或 xenograft),指不同种系、不同个体、不同基因型之间的移植,由于供、受者间遗传背景差异较大,可发生强烈的移植排斥反应。

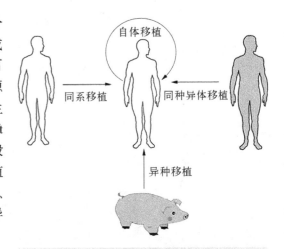

图 21 - 1 移植的 4 种基本类型

一、移植抗原

移植抗原(transplantation antigen)指引起移植排斥反应的抗原。20 世纪 50 年代,Medawar 等使用近交系小鼠进行了一系列皮肤移植实验(图 21 - 2)证明,皮肤移植后主要是受者淋巴细胞介导了再次移植排斥反应,同种异体皮肤移植反应本质上是受者免疫系统针对供者移植物抗原的一种免疫应答。不同个体间进行器官移植时,移植物是否被受者所"容忍"是由代表个体特异性的同种异体抗原(allogeneic antigen 或 alloantigen)(亦称同种抗原)所决定。同种异体移植一般均会发生排斥反应,同一种属不同个体间由等位基因差异而形成的多态性产物,即为同种异体抗原,包括 MHC 抗原、次要组织相容性(minor histocompatibility,mHC)抗原、组织特异性抗原和血型抗原等。这些同种异体抗原均有可能作为组织相容性抗原而介导供、受者间移植排斥反应,反应强弱与供、受者间同种异体抗原差异大小呈正相关。

(一)MHC 抗原

能引起强烈排斥反应的移植抗原称为 MHC 抗原。人类的 MHC 抗原即 HLA,由第 6 号染色体短臂 6p21.31 上紧密连锁的基因群所编码。由于人群中该基因群的高度多态性,使得供、受者间 HLA 型别差异成为同种异体移植中引起急性排斥反应的最重要的同种异型抗原。

(二)mHC 抗原

能引起较弱排斥反应的移植抗原称为 mHC 抗原,目前已鉴定出多个人类 mHC 抗原基因。例如,常染色体

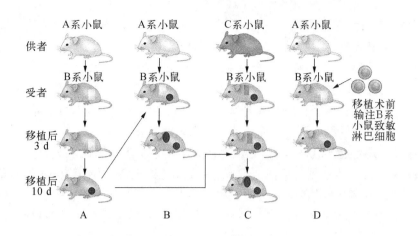

图 21-2 近交系小鼠皮肤移植实验

A. 初次排斥：A 系小鼠皮肤移植给 B 系小鼠，一般 7~10 d 后发生移植排斥，此为初次排斥；B. 再次排斥：再次移植 A 系小鼠皮肤至同一 B 系小鼠，3~4 d 即发生强烈的移植排斥反应，此为再次排斥；C. 初次排斥：将移植的 C 系小鼠皮肤移植给曾接受 A 系小鼠皮肤移植的同一 B 系小鼠，仅产生初次排斥；D. 再次排斥：给未接受过皮肤移植的 B 系小鼠注射曾移植过 A 系小鼠皮肤的 B 系小鼠淋巴细胞后，可使其初次接受 A 系小鼠皮肤移植即发生再次排斥

编码的 mHC 抗原 HA-1~HA-5 和 Y 染色体某些基因编码的产物 H-Y 等。即使供、受者 HLA 型别完全相同，仍可能发生程度较弱、较缓的移植排斥反应。甚至在某些情况下，多个 mHC 抗原不匹配也会引起快而强烈的排斥反应。因此，在 HLA 型别相配的基础上如能控制 mHC 抗原引起的排斥反应，可望获得更好的移植效果，这也将成为临床上逐渐重视的问题。

（三）组织特异性抗原

特异性表达于某一器官、组织或细胞表面的抗原称为组织特异性抗原。同种异型移植中，不同组织和器官移植后发生排斥反应的强度各异（皮肤>肾>心>胰>肝），这提示不同组织特异性抗原的免疫原性不同。

（四）血型抗原

人 ABO 血型抗原不仅分布于红细胞表面，也表达于血管内皮细胞、肝、肾等组织细胞表面，其中血管内皮细胞表面的 ABO 血型抗原在诱发移植排斥反应中非常重要。正常情况下，器官移植的供、受者间血型选择必须符合临床输血原则；但是，肝移植受者与供者的血型要相一致或相容时才能实施。在临床上常会遇到捐赠者与受者 ABO 血型不合的情况，特别是肝移植，在紧急或供肝紧缺的情况下，有时就需要跨越血型屏障来实施移植手术。在这种情况下，受者体内存在的抗血型抗原的天然抗体与移植物血管内皮细胞表面的血型抗原结合，通过激活补体系统而导致血管内凝血和细胞损伤，从而引起超急性排斥反应。

二、移植排斥反应类型及免疫机制

同种异体间进行器官移植术后，一般均会发生排斥反应。移植排斥反应有两种基本类型：① 宿主抗移植物反应（host versus graft reaction，HVGR）指受者免疫系统识别移植物抗原并对移植物发动攻击，导致移植物被排斥；② 移植物抗宿主反应（graft versus host reaction，GVHR）指移植物中免疫细胞也可识别受者组织抗原并产生免疫应答。

（一）移植排斥反应类型

1. **宿主抗移植物反应** 指受者免疫系统对移植物产生排斥应答。根据排斥反应发生的时间、移植物与宿主间的组织相容程度及受者的免疫状态，主要表现为 3 种不同的类型：超急性排斥反应（hyperacute rejection，HAR）、急性排斥反应（acute rejection，AR）和慢性排斥反应（chronic rejection，CR）。

（1）超急性排斥反应：一般发生在移植器官与受者血管接通后 24 h 内，多见于再次器官移植、反复输血、长期血液透析或多次妊娠的受者。受者体内预先存在的抗供者组织抗原的抗体（多为 IgM 类，如抗供者 ABO 血型抗体、HLA 抗体、血管内皮细胞抗体、血小板抗体等）与移植物的组织抗原结合，形成的抗原-抗体复合物可激活补体系统而破坏靶细胞；此外，补体激活后产生的活性片段可使小血管和毛细血管通透性增高和中性粒细胞浸润,导致血管内皮细胞损伤、纤维蛋白沉积、大量血小板活化后聚集,形成血栓,最终导致严重的局部缺血及移植物坏死。因此,在移植之前必须进行 HLA 配型、ABO 血型甚至 Rh 血型检查和交叉配合试验,筛除不合适的器官供者,以免发生超急性排斥反应,而免疫抑制药物对此类排斥反应疗效不佳。

（2）急性排斥反应:是临床上最常见的一类移植排斥反应,一般发生于移植术后数天至两周。典型的急性排斥反应表现为移植部位胀痛、移植器官功能减退和发热等;病理学检查可见移植物组织出现大量以单个核细胞为主的细胞浸润,出现血管急性纤维素样炎症。该反应出现时间和反应强度与供、受者 HLA 相容程度有直接关系,相容性高则排斥反应发生迟、症状轻。如及早给予适当免疫抑制剂治疗,多数急性排斥反应可得到缓解。

（3）慢性排斥反应:一般发生在器官移植后数周、数月甚至数年,主要临床表现为移植器官的进行性功能减退直至丧失,从而严重影响移植器官的长期存活。主要病理学特征是移植器官的血管内皮细胞和平滑肌细胞增生或纤维化,使动脉腔狭窄,器官正常组织结构逐渐受损。慢性排斥反应对免疫抑制疗法不敏感,目前仍以预防为主。

2. 移植物抗宿主反应　　是由供者移植物中抗原特异性淋巴细胞识别受者组织抗原所产生的排斥反应,这种排斥反应一旦发生,不仅引起移植失败,还可能给受者带来严重的危害。移植物抗宿主反应的发生与一些特定条件有关:① 移植物中含有足够数量的成熟淋巴细胞,尤其是成熟 T 细胞。② 受者免疫功能严重低下(被抑制或免疫缺陷)。③ 受者与供者移植物间的组织相容性不合。移植物抗宿主反应主要见于骨髓(造血干细胞)、脾、小肠、肝和胸腺移植术后,以及免疫缺陷个体接受大量输血时。移植物抗宿主反应的严重程度是影响骨髓移植成功的首要因素。根据病程不同,移植物抗宿主反应分为急性移植物抗宿主反应与慢性移植物抗宿主反应两型。急性移植物抗宿主反应较为多见,以胃肠道和肝上皮细胞坏死、皮疹为特征,病死率较高;慢性移植物抗宿主反应以一个器官或多个器官纤维增生性改变或萎缩和严重的免疫失调为特征。

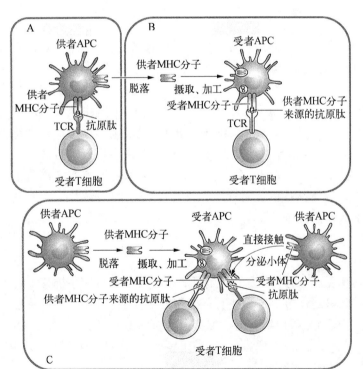

图 21-3　同种异型抗原的 3 种识别模式

A. 直接识别:受者的 T 细胞通过 TCR 识别由供者 APC 提呈的抗原肽-同种异型 HLA 分子复合物;B. 间接识别:供者 HLA 分子等同种异型抗原被受者 APC 摄取、加工后,受者 T 细胞通过 TCR 识别以供者 HLA 来源的抗原肽-受者 HLA 分子复合物;C. 半直接识别:受者 T 细胞既可直接识别从供者 APC 转移来的受者 APC 表面的抗原肽-供者 HLA 分子复合物,又可间接识别受者 APC 摄取、加工、处理并表达的抗原肽-受者 HLA 分子复合物

移植物抗宿主反应发生时,移植物中成熟 T 细胞被受者型别不同的 MHC 抗原与 mHC 抗原激活,增殖分化为效应 T 细胞,随血液游走全身,可对受者组织器官发生免疫应答。此外,供者移植物来源的活化 T 细胞通过释放 IL-2、TNF-α、IFN-γ 等大量细胞因子,引起细胞因子网络失衡,导致供者移植物来源的 T 细胞被进一步激活。此外,过量的细胞因子可激活 CTL、NK 细胞、巨噬细胞等,直接或间接杀伤受者靶细胞。

（二）移植排斥反应的免疫机制

移植排斥反应本质上是受者免疫系统针对供者移植物抗原的一种免疫应答,同种反应性 T 细胞能够通过直接识别(direct recognition)、间接识别(indirect recognition)和半直接识别(semi-direct recognition)途径来识别同种抗原,从而在排斥反应中发挥关键作用(图 21-3)。同种异体器官移植首先引发固有免疫应答,导致移植物炎性免疫反应及组织损伤,随后才发生特异性细胞和体液免疫移植排斥反应。

1. 同种异型抗原的识别模式

（1）直接识别:供者移植器官与受者血管接通后,供者的 APC 和淋巴细胞,即过客白细胞(passenger leukocyte)可从移植物组织向受者淋巴结及肝脏迁移。受者的 T 细胞通过 TCR 直接识别过客白细胞中的 APC 表面的抗原肽-供者 HLA 分子复合物,从而引发排斥反应。直接识别的抗原肽-供者 HLA 分子复合物,多为供者的同种异型 HLA 抗原分别与供者自身抗原肽、外源抗原肽形成的复合物,故不涉及受者体内的抗原摄取、加工和提呈,因此可快速发生,激活大量受者 T 细胞,从而在移植早期急性排斥反应中发挥重要作用。

（2）间接识别：供者移植物脱落细胞或其 HLA 抗原被受者 APC 摄取、加工后以供者 HLA 来源的抗原肽-受者 HLA 分子复合物的形式提呈给受者 T 细胞,供其识别以启动免疫应答。间接识别在急性移植排斥反应的中、晚期和慢性移植排斥反应中均发挥重要作用。

（3）半直接识别：供者 APC 可通过细胞间直接接触将含有同种异型 HLA 的完整细胞膜转移给受者 APC,或释放含有同种异型 HLA 的分泌小体与受者 APC 胞膜融合,从而使受者 T 细胞既可直接识别供者 APC 转移到受者 APC 表面的抗原肽-供者 HLA 分子复合物,又可以间接识别经受者 APC 加工并表达的抗原肽-受者 HLA 分子复合物,此即半直接识别,可能在移植排斥早期和晚期均发挥作用。

2. 固有免疫应答效应参与移植排斥反应　　在同种异体器官移植术中,诸多因素可导致移植物和受者手术创面发生非特异性损伤。例如,外科手术产生的机械性损伤;移植物被摘取到植入受者体内的过程中经历麻醉、缺血缺氧、温度改变等,可引起相关组织损伤;移植物植入并恢复血循环,通过产生大量氧自由基而造成组织细胞损伤,引起缺血再灌注损伤。上述损伤可诱导细胞应激或引起组织细胞坏死,并释放 DAMPs,如高迁移率族蛋白 B1(HMGB1)、HSP 等,由此引起的继发性"瀑布式"炎性反应进一步造成移植物发生炎症、损伤甚至死亡。

3. 针对移植物的细胞免疫应答效应　　多种 T 细胞亚群在移植排斥反应的免疫效应机制中发挥关键作用：① CD4$^+$Th1 细胞是参与同种异体移植急性排斥反应的主要效应细胞,能够通过直接识别或间接识别移植抗原并被激活,分泌多种炎性细胞因子(如 TNF-α、IL-2 和 IFN-γ 等)和趋化因子,继而在移植物局部募集并活化单个核细胞(主要是 Th1 细胞和巨噬细胞)为主的炎性细胞,引起针对移植物的迟发型超敏反应性炎性损伤。② 同种抗原特异性 CD8$^+$CTL 在同种异体移植排斥反应中也发挥重要作用,可直接杀伤表达同种异型抗原的移植物血管内皮细胞和实质细胞。③ 大量的动物实验都证实 Treg 细胞能通过分泌抑制性细胞因子,或通过细胞间直接接触抑制针对供体的同种异体移植排斥反应,因此,以 Treg 细胞为靶点的免疫调控手段有望为诱导器官移植免疫耐受提供一个可行的选择。④ Th17 细胞主要分泌 IL-17、IL-21、IL-22 等炎性细胞因子,募集中性粒细胞和巨噬细胞,促进局部组织产生炎症因子和趋化因子,并表达基质金属蛋白酶,进一步加速移植物的炎性细胞浸润和组织损伤。

4. 针对移植物的体液免疫应答效应　　CD4$^+$ Th2 细胞被移植抗原激活后,可辅助 B 细胞活化并分化为浆细胞,激发 B 细胞介导的体液免疫应答,分泌针对同种异型抗原的同种抗体(alloantibody)。同种抗体在超急性移植排斥反应中发挥关键作用。根据移植术后受者体内产生的特异性抗体是否针对供者组织抗原,将其分为供者特异性抗体(donor specific antibody,DSA)和非供者特异性抗体(non-donor specific antibody,NDSA)两类;根据针对的抗原不同将 DSA 分为抗 HLA 和非 HLA 抗体(如抗内皮细胞抗体、抗波形蛋白抗体、抗 MICA 抗体等)。如果受者体内出现 DSA,常称为急性体液性排斥反应(acute humoral rejection,AHR)。特异性 IgG 类抗 HLA 抗体可诱发超急性移植排斥反应。DSA 与供者同种抗原结合后形成抗原-抗体复合物,激活补体系统,通过补体依赖的细胞毒作用、免疫黏附、调理吞噬、ADCC 和 CDC 等作用,损伤血管内皮细胞、介导促炎性介质释放、促进凝血、促进血小板聚集和溶解移植物细胞等,参与排斥反应。

三、免疫抑制与免疫耐受诱导

同种移植术后一般会发生不同程度的排斥反应,为了防治移植排斥反应,临床常规应用免疫抑制剂来降低机体对抗原物质的免疫反应性。目前,常用的免疫抑制药物：① 化学类免疫抑制药,包括糖皮质激素、环孢素 A、FK-506 和西罗莫司(Rapamycin)等,其中以环孢素 A 的使用最为广泛。环孢素 A 发挥免疫抑制作用的机制是抑制 T 细胞内钙调磷酸酶活性,继而阻断 IL-2 基因转录,从而抑制 T 细胞增殖。② 生物制剂,主要是针对免疫细胞膜抗原的单克隆抗体,如抗淋巴细胞球蛋白(antilymphocyte globulin,ALG)、抗 CD25 单克隆抗体、抗 CD3、CD4、CD8 等单克隆抗体,可通过与相应膜抗原结合,激活补体依赖的细胞毒作用,清除相应免疫细胞。③ 中草药类免疫抑制剂,如雷公藤、冬虫夏草等具有免疫调节和免疫抑制的作用,也可根据具体情况将其用于移植排斥的防治。

　　同种器官移植术后受者需要长期乃至终身服用免疫抑制剂,以使移植物免受攻击,但是药物本身诱发肿瘤、机会性感染和移植物功能障碍(graft dysfunction,GD)等毒副作用也给移植受者带来十分不利的影响。最理想的方法是供者器官移植给受者后,受者免疫系统对同种异型移植物不产生免疫排斥反应;但对其他抗原的应答保持正常,从而保留机体对疾病的防御能力,即诱导受者对移植物免疫耐受,并达到停用免疫抑制剂的目标。因此,临床医生及免疫学家都在努力寻求防治移植排斥反应的新策略,使得移植器官在不应用免疫抑制剂的情况下能够长期存活并维持良好功能。其中,造血干细胞联合器官移植诱导免疫耐受是目前移植领域研究的热点之一,通过骨髓移植建立同种异基因嵌合体、过继输注调节性免疫细胞等已进入临床试验阶段,但其效应性、安全性、作用机制及标准化治疗方案尚待进一步研究和探索。

第二节　移植的免疫检验

　　针对移植物的固有免疫、细胞免疫与体液免疫交织存在是发生移植排斥反应的免疫学基础,而器官移植术的成败在很大程度上取决于移植排斥反应的防治效果。尽管病理学检查仍然是诊断移植排斥反应的金标准,但是快速灵敏和可动态性观察的移植免疫检验项目的临床应用,能够为移植免疫排斥反应的诊断、治疗和预后提供重要的参考依据。

一、组织配型

　　实施器官移植手术前需进行一系列最关键性的检查,其中最重要的是选择的供者与受者间HLA尽可能相符,以降低移植物组织抗原的免疫原性。

(一)红细胞血型检测

　　人类在选择供者时,ABO血型系统在红细胞血型系统中最重要,要求供者和受者之间ABO血型相符,另外也要考虑Rh血型相符,或至少符合输血原则。

(二)HLA配型

　　HLA抗原是诱发同种异型移植排斥反应的主要同种异型抗原,供、受者间HLA等位基因相合的数目越多,移植排斥反应越弱,移植物存活率越高。故在临床上需对供、受者HLA分型检测结果进行比对,应尽可能选择与受者HLA型别相近的供者(一般要求达到半相合的匹配标准);骨髓移植时,HLA不匹配极易发生强烈的移植物抗宿主反应,且不易被免疫抑制剂控制,所以对HLA配型的要求特别高。一般而言,各HLA基因座在诱导排斥反应中的重要性依次为HLA-DR、HLA-B和HLA-A。器官移植前组织配型将HLA表型和基因型检测方法结合,将有效减少错配。

　　HLA抗原的表型检测包括:① HLA-A、HLA-B、HLA-C抗原的检测,常采用微量淋巴细胞毒性试验(microlymphocytotoxicity test),又称补体依赖细胞毒试验(complement dependent cytotoxicity,CDC)。基本步骤是分离纯化供者和受者的外周血淋巴细胞,加一组已知HLA抗血清,放置于20℃孵育60 min,再加入补体,37℃放置60 min后,加入锥虫蓝染色,如细胞染成蓝色则为阳性,表明待检淋巴细胞表面具有与已知抗血清相应的HLA抗原。② HLA-DR、HLA-DQ抗原的检测是采用微量淋巴细胞毒性试验,先从待检者外周血中分离纯化B细胞,阳性血清可来自经产妇、计划免疫志愿者或单克隆抗体,但需用血小板吸收以除去抗HLA-A、HLA-B、HLA-C抗体。③ HLA-DP抗原的检测可采用预处理淋巴细胞分型试验(primed lymphocyte typing test,PLT)。

　　HLA的DNA水平分型方法主要分为基于核酸序列识别的方法和基于序列分子构型的方法两大类:① 基于核酸序列识别的方法主要包括PCR-RFLP、PCR-SSP、PCR-SSO和PCR-SBT。其中,PCR-SBT测序方法是WHO推荐的HLA分型方法的金标准,可大规模进行HLA分型且分辨率高,可直接得到基因型,但无法分辨单元型,是目前较为可靠的基因分型方法。② 基于序列分子构型的方法包括PCR单链构象多态性分析(PCR-single strand conformational polymorphism,SSCP)、异源二聚体电泳多态性(heteroduplex analysis,HA)和参考链介导的构象分析(reference strand mediated conformation analysis,RSCA)技术。其中,SSCP是最常用的根据构型的分型方法。

（三）交叉配型

由于目前的HLA分型技术尚不足以完全检测出某些同种抗原的差异,所以在进行移植前,特别是在骨髓移植前必须通过交叉配型进行免疫学筛查。交叉配型的方法有两种:① 将受者和供者淋巴细胞作为互为反应细胞,做两组单向混合淋巴细胞培养(mixed lymphocyte culture,MLC)实验,并通过细胞数量、形态检查或^{3}H - TdR掺入法检测反应细胞的增殖水平,以测定受体和供体HLA抗原相容的程度。T细胞表面的TCR能直接识别同种异型HLA分子,两个个体间HLA抗原差异程度越大,双方淋巴细胞增殖越强烈。两组中任何一组反应过强则提示供者移植物不适用于受者。② 取供者新鲜淋巴细胞与移植受者新鲜血清共孵育,在补体的作用下,如果受者血清中含有抗供者HLA的细胞毒抗体,则可杀伤供者淋巴细胞,反应呈阳性,提示供者选择不当。

（四）检测受者体内预存的细胞毒性抗HLA抗体

由于HLA是目前所知人体最复杂的多态系统,在人群中呈高度多态性,相应抗体的种类也是多种多样。例如,移植受者在术前曾多次输血、多次妊娠或移植失败(器官移植中接触过他人HLA),会产生抗HLA抗体。移植术前和术后需动态监测受者血清中的预存细胞毒抗HLA抗体,有利于预测和诊断移植排斥反应。其中,群体反应性抗体(panel reactive antibodies,PRA)是器官移植受者体内存在的抗HLA - IgG抗体,是各种组织器官移植术前筛选适宜受者的重要免疫学指标,与移植排斥反应和移植器官存活率密切相关。迄今,临床上已经发展了多种PRA检测方法用以判断受者的免疫状态和致敏程度,常用方法包括:① 细胞毒法(CDC - PRA),用纯化的包括当地人种绝大部分的HLA特异性抗原预包被微孔板,再加入受者血清和补体,孵育一定时间后用染料染色,进行死细胞染色计数,并计算百分率,由此判断PRA阳性或阴性。② 酶联免疫法(ELISA - PRA),目前,以酶联免疫法应用最为普遍,其操纵简便,结果稳定,检测方法是用纯化的包括当地人种绝大部分的HLA特异性抗原预包被酶标板,检测时加入待检血清孵育一定时间后,加入酶标记的抗人IgG或IgM的单克隆抗体,再加入底物显色,最后根据颜色深浅测定PRA的特异性和滴度。患者移植术前检测体内PRA水平越高,提示移植术后发生超急性排斥反应或急性排斥反应的可能性越高,越不适合作为移植术受者;PRA致敏程度分为未致敏(PRA 0~10%)、轻度致敏(10%≤PRA<50%)、中度致敏(50%≤PRA<80%)和高度致敏(PRA>80%)。PRA>50%的阳性受者要进行相关治疗处理以降低机体的致敏性,PRA>80%的阳性受者一般认为不适宜进行器官移植。

二、免疫功能监测

器官移植失败,尤其是慢性移植性器官功能衰竭并非一蹴而就,其间伴随着移植组织病理性损害的发生与发展,因此患者在此期间会出现某些特定的临床症状。对移植患者病情变化的早期发现,以及移植风险的发现、识别与评估依赖于移植术后早期即开展免疫学动态监视及移植器官功能的状态评估,以便及时采取相应防治措施。免疫学监测能够在移植排斥反应发生之前检测到受者体内参与排斥反应的免疫细胞及某些免疫分子的变化,对于判断患者是否会出现移植排斥反应具有重要的参考意义。临床上常用的移植后免疫学功能检测指标主要包括:① 淋巴细胞亚群的百分比和功能检测。例如,用单克隆抗体免疫荧光法或流式细胞仪可以测定外周血T细胞及其亚群。在急性移植排斥的临床症状出现前1~5 d,T细胞总数和CD4$^+$T/CD8$^+$T细胞值升高。一般认为,比值>1.2时预示急性排斥即将发生。如果能进行动态监测,对急性排斥发生风险的预判有重要价值;移植后因免疫抑制剂的应用,杀伤细胞的活性会受到抑制,但在急性排斥前杀伤细胞活性会明显增高,可通过混合淋巴细胞反应测定CTL和NK细胞的活性,对NK细胞活性进行动态监测意义更大。② 免疫分子水平检测,如血清中细胞因子(IL - 1、IL - 2、IL - 4、IL - 6、TNF和IL - 2R等)、PRA、DSA、细胞因子受体、细胞表面黏附分子表达水平等已作为监测移植排斥反应的常用项目。例如,血肌酐值和IL - 2R同时增高对诊断急性排斥反应有意义,因此可对血清IL - 2R的含量进行动态测定;黏附分子(ECAM - 1、VCAM和ICAM分子等)及其配体的表达与急性排斥反应的发生密切相关;抗体介导的排斥反应(antibody mediated rejection,AMR)是导致移植肾衰竭的主要原因,是肾移植术后动态免疫监测的重点。早期发现并监测DSA,同时结合移植肾穿刺活检进行联合评估,是预防及早期治疗AMR的关键环节。DSA检测方法由最早的补体依赖性细胞毒试验CDC,发展到较为敏感的抗人球蛋白 - CDC(anti-human globulin - CDC,AHG - CDC)、ELISA及流式细胞仪交叉配型(flow cytometry crossmatch,FCXM)。伴随着分子生物学技术的快速发展,DSA检测已向更为精准和高通量的Luminex液相芯片分析系统过渡。此外,在发生移植排斥时,补体成分的消耗增加,血清总补体和单个补体成分均可降低。通过免疫电泳、免疫标记技术等方法检测血清总补体和单个补体成分活性或补体的裂解产物如 C4d、C3b、C3a、C3d 等以及纤溶系统、凝血系统、激肽系统的活性，有助于判断补体的活性水平；移植排斥反应实际上是针对移植物的免疫炎症，急性时相反应物质如 CRP、HSP 的水平与急性排斥反应的发生有一定的相关性。当移植后发生真菌或细菌感染时，CRP 等增高显著。因此，CRP 等的动态测定结果与器官移植后并发症的发生相关，且比白细胞计数或发热更敏感。

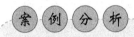

患者，男性，49 岁。因"慢性肾小球肾炎、慢性肾衰竭（尿毒症期）3 年"于 2018 年 5 月 13 日行同种异体肾移植手术。移植前查 PRA 为阴性（8.7%）；与供者 ABO 血型和 Rh 血型相符，HLA 配型 HLA－DR、HLA－A、HLA－B 3 个位点相同。术程顺利。术后第 3 天拔出肾周引流管，患者一般情况好。移植术后给予常规抗排斥治疗 FK－506+MMF+Pred 治疗。术后第 3 天血肌酐降至 85 μmol/L，但第 7 天升高至 193 μmol/L，并伴尿量减少、移植肾区胀痛，临床怀疑急性排斥反应给予大剂量激素冲击治疗 3 d（甲泼尼龙 6~8 mg/kg），结果血肌酐进一步升高至 380 μmol/L，血尿素氮 8 mmol/L，立即行移植肾穿刺活检（术后第 10 天）以及血肌酐、尿素氮、T 细胞总数、CD4$^+$T/CD8$^+$T 细胞值、PRA、DSA 的动态检测。实验室检查：活检组织病理检查可见移植肾小球毛细血管局部出现血栓和少量纤维素样坏死，肾组织间质可见少量中性粒细胞和单核巨噬细胞浸润，未见肾小管上皮炎。免疫组织化学染色见 C4d 在部分肾小管旁毛细血管内皮、肾小球毛细血管内皮和小动脉内皮显示阳性沉积。同时，血肌酐仍维持在较高（350~550 μmol/L）水平，血尿素氮（8.5~11 mmol/L）高于正常值，T 细胞总数较移植前上升，CD4$^+$T/CD8$^+$T 细胞值 1.4，PRA（86%）较术前上升显著，DSA 抗体检测阳性。

【分析思考】

1. 请结合本案例，试述其中与移植免疫检验相关的实验室检查项目及其免疫检验方法，并讨论这些检验项目在该案例分析中反映出的临床诊断价值？

  参考要点：

  （1）患者在肾移植术前需进行 ABO 和 Rh 血型鉴定、HLA 配型及 PRA 检测。其中，ABO 和 Rh 血型鉴定可采用凝集试验技术；HLA 配型可采用微量淋巴细胞毒性试验检测；而 PRA 检测可采用酶联免疫法（ELISA－PRA）。该患者以上检测结果均为阴性，表明该患者进行肾移植时基本不会发生超急性排斥反应。

  （2）患者在肾移植术后检测的 T 细胞总数、CD4$^+$T/CD8$^+$T 细胞值、PRA 和 DSA 可反映患者的适应性免疫应答状态。其中，T 细胞总数、CD4$^+$T/CD8$^+$T 细胞值的检测可采用流式细胞仪分析，此类指标主要反映患者的细胞免疫功能。该案例患者 T 细胞总数和 CD4$^+$T/CD8$^+$T 细胞值升高。一般认为当比值>1.2 时，预示急性排斥即将发生。PRA 和 DSA 检测可反映患者的体液免疫功能。PRA 可采用 ELISA 法检测；DSA 动态检测可采用更为精准和高通量的 Luminex 液相芯片分析系统。PRA（86%）较术前上升显著，PRA>80% 的阳性受者一般认为不适宜进行器官移植，DSA 抗体检测阳性，提示该患者为高度致敏。

  （3）C4d 是补体活化产生的小片段。肾小管周围毛细血管的 C4d 沉积可采用免疫组化和间接免疫荧光法检测。在急性排斥反应中，C4d 在毛细血管内皮细胞间的沉积可作为 AMR 标志。

2. 为何患者在肾移植术前 PRA 为阴性，但仍在移植后发生急性移植排斥反应？

  参考要点：由于配型技术的敏感性限制，虽然 PRA 为阴性，但受者体内仍可能存在低水平的预存抗体。移植后由于再次接触抗原而出现再次免疫应答，可能迅速新生大量的抗移植物抗体如 PRA 和 DSA 等；而后，这些抗体与移植物血管内皮细胞结合，激活补体，导致补体片段 C4d 在移植物微血管沉积。随着病情的发展，移植肾出现病理性损伤，毛细血管内出现中性粒细胞、巨噬细胞浸润或血栓，纤维素样坏死。当患者出现血肌酐持续上升，氮质血症时，提示移植肾功能出现下降。

临床肾移植急性抗体介导排斥反应的诊断标准：① 移植肾功能急性减退。② 明显的急性移植肾组织损伤的病理学证据，如肾小管周围毛细血管炎、肾小球肾炎、毛细血管纤维素样坏死或血栓、中性粒细胞浸润、巨噬细胞浸润等。③ 血清学发现 DSA 抗体阳性，肾小管周围毛细血管的 C4d 沉积。本案例中的检验结果符合以上诊断标准，急性 AMR 诊断成立。

本章小结

移植免疫指在细胞、组织或器官移植中，受者接受供者的移植物后，受者的免疫系统与供者的移植物相互作用而发生的免疫应答。同种异体移植一般均会发生排斥反应，移植排斥反应的本质是受者针对移植物抗原（主要是 HLA 抗原）产生适应性免疫应答。移植抗原包括 MHC 抗原、mHC 抗原、组织特异性抗原和血型抗原等。选择 HLA 配型尽可能接近的供者，是减少器官移植后移植排斥反应发生的关键。移植排斥反应可分为宿主抗移植物反应（超急性排斥反应、急性排斥反应和慢性排斥反应）和移植物抗宿主反应。移植术后，宿主抗移植物反应指受者免疫系统识别移植物抗原并产生应答，移植物抗宿主反应则指移植物中免疫细胞识别受者组织抗原并产生应答。移植排斥反应过程既有固有免疫应答效应，又有细胞和体液介导的免疫反应参与作用。因此，临床上常采取多种移植免疫检验技术为移植免疫排斥反应的诊断、治疗和预后提供重要的参考依据，包括在移植术前组织相容性配型检验和术后免疫监测等。

（张　悦）

第二十二章 感染性疾病免疫检验

感染免疫是机体在感染病原体情况下,免疫系统抵抗病原体,保护机体以维持生理稳定及功能的一种宿主反应。它是一个病原体与宿主之间相互作用、相互抗衡,导致宿主机体发生病理改变的过程。由病原体导致机体正常功能破坏引起的疾病统称为感染性疾病。病原体可以来自体外,也可来自体内(机会致病菌),包括各种细菌、病毒、寄生虫、真菌等。

感染性疾病的免疫标志物包括特异性标志物和非特异性标志物。特异性标志物主要是病原体抗原、抗体和产生的特异性免疫细胞。其不仅是流行病学调查的指标,也是机体携带病原体的指标。特异性抗原常作为直接诊断指标;特异性抗体 IgM 可作为感染早期的间接诊断指标,而特异性 IgG 是机体主要保护性抗体。非特异性标志物主要指在多种疾病中均可引起升高的标志物,如急性时相蛋白、补体等,常用于感染性疾病的辅助诊断。通过定量测定临床标本中的病原体抗原或特异性抗体水平,有助于指导临床患者疾病治疗方案选择及疗效判断。

第一节 感染性疾病概述

一、常见感染性疾病病原体

感染机体的病原体属于天然抗原,具有免疫原性和免疫反应性的特异性。某一特定病原体只能刺激机体产生针对该病原体的适应性免疫应答,而且只能与其相应的特异抗体和(或)致敏淋巴细胞产生结合反应。一些病原体及其常见感染性疾病见表 22 - 1。

表 22 - 1　一些病原体及其引发的常见感染性疾病一览表

病 原 体	常见感染性疾病	常见免疫检验
结核分枝杆菌	结核病,以肺结核多见	结核感染 T 细胞
A 群溶血性链球菌	上呼吸道感染、风湿热(常见是风湿性心脏病、风湿性关节炎等)	抗链球菌溶血素 O 抗体
伤寒杆菌和副伤寒杆菌	伤寒、副伤寒	抗菌体(O)抗体、抗鞭毛(H)抗体
乙型肝炎病毒	乙型病毒性肝炎	病毒抗原 HBsAg、HBeAg 及相应抗体 HBsAb、HBcAb、HBeAb
流感病毒	流行性感冒	病毒抗原及相应抗体
肠道病毒 71 型	手足口病	病毒抗原及相应抗体
梅毒螺旋体	梅毒	螺旋体表面特异性抗原、非特异性类脂质抗原及相应抗体

依据感染病原体的种类,分为以下几类。

(一)细菌感染性疾病

1. 结核分枝杆菌　　是结核病的病原体,能引起多种组织器官感染,如肺结核、肝结核、肾结核、结核性脑膜炎、腹膜炎等,以肺结核多见。结核分枝杆菌是一种细胞内寄生菌,进入机体后可以诱导机体产生抗感染的细胞免疫和体液免疫。一般认为,结核病患者的免疫反应规律为疾病活动期有病变重、受损范围大者,细胞免疫功能弱,而抗体产生多;恢复期或稳定期,细胞免疫功能强,抗体产生少。

2. 溶血性链球菌　　是一种比较常见的引发炎症的细菌,它在自然界中分布广泛,通常存在于水、空气、尘埃、粪便及健康人和动物的口腔、鼻腔、咽喉中,可通过直接接触、空气飞沫传播或通过皮肤、黏膜伤口及被污染的食品对人类进行感染。溶血性链球菌感染可以导致风湿热,常见是风湿性心脏病、风湿性关节炎等。根据其在血培养基上对红细胞的溶血能力将其分为甲、乙、丙型三类。其抗原主要包括:① 核蛋白抗原(或称 P 抗原),无特异性,各种链球菌均同,与葡萄球菌有交叉。② 多糖抗原(或称 C 抗原)是系统群特异性抗原,来自细菌壁的组成成分。对人致病的溶血性链球菌 90% 属于 A 群,其次为 B 群。③ 蛋白质抗原(或称表面抗原)是链球菌细胞壁的蛋白质抗原,位于 C 抗原外层,具有型特异性,可分为 M、T、R、S 4 种不同性质的抗原成分,与致病性有关的是 M 抗原。同群链球菌可根据表面抗原不同进行分型,如 A 群链球菌可据此分为 60 多个型。链球菌溶血素"O"是 A 群溶血性链球菌的重要代谢产物,具有溶血活性,能溶解人及动物的红细胞;其具有抗原性,能刺激机体产生相应抗体,称为抗链球菌溶血素"O"抗体(antistreptolysin O,ASO)

3. 幽门螺杆菌(Helicobacter pylori,Hp) 是从慢性胃炎和消化性溃疡患者胃黏膜中分离出来的一种弯曲样杆菌,超过 80% 的携带者并不会出现症状。该菌的产毒菌株会产生细胞空泡毒素和细胞毒素相关蛋白 A,致病性强,与胃溃疡、胃癌的发病具有密切相关性。根除 Hp 可以防止溃疡复发,WHO 将其定为胃癌的 I 类致癌因子。

4. 沙门菌 临床常见的伤寒、副伤寒等急性肠道传染病是由伤寒沙门菌和副伤寒甲、乙、丙沙门菌引起。目前,部分地区仍有该疾病流行和散在发生。沙门菌抗原结构主要包括菌体(O)抗原、鞭毛(H)抗原及表面抗原(Vi 抗原等)。O 抗原刺激机体产生的抗体以 IgM 为主,H 抗原刺激机体产生的抗体以 IgG 为主。

(二)病毒感染性疾病

1. 肝炎病毒 典型的肝炎病毒分为甲型(A)、乙型(B)、丙型(C)、丁型(D)、戊型(E)5 种亚型,可导致肝脏的急性或慢性炎症,大多数急性肝炎患者可完全康复,HBV 和 HCV 感染可转为慢性,其中以 HBV 感染最为常见。

(1)甲型肝炎病毒(hepatitis A virus,HAV):是甲型肝炎的病原体,主要经粪-口途径传播感染。HAV 为 RNA 病毒属,病毒衣壳由 60 个亚单位组成,每个病毒衣壳亚单位含 4 种多肽 VP1、VP2、VP3 和 VP4,是病毒特异性表面抗原,只有一种血清型。

(2)乙型肝炎病毒(hepatitis B virus,HBV):是乙型肝炎的病原体,通过破损的皮肤或黏膜侵入机体,其患者及携带者的血液、唾液、精液和阴道分泌物等体液成分都可成为传播源。HBV 属于嗜肝 DNA 病毒科,感染者血液中有完整的病毒颗粒(Dane 颗粒)、球形颗粒及管型颗粒 3 种颗粒形态存在,其中以球形颗粒含量最高。病毒特异性抗原包括 HBsAg、乙型肝炎病毒核心抗原(hepatitis B core antigen,HBcAg)、乙型肝炎病毒 e 抗原(hepatitis B e antigen,HBeAg)、乙型肝炎病毒外膜蛋白前 S1 抗原(preS1Ag)和乙型肝炎病毒外膜蛋白前 S2 抗原(preS2Ag)

(3)丙型肝炎病毒(hepatitis C virus,HCV):是丙型肝炎的病原体,其感染可引起急性或慢性肝炎、肝硬化和肝癌等多种肝脏疾病,急性感染者中 15% ~ 45% 可自发清除病毒。HCV 感染高危人群常见于同性恋者、静脉注射毒品者和透析患者。HCV 感染后,血液中最早出现的是病毒核酸,几乎同步出现 HCV 核心抗原,然后是特异抗体;抗-HCV IgG 抗体可长时间高浓度存在于 HCV 感染者血液中,但其不是中和抗体,不具有保护性,仅作为 HCV 感染诊断的血清学标志物。

(4)丁型肝炎病毒(hepatitis D virus,HDV):是丁型肝炎的病原体,其病毒核心含单股负链共价闭合的环状 RNA 和病毒抗原,以 HBV 的 HBsAg 作为衣壳抗原。因此,不能独立复制增殖,只有在 HBV 的伴随下才能造成感染。HDV 和 HBV 同步感染可引起典型的急性肝炎,部分表现为急性重症肝炎。在已有 HBV 感染基础上再感染 HDV 的患者,称为重叠感染,可引起慢性 HBV 携带者的急性发作。

(5)戊型肝炎病毒(hepatitis E virus,HEV):是戊型肝炎的病原体,病毒结构蛋白为病毒特异性免疫反应抗原。HEV 感染均为急性感染,经胃肠传播,水源污染是其爆发流行的主要原因。感染早期时,抗-HEV IgM 抗体呈阳性反应,急性期后,抗-HEV IgM 抗体下降较快,抗-HEV IgG 抗体可长时间存在。

2. 人类免疫缺陷病毒(human immunodeficienry virus,HIV) 艾滋病的病原体。HIV 体呈球形,表面为有糖蛋白刺突镶嵌的包膜,其分为 HIV-1 和 HIV-2 两型,临床以 HIV-1 型多见。HIV 主要通过血液、性接触和母婴垂直等途径传播,侵犯和破坏 $CD4^+$ T 细胞。HIV 感染后,患者血液中最早出现的是 HIV 核酸,接着是 p24 抗原,然后出现针对 HIV 相应蛋白,如 p24、gp120 和 gp41 等的特异性抗体,参见本教材第十九章免疫缺陷病的免疫检验相关内容。

3. 呼吸道病毒 是侵犯呼吸道引起呼吸道局部病变,或仅以呼吸道为侵入门户引起呼吸道外组织器官病变为主的一大类病毒,包括流感病毒(influenza virus)、呼吸道合胞病毒(respiratory syncytial virus,RSV)、腺病毒

（adenovirus，AV）、SARS 病毒（severe acute respiratory syndrome virus，SARS virus）和麻疹病毒（measles virus，MV）。

（1）流感病毒：是流行性感冒（即流感）的病原体。其根据感染对象分为人流感病毒和动物流感病毒。人流感病毒根据其核蛋白的抗原性分为 3 种：甲型流感病毒、乙型流感病毒、丙型流感病毒（又称 A、B、C 型），三者具有相似的生化和生物学特征，主要通过飞沫传播。甲型流感病毒依据血凝素蛋白（hemagglutinin，HA）和神经氨酸酶蛋白（neuraminidase，NA）的不同可分为 16 个 H 亚型（H1~H16）和 9 个 N 亚型（N1~N9）。禽流感病毒是禽流感的病原体，仅在禽类动物间传播，但部分禽流感亚型可感染人，主要包括 H5N1、H9N2、H7N7、H7N2、H7N3 等。

（2）RSV：是引起世界范围内婴幼儿下呼吸道感染的最常见病毒，特别是 2~6 个月的婴幼儿对 RSV 尤其敏感，常引起较为严重的呼吸道疾病，如病毒性肺炎、毛细支气管炎等。患儿常出现呼吸困难甚至暂停，气管或细支气管坏死物与黏液、纤维蛋白等集结一起，极易阻塞呼吸道，严重者导致死亡。RSV 主要通过飞沫传播或直接接触手、污染物而感染，流行期一般为冬春季或秋冬季，潜伏期一般为 4~5 d。RSV 是一种单股负链 RNA 病毒，呈球形，有双层脂质囊膜，囊膜上 G 蛋白和 F 蛋白形成的刺突。根据 G 蛋白抗原性的不同分为 A 和 B 型，G 蛋白对宿主细胞有吸附作用；F 为融合蛋白，能导致组织细胞融合病变。

（3）腺病毒：人腺病毒主要通过呼吸道、消化道和眼结膜等途径传播而引起疾病。病毒主要感染儿童，大多无症状，成人高热少见。腺病毒常引起急性发热性咽喉炎、咽结膜炎、急性呼吸道感染、眼部感染和小儿胃肠炎等。疾病一般具有自限性，感染后机体可获得长期持续的特异性免疫能力。腺病毒是一种无包膜的 dsDNA 病毒，有 3 种与核壳有关的主要抗原（六邻体、五邻体和纤维），可用于病毒的鉴定和分型。目前，已陆续发现 100 多个血清型，其中有 49 型是可感染人的腺病毒。

（4）SARS 病毒：是严重急性呼吸综合征，即传染性非典型肺炎的病原体，为普通冠状病毒变种。SARS 病毒主要经过密切接触传播，以近距离飞沫传播为主，还可通过接触呼吸道分泌物或经口、鼻、眼传播，也存在粪-口传播的可能。SARS 病毒为单股正链 RNA 病毒，呈圆形，有囊膜，外周有冠状排列的纤突。它有突起蛋白（S 蛋白）、小包膜蛋白（E 蛋白）、膜蛋白（M 蛋白）、核衣壳磷蛋白（N 蛋白）、RNA 聚合酶和蛋白水解酶 6 种主要蛋白质，其中 S 蛋白是病毒的主要抗原，N 蛋白含有核转移信号序列，通过它能进入细胞核中与宿主细胞 DNA 整合。

（5）麻疹病毒：是引起麻疹的病原体。麻疹是儿童最常见的急性呼吸道传染病之一，传染性强，发病率高，并易与支气管性肺炎或脑膜炎并发，并发症者病死率高。临床上以发热、上呼吸道炎症、眼结膜炎等以皮肤出现红色斑丘疹和颊黏膜上有麻疹黏膜斑及疹退后遗留色素沉着伴糠麸样脱屑为特征。该病毒主要通过咳嗽、喷嚏等飞沫经呼吸道侵入人体。麻疹病毒为球形或丝形，核衣壳呈螺旋对称，外有包膜，表面有两种刺突，即血凝素蛋白和溶血素。血凝素蛋白和溶血素均有抗原性，产生的相应抗体具有保护作用。麻疹病毒抗原性较稳定，只有一个血清型。

4. 肠道病毒　是微小核糖核酸病毒科中的一属，包括脊髓灰质炎病毒（poliovirus）、肠道病毒 71 型（enterovirus 71，EV71）、柯萨奇病毒、埃可病毒等。该类病毒的自然宿主是人类，能感染人肠道内皮细胞和淋巴组织，并能从粪便中排出。机体受感染后，大多为隐性感染；仅少数会通过血液侵犯其他器官，引发疾病。

（1）脊髓灰质炎病毒：脊髓灰质炎的病原体。病毒主要通过消化道传播。病毒侵犯中枢神经系统可损害脊髓前角运动神经细胞，导致肢体松弛性麻痹，因多见于儿童，故又称小儿麻痹症。该疾病是一种急性传染病。此类病毒在电镜下呈球形颗粒，病毒颗粒中心为单股正链 RNA，衣壳为立体对称 20 面体，共有 60 个壳粒。衣壳体裸露无囊膜，含 4 种结构蛋白 VP1~VP4。VP1、VP2、VP3 暴露病毒体表面，是抗体结合位点。VP1 为主要的外露蛋白，至少含 2 个表位，可诱导中和抗体的产生；VP2 与 VP3 为半暴露，具有抗原性；VP4 为内在蛋白与 RNA 密切结合。按其抗原性不同，可将该病毒分为 Ⅰ、Ⅱ、Ⅲ 3 个血清型，型间很少有交叉反应。

（2）肠道病毒 71 型：是引起婴幼儿手足口病的主要病原体之一，多发生于学龄前儿童，尤其以 3 岁以下年龄组发病率最高。肠道病毒 71 型为目前肠道病毒群中最晚发现的病毒，病毒颗粒结构上与其他肠道病毒类似，衣壳体裸露无囊膜，含 4 种结构蛋白 VP1~VP4。其感染性强且致病率高，尤其是神经系统方面的并发症，其感染引起致死原因主要为脑干脑炎及神经源性肺水肿。主要通过消化道、呼吸道和密切接触等途径传播。主要症状表现为手、足、口腔等部位的斑丘疹、疱疹。

5. **风疹病毒**　　风疹是一种由风疹病毒引起的通过空气传播的急性传染病,以春季发病为主。风疹病毒经呼吸道传播给易感人群,其中妊娠 4 个月内孕妇若被感染,可感染胎儿,引起先天性风疹综合征,导致胎儿器官缺损或畸形。因此,该病毒是临床优生优育的监测病原体之一。病毒结构为不规则球形,核衣壳呈 20 面体,外有脂蛋白双层包膜,表面有微小刺突,具有凝血和溶血活性。病毒具有 3 种结构蛋白:E1 蛋白、E2 蛋白和 C 蛋白;E1 蛋白和 E2 蛋白为包膜蛋白,以二聚体形式分布在包膜上,C 蛋白与病毒 RNA 组成核衣壳。

6. **CMV**　　人类对 CMV 普遍易感,初次感染多发生在 2 岁以下,常为隐性感染,大多数人呈现长期潜伏感染,在机体免疫力低下时易发生复发感染。孕妇若妊娠 3 个月内感染 CMV,可传播给胎儿,可导致流产、死胎以及胎儿出生后小头、智力低下等,因此,该病毒也是临床优生优育的检测病原体之一。被病毒感染的细胞镜检可见细胞核变大,有包涵体形成,故又称巨细胞病毒。CMV 呈球形,衣壳体为 20 面体,有 162 个壳粒,外围是由单层或双层含脂糖蛋白构成的包膜。CMV 感染宿主后,依据病毒蛋白时序性表达,将其分为前早期抗原、早期抗原和晚期抗原。前早期抗原在感染后 1 h 左右开始出现,多为调节病毒基因表达相关的转录调控蛋白;早期抗原在感染后 3 h 左右开始出现,多为合成子代 DNA 和蛋白质所需的酶和调控因子;晚期抗原在感染后 6~24 h 表达,多为病毒结构蛋白。

7. **单纯疱疹病毒**(herpes simplex virus,HSV)　　是临床常见的传染性皮肤病单纯疱疹的病原体,根据抗原性的差别将其分为 1 型和 2 型,称单纯疱疹病毒 1(herpes simplex virus 1,HSV－1)和单纯疱疹病毒 2(herpes simplex virus 2,HSV－2),两型病毒核苷酸序列有 50% 同源性,既有共同抗原,也有特异性抗原。HSV 在人群中呈现普遍的隐性感染,主要通过分泌物、直接亲密接触和性接触,以及器官移植、输血或血制品等传播,潜居于人体正常黏膜、血液、唾液及感觉神经节细胞内。HSV－1 主要引起生殖器以外的皮肤、黏膜和器官感染。HSV－2 则主要引起生殖器疱疹。HSV 感染的孕妇,会通过胎盘传播感染胎儿,导致胎儿畸形、流产等,因此,该病毒也是临床优生优育的检测病原体之一。完整的病毒颗粒呈球形,病毒核心部分由 dsDNA 和结构蛋白构成,核外壳由 162 个壳微粒组成六角形立体对称的 20 面体,最外一层为包膜,由糖蛋白和脂肪组成。晚期蛋白中有 11 种包膜糖蛋白,糖蛋白具有 HSV 的抗原性,并与病毒附着及穿透宿主细胞的能力有关。

(三) 寄生虫病原体

寄生虫病原体是一类以人为宿主的,能引发临床寄生虫病的生物,大多属原生动物、线形动物、扁形动物、环节动物和节肢动物。临床以隐性感染和慢性感染多见,因虫种和寄生部位不同,寄生虫侵入人体而引起寄生虫疾病的病理变化和临床表现各异。

刚地弓形虫(Toxoplasma gondii):是一种引起人兽共患传染病弓形虫病的病原体。人的传染来源主要来自接触宠物(如猫),猫和其他猫科动物是弓形虫的终宿主;或者食用感染弓形虫的动物。该病原体可通过胎盘传播给胎儿,孕妇在妊娠早期感染可能会导致胎儿的早产、流产、宫内发育迟滞、畸形、死胎和新生儿死亡等。

(四) 其他病原体

梅毒螺旋体(treponema pallidum,TP):是梅毒的病原体,因其透明,不易着色,故又称苍白密螺旋体。在自然情况下,梅毒螺旋体仅感染人类。因而,梅毒患者是唯一传染源,可通过血液、性接触或胎盘垂直传播。宫内感染可导致流产、早产。梅毒依据传播方式和机体反应性的不同,分为先天性梅毒(也称胎传梅毒)和后天梅毒(也称获得性梅毒)。梅毒螺旋体结构复杂,从外向内分为① 外膜:主要由蛋白质、糖及类脂组成。② 轴丝:主要由蛋白质组成,圆柱形菌体,包括细胞壁、细胞膜及细胞质内容物。梅毒螺旋体抗原大致分为两类① 螺旋体表面特异性抗原:刺激机体产生特异的凝集抗体及密螺旋体制动或溶解抗体,后者加补体可溶解螺旋体。② 非特异性类脂质抗原:是螺旋体与宿主组织磷脂形成的复合抗原,可刺激机体产生抗磷脂的自身免疫抗体,称为反应素。

二、病原体免疫逃逸机制

(一) 细菌免疫逃逸机制

1. **逃避抗体效应**　　一些胞外菌可通过改变表面分子表达或结构、分泌抗抗体的蛋白酶、降低识别或失活抗体来逃避抗体的作用;某些胞内菌则通过细胞间接触机制传播,使得抗体无法与其接触来发挥作用。

2. 逃避补体效应　　某些胞外菌依靠自身结构特点,无 C3b 附着位点;有些菌能合成灭活补体片段的物质或表达干扰补体激活的蛋白。

3. 逃避吞噬作用　　细菌能通过细胞壁多聚糖成分抵抗吞噬;胞内菌可通过在非吞噬细胞内增殖逃避杀伤。

4. 阻止淋巴细胞活化　　某些胞内菌,如结核杆菌,可通过下调 MHC 分子表达水平,干扰 APC 的抗原提呈功能,阻止淋巴细胞活化。

(二) 病毒免疫逃逸机制

1. 病毒潜伏　　病毒的固有生物特性决定其是否能够潜伏,潜伏的病毒不具有活动性,可使机体的抗病毒免疫处于耗竭状态,导致病毒可长期逃逸。

2. 病毒变异　　在宿主免疫压力下,病毒较易发生基因变异。某些基因变异后会导致抗原性改变,从而逃脱机体预存的抗病毒免疫。

3. 阻碍抗原提呈　　某些病毒,如腺病毒、CMV,可通过影响 MHC Ⅰ类分子、MHC Ⅱ类分子介导的抗原提呈途径的不同节点,造成抗病毒细胞免疫和体液免疫应答障碍,从而引起病毒对机体免疫应答的逃逸。

4. 干扰免疫细胞发挥功能　　某些病毒,如 Ⅰ 型人类嗜 T 细胞白血病病毒(HTLV-1)、HSV-1,能通过感染树突状细胞前体,阻止树突状细胞成熟,从而干扰 T 细胞应答的启动;某些病毒如 CMV,能表达 MHC Ⅰ类分子的类似物,结合 NK 细胞抑制性受体,导致 NK 细胞不被活化。

5. 干扰抗体效应　　某些病毒能直接干扰抗病毒抗体的产生和效应。例如,麻疹病毒能表达对 B 细胞激活从而起抑制作用的蛋白;HSV-1 感染的宿主细胞会表达病毒形式 FcγR,从而竞争结合抗体分子 Fc 端,起封闭 ADCC 和经典补体激活的作用。

6. 逃避补体效应　　某些病毒能上调补体调节因子表达,如 RCA、DAF 等,或者表达其类似物,阻碍膜攻击复合物介导的病毒宿主细胞溶解。

7. 负向调控宿主细胞的抗病毒效应　　① 干扰宿主细胞产生协调抗病毒反应的细胞因子和趋化因子。② 抑制多个由 Fas/FasL、TNF/TNFR 等凋亡信号,诱导宿主细胞过早凋亡。

(三) 寄生虫免疫逃逸机制

1. 逃避抗体效应　　① 在发育不同阶段变换抗原。② 自我隔离在宿主细胞内,避免与抗体接触。③ 获得宿主分子伪装,阻止抗体与抗原接触。④ 降解抗体。

2. 逃避吞噬溶酶体作用　　不同寄生虫发展了不同免疫逃避方法,如锥虫能在溶酶体融合前,酶解吞噬体膜;鼠弓形体能阻止细胞吞噬体融合到溶酶体。

3. 逃避补体效应　　① 表达或者模拟补体调节因子,如 RCA、DAF 等,保护被膜攻击复合物的攻击。② 分泌一些分子促使补体主动活化而耗竭。③ 蛋白水解方式消除吸附表面的补体活化蛋白。

4. 干扰 T 细胞免疫应答　　某些寄生虫能分泌抑制 T 细胞应答的细胞因子,或者分泌可诱导宿主 T 细胞低应答及耐受的蛋白。

第二节　感染性疾病的免疫检验

一、抗原、抗体检测

检测所需样本常来源于患者的血液、口鼻分泌物、尿液或其他体液成分;对于病原体抗原的检测样本可采用富含病原体的检材;而病原体特异性抗体和蛋白质类非特异性标志物的检测常采用患者血清或血浆样本。

(一) 病毒性抗原、抗体

1. HBV 抗原及抗体　　HBV 的免疫检验指标主要包括病毒抗原 HBsAg、HBcAg、HBeAg 及相应抗体 HBsAb、HBcAb、HBeAb 和 preS1Ag。临床上,对 HBsAg、HBsAb、HBeAg、HBeAb 和 HBcAb 检测称为乙肝五项,是经典的 HBV 血清检测指标。而抗 HBc-IgM 和 PreS1 Ag 临床常作为乙肝五项的补充指标。临床常用的免疫检验方法为 ELISA 法(定性)。

临床意义:正常未感染者或未接种过乙肝疫苗的人群,病毒抗原抗体为阴性;HBV 感染早期、急性期及潜伏期等疾病进展过程中病毒抗原可为阳性,乙肝疫苗接种者病毒抗体可呈阳性。

(1) HBsAg:是乙型肝炎早期诊断的重要指标。因常与 HBV 同时存在,被用来作为传染性标志之一。定量分析 HBsAg 对动态评价患者病情和抗病毒治疗效果具有重要价值。HBsAg 与其他 HBV 免疫检验指标联合可诊断 HBsAg 携带状态、急性乙型肝炎潜伏期、急性肝炎和慢性肝炎,HBV 血清学标志物检测及结果分析见表 22 - 2。

表 22 - 2　HBV 血清学标志物检测及结果分析

HBsAg	抗 HBs	HBeAg	抗 HBe	抗 HBc - IgG	抗 HBc - IgM	结　果　分　析
+	-	+	-	-	+/-	急性乙型肝炎感染早期,HBV 复制活跃
+	-	+	-	+	-	急性或慢性乙型肝炎,HBV 复制活跃(大三阳)
+	-	-	-	-	-	急性乙型肝炎潜伏期,HBV - DNA 整合阶段
+	-	-	+/-	+	+	急性或慢性乙型肝炎,HBV 复制减弱
+	-	-	+	+	-	HBV 复制停止(小三阳)
-	-	-	-	+	-	既往 HBV 感染,乙型肝炎恢复后期
-	+	-	+/-	+	-	HBV 感染恢复阶段,既往感染
-	-	-	+/-	+	+	感染早期,HBV 低度复制
-	+	-	-	+	-	乙型肝炎病后或成功接种疫苗,具有免疫力
+	+	+	-	+	+	不同亚型(变异型)HBV 再感染
-	-	-	-	+	-	HBV 表面抗原变异

(2) HBsAb:是 HBV 的保护性抗体,反映机体感染恢复或接种疫苗有效的标志。绝大多数自愈性 HBV 感染者在 HBsAg 转阴后可检出 HBsAb。血清 HBsAb 阳性表示机体对 HBV 具有一定程度免疫力。定量分析 HBsAb 对于评估疫苗接种效果具有重要意义。一般认为定量检测结果为 10 mU/mL 以上表明机体注射疫苗有效,大于 100 mU/mL 表明机体对 HBV 感染有较强免疫力,特别对不同基因型的感染具有免疫力。

(3) HBeAg:是病毒活跃复制的标志,阳性反应具有较强传染性。一般仅见于 HBsAg 阳性者,与 HBV 复制、肝脏损害成正比。持续 3 个月以上 HBeAg 阳性患者具有转为慢性感染者的倾向。同时定量分析 HBeAg 和 HBsAg 可作为疗效评价及预后判断的指标。

(4) HBeAb:多出现于急性乙型肝炎恢复期、慢性乙型肝炎、肝硬化或无症状 HBV 携带者,比 HBsAb 转阳早,可长期存在,无保护作用。其血清转换常反映机体由免疫耐受转为免疫激活,传染性降低。

(5) HBcAb:包括 IgM 和 IgG 抗体。HBcAb - IgM 是新近感染和病毒复制的标志,在感染发病第一周即可出现,活动期慢性乙型肝炎患者可持续存在。而 HBcAb - IgG 可在血清中长期存在,是既往感染的标志。单独分析 HBcAb 的检测结果意义不大,应结合其他血清学标志物的检测结果(表 22 - 2)。

(6) preS1Ag:是病毒外膜蛋白成分,存在于 Dane 颗粒和管型颗粒上,是 HBV 识别肝细胞表面特异性受体的主要成分,是十分重要的病毒复制和活动的标志物。preS1Ag 可随 HBeAg 消失而消失,与转阴时间呈正相关,因此可作为病毒清除和病毒转阴的参考指标。

2. HIV 抗原及抗体　　HIV 特异性 IgG 抗体与病毒核酸基本上是同时存在的,因此 HIV 感染的血清学免疫检验指标通常是针对 HIV 抗原的特异性抗体检测,包括 HIV - 1 抗原 gp160/gp120、gp41、p55、p24、p17、p66、p31 等,HIV - 2 抗原 gp140/gp105、gp36、p56、p26、p16、p68、p53 等。血清学检测方法包括筛查试验和确认试验,筛查试验常用 ELISA 方法,确认试验常用免疫印迹法。

临床意义:HIV 感染的临床诊断是通过筛查试验和确认试验的结果报告来进行判定的,因此具有重要意义。

(1) 筛查试验:无反应报告为"HIV 抗体阴性";呈阳性反应的样本,应按照《全国艾滋病检测技术规范》进行相应的复检:复检可采用两种不同原理或厂家的试剂进行;复检两次检测均无反应,报告为"HIV 抗体阴性",复检检测均有反应或一个有反应、一个无反应需进行抗体确认试验;报告为"HIV 感染待确定",不能出具阳性报告。HIV 抗体筛查报告需由一名检验人员和一名审核者签字。

（2）确认试验

1）符合 HIV－1 抗体阳性判断标准：至少有 2 条 env 带（gp160/gp120 和 gp41）出现或至少有 1 条 env 带和 p24 带同时出现，报告"HIV－1 抗体阳性"；符合 HIV－2 抗体阳性判断标准：至少有 2 条 env 带（gp140/gp105 和 gp36）出现且符合试剂盒提供的阳性判定标准，报告"HIV－2 抗体阳性"，并按规定做好检测后咨询和疫情报告。

2）符合 HIV 抗体阴性判断标准：无特异性条带出现，报告"HIV 抗体阴性"。如疑似"窗口期"感染，建议进一步做 HIV 核酸检测或 2~4 周后随访，尽早明确诊断。

3）符合 HIV 抗体不确定判断标准：出现抗 HIV 特异带，但不足以判定阳性，报告"HIV 抗体不确定"，在备注中应注明"2~4 周后复检"或尽快做核酸检测。疑难样品送中国疾病预防控制中心艾滋病预防控制中心参比实验室进一步检测确认。

3. 人流感病毒抗原及抗体 人流感病毒一般若干年会发生一次或多次变异，产生新亚型，故机体难以产生持久性的免疫力。因此，感染早期进行特异性抗原的检测更具有诊断价值，而抗体检测一般常用于流行病学调查。流感病毒抗原的免疫检验方法主要有 ELISA、免疫荧光法和胶体金免疫层析试验。

临床意义：流感病毒感染后，在发病初期，患者鼻咽部分泌物含有大量病毒，该阶段传染性最强，最适合病毒抗原检测。直接病毒抗原检测更有助于流感病毒感染的诊断。由于不同年代同亚型的流感病毒变异株存在一定抗原交叉，而且不同地区或同一地区不同时间流感病毒株之间抗原性也存在不同，血清流感病毒抗体检测不能作为流感病毒感染的确诊证据；对于急性或恢复期患者血清抗体检测，应在同一条件下进行，当血清中和抗体效价比急性期高 4 倍以上者，才具有诊断价值。

4. TORCH 感染病毒抗原及抗体 TORCH 是引起宫内感染及围产期感染而致胎儿异常的一组病原体的统称，是先天感染的常见病原体，包括弓形虫（toxoplasma，To），风疹病毒（rubella virus，R），巨细胞病毒（cytomegalo virus，C）和单纯疱疹病毒（herpes virus，H）。成人 TORCH 感染的临床症状不明显，无法自我感觉到是否受到感染，因此妊娠之前及妊娠早期诊断对优生优育十分重要。虽然对临床孕妇筛查存在一定争议，但 TORCH 仍是临床优生优育的监测指标之一。目前，公认的最方便、最先进的早期诊断方法是检测人体血清中的特异性 IgM、IgG 抗体。TORCH 相关病毒感染后，患者特异性抗体 IgM、IgG 可迅速升高；IgM 一般在感染后 1~2 周出现，可持续存在 1~2 个月；而 IgG 一般晚于 IgM 一周出现，但可维持终生。

临床意义：

（1）TORCH 检测临床意义

1）特异性 IgM 抗体：该类抗体检测阳性，特别是高效价存在，提示可能有相应病原体的急性感染。随着感染进展，IgM 抗体效价会逐步降低至消失。但由于体内各种干扰因素，特异性 IgM 抗体检测时会出现假阳性结果，因此不能仅依据 IgM 检测呈阳性而对孕妇进行临床决策。判断是否为真阳性，可依据一定检测流程来进行（图 22－1）。

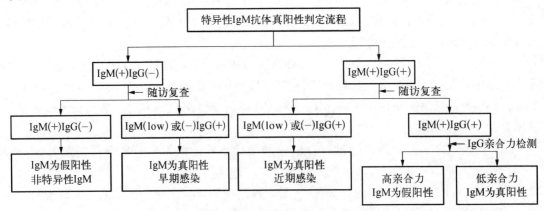

图 22－1 TORCH 特异性 IgM 抗体真阳性检测流程

2）特异性 IgG 抗体：随着感染进程,抗体阳性反应出现,并且效价逐步增高。在前后不同时间对特异性 IgG 抗体进行两次检测,第二次检测比第一次的效价增加 4 倍以上,提示为近期感染。

3）特异性 IgG 抗体亲和力检测意义：验证特异性 IgG 阳性情况下是否为近期感染。在免疫测定中,临床标本加入尿素或其他变性剂,不能耐受变性剂作用的抗体为低亲和力抗体,它的出现反映了急性或近期感染。若为高亲和力抗体,反映为妊娠之前感染,对胎儿影响不大。但该检测也具有一定局限性。由于低亲和力抗体可能会持续达一年,有些患者会出现临界或"灰区"结果。因此,可与其他特异性 IgA、IgE 等血清学试验一起检测,来确认是否为近期感染。

4）母婴成对样本特异性 IgG 和 IgM 检测意义：用于判断婴儿是否感染特定的病原体。婴儿在出生过程中,可能会有特异性 IgG 和 IgM 由母体进入胎儿体内情况的出现,但这种来自母体的 IgG 和 IgM 持续时间短,因此,应用免疫印迹法对母婴成对样本特异性 IgG 和 IgM 检测。出现不同的条带则反映婴儿体内特异性抗体并非来自母体。

（2）人 CMV 免疫检验临床意义：特异性 IgM 阳性有助于对急性或活动性人 CMV 感染的诊断,并可以用于移植器官供体和献血者的筛选;特异性 IgG 阳性对既往感染诊断和流行病学调查也有意义。对于孕妇,其 CMV 初次感染对胎儿危险明显高于既往感染的复发感染,但不能单独以特异性 IgM 抗体来确定初次感染。

（3）HSV 免疫检验临床意义：快速确诊 HSV 有助于早期抗病毒治疗,减少传播。即使体内有抗病毒抗体的存在,HSV 感染也会经常复发。HSV－1 生殖器感染的临床复发率通常很低,HSV－2 对生殖感染的发生率是 HSV－1 感染的 4 倍,而且 HSV－2 感染具有明显临床症状。HSV－1 与 HSV－2 具有相同的抗原表位,其抗体会存在交叉反应。

（4）风疹病毒免疫检验临床意义：风疹病毒抗体检测有助于评估育龄妇女的免疫状态,为可疑育龄妇女预防提供指导。风疹病毒 IgG 检测还能确定风疹疫苗接种后的血清转换状态。

（二）细菌性抗原、抗体

1. ASO　　临床常采用速率散射免疫浊度检测对 ASO 含量进行检测。

临床意义：ASO 是 A 群溶血性链球菌感染的常用辅助诊断指标。升高可见于：① 溶血性链球菌感染,对风湿热、急性肾小球肾炎有间接诊断参考价值,如多次检测 ASO 升高,且伴有红细胞沉降加快可有助于诊断。ASO 是风湿热的检查指标,在链球菌引起的风湿性关节炎的确诊中,具有重要价值。ASO 在风湿性心脏病中阳性率为 60%。ASO 值超过 400 U 时,提示既往感染。② 某些非溶血性链球菌感染的疾病,如病毒性肝炎、结核病、亚急性感染性心内膜炎、多发性骨髓瘤等。③ 寒冷地区、寒冷季节也会引起部分人血清中 ASO 增高。

2. 伤寒和副伤寒沙门菌抗体　　根据已知沙门菌的 O 抗原、H 抗原,可检测血清中有无相应抗体,主要采用凝集反应和免疫渗滤层析试验。

临床意义：当抗体 O 血清效价>1∶80;抗体 H 血清效价>1∶160;抗体 A 血清、抗体 B 血清、抗体 C 血清效价>1∶80 时,结果才有诊断价值。感染伤寒或副伤寒 3~4 周后,抗体阳性率达到 70% 以上,效价高且维持数月。10%~30% 患者会出现凝集反应始终阴性的情况。抗体检测结果只具有诊断的参考价值,不能作为确诊依据。

（1）抗体 O 高、抗体 H 不高：提示可能为疾病感染早期或沙门菌属其他菌种感染引起交叉反应等。建议 1 周后复查,如抗体 H 升高可证实为感染。

（2）抗体 H 高、抗体 O 不高：提示可能为疾病感染晚期或既往感染或预防接种过。

（3）抗体 O、抗体 H 都高：提示伤寒或副伤寒感染中期。某些疾病如败血症、结核病、风湿病等可呈假阳性。

（4）抗体 O、抗体 H 都不高：提示可能未感染伤寒或副伤寒。

3. Hp 抗体　　Hp 感染的免疫检验主要是检测患者血清中的抗体,包括抗 Vac A 抗体和抗 Cag A 抗体,主要检测方法有 ELISA、免疫印迹法。

临床意义：Hp 感染的抗体检测是常用的辅助诊断指标。未根治 Hp 人群,抗体阳性可认为存在 Hp 感染;Hp 根治过的人群,抗体阳性需要鉴别既往感染与复发感染。抗 Vac A 抗体和抗 Cag A 抗体可间接判断 Hp 致病性强弱,抗 Vac A 抗体容易诱发消化性溃疡,抗 Cag A 抗体是胃癌发生的高危因素。Hp 感染的确诊需要结合其他指标检测如 PCR 检测核酸、^{13}C 尿素呼气试验及临床症状综合判断。

（三）弓形虫抗体

感染弓形虫后,可诱使机体产生保护性免疫,先出现特异性 IgM,接着出现特异性 IgG;同时随着免疫应答进程,抗体亲和力逐步增强。临床将检测弓形虫特异性抗体作为诊断弓形虫感染的常用指标。广泛采用 ELISA 和化学发光免疫分析。

临床意义:参见 TORCH 感染的临床意义。

（四）梅毒螺旋体抗体

临床常对梅毒螺旋体特异性抗原和非特异性类脂质抗原进行血清学抗体检测。梅毒特异性抗体检测采用 ELISA、明胶颗粒凝集反应等;免疫印迹法是梅毒特异性抗体检测的确认试验。非特异性抗体检测采用甲苯胺红不加热血清试验。

临床意义:特异性抗体检测可用于梅毒螺旋体早期感染的辅助诊断,非特异性抗体检测可用于有临床症状患者的辅助诊断筛查和治疗效果监测。非特异性抗体和特异性抗体同时阳性可诊断为梅毒早期感染,两者任何单独一种抗体阳性,需结合临床症状综合分析;对临床怀疑者,应建议 1~2 周后复查。

二、特异性免疫效应细胞检测

结核感染的免疫应答反应以细胞免疫为主。因此,通过检测结核分枝杆菌抗原刺激而活化的效应 T 细胞,对结核感染的诊断更具有临床意义。结核感染 T 细胞检测(T-SPOT.TB)试验是一种记数单个结核特异效应 T 细胞的 ELISPOT 检测方法。该方法已列为结核感染诊断的推荐实验室诊断标准,被列入多个国家结核诊疗指南。结核感染者体内存在特异的效应 T 细胞,当效应 T 细胞再次受到结核早期抗原靶6(ESAT-6)(抗原A)和培养滤液蛋白 10(CFP-10)(抗原 B)刺激时会分泌 IFN-γ,用抗体捕获培养中细胞所分泌的 IFN-γ,以酶联斑点显色方式将其表现出来。效应 T 细胞存活时间很短,且具有特异性,因此该检测结果可作为判断机体是否正处于结核感染的指标(图 22-2)。

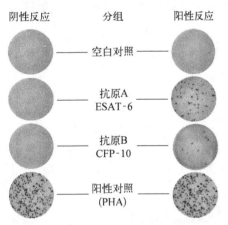

图 22-2　T-SPOT.TB 试验结果示意图

临床意义:

1. 阳性反应　①空白对照孔斑点数为 0~5 个时且[抗原 A 和(或)抗原 B 孔的斑点数]-(空白对照孔斑点数)≥6。②空白对照孔斑点数为 6~10 个时且[抗原 A 和(或)抗原 B 孔的斑点数]≥2×(空白对照孔斑点数)。这表明样本中存在针对结核杆菌特异的效应 T 细胞。虽然 ESAT-6 和 CFP-10 结核特异性抗原在所有的卡介苗菌株及绝大多数环境分枝杆菌中缺失,但 T-SPOT.TB 试验的阳性结果有可能是其他分枝杆菌(如 *M. kansasii*, *M. szulgai*, *M. marinum* 或 *M. gordonae*)的感染引起的,T-SPOT.TB 试验阳性结果不能作为单独或是决定性的诊断结核病的依据。

2. 阴性反应　[抗原 A 和(或)抗原 B 孔的斑点数]-(空白对照孔斑点数)<6 且阳性对照孔斑点数≥20。这表明样本中可能不存在针对结核杆菌特异的效应 T 细胞。阴性结果不能排除暴露或感染结核杆菌的可能性,在某些情况下会出现假阴性,如样本在感染早期、未发生细胞免疫反应时采集的样本、患者存在免疫系统功能不全等。

3. T-SPOT.TB 试验结果会出现不确定　①[抗原 A 和(或)抗原 B 孔的斑点数]-(空白对照孔斑点数)<6 且阳性对照孔斑点数<20。②空白对照孔斑点数>10。③由于存在潜在的生物和反应体系的变化,当空白对照孔斑点数为 0~5 个并且[抗原 A 和(或)抗原 B 孔的斑点数]-(空白对照孔斑点数)= 5~7,此结果被认为是"灰区",应当综合临床信息进行判断,必要时可进行复查。

因此,T-SPOT.TB 试验结果只能作为是否存在结核感染的参考,无法鉴别诊断潜伏感染和活动性结核病。除病原学确诊外,结核病的临床诊断需要结合临床表现、实验室检查、影像学结果、诊断性抗结核疗效等进行综合判断。

三、非特异性标志物检测

1. 降钙素原(procalcitonin,PCT)　是无激素活性的降钙素前肽物质,在健康人血浆中含量极低。血清 PCT 的升高与全身性细菌感染密切相关,是全身严重感染或败血症时的重要观察指标之一。PCT 免疫检验常采用 ELISA 双抗体夹心法进行定量检测及胶体金免疫层析试验进行定性检测。

临床意义：

（1）PCT 增高见于严重全身性细菌感染，特别是重症脓毒血症和脓毒性休克，是脓毒血症预后的指标之一。PCT>2 000 ng/L 时，高度提示全身性细菌感染、脓毒血症及严重的局灶性细菌感染。PCT 结果可作为抗生素选择和疗效判断的指标。

（2）PCT 是急性重症胰腺炎及其主要并发症的可靠指标之一。PCT 能反映急性胰腺炎病情进程，早期判断是否并发感染，有助于早期合理选择抗生素与预防感染。

（3）PCT 对疟疾具有辅助诊断意义。其阳性预测值为 74%，阴性预测值为 71%。

（4）PCT 可作为临床大手术和严重创伤、自身免疫性疾病、肿瘤患者是否并发细菌感染的监测指标。

2. CRP　　是一种由肝脏合成、能与肺炎链球菌 C 多糖体起反应的急性时相反应蛋白。CRP 作用是通过与配体结合，激活补体和单核巨噬细胞，将带有配体的病原体或病理性细胞清除。CRP 主要检测方法是免疫浊度检测，在此基础上，通过试剂改良发展了颗粒增强型免疫浊度检测，又称超敏 C 反应蛋白检测（hyper-sensitive C - reactive protein，hsCRP）。

临床意义：

（1）CRP 可作为疾病活动性和疗效监控的评价指标。CRP 在 10 ~ 50 mg/L 时，提示轻度感染；CRP ≥ 100 mg/L 提示为较严重的细菌感染；治疗中，CRP 仍维持较高水平，提示治疗无效。

（2）CRP 可用于器质性疾病筛查和并发感染的鉴别。CRP>100 mg/L 常为细菌感染，CRP ≤50 mg/L 常为病毒感染，而革兰氏阴性菌感染可使 CRP 达到 500 mg/L。

（3）hsCRP 可作为心血管疾病的独立危险因素指标，在与急性冠状动脉综合征的临床实验室检查结合后，可作为冠状动脉粥样硬化性心脏病（coronary heart disease，CHD）（即冠心病）或急性冠状动脉综合征复发性事件预后的独立指标。hsCRP<1.0 mg/L，提示心血管疾病发生风险低；hsCRP>3.0 mg/L，提示心血管疾病发生风险高。

3. 细胞因子　　是由多种组织细胞，特别是免疫细胞产生的，一类具有多种生物学活性的蛋白质或多肽分子。细胞因子种类较多，可分为 IL、转化生长因子（transforming growth factor，TGF）等。细胞因子通常以游离形式存在于体液中，其免疫检验常采用 ELISA 对细胞因子进行定量检测。以下仅介绍几种代表性细胞因子，具体可参见本教材第三章可溶性免疫分子第二节细胞因子和第十四章可溶性免疫分子检测第一节细胞因子和可溶性细胞因子受体的检测的相关内容。

（1）IL-6：是炎症免疫反应中重要细胞因子之一，在机体抗感染免疫中发挥重要作用。

（2）IL-10：是一种抗炎性因子，参与免疫细胞、炎症细胞等多种细胞调节。

（3）TGF-β：一种重要的机体调控因子，几乎所有的细胞均可合成和分泌。

临床意义：细胞因子的检测结果都缺乏疾病特异性，只对病情发展、疗效和预后判断具有一定参考价值。

（1）IL-6 水平与疾病的活动期、肿瘤的发展变化、排斥反应程度及治疗效果都密切相关。在某些肿瘤中表达升高，如多发性骨髓瘤、慢性淋巴细胞白血病等。

（2）IL-10 在严重感染性疾病、自身免疫性疾病、肿瘤及移植免疫等多种疾病中发挥重要作用，其水平对疾病的诊断、鉴别诊断及预后判断具有重要参考意义。

（3）TGF-β 异常水平可以作为临床判断机体代谢、炎症反应、纤维化等的非特异性指标之一，对肿瘤、心血管疾病、自身免疫性疾病等相关疾病具有重要参考意义。

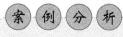

案　例　分　析

　　患儿，男性，62 d。患儿父母诉 3 d 前体检肝功能异常。查体：前囟软，全身皮肤及巩膜无明显黄染，无肝脾大。实验室检查：白细胞总数为 $3.76×10^9$/L，中性粒细胞为 24.2%，淋巴细胞为 69.9%；血红蛋白为 102 g/L；谷丙转氨酶为 64 U/L，谷草转氨酶为 97 U/L，碱性磷酸酶为 432 U/L，胆碱性酯酶为 8 670 U/L，乳酸脱氢酶为 280 U/L，总胆红素为 37.7 μmol/L。乙肝五项检查均为阴性，甲型肝炎、丙型肝炎及风疹抗体均为阴性，CMV IgM 阳性。

【分析思考】

1. 本案例中相关实验室检查项目是采用何种免疫学检测技术？有何临床诊断价值？

　　参考要点：各种病原体相关抗体的检测，包括HAV、HBV、HCV、风疹病毒及CMV，这些特异性抗体的检测常用免疫学检测方法中的ELISA法；患者体内病原体相对应的特异性抗体的有无，常作为患者是否感染相关病原体的反应指标之一，其中IgM抗体阳性常反映患者机体可能处于早期初次感染。

2. 请回答病毒的免疫逃逸机制有哪些？

　　参考要点：病毒的免疫逃逸机制有①病毒潜伏。②病毒变异。③阻碍抗原提呈。④干扰免疫细胞发挥功能。⑤干扰抗体效应。⑥逃避补体效应。⑦调控宿主细胞影响抗病毒效应。

本章小结

　　各种病原微生物（如细菌、病毒、寄生虫等）由外界侵入机体，与人体宿主之间发生相互作用、相互抗衡，可引发机体不同的免疫保护性机制。其受病原体侵袭力、致病力及宿主免疫状态等多因素影响，产生不同的感染谱，引起机体的一系列组织、细胞的损伤并出现相应临床症状、体征。感染的早期诊断对疾病的诊治具有非常重要的意义。临床上对感染性疾病的免疫检验最为常用的是针对病原体抗原和宿主血清抗体的检测。患者样本中病原体抗原的检出表明患者体内有病原体存在；病原体抗原诱导产生的相应抗体是临床诊断重要依据。IgM抗体提示感染早期，IgG提示机体保护性反应。

（朱小飞）

生殖系统相关疾病、内分泌及代谢性疾病和心血管疾病是临床常见病、多发病,其发病机制复杂,临床表现多样。临床上对于相关病原体、自身抗体及激素、疾病危险因素相关分子标志物的检测在此类疾病的诊断与鉴别诊断、疗效观察、预后评估中发挥了重要作用。而这些待测物如血清分子标志物,如性激素、甲状腺激素、胰岛素及心血管疾病相关危险因素相关标志物、心肌损伤标志物等在人体血液中是超微量的,需要通过高特异性和高灵敏性相结合的免疫标记检测技术进行检测。

第一节　生殖内分泌相关疾病的免疫检验

生殖内分泌是维持性器官生理发育、生殖和健康的重要因素,是妇产科学重要的组成部分,其疾病通常由下丘脑-垂体-卵巢功能障碍导致激素分泌异常,或病原体感染、自身抗体产生从而引起靶细胞效应异常所致。利用免疫检验方法对性激素、自身抗体及病原体的检测,在妊娠、围生期保健及生殖内分泌疾病的诊断、治疗方面发挥了重要作用。

一、生殖内分泌相关疾病

生殖系统发育期间、月经周期及妊娠伴随性激素水平的明显变化。常见的生殖内分泌相关疾病如功能失调性子宫出血、闭经、多囊卵巢综合征、绝经综合征、高泌乳素血症、不孕症等也伴随性激素分泌异常,或与局部免疫功能失衡有关;一些病原体可引起生殖系统的感染。另外,性腺内分泌激素也会影响机体的免疫器官与免疫效应。近年来,性激素作为一种天然的免疫调节剂与生殖免疫间的关系也受到重视。

二、生殖内分泌相关标志物及免疫检测

(一)不孕症的生殖免疫检测

据 WHO 估计,育龄期夫妇中 10%~20% 患有不育症或不孕症,其中 30%~60% 与免疫性因素有关。抗精子抗体(anti-sperm antibody,AsAb)、抗透明带抗体(anti-zona pellucida antibody,AzpAb)便是其中重要的免疫性因素。

1. AsAb 检测　　AsAb 是一个复杂的病理产物,男女体内均可有,其确切原因尚未明了。男性的精子、精浆对女性来说皆属特异性异己抗原。在一定条件下,精子能够充分发挥其抗原性,刺激机体发生免疫应答,产生 AsAb,阻碍精子与卵子结合从而导致不孕。

(1)检测方法:ELISA 为临床常用方法,其具有敏感度高、特异性好、操作简单、快速、重复性好的特点。其他方法如精子凝集试验、补体依赖性细胞毒试验、免疫微球结合法等已较少使用。

(2)临床意义:正常情况下仅少部分人产生 AsAb。AsAb 阳性人群具有较高的自然流产率。血清 AsAb 阳性的妇女胚胎的卵裂率下降,临床妊娠率降低。临床上对于早期自然流产者,特别是生理功能及遗传因素均无异常者,AsAb 监测有一定的诊断意义;同时,对临床上采取有效的针对措施,提高妊娠率、降低流产率有重要临床指导价值。

2. AzpAb 检测　　透明带(zona pellucida,ZP)是围绕在卵细胞周围的一圈无结构、嗜酸性的明胶样物质,由卵细胞及其外围的卵泡细胞于卵的生长发育过程中共同分泌而成,是由 4 条多肽链通过二硫键结合的糖蛋白,具有很强的免疫原性,ZP 能诱发机体产生全身或局部的细胞与体液免疫反应,产生 AzpAb。

(1)检测方法:目前常用的检测方法为 ELISA 法。

(2)临床意义:女性出现的 AzpAb 可阻止精子对卵细胞的附着和穿透,阻碍囊胚着床前 ZP 的生理剥脱、干扰着床,同时还能影响卵细胞的发育和生长,因而有学者认为 AzpAb 可能与部分妇女不孕相关。

（二）反复自然流产的免疫检测

反复自然流产（recurrent spontaneous abortion，RSA）指不足 20～28 周胎龄的、连续 ≥3 次自然流产，或者即使不是连续 2 次、只要有 ≥2 次自然流产的现象。反复自然流产是妇女妊娠期常见的一种并发症，其病因与遗传、解剖、内分泌因素及免疫因素等有关。

1. 封闭抗体（blocking antibody）检测　　封闭抗体是 HLA、滋养层淋巴细胞交叉反应抗原（trophoblast-lymphocyte cross reaction antigen，TLX）等刺激母体免疫系统所产生的 IgG 类抗体。孕妇的血清中存在抗 HLA - DR 抗体、抗 TLX 抗体、抗 FcR 抗体、抗基因抗体（对母体 Th 细胞表面 HLA - DR 受体的基因抗体）、抗冷 B 细胞抗体，以及抗父亲的补体依赖性抗体等。

（1）检测方法：补体依赖性细胞毒试验、单向混合淋巴细胞反应封闭试验（one-way mixed lymphocyte reaction closure test）、流式细胞仪检测等。

（2）临床意义：习惯性流产的原因与母体封闭抗体的缺失有很大关系。妊娠是一个复杂的生理过程，对于母体而言，带有父方异体抗原成分的胚胎如同移植物，母体和胚细胞在母胎界面上可以进行相互识别，母体通过对胚胎抗原的识别有助于封闭抗体的产生。封闭抗体的缺乏使免疫系统极易对胚胎产生免疫攻击，引发母体强烈排斥胎儿，从而导致妊娠早期发生习惯性流产、妊娠晚期出现胎儿宫内受限和妊娠高血压疾病的可能，甚至出现胎死宫内的情况，最终导致流产。因此，临床上对习惯性流产性患者进行封闭抗体的检测有参考价值。

2. 抗磷脂抗体检测　　抗磷脂抗体是一组自身抗体，包括抗心磷脂抗体（ACLA）、狼疮抗凝物（lupus anticoagulant，LAC）、抗磷脂酰丝氨酸、抗磷脂酰胺醇、抗磷脂酰甘油、抗磷脂酸和抗 β_2 -糖蛋白1（β_2 - GP1）等。在临床反复自然流产和不孕症中检测的抗磷脂抗体多为 ACLA。有报道显示，抗磷脂抗体在原发性反复流产和继发性反复流产患者体内的阳性率高达 45%，明显高于正常人群。

（1）检测方法：目前多采用敏感的 ELISA 方法检测，以牛心磷脂为包被抗原。

（2）临床意义：抗磷脂抗体主要与抗磷脂综合征（antiphospholipid syndrome，APS）密切相关。APS 多见于成年人，也可见于儿童，因流产是本病的一个突出临床表现，因此女性发病明显。ACLA 是一组特性不同的类别非均一性抗体，主要是 IgG、IgM 和 IgA 类抗体。习惯性流产主要与 IgG 类的抗体相关；其次与 IgA 类抗体相关。另外，在风湿性疾病、药物性狼疮、肿瘤和感染性疾病中都可出现 ACLA。

（三）生殖系感染的免疫检验

1. 生殖系感染的常见病原体

（1）支原体：是一类缺乏细胞壁、介于细菌与病毒之间的原核细胞型微生物。从人体分离的 16 种支原体中，5 种对人有致病性，即肺炎支原体、解脲支原体、人型支原体、生殖支原体及发酵支原体。解脲支原体可引起盆腔炎、阴道炎、输卵管炎等，并可通过胎盘感染胎儿，引起早产、死胎或分娩时感染新生儿。人型支原体可引起宫颈炎、阴道炎、卵巢脓肿及产褥热等。生殖道支原体与泌尿生殖道感染有一定关系。

（2）衣原体：包括沙眼衣原体、鹦鹉热衣原体和肺炎衣原体。沙眼衣原体易感染人体的子宫颈、尿道、直肠、鼻咽部和眼结膜等部位，除了引起沙眼外，其也已成为性传播疾病的重要病原体之一，对生殖健康造成严重威胁。

（3）病毒：涉及生殖系感染的病毒主要有风疹病毒、CMV、HSV、HPV 及 HIV 等。孕妇发生病毒血症时，病毒可通过胎盘或产道传播感染胎儿。宫内感染可导致胎儿先天性畸形、死胎、早产、流产、胎儿发育障碍，以及引起新生儿多个系统、多个器官损害等症状。

2. 检测方法　　参见第二十二章感染性疾病的免疫检验相关内容。

（四）生殖系统内分泌功能的免疫检测

下丘脑-垂体-性腺轴激素是调节性腺、分泌性激素的三级轴心体系。下丘脑可释放促性腺激素释放激素（gonadotrophin releasing hormone，GnRH）、刺激垂体分泌 FSH 和 LH，后者再分别刺激性腺分泌性激素。性腺的主要功能是分泌性激素如雄激素、雌激素和孕激素，促进性器官发育、生殖功能成熟，促进并维持第二性征。在妇女妊娠期，胎盘合成和分泌大量的雌激素、孕激素、人胎盘催乳素、HCG 等维持正常的妊娠。

（1）检测方法：主要有化学发光免疫分析法、ELISA、RIA。

（2）临床意义

1）HCG：在生理浓度下，HCG 保护滋养层细胞免受母体的攻击。正常妊娠受精卵着床后 5～7 d 可测出 HCG（> 25 mU/mL），前 6 每 1.5～3 d 翻倍。第 10 周达峰值 100 000 mU/mL，第 28 周降为 10 000 mU/mL。产后 HCG 迅速下降，2 周内恢复正常周期水平。HCG 的检测可用于早孕、先兆流产或异位妊娠及滋养层细胞疾病的诊断和跟踪。

2）雌激素：是卵巢卵泡在生长发育过程中由颗粒细胞层及卵泡内层分泌，在排卵期达高峰。具有雌激素活性的类固醇主要有雌二醇（E_2）、雌三醇（E_3）和雌酮（estrone，E_1）3 种。其中，E_2 活性最强，其检测对月经紊乱、不孕症、卵巢功能衰竭的辅助诊断具有重要价值。E_3 值与胎龄、胎儿体重、胎儿发育等胎儿生理参数有相关性。因此，测定 E_3 可以反映胎儿胎盘功能状况。E_3 检测还可用于胎儿生长受限、妊娠期高血压、过期妊娠、胎儿先天性肾上腺发育不全及无脑儿的诊断和跟踪，也是妊娠期唐氏综合征产前筛查的主要指标。

3）泌乳素（prolactin，PRL）：是垂体嗜酸性细胞分泌的一种蛋白质激素。垂体分泌 PRL 有昼夜节律，5:00～7:00 达最高峰，10:00 左右最低，呈脉冲式分泌，检测时需注意此特性。PRL 主要从以下几方面发挥作用：促进乳腺生长发育，引起并维持泌乳；参与月经调节，促黄体分泌类固醇激素；参与调节电解质平衡；男性分泌的 PRL 可增强 LH 刺激产生睾酮，协助睾酮刺激前列腺和精囊生长和分泌。女性在未孕情况下，血中 PRL 水平升高常见于垂体腺瘤、不孕症、乳腺炎等患者。

4）孕酮：由卵巢、胎盘和肾上腺皮质分泌。卵泡期维持低水平（0.2～1.5 ng/mL），黄体期急速上升，排卵后 5～7 d 高达 10～20 ng/mL，未受孕者孕酮随黄体退化而迅速下降。女性妊娠时，孕酮主要由胎盘合体滋养层细胞利用固醇合成并分泌。孕酮在促进受精卵着床，维持妊娠中起重要作用。

5）FSH 和 LH：均由腺垂体产生，并受控于下丘脑，它们的分泌水平均随月经周期而发生变化。在临床上，FSH 和 LH 血中浓度高于正常水平常见于卵巢性闭经、卵巢功能衰竭或卵巢发育不良；其水平低于正常时，则常见于垂体或下丘脑性闭经。临床上 FSH 和 LH 同时检测，可用于不孕症的辅助诊断。

第二节　内分泌代谢性疾病的免疫检验

代谢性疾病指物质合成代谢和分解代谢障碍所导致的疾病。机体代谢过程常受到一些内分泌激素的调控，一旦激素分泌异常可发生代谢功能紊乱，引发诸多疾病，严重时会形成代谢综合征。对这些激素水平进行检测对于内分泌代谢疾病的筛查、病因分类、疗效评估及并发症的鉴别诊断具有重要的临床意义。内分泌代谢性疾病的免疫检验主要包括激素及其代谢物、激素生物效应及生化改变标志物的免疫检测和相关动态兴奋或抑制试验。

一、常见的内分泌代谢性疾病

内分泌系统主要由内分泌腺（包括垂体、甲状腺、甲状旁腺、胰岛、肾上腺等）和分布在心血管、胃肠、肾、脂肪组织、下丘脑的内分泌组织与细胞组成。由内分泌调控异常而引起的代谢性疾病常见类型有：① 糖尿病（diabetes），是胰岛素分泌缺陷和（或）胰岛素抵抗而导致的以慢性高血糖为特征的代谢性疾病。② 甲状腺功能亢进症（hyperthyroidism），简称甲亢，多种原因导致甲状腺合成释放过多的甲状腺激素，造成机体代谢亢进和交感神经兴奋，导致心悸、出汗、体重减轻等一系列临床综合征。③ 甲状腺功能减退症（hypothyroidism），简称甲减。多种原因导致的低甲状腺激素血症或甲状腺激素抵抗而引起的全身性低代谢综合征，表现为黏液性水肿。④ 生长激素缺乏性侏儒症（growth hormone deficiency dwarfism，GHD），儿童腺垂体分泌的生长激素不足导致的生长发育障碍。⑤ 艾迪生病（Addison disease），由肾上腺素组织被破坏引起糖皮质激素缺乏和盐皮质激素缺乏。

二、代谢性疾病相关标志物及免疫检测

除了根据患者的临床症状和体征外，医学实验室检测结果对于内分泌疾病的辅助诊断、疗效监测等方面均具有十分重要的意义。

1. TSH　是腺垂体分泌的促进甲状腺生长和功能的糖蛋白，同时也是调控甲状腺激素合成和分泌的主要

因子。无下丘脑-垂体疾病时,血清 TSH 是反映甲状腺功能的最敏感指标。

(1) 检测方法:化学发光免疫分析法、ELISA 法和放射免疫测定。其中,化学发光免疫分析法是目前临床常用的方法。

(2) 临床意义:主要用于诊断甲状腺功能低下和鉴别诊断原发性和继发性(下丘脑性或垂体性)甲状腺功能低下。治疗甲亢和甲减时,TSH 可作为疗效的判断指标。此外,还可观察垂体 TSH 的储备功能,并进一步区别下丘脑和垂体的病变。TSH 检测是查明甲状腺功能的初筛指标。游离甲状腺激素浓度的微小变化能够引起 TSH 浓度的明显改变。

TSH 的分泌受下丘脑-垂体-甲状腺轴的兴奋性影响、生长抑素的抑制性影响,以及外周甲状腺激素水平的负反馈调节。甲状腺激素水平变化 15%~20% 可使 TSH 水平发生 50%~100% 的改变。TSH 不受甲状腺结合球蛋白(thyroxine binding globulin,TBG)浓度的影响,也较少受影响 3,5,3′-三碘甲腺原氨酸(triiodo thyroxine,T3)、甲状腺素(total thyroxine,T4)浓度的非甲状腺疾病的干扰。在甲状腺功能改变时,TSH 的变化较 T3、T4 更迅速而显著,所以血中 TSH 是反映下丘脑-垂体-甲状腺轴功能的敏感试验,尤其是对亚临床甲亢和亚临床甲减的诊断有重要意义。

1) 血清 TSH 升高:常见于原发性甲减、TSH 分泌瘤、缺碘性地方性甲状腺肿、甲状腺激素抵抗综合征等。

2) 血清 TSH 降低:常见于原发性甲亢、*TSH* 基因突变、影响 TSH 细胞功能的各种垂体性疾病(如垂体腺瘤、垂体炎症、垂体出血性疾病或损伤性疾病等)、各种甲状腺炎的损伤期及临床应用大剂量糖皮质激素等。

2. 甲状腺激素　　其测定包括对三碘甲腺原氨酸(total triiodothyronine,TT3)、游离 T3(free triiodothyronine,FT3)、T4、游离 T4(free thyroxine,FT4)、反三碘甲状腺原氨酸(reverse triiodothyronine,rT3)的测定。

(1) 检测方法:有化学发光免疫分析法、ELISA 和 RIA。其中,化学发光免疫分析法是目前临床常用的方法。由于甲状腺激素分子量小,反应模式均采用竞争法。

(2) 临床意义

1) 血清 T3、T4 浓度增高:主要用于甲亢及甲减的诊断、病情评估及疗效监测。但在甲亢初期与复发早期 FT3、TT3 一般上升很快,约 4 倍于正常水平;FT4、TT4 上升缓慢,仅为正常的 2.5 倍,故 TT3 是早期甲亢疗效观察及停药后复发的敏感指标。

2) 血清 T3、T4 浓度降低:妊娠时 T3、T4 降低可见于甲状腺功能低下、甲减时。其中,TT4 或 FT4 降低早于 TT3 或 FT3。血清 TT3 或 FT3 降低仅见于疾病后期或病重者。此外,二者减低可见于垂体功能低下、营养不良、肾病综合征、肾衰竭等。

3) rT3:甲亢时血清 rT3 增加,与血清 T3、T4 的变化基本一致。而部分甲亢初期或复发早期仅有 rT3 升高。甲减时血清 rT3 降低,是鉴别甲减与非甲状腺疾病功能异常的重要指标之一。非甲状腺疾病,如心肌梗死、肝硬化、糖尿病、尿毒症、脑血管意外和一些癌症患者,血清中 rT3 增加,T3/rT3 值降低。

4) 血清 TBG 的影响:血清中 T4 和 T3 99% 以上与血浆蛋白结合,其中以与 TBG 结合为主。所以 TBG 含量可以影响 TT4 和 TT3。当血清 TBG 增高时,TT4 也增高;反之,TT4 也降低。FT3、FT4 不受 TBG 的影响,直接反映甲状腺功能状态,其敏感性和特异性明显高于 TT3、TT4,尤其是在妊娠、雌性激素治疗、家族性 TGB 增高或缺乏症等 TBG 浓度发生较大改变的情况下,更为重要。

3. 胰岛素及 C-肽　　胰岛素是胰岛 B 细胞所产生的多肽激素,是体内唯一能降低血糖的激素。其主要作用机制是促进肝、骨骼肌和脂肪组织对葡萄糖的摄取,促进葡萄糖转换成糖原或脂肪储存,抑制肝脏的糖异生,刺激蛋白质合成并抑制蛋白质分解。

C-肽与胰岛素是从胰岛素源等分子分裂而成的肽类物。胰岛素分子量为 5.8 kDa,分泌入血后在体内的生物半衰期为 5~10 min,主要被肝脏摄取并降解,少量由肾小球滤过后在近曲小管重吸收和降解。C-肽的分子量为 3.6 kDa,没有生物活性,但对保证胰岛素的正常结构是必需的。

(1) 检测方法:有化学发光免疫分析法、ELISA 和 RIA 等。其中,临床常用化学发光免疫分析法。空腹胰岛素水平:5~20 mU/L;空腹 C-肽水平:0.3~3.7 μg/L。

(2) 临床意义

1) 胰岛素检测的主要临床用途:① 辅助诊断和鉴别诊断 1 型糖尿病、2 型糖尿病和继发性糖尿病。② 辅助诊断胰岛 B 细胞瘤。③ 评估糖尿病患者是否需胰岛素治疗。

2)C-肽测定的主要用途:① 评估空腹低血糖。某些胰岛 B 细胞瘤患者,尤其存在间歇性胰岛素分泌过多时,胰岛素检测可正常,但 C-肽浓度却升高。另外,当注射外源性胰岛素导致低血糖发生时,胰岛素水平会很高,而 C-肽降低,这是因为药用胰岛素中没有 C-肽存在,且外源性胰岛素会抑制胰岛 B 细胞的分泌功能。② 评估胰岛 B 细胞功能。基础或刺激(如葡萄糖)测定尿和血清 C-肽水平,可用于评价患者的胰岛素分泌能力和分泌速度,并以此来鉴别糖尿病类型。③ C-肽不受肝脏酶灭活,但受肾脏排泄功能影响。在周围血中半衰期长,且 C-肽与胰岛素无交叉反应,不受胰岛素抗体干扰,也不受外来胰岛素注射的影响。因此,1 型糖尿病患者或胰岛素注射治疗患者测定 C-肽比测定胰岛素有更多优点。

4. 胰岛素和(或)C-肽释放试验　单次空腹胰岛素、C-肽测定对糖尿病的辅助诊断和患者的常规监测意义有限,因此,在临床诊疗中往往进行胰岛素和(或)C-肽释放试验。该试验可动态观察葡萄糖负荷条件下受试者的胰岛素、C-肽分泌状况,真实反映胰岛 B 细胞储备功能,有助于糖尿病的分型及指导治疗。临床上常规口服葡萄糖耐量试验(oral glucose tolerance test,OGTT)的同时,平行测定血样中的胰岛素、C-肽浓度。

(1)检测方法:化学发光免疫分析法、ELISA 和 RIA 等。其中化学发光免疫分析法临床常用。口服 75 g 无水葡萄糖后,测定空腹、服糖后 30 min、60 min、120 min、180 min 的血清胰岛素和(或)C-肽水平。

(2)临床意义:正常人胰岛素和(或)C-肽分泌常与血糖值呈平行状态,在服糖后 30~60 min 达到峰值,其浓度为空腹值的 5~10 倍,达到峰值后的胰岛素测定值较峰值应有一个明显的下降,180 min 的测定值应只比空腹值水平略高。

糖尿病患者的胰岛素和(或)C-肽释放试验曲线可分以下 3 种类型。

1)胰岛素分泌不足型:试验曲线呈低水平状态,表示胰岛功能衰竭或遭到严重破坏,说明胰岛素分泌绝对不足,见于 1 型糖尿病患者,需终身胰岛素治疗。

2)胰岛素分泌增多型:患者空腹胰岛素水平正常或高于正常,刺激后曲线上升迟缓,高峰在 120 min 或 180 min,且峰值明显高于正常值,提示存在胰岛素抵抗,胰岛素分泌相对不足,多见于非胰岛素依赖型肥胖者。

3)胰岛素释放障碍型:空腹胰岛素水平略低于正常或稍高,刺激后呈迟缓反应,但峰值低于正常值。多见于成年起病、体形消瘦或正常的糖尿病患者。

第三节　心血管疾病的免疫检验

心血管疾病是临床上的常见病、多发病,可以细分为急性心血管疾病和慢性心血管疾病,一般都是与动脉硬化有关。血管内皮细胞活化时能分泌多种生物活性物质,心肌细胞损伤时能释放组织特异性分子标志物。心血管疾病的免疫检验即是对体液(主要是血液)中包括血管内皮损伤标志物、急性心肌损伤标志物及治疗药物浓度等进行检测,为心血管疾病预防、早期诊断、疗效监测和预后判断提供实验室指标信息。

一、常见的心血管疾病

心血管疾病是以心脏和血管异常为主的循环系统疾病。常见的疾病类型有以下几种。

(1)动脉粥样硬化:是动脉硬化中最常见且最具危险性的一种疾病,其特点是受累动脉的病变从内膜开始,先后有脂质积聚、纤维组织增生和钙质沉着,并有动脉中层的逐渐退变和钙化,在此基础上继发斑块内出血、斑块破裂及局部血栓形成。

(2)CHD:也称缺血性心脏病,指供给心脏营养物质的冠状动脉发生严重粥样硬化或痉挛,使冠状动脉狭窄或阻塞,以及血栓形成造成管腔闭塞,导致心肌缺血缺氧或梗死的一种心脏病。

(3)高血压:是以体循环动脉压升高为主要临床表现的心血管综合征,是 CHD 和脑血管意外的主要危险因素。

(4)心肌病是一组异质性心肌疾病,是由不同病因引起的心肌病变导致心肌机械和(或)心电功能障碍,常表现为心室肥厚或扩张。该病可局限于心脏本身,亦可为系统性疾病的部分表现,最终可导致心脏性死亡或进行性心力衰竭。

（5）风湿性心脏病,简称风心病。风湿炎症导致心脏瓣膜损害,与 A 型溶血性链球菌感染有关。

（6）心力衰竭：简称心衰,是各种心脏结构或功能性疾病导致心室充盈和(或)射血能力受损而引起的一组综合征。高血压、风湿性心脏病、心肌病及心肌梗死的患者常发生心力衰竭。

二、心血管疾病相关标志物及免疫检测

随着心血管疾病研究的不断深入,大量有临床价值的分子标志物被发现,加上免疫检验技术的进步,大大推动了心血管疾病相关标志物检测在临床上的应用。

1. CRP　是一种在钙离子存在的情况下,可与菌体多糖 C 反应而产生沉淀的蛋白质,出现于各类感染初期及炎症反应患者的血清中。传统观点认为 CRP 是一种非特异的炎症标志物,而近年来研究表明,CRP 直接参与动脉粥样硬化等心血管疾病病理过程,是心血管疾病最强有力的预示因子与危险因子。常规 CRP 检测不能很好地反应低水平的 CRP 浓度变化,随着检验技术发展,hsCRP 在临床应用中得到应用。该法可检测出 $0.1 \sim 10$ mg/L水平的 CRP。

（1）检测方法：主要包括化学发光免疫分析法、免疫增强透射浊度检测、免疫层析法。目前,临床上多用化学发光免疫分析法和免疫增强透射浊度检测法测定 hsCRP。

（2）临床意义：hsCRP 主要用于心血管疾病一级预防中 CHD 发生的危险性评估,是一项独立的危险因素。化学发光免疫分析法 hsCRP<1 mg/L 为低危,$1 \sim 3$ mg/L 为中危,>3 mg/L 为高危。hsCRP 的升高反映了动脉硬化存在低度的炎症过程和粥样斑块的脱落。但 hsCRP 是非特异性指标,应排除其他疾病如感染、组织损伤、糖尿病和恶性肿瘤等的影响。

2. 脂蛋白相关磷脂酶 A_2（lipoprotein-associated phospholipase A_2, Lp－PLA_2）　是磷脂酶超家族中的亚型之一,由血管内膜中的巨噬细胞、T 细胞和肥大细胞分泌。动脉粥样硬化斑块中 Lp－PLA_2 表达上调,并且在易损斑块纤维帽的巨噬细胞中强表达。Lp－PLA_2可水解氧化低密度脂蛋白中的氧化磷脂,生成脂类促炎性物质,进而通过诱导内皮细胞死亡和内皮功能异常等机制致动脉粥样硬化。Lp－PLA_2是具有血管特异性的炎症标志物。

（1）检测方法：目前常用的方法为 ELISA 法。Lp－PLA_2在人体的含量为女性：$120 \sim 342$ μg/L;男性 $131 \sim 376$ μg/L。

（2）临床意义：Lp－PLA_2是一个新的预测 CHD 意外的危险因素,用于预测 CHD 和缺血性卒中风险。Lp－PLA_2与 CRP 的联合应用,可以提高对 CHD 危险的预测水平。

3. 同型半胱氨酸（homocysteine, HCY）　是甲硫氨酸代谢的中间产物,主要来源于饮食摄取的蛋氨酸。HCY 可以直接或间接导致血管内皮细胞损伤,促进血管平滑肌细胞增殖,影响低密度脂蛋白的氧化,增强血小板功能,促进血栓形成。

（1）检测方法：包括 ELISA 法、荧光偏振免疫分析法和化学发光免疫分析法。HCY 在人体中的含量为 $5 \sim 15$ μmol/L。

（2）临床意义：HCY 是预测远期罹患 CHD 的独立因素,血清 HCY 水平越高冠状动脉病变累及的范围越广。HCY 在深静脉栓塞疾病中表达升高。

4. 抗心肌抗体（anti-myocardial antibody, AMA）　又称抗肌纤维膜抗体、抗肌球蛋白抗体、抗纤丝抗体、抗肌动蛋白抗体。任何原因造成的心肌损伤均可使心肌细胞内外的蛋白暴露于免疫系统,遂而刺激机体产生抗心肌抗体。产生的抗心肌抗体与心脏组织结合,可导致新的免疫性损伤。

（1）检测方法：RIA、ELISA、免疫印迹法、间接免疫荧光分析法。临床以间接免疫荧光法常见。参考范围：抗心肌抗体<1∶10。

（2）临床意义：抗心肌抗体是一种器官特异性自身抗体,当心肌受炎症、低氧、缺血及手术等因素损害时,可释放出心肌抗原,引起机体产生抗心肌抗体。心肌炎、扩张型心肌病、风湿性心脏病、心肌梗死后综合征、克山病等均可检出此抗体。其中较为严重的是病毒性心肌炎,抗心肌抗体滴度高且持续时间长,经激素治疗后可转阴。抗心肌抗体有 3 种荧光类型：① 肌纤维膜-肌纤维膜下型多见于急性风湿热、心肌梗死后综合征;② 肌纤维间型;③ 肌浆型多属于非特异性炎症反应。

5. 肌红蛋白（Mb）　是一种大量存在于横纹肌(心肌和骨骼肌)细胞中的血红素蛋白,心肌中含量比较丰

富。正常人血清中 Mb 含量甚微,当心肌细胞损伤时会较早在血中出现。在心肌梗死发生后 1 h,受损的心肌细胞开始释放 Mb 入血,Mb 在血液中浓度于 2~4 h 迅速上升,6~9 h 达高峰,24~36 h 恢复至正常水平。几乎所有的急性心肌梗死(acute myocardial infraction,AMI)患者血清 Mb 在 6~10 h 均升高,因此血清 Mb 正常有助于排除 AMI。另外,Mb 在血中清除迅速,发病 24 h 即可恢复至正常水平,故临床 Mb 的检测主要用于 AMI 早期诊断和再梗死诊断。

(1)检测方法:化学发光免疫分析法、RIA 等。参考范围:男性为 28~72 μg/L;女性为 25~58 μg/L。目前临床上多采用化学发光免疫分析法。

(2)临床意义:可早期诊断 AMI,如在胸痛发作 2~12 h 时 Mb 阴性可直接排除 AMI 的诊断。Mb 回降到正常水平太快,峰值在 12 h,AMI 发作 16 h 后测定易出现假阴性。

AMI 患者血清 Mb 的升高与持续时间、梗死面积和心肌坏死程度明显呈正相关,如果血清 Mb 持续不降或反而升高,或下降后又异常升高,形成"多峰"现象,说明梗死继续扩大、心肌坏死加重或新梗死发生。监测血清 Mb 水平也可用于评估冠脉再灌注效果。

应注意的是,Mb 既存在于心肌中又存在于骨骼肌中,且仅从肾脏清除,当骨骼肌损伤或肾排泄功能障碍时可引起血清 Mb 水平升高,引起 AMI 诊断的假阳性。因此,应用血清 Mb 水平作为诊断 AMI 的早期指标时,必须结合临床症状和病史,排除引起血清 Mb 升高的其他因素。为提高 Mb 诊断 AMI 的特异性可联合检测碳酸酐酶 Ⅲ(carbonic anhydrase Ⅲ,CA Ⅲ),CA Ⅲ 仅见于骨骼肌损伤时,在心肌梗死时,CA Ⅲ 保持正常。

6. 肌钙蛋白(troponin,Tn)　　WHO 一直将心肌酶谱(天冬氨酸氨基转移酶、乳酸脱氢酶、肌酸激酶等)活性作为 AMI 的诊断标准之一。20 世纪 80 年代末,研究发现 Tn 的敏感性和特异性均高于心肌酶谱,这使得其在心血管疾病的临床检验中备受瞩目。

Tn 是横纹肌的结构蛋白,起调节肌肉收缩和舒张的作用,其由 TnI、TnT 和 TnC 3 个亚单位组成。TnC 在心肌和骨骼肌中的转录产物是相同的,因此心肌 TnC(cTnC)不能作为心肌损伤的特异性标志物。而心肌与骨骼肌中的 TnT 及 TnI 的转录物不同,因此,临床检测中常以 cTnT 和 cTnI 为主。

cTnT 和 cTnI 绝大多数以复合物的形式存在于心肌细丝上,少量以游离形式(cTnT 的 6%~8%;cTnI 的 2.8%~4.1%)存在于细胞质中。心肌缺血早期,受损心肌细胞细胞质中游离的 cTn 快速释放入血,4~6 h 即可在血液中检测到有诊断意义的 cTn 升高。如缺血加重造成不可逆的心肌损伤时,心肌肌原纤维不断崩解破裂,存在于复合物中的 cTnT 和 cTnI 持续、大量地释放到血液中,在心肌损伤后 12~24 h 达到高峰。外周血中 cTnT 主要以游离形式存在,消除较快,5~10 d 恢复正常;而 cTnI 则大部分以 cTnI-cTnC 复合物形式释放入血,消除缓慢,持续时间为 10~15 d。

(1)检测方法:主要包括化学发光免疫分析法、RIA 法、ELISA 法等。目前临床上多采用化学发光免疫分析法。不同厂家提供的健康人群 cTnI 参考范围上限不一致,因此每个实验室要建立自己的参考范围,以正确反映某一特定人群的情况。

(2)临床意义:cTnT 和 cTnI 诊断心肌损伤的临床意义相同。cTn 是心肌损伤的特异性标志物,尤其是患者发生微小心肌损伤时,血清 CK-MB 尚在正常参考范围内,此时检测 cTnT 更有意义。cTnT 和 cTnI 是目前较佳的早期诊断 AMI 的标志物。胸痛发作 24 h 内,血清 cTnT 对诊断 AMI 的敏感性和特异性分别为 99% 和 93%,24 h 后敏感性和特异性均为 100%。cTnI 仅存在于心肌内,其特异性、阴性预测率可达 100%,尤其适用于 AMI 合并骨骼肌损伤的患者。cTnI 的敏感性在 AMI 初期逊于 Mb,但出现症状后 10~70 h,cTnI 的敏感性、特异性可达 100%。如胸痛发作 24 h,cTnT 或 cTnI 浓度正常可排除 AMI。虽然 cTnT 和 cTnI 在诊断 AMI 的敏感性和特异性均可达 90% 以上,但单 cTnT 或 cTnI 升高仍不能确诊 AMI,必须结合病史或其他实验室检查方可做出诊断。

cTnT 和 cTnI 升高也见于急性冠脉综合征、心肌炎、脓毒血症导致的左心衰竭等。根据血清 cTn 的峰值的高低、上升与下降速率可判断再灌注是否成功。

7. 细胞因子　　是由免疫细胞和某些非免疫细胞经刺激而合成、分泌的一类具有广泛生物学活性的小分子蛋白质。近年来研究发现,有些细胞因子,如 IL-6 和 TNF-α 在心血管疾病发生发展过程中起一定的作用。IL-6 由成纤维细胞、单核巨噬细胞等产生,可作用于血管系统,促使基质金属蛋白酶表达上调,甚至可以直接诱导心肌细胞的凋亡,进而参与血管重构及斑块破裂。TNF-α 是一种能够直接杀伤肿瘤细胞,而对正常细胞无明显毒性的细胞因子,主要由活化的单核巨噬细胞产生。TNF-α 具有多样的生物活性,参与机体的免疫防御反应及多种炎症反应,还可以诱导 IL-6 及 IL-8 等炎症细胞因子的产生,也参与冠状动脉粥样硬化的发生、发展,甚至可以通过一氧化氮途径促进心肌细胞死亡。

(1)检测方法:主要包括化学发光免疫分析法、ELISA 法或 RIA 法。参考范围:血清 IL-6 为 56~150 ng/L;血清 TNF-α 为 1.5~6.1 ng/L。

(2)临床意义:IL-6 水平增高是导致 CHD 的独立危险因素,检测 IL-6 可预测 CHD 危险事件的发生,其也可以作为 CHD 患者冠状动脉粥样硬化斑块稳定性的监测指标。需要注意的是,IL-6 用于 CHD 的风险预测及诊断分类时需与其他检测指标联合检测,不单独使用。此外,心力衰竭患者血液循环中 IL-6 水平也升高。CHD 患者血清 TNF-α 水平显著升高,且疾病严重程度越重,其水平越高,TNF-α 可作为临床评估疾病程度的标志之一。心力衰竭患者血清中 TNF-α 水平升高,且与心力衰竭程度呈正相关。在病毒性心肌炎、扩张型心肌病 TNF-α 水平显著升高。同 IL-6 相似,TNF-α 用于评估 CHD 疾病程度和预后判断时,需与其他检测指标联合检测,不单独使用。

8. B 型利钠肽 pro-BNP　　即 BNP 和 BNP 原前体,心肌室和脑细胞可表达 134 个氨基酸残基的 BNP 原前体,在细胞内水解信号肽后,108 个氨基酸残基的 BNP 被释放入血。血液中的 BNP 在肽酶的作用下进一步水解,生成 32 个氨基酸残基的 BNP 和 76 个氨基酸残基的 B 型利钠肽原 N 端肽(N-terminal proBNP,NT-proBNP)。当心室容量负荷或压力负荷增加时,心肌合成和释放的 BNP(NT-proBNP)增多。NT-proBNP 的半衰期(120 min)较 BNP(22 min)长,且 NT-proBNP 在心力衰竭患者血中的浓度较 BNP 高 1~10 倍,因此 NT-proBNP 更有利于心力衰竭的实验室诊断。

(1)检测方法:主要包括化学发光免疫分析、ELISA、免疫荧光法、RIA 等。目前临床多采用化学发光免疫分析法。血清 BNP 参考范围:<100 pg/L。NT-proBNP 参考范围:<75 岁时 NT-proBNP<125 ng/L;>75 岁时 NF-proBNP<450 ng/L。

(2)临床意义:血清 BNP 及 NT-proBNP 水平是预测心力衰竭发生危险性,及诊断心力衰竭的单个较佳的标志物,可作为指导心力衰竭治疗、评价预后的独立指标。患者出现心力衰竭时血清 BNP(NT-proBNP)水平升高,其升高程度和心力衰竭严重程度一致。心力衰竭得到控制时,BNP(NT-proBNP)水平有所下降,但仍高于正常水平。BNP(NT-proBNP)有很高的阴性预测价值,BNP(NT-proBNP)正常可排除心力衰竭的存在。

9. D-二聚体　　人体内的纤溶系统对保持血管壁的正常通透性、维持血液的流动状态和组织修复起着重要作用。为维护正常生理状态,在外伤或血管受损的情况下,血栓的形成可防止血液从损伤的血管中流失。病理状态下,机体发生凝血时,凝血酶作用于纤维蛋白,转变为交联纤维蛋白,同时纤溶系统被激活,降解纤维蛋白形成各种碎片。γ 链能把两个含 D 片段的碎片连接起来,形成 D-二聚体。

(1)检测方法:ELISA 法、免疫浊度检测等,目前临床上用得较多的是免疫浊度检测。参考值:<0.2 μg/L。

(2)临床意义:测定 D-二聚体可作为诊断血栓和溶栓治疗监测的指标。纤维蛋白降解产物中,唯有 D-二聚体可反映血栓形成后的溶栓活性。D-二聚体的升高既可反映体内存在着血栓或继续形成的状况,又可反映体内纤溶活性增强的指标。在深静脉血栓、肺栓塞、弥散性血管内凝血等临床病理过程中,发现 D-二聚体的水平升高。血中 D-二聚体阴性可排除深静脉血栓的可能。

10. 心血管疾病血液药物浓度　　需要进行血药浓度监测的药物有多种,包括一些治疗心血管疾病的药物,如强心苷类药物(如地高辛)和抗心律失常药物(如奎尼丁、利多卡因及其衍生物)等。

(1)强心苷类药物主要有地高辛、洋地黄毒苷、毛花苷 C、毒毛花苷 K 等,其中地高辛在临床应用中个体差异大,安全范围小,故在临床治疗过程中需要及时检测其血药浓度,为分析判断和制订个体化给药方案提供参考。本类药物仅介绍地高辛的检测。

1)检测方法:包括化学发光免疫分析法、ELISA 法、荧光免疫试验、RIA 法等。化学发光免疫分析法在临床上最常用。血清地高辛治疗浓度参考值:成人 0.8~2.0 μg/L。

2)临床意义:地高辛是一种作用于心脏的强心苷类药物,主要用于某些心律失常和充血性心力衰竭的治疗。因地高辛的治疗指数较低,安全范围窄,其有效治疗剂量接近中毒剂量,如当血清浓度超高 1.5 μg/L 时,部分患者出现毒性反应;而血清浓度超过 2.0 μg/L 时,毒性反应的发生率呈指数式急剧增加。另外,由于地高辛药效学和药代动力学个体差异大等,常易发生中毒或剂量不足现象。故在应用地高辛治疗过程中,监测血药浓度对控制地高辛用药剂量及防止中毒具有极重要的意义。

(2)抗心律失常药分为4类:① 钠通道阻滞剂,如利多卡因、奎尼丁。② β 受体阻滞剂,如普萘洛尔。③ 延长除极药,如胺碘酮、溴苄胺。④ 钙通道阻滞剂,如维拉帕米。抗心律失常药可通过改变心肌细胞的自律性、传导性、动作电位时程、有效不应期等电生理特性治疗各种心律失常。显然,药物所致上述心肌电生理特性过度改变,将导致新的心律失常。抗心律失常药安全范围窄,严重的毒性反应常可危及生命,故药物浓度监测具有重要的意义。利多卡因对急性心律失常疗效可靠且在治疗剂量下一般不会产生抑制心肌等不良作用,是治疗室性心律失常的首选药物之一。本类药物仅介绍利多卡因的检测方法。

1)检测方法:ELISA、酶放大免疫分析技术。目前临床上常用的是酶放大免疫分析技术。酶放大免疫分析技术的优点是适用于自动化测定,但反应中被抑制的酶活力较小,需用灵敏的光度计测定,反应温度也需严格控制,其应用相对要局限得多。有效治疗血浓度为 1.5~5 μg/mL。

2)临床意义:利多卡因是窄谱抗心律失常药物,仅用于室性心律失常的治疗且特别适用于危急病例。利多卡因通常用于室性心律失常的非肠道治疗,在临床上监测抗心律失常药物的血清浓度常与检测治疗终点和治疗疗效存在明显的关系。利多卡因的不良反应的发生率约为6.3%,多数不良反应与剂量有关。血药浓度为 3~5 μg/mL 时治疗作用与致毒作用交叉,大于 6 μg/mL 时患者常出现中枢神经中毒症状,心力衰竭、活动性肝病时利多卡因清除率降低,半衰期延长,易出现中毒症状。

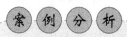

患者,女性,58岁。因"烦渴、多饮、多食6个月,加重3周"入院治疗。每日饮水量可达 3 000 mL 左右,体重减轻且伴明显乏力。既往无高血压、心脏病史,无肝炎、结核病史。家族史:患者母亲患糖尿病。查体:患者意识清晰、精神尚可,口中未闻及烂苹果味;体温 36.5℃;心率 80 次/min,律齐;呼吸 18 次/min,无深大呼吸,双肺呼吸音清,未闻及干湿啰音;血压 130/85 mmHg;身高 160 cm,体重 80 kg,BMI 31.25 kg/m²。双下肢无水肿,双侧足背动脉搏动良好。实验室检查:空腹血糖 15.5 mmol/L,餐后 2 h 血糖 27.8 mmol/L,HbA1c8.7%;尿常规:尿糖(−)、酮体(−);空腹血清胰岛素 13.4 mU/L,餐后 2 h 血清胰岛素>160 mU/L;胰岛素抗体、胰岛细胞抗体、谷氨酸脱羧酶抗体、酪氨酸磷酸酶抗体均为阴性;尿24 h 总蛋白、尿24 h 白蛋白、白蛋白/肌酐正常。

【分析思考】

1. 临床诊断是2型糖尿病,主要实验室检查依据有哪些?

参考要点:① 空腹血糖>7.0 mmol/L,餐后 2 h 血糖>11.1 mmol/L,HbA1c>6.5%。② 胰岛素抗体、胰岛细胞抗体等均为阴性。③ HbA1c 为 8.7%,提示 2~3 个月以来平均血糖浓度高。④ 餐后 2 h 血清胰岛素与空腹胰岛素相比较高 10 倍,胰岛素释放高峰延后,提示胰岛细胞生成胰岛素功能正常,但存在明显的胰岛素抵抗显像。⑤ 尿 24 h 总蛋白与白蛋白正常,提示微血管未被累及,肾脏功能正常。心率、血压均在正常范围内,提示心血管功能无异常。

2. 如果该患者采用胰岛素治疗2周后,想了解胰岛 B 细胞储备功能,应做何检查,为什么?

参考要点:选择 C-肽释放试验。该患者血中含有外源性胰岛素,C-肽与内源性胰岛素同分子释放,因此 C-肽检测能避免外源性胰岛素干扰,准确反映患者胰岛 B 细胞储备功能。

本章小结

多种激素量与质的变化与疾病的发生、发展密切相关,如生殖内分泌中的 HCG、雌激素、孕酮等;内分泌代谢性疾病中的 TSH、甲状腺激素、胰岛素及 C-肽等。这些激素分子量小、样本中含量低,临床常采用高灵敏的免疫检验方法(如化学发光免疫分析)进行检测。多种抗体(如 AsAb、AzpAb、封闭抗体等)可导致不孕症或反复自然流产;而多种病原(支原体、衣原体、病毒等)可致生殖系统感染,对于这些抗体或抗原的快速特异性免疫检测有助于生殖系统相关疾病的诊断。在心血管疾病的进程中,活化的血管内皮细胞能分泌多种生物活性物质(CRP、$Lp-PLA_2$等),而损伤的心肌细胞也能释放组织特异性分子标志物(Mb、Tn、BNP等)。对于这些标志物及心血管疾病治疗药物(如地高辛、利多卡因)浓度的免疫检测,可为心血管疾病预防、早期诊断、疗效监测和预后判断提供帮助。

(毛朝明)

主要参考文献

安云庆.医学免疫学.4 版.北京：北京大学医学出版社,2018.

曹雪涛.免疫学技术及其应用.北京：科学出版社,2010.

曹雪涛.免疫学前沿进展.4 版.北京：人民卫生出版社,2017.

曹雪涛.医学免疫学.7 版.北京：人民卫生出版社,2018.

曹雪涛,何维.医学免疫学.3 版.北京：人民卫生出版社,2015.

陈慰峰.医学免疫学.4 版.北京：人民卫生出版社,2004.

储以微.医学免疫学.北京：人民卫生出版社,2017.

丛玉隆.实用检验医学.北京：人民卫生出版社,2013.

龚非力.医学免疫学.4 版.北京：科学出版社,2015.

何维.医学免疫学.2 版.北京：人民卫生出版社,2010.

康熙雄.临床免疫学检验.北京：高等教育出版社,2012.

李金明,刘辉.临床免疫学检验技术.北京：人民卫生出版社,2015.

刘辉.免疫学检验.2 版.北京：人民卫生出版社,2013.

吕世静,李会强.临床免疫学检验.3 版.北京：中国医药科技出版社,2015.

陶义训.免疫学和免疫学检验.北京：人民卫生出版社,1997.

王兰兰.临床免疫学检验.北京：人民卫生出版社,2017.

王兰兰,许化溪.临床免疫学检验.5 版.北京：人民卫生出版社,2012.

王胜军.现代免疫学.南京：江苏科学技术出版社,2011.

谢冲,王国民.Luminex 液相芯片的发展及应用.复旦学报(医学版),2010,37(02)：241-244.

周光炎,姚智,李殿俊.免疫学原理.4 版.北京：科学出版社,2018.

J. E.科利根,B. E.比勒,D.H.马吉利斯,等.精编免疫学实验指南.曹雪涛译.北京：科学出版社,2009.

Abbas A K, Lichtman A H. Basic Immunology：Functions and Disorders of the Immune System. 5th edition. Amsterdam：Elsevier, 2016.

Abbas A, Lichtman A H, Pillai S. Cellular and Molecular Immunology. 6th Edition. Amsterdam：Elsevier, 2010.

Abbas A, Lichtman A H, Pillai S. Cellular and Molecular Immunology. 9th Edition. Amsterdam：Elsevier, 2017.

Gerald B P, Jeffrey B L, Lee M W. Immunology, Infection, and Immunity. Washington D.C.：ASM Press, 2003.

Judith A, Owen, Jenni P, et al. Kuby Immunology. 7th Edition. New York：W. H. Freeman, 2013.

Murphy K, Weaver C. Janway's Immunobiology. 9th Edition. New York：Garland Science, 2016.

Sompayrac L. How The Immune System Works. 5th Edition. New Jersey：Wiley Blackwell, 2015.